AF341212

MANUEL

D'ANATOMIE

DESCRIPTIVE

—

II

PARIS. — IMPRIMERIE ÉMILE MARTINET, RUE MIGNON, 2.

MANUEL

D'ANATOMIE

DESCRIPTIVE

PAR

LE Dr LÉON MOYNAC

(DE BAYONNE)

Ancien interne des hôpitaux de Paris
Ancien professeur libre d'anatomie.

TOME SECOND

(SPLANCHNOLOGIE — ORGANES DES SENS — EMBRYOLOGIE)

AVEC 221 FIGURES INTERCALÉES DANS LE TEXTE

PARIS

LIBRAIRIE H. LAUWEREYNS

2, RUE CASIMIR-DELAVIGNE, 2

1881

MANUEL D'ANATOMIE DESCRIPTIVE

SPLANCHNOLOGIE

SYSTÈME NERVEUX DE LA VIE ORGANIQUE.

Grand sympathique.

Bichat avait cru qu'il existait deux systèmes nerveux distincts, l'un, présidant *à la vie de relation* et composé des *centres nerveux et des nerfs*, l'autre, présidant *à la vie organique* et représenté par le *grand sympathique;* d'après lui, ces deux systèmes ne se rattacheraient que par des liens de mince importance; or, il est aujourd'hui démontré que cette séparation n'existe pas et que le grand sympathique tire son origine des centres nerveux et leur est subordonné. Toutefois, bien que ne constituant pas un système nerveux absolument indépendant, le grand sympathique présente dans sa structure et ses fonctions des caractères qui le séparent nettement du système cérébro-spinal et nécessitent une étude distincte.

Le grand sympathique se compose : A. De *deux troncs* étendus du crâne au coccyx et couchés de chaque côté du corps des vertèbres; ces deux troncs présentent à des distances à peu près régulières des *renflements ganglionnaires;*

B. De *racines* reliant ces troncs à l'axe nerveux cérébro-spinal ;

C. De *branches* qui émergent de ces troncs pour se répandre dans les différents organes et présider à leur nutrition, à leurs sécrétions, etc.

A. Tronc du grand sympathique. — Il existe deux troncs, l'un droit et l'autre gauche : chacun d'eux, placé sur la partie latérale du corps des vertèbres, s'étend du crâne à la pointe du coccyx.

Ces troncs présentent de distance en distance une série de renflements désignés sous le nom de *ganglions*. Le nombre de ces ganglions est, sauf au cou, égal à celui des nerfs rachidiens : ainsi il en existe douze au dos, cinq aux lombes, six au sacrum ; mais, au cou, plusieurs ganglions se réunissent de telle sorte qu'il n'en existe que trois ou même deux (1).

Le *grand sympathique se prolonge dans le crâne*, mais il présente dans ce point une disposition spéciale qui s'explique par les modifications que présentent les vertèbres crâniennes (2). Ainsi les *ganglions ophthalmique, de Meckel, otique, géniculé*, ne sont autre chose que des *ganglions sympathiques*.

On a dit qu'au-devant du coccyx, les deux troncs du sympathique s'*anatomosent* en formant une courbe à concavité supérieure (3) ; une anastomose semblable existerait dans le crâne entre les deux sympathiques, elle s'effectuerait par les filets qui accompagnent l'artère communicante antérieure.

B. Racines du grand sympathique. — Le grand sympathique puise son principe d'action dans les centres nerveux par de petits filaments nommés racines.

Ces racines, ou *rami communicantes*, doivent être étudiées dans le crâne et dans le canal rachidien.

1° *Dans le canal rachidien*, les *rami communicantes* partent de la moelle et du bulbe, s'accolent aux racines antérieures des nerfs rachidiens, traversent avec eux le trou de conjugaison et les abandonnent pour se diviser en deux filets, qui vont se jeter dans les ganglions du grand sympathique placés au niveau et au-dessus du nerf rachidien (4).

---

(1) Leur volume est en rapport avec cette fusion.

(2) Vous savez que les os du crâne ne sont que des vertèbres modifiées.

(3) D'après Luschka, les filets partant de cette arcade et suivant le trajet de l'artère sacrée moyenne, descendraient jusqu'à une *glande dite coccygienne*, dont la structure serait celle des autres ganglions.

(4) Chaque ganglion sympathique possède donc deux racines ; mais au cou, la fusion des ganglions fait que chacun d'eux possède trois ou quatre racines.

2° Au *crâne*, les racines du grand sympathique sont bien moins distinctes que dans le tronc, elles sont pour la plupart accolées aux branches efférentes de ce nerf et, en apparence, confondues avec elles ; quoi qu'il en soit elles descendent vers le ganglion cervical supérieur.

C. Branches efférentes. — Les branches efférentes du grand sympathique naissent des ganglions de ce nerf et se portent aux différents organes : la plupart d'entre elles *s'adossent aux artères*, et les prenant comme point d'appui, les suivent dans leur trajet, leurs divisions et leur distribution, elles forment, par leurs anastomoses, des *plexus qui portent le nom des artères correspondantes*. Mais il en est d'autres qui se portent par un trajet assez direct et indépendant des artères vers de nouvelles masses ganglionnaires (*ganglions de Wrisberg, semi-lunaire*) d'où partent des filets qui s'adossent au système artériel et se comportent alors comme les précédents.

On donne le nom de *nerfs vaso-moteurs* aux filets terminaux du grand sympathique.

Structure. — Les *ganglions* du grand sympathique ont une structure semblable à celle des centres nerveux, c'est-à-dire qu'ils se composent de cellules et de fibres nerveuses plongées dans de la névroglie.

Les *cellules*, un peu plus petites que celles des ganglions rachidiens, sont unipolaires, bipolaires, et quelques-unes même sont apolaires.

Les *filets* qui réunissent ces ganglions, et ceux qui forment les branches efférentes des ganglions, présentent une couleur grise, ils se composent des mêmes éléments que les nerfs rachidiens, mais, de plus, ils possèdent une assez grande quantité de *fibres de Remack* (1).

Les *fibres de Remak*, que quelques histologistes (Kölliker) avaient, à tort, considérées comme des dépendances du tissu conjonctif, sont des tubes nerveux dépourvus de myéline et réduits au cylinder axis et à la gaîne de Schwan avec ses nombreux noyaux ; elles se présentent sous l'aspect de filaments plats, pâles et pourvus de nombreux noyaux.

DIVISION. — Pour la facilité de l'étude nous diviserons le tronc et les branches du grand sympathique en quatre sections

(1) Quelques-uns même, comme les nerfs du plexus splénique, sont presque exlusivement formés par eux.

correspondant aux grandes divisions du tronc. Nous étudierons donc :

A. La **portion cervicale du grand sympathique** ;
B. Sa **portion thoracique** ;
C. Sa **portion abdominale** ;
D. Sa **portion pelvienne**.

§ I. — PORTION CERVICALE DU GRAND SYMPATHIQUE.

Elle s'étend de la base du crâne jusqu'au thorax ; son *extrémité supérieure* se prolonge dans le crâne en suivant le trajet de la carotide interne et de ses branches et se rallie aux ganglions du trijumeau et du facial ; son *extrémité inférieure* se continue dans le thorax avec le reste du nerf.

Rapports. — Au cou, le grand sympathique est placé au-devant des muscles prévertébraux et de l'aponévrose qui les recouvre ; en arrière de la veine jugulaire interne, en dehors du pneumogastrique et de l'artère carotide.

Dans cette région, il ne possède que *trois ganglions*, distingués en supérieur, moyen et inférieur ; souvent même le ganglion moyen n'existe pas. — A ces ganglions aboutissent les racines rachidiennes et crâniennes de la portion cervicale du grand sympathique : c'est d'eux que se détachent ses rameaux.

Nous allons étudier chacun de ses ganglions en particulier.

Ganglion cervical supérieur.

C'est un renflement grisâtre, fusiforme, à grand axe vertical, placé au-devant de l'aponévrose prévertébrale qui le sépare de la deuxième et de la troisième vertèbre cervicale, en arrière et un peu en dehors du pneumogastrique et de la carotide interne qui le recouvrent.

Ce ganglion reçoit des racines rachidiennes et crâniennes, il émet de nombreuses branches qui se dirigent en tous sens ; racines et branches ont été divisées en plusieurs groupes : 1° *Branches supérieures* ou *intra-crâniennes.* — 2° Branches *inférieures* qui l'unissent au ganglion moyen. — 3° Branches *externes* ou anastomotiques avec les quatre premiers nerfs rachidiens. — 4° Branches *internes* ou viscérales. — 5° Branches *antérieures* ou carotidiennes externes. — 6° Branches *posté-rieures* ou musculaires et osseuses.

A. Branches supérieures ou intra-crâniennes. — Elles sont au nombre de deux :

L'une, *postérieure*, très grêle, atteint le trou déchiré posté-

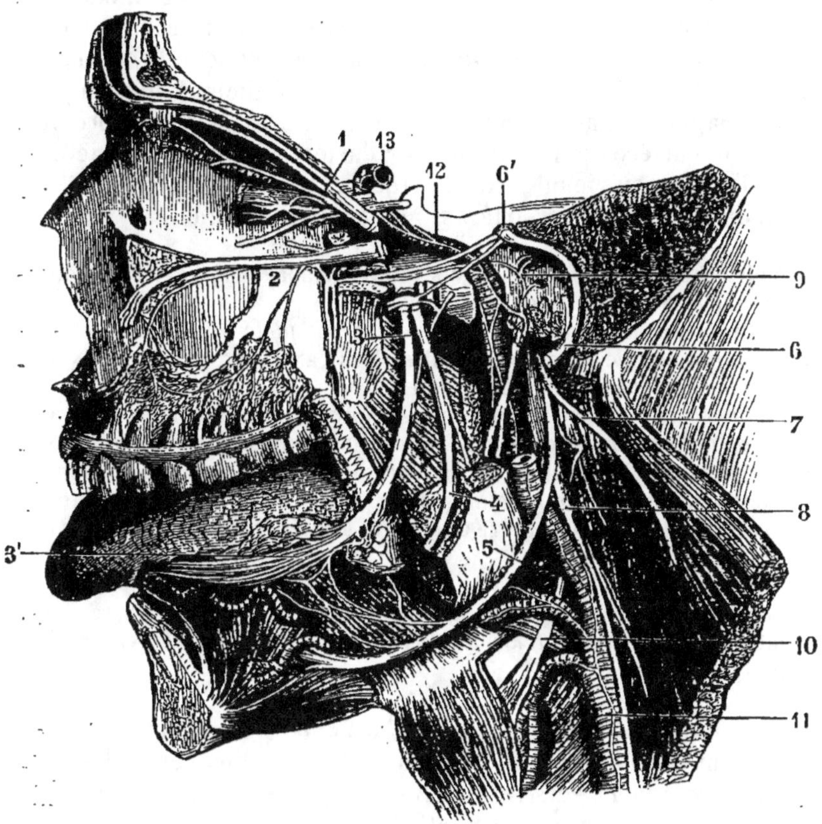

Fig. 1. — Ganglion cervical supérieur du grand sympathique et filets carotidiens du grand sympathique.

1. Branches du nerf ophthalmique. — 2. Nerf maxillaire supérieur. — 3, 3'. Nerf lingual avec le ganglion sous-maxillaire. — 4. Nerf dentaire inférieur. — 5. Nerf hypoglosse. — 6, 6'. Nerf facial. — 7. Nerf spinal. — 8. Ganglion cervical supérieur du grand sympathique. — 9. Rameau de Jacobson. — 10. Nerf laryngé supérieur. — 11. *Filet carotidien du grand sympathique.* — 12, 13. Artère carotide interne sur laquelle on voit le filet carotidien du grand sympathique.

rieur et se divise en trois filets qui se jettent dans les nerfs glosso-pharyngien, pneumogastrique et grand hypoglosse.

L'autre, *antérieure, s'accole à l'artère carotide et l'accompagne dans toute l'étendue de son trajet et de ses divisions.* — Dans le canal carotidien du rocher, ce rameau, dit *carotidien*, se divise en deux filets qui enlacent l'artère et forment le *plexus carotidien;* plus loin, dans le sinus caverneux, ces filets toujours enlacés autour de l'artère, se divisent encore et forment le *plexus caverneux;* enfin lorsque l'artère abandonne ce sinus pour former les *artères cérébrales*, les filets sympathiques accompagnent chacune de ses branches (c'est-à-dire se prolongent sur l'artère ophthalmique, sur l'artère cérébrale antérieure, sur l'artère sylvienne, sur l'artère choroïdienne), et vont se distribuer, comme ces artères, aux centres nerveux.

Mais, chemin faisant, les filets qui accompagnent l'artère carotide fournissent plusieurs rameaux, ainsi :

1° Du *plexus carotidien* se détachent *deux filets :* l'un s'anastomose avec le rameau de Jacobson, l'autre s'unit au grand nerf pétreux superficiel pour former le nerf vidien.

2° Du *plexus caverneux* partent des *fibres bien plus nombreuses :* les unes se rendent dans les *nerfs* que renferme la paroi externe du *sinus caverneux* (moteur oculaire externe, moteur oculaire commun, pathétique, branche ophthalmique de Willis), d'autres se rendent au *ganglion de Gasser*, une autre encore va former la *racine végétative du ganglion ophthalmique* (1).

Les filets du grand sympathique, que nous venons de décrire, forment les *nerfs vaso-moteurs de toutes les parties molles renfermées dans le crâne et l'orbite.*

B. **Branches inférieures.** — Au nombre de deux, elles se détachent de l'extrémité inférieure du ganglion cervical supérieur, descendent vers le ganglion moyen et forment, à ce niveau, le tronc du grand sympathique.

C. **Branches externes.** — Elles se portent aux quatre premiers nerfs rachidiens et représentent les racines rachidiennes du ganglion.

---

(1) Quelques ramuscules se rendent à la glande pituitaire et à la dure-mère qui tapisse la gouttière basilaire et la selle turcique, et enfin à la muqueuse des sinus caverneux.

D. **Branches internes ou viscérales**. — Elles se portent transversalement en dedans et se divisent en nerfs *pharyngiens, laryngés et cardiaques*.

1° Les *nerfs pharyngiens* s'appliquent sur les parois du pharynx, s'anastomosent avec des rameaux du même nom, émanés du glosso-pharyngien et du pneumogastrique, et forment le *plexus pharyngien*, dont les rameaux se distribuent à cet organe.

2° Les *filets laryngiens* s'anastomosent avec des rameaux du laryngé supérieur et forment le *plexus laryngé* d'où partent des filets qui se rendent au larynx, au corps thyroïde et à l'œsophage.

3° Les *filets cardiaques* se réunissent pour former le *nerf cardiaque supérieur* et se portent au cœur.

E. **Branches antérieures ou carotidiennes externes**. — Les branches antérieures du ganglion cervical supérieur descendent vers la bifurcation de la carotide primitive, s'unissent à ce niveau à des filets venus du glosso-pharyngien et du pneumogastrique et forment un plexus au milieu duquel se trouve un ganglion dit *intercarotidien*.

De ce ganglion partent des *branches qui accompagnent les divisions de l'artère carotide externe* en formant autour d'elles autant de plexus qui portent leur nom ; il existe donc : 1° un *plexus thyroïdien supérieur ; —* 2° un *plexus lingual ; —* 3° un *plexus facial ; —* 4° un *plexus auriculaire postérieur ; —* 5° un *plexus occipital ; —* 6° un *plexus pharyngien inférieur ;, —* 7° un *plexus temporal superficiel ; —* 8° un *plexus maxillaire interne*.

F. **Branches postérieures**. — Très grêles et peu nombreuses, elles se distribuent aux muscles prévertébraux et aux corps des vertèbres cervicales.

Ganglion cervical moyen.

Non seulement l'existence de ce ganglion n'est pas constante, mais il présente encore d'assez grandes variétés de forme et de position ; en général il répond à la cinquième ou sixième vertèbre cervicale : relié au ganglion supérieur par un ou deux filets ascendants, il se rattache au ganglion cervical inférieur par deux filets qui passent l'un en avant, l'autre en arrière de l'artère sous-clavière.

Il reçoit des *racines* des cinquième et sixième nerfs cervicaux, et il fournit des *branches* dont les unes accompagnent l'artère thyroïdienne inférieure (*plexus thyroïdien inférieur*) et dont les autres forment le *nerf cardiaque moyen* (quelques-unes se jettent dans le nerf récurrent).

Ganglion cervical inférieur.

Le ganglion cervical inférieur est placé au-devant du col de la première côte et derrière l'artère sous-clavière ; il a la forme d'un croissant à concavité supérieure ; à ses deux extrémités aboutissent les deux filets qui le rattachent au ganglion cervical moyen et qui enlacent l'artère sous-clavière ; de sa partie inférieure se détache un filet assez court, mais très gros, qui se porte au premier ganglion dorsal.

Les rameaux qui se détachent de ce ganglion sont de trois ordres : 1° ascendants ; 2° externes ; 3° internes ou viscéraux.

1° Les *rameaux ascendants*, ou nerf vertébral, s'adossent à l'artère vertébrale et l'accompagnent dans tout son trajet.

2° Les *rameaux externes* s'adossent à l'artère sous-clavière et accompagnent toutes ses branches.

3° Les *rameaux internes* ou *viscéraux* se portent en dedans, quelques-uns s'unissent au nerf cervical moyen, d'autres vont former *le nerf cardiaque inférieur*.

PLEXUS CARDIAQUE.

Les nerfs du cœur proviennent de deux sources, du pneumogastrique et du grand sympathique ; ils sont au nombre de cinq ou six (*nerfs cardiaques*) de chaque côté : trois se détachent du pneumogastrique (nous les connaissons) et trois du grand sympathique.

Les filets cardiaques du grand sympathique naissent des *ganglions cervicaux* supérieur, moyen et inférieur, et sont désignés, communément, d'après leur ordre d'origine. — Ceux du côté gauche descendent le long de la carotide primitive et passent *au-devant* de la crosse de l'aorte ; ceux du côté droit, plus profondément placés, descendent sur la face postérieure de l'artère carotide primitive et passent *derrière* la crosse de l'aorte : ils se terminent tous dans le plexus cardiaque.

Le *plexus cardiaque* formé par l'anastomose de ces divers filets se trouve logé dans la concavité de la crosse de l'aorte, au-devant de la bifurcation de la trachée : au milieu de ces fibres se trouve un ou deux *ganglions dits de Wrisberg*. Ces ganglions envoient au cœur de nombreux filets qui, accolés aux artères coronaires, les suivent dans leur trajet et leur distribution. C'est sur leurs ramuscules terminaux que se trouvent de *petits ganglions* décrits par Remak (ganglion placé à l'embouchure de la veine cave inférieure), par Ludwig (ganglion placé dans la paroi de l'oreillette droite), par Bidder (ganglion adossé à l'auriculo-ventriculaire gauche).

On attribue à ces ganglions une influence particulière sur les mouvements du cœur.

§ II. — Portion thoracique du grand sympathique.

Dans le thorax, le grand sympathique passe au-devant du col de la première côte et descend au-devant de la tête des côtes ; recouvert par la plèvre pariétale, il croise la face antérieure des vaisseaux et nerfs intercostaux ; de plus, celui du côté gauche est recouvert par l'aorte thoracique et passe du thorax dans l'abdomen à travers le pilier gauche du diaphragme, tandis que celui du côté droit passe avec l'aorte dans l'orifice aortique de ce muscle.

Dans le thorax, le grand sympathique possède *douze ganglions;* ces ganglions sont réunis entre eux par des filets qui constituent le tronc même du sympathique et se rattachent à la moelle par des filets qui représentent des nerfs mixtes; ils se composent, en effet, de filets qui se portent de la moelle aux ganglions dont ils forment les racines, et de filets qui se rendent de ces ganglions à la moelle (dont ils forment les nerfs vaso-moteurs).

De plus, ces ganglions fournissent :

1° Des *branches externes* qui accompagnent les artères inter-costales ;

2° Des *branches internes* qui se distribuent à l'œsophage, à la trachée, aux bronches et aux poumons (*plexus pulmonaire*).

3° Les six ou sept derniers ganglions thoraciques donnent des filets qui se réunissent pour former les deux *nerfs splanchniques;*

ces nerfs traversent le diaphragme, pénètrent dans l'abdomen et vont former le plexus solaire.

§ III. — Portion abdominale du grand sympathique.

Les filets du grand sympathique sont répandus à profusion dans la cavité abdominale ; ils proviennent, pour la plupart, des six ou sept derniers ganglions thoraciques dont les branches vont former le *plexus solaire ;* ce plexus est un véritable centre d'où rayonnent une foule de filets nerveux ; ces filets s'adossent à la façon des plantes grimpantes aux artères de l'abdomen, forment autour d'elles des plexus qui en prennent le nom et en partagent la distribution.

Nous avons vu que les filets provenant des six ou sept derniers ganglions thoraciques se réunissent en deux troncs désignés sous les noms de *grand et petit nerfs splanchniques,* nous décrirons : 1° ces deux nerfs ; 2° le plexus solaire avec les ganglions semi-lunaires ; 3° les plexus qui en dérivent.

Nerf grand splanchnique.

Ce nerf est formé par des filets qui se détachent des sixième, septième, huitième et neuvième ganglions thoraciques ; le tronc qui en résulte traverse le pilier correspondant du diaphragme (en même temps que le petit splanchnique et le tronc même du grand sympathique) et se jette dans l'*angle externe du ganglion semi-lunaire* correspondant.

Petit nerf splanchnique.

Ce nerf, formé par les filets qui se détachent des dixième, onzième et douzième ganglions thoraciques, traverse presque aussitôt le pilier correspondant du diaphragme et, parvenu dans l'abdomen, se divise en trois branches : l'une s'anastomose avec le *nerf grand splanchnique,* une autre se rend au *plexus solaire,* et une troisième au *plexus rénal.*

PLEXUS SOLAIRE ET GANGLIONS SEMI-LUNAIRES.

On donne le nom de plexus solaire à un lacis de filets nerveux et de ganglions, placé dans la cavité abdominale, derrière le pancréas, sur la face antérieure de l'aorte, au niveau du point où se détache le trépied cœliaque.

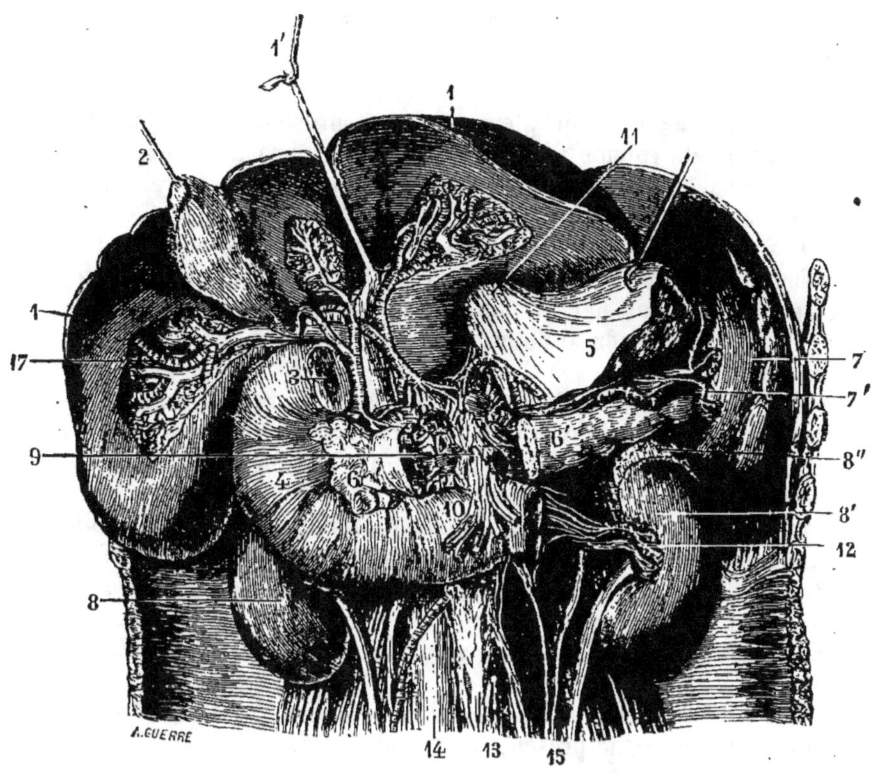

FIG. 2. — Plexus solaire.

1, 1. Face inférieure du foie. — 1'. Crochet engagé dans le ligament suspenseur du foie de manière à relever cet organe. — 2. Crochet engagé dans la vésicule biliaire. — 3. Section de l'estomac pratiquée au niveau du pylore. — 4. Duodénum dont on voit nettement les trois portions embrassant la tête du pancréas. — 5. Estomac enlevé presque en totalité afin de montrer les organes qu'il recouvre. — 6. Tête du pancréas. — 6'. Queue du pancréas : on a enlevé la partie moyenne de cette glande afin de montrer le plexus solaire et les vaisseaux qu'il recouvre. — 7. Rate. — 7'. Vaisseaux spléniques. — 8, 8'. Reins. — 8''. Capsule surrénale. — 9. Plexus solaire. — 10. Artère mésentérique supérieure. — 11. Filets terminaux du nerf pneumogastrique gauche se répandant sur la face antérieure de l'estomac. — 12. Vaisseaux du rein. — 13. Aorte abdominale enlacée par les filets du grand sympathique. — 14. Veine cave inférieure. — 15. Uretère et vaisseaux spermatiques.

Ce plexus nous offre à étudier : 1° ses filets d'origine; — 2° ses ganglions; — 3° ses branches ou plexus efférents.

1° **Les filets d'origine du plexus solaire** sont représentés par les nerfs *grand* et *petit splanchniques*, par des filets du grand sympathique, des nerfs phréniques et du pneumogastrique droit.

2° Les **ganglions** du plexus solaire présentent de grandes différences de volume : il en est deux, assez gros, qui sont désignés sous le nom de *ganglions semi-lunaires;* les autres, plus petits sont nommés *ganglions solaires*.

Les **ganglions semi-lunaires** ont à peu près le volume et la forme d'un haricot recourbé, dont la concavité regarde en haut; ils sont placés, un peu en dehors de la ligne médiane, au-devant des piliers du diaphragme, au niveau du bord supérieur du pancréas.

Par leur angle externe ils reçoivent le nerf grand splanchnique correspondant et quelques filets du petit splanchnique; *par leur angle interne* ils émettent de nombreux rameaux qui vont concourir à la formation du plexus solaire. De plus, fait important, le ganglion semi-lunaire droit reçoit par son extrémité interne la *terminaison du pneumogastrique droit;* ce nerf, le ganglion et le grand splanchnique forment ainsi par leur réunion une *anse nerveuse* très allongée qui embrasse le pilier du diaphragme et qui est connue sous le nom d'*anse mémorable de Wrisberg*.

Les autres petits ganglions, dits **solaires**, sont disséminés dans le plexus et ne présentent rien de spécial.

3° **Plexus efférents du plexus solaire.** — Du plexus solaire, comme d'un centre, rayonnent une foule de filets nerveux qui se jettent sur toutes les branches de l'aorte abdominale, les enlacent de leurs innombrables anastomoses et partagent leur trajet, leurs rapports, leur distribution; ils portent aussi le nom de l'artère qui leur sert de support. *Il suffit donc de connaître ces artères pour connaître ces plexus*, que nous nous bornerons à énumérer; ce sont :

1° Deux **plexus diaphragmatiques supérieurs** qui accompagnent les artères de ce nom et fournissent les plexus *capsulaires supérieurs;*

2° Les **plexus lombaires** qui suivent toutes les artères de ce nom;

3° Un **plexus coronaire stomachique** qui se répand sur l'estomac ;

4° Un **plexus hépatique** qui accompagne l'artère hépatique, se distribue dans le foie, et fournit, chemin faisant, autant de plexus secondaires que l'artère hépatique émet de branches collatérales, c'est-à-dire un *plexus cystique*, un *plexus pylorique*, un *plexus gastro-épiploïque droit* donnant lui-même un *plexus pancréatico-duodénal ;*

5° Un **plexus splénique** qui suit le trajet de l'artère splénique, mais sans accompagner ses inflexions, et fournit, chemin faisant, le plexus gastro-épiploïque gauche ;

6° Un **plexus mésentérique supérieur ;**

7° Deux **plexus surrénaux** (un de chaque côté) ;

8° Deux **plexus rénaux** (un de chaque côté) ;

9° Deux **plexus spermatiques** et, chez la femme, *utéro-ovariques.*

Enfin, la partie terminale du plexus solaire descend sur la face antérieure de l'aorte et forme avec les filets qui se détachent de la portion lombaire du grand sympathique le *plexus lombo-aortique.*

§ IV. — PORTION LOMBAIRE DU GRAND SYMPATHIQUE.

Les ganglions lombaires sont au nombre de quatre ou cinq, ils font suite aux ganglions thoraciques, mais au lieu de répondre aux trous de conjugaison ils sont plus rapprochés de la ligne médiane : du reste, leur disposition ressemble à celle des autres ganglions ; chacun d'eux reçoit deux *rami communicantes, se rattache* aux ganglions voisins par un ou deux filets (qui forment le tronc du sympathique) et *émet* des branches qui se rendent sur la face antérieure de l'aorte ; ceux de droite passent en arrière de la veine cave inférieure.

Ces branches s'anastomosent, au-devant de l'aorte, avec la partie terminale du plexus solaire et forment le **plexus lombo-aortique** qui renferme quelques ganglions et donne naissance au *plexus mésentérique inférieur.*

§ V. — PORTION PELVIENNE DU GRAND SYMPATHIQUE.

Elle est représentée par *quatre ganglions* placés de chaque

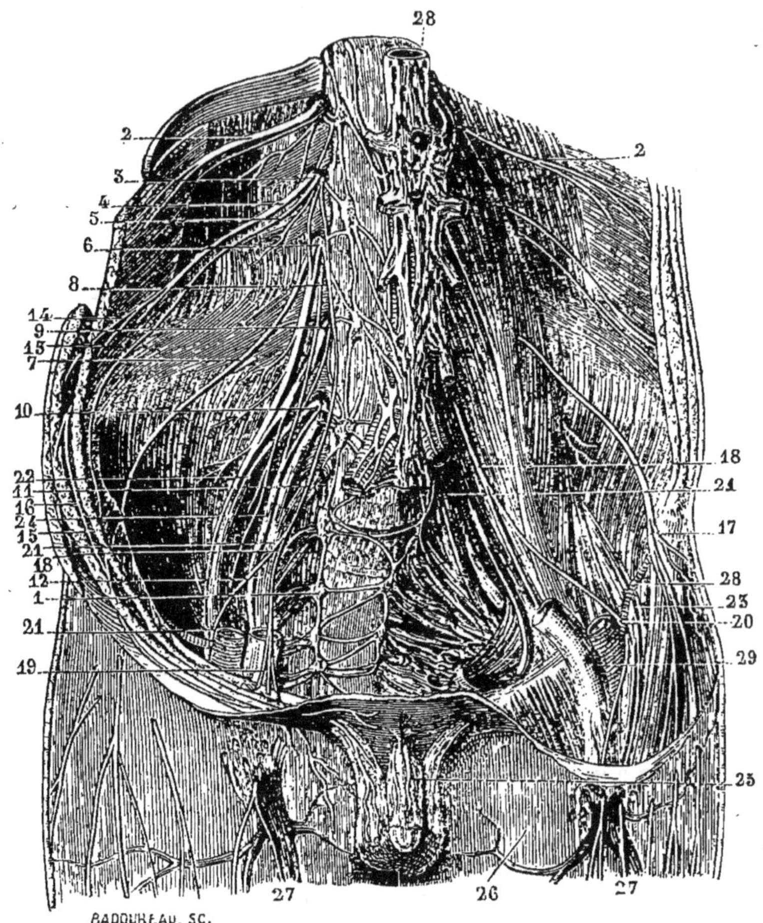

Fig. 3. — Plexus lombaire.

1. Chaîne du grand sympathique. — 2. Douzième nerf intercostal. — 3. Premier nerf lombaire. — 4. Nerf abdomino-génital supérieur. — 5. Nerf abdomino-génital inférieur. — 7. Nerf fémoro-cutané. — 8, 11. Nerf génito-crural. — 21. Son rameau crural. — 19. Son rameau génital. — 24. Nerf obturateur. — 13, 14. Branche de l'abdomino-génital supérieur. — 15, 16. Branches du nerf abdomino-génital inférieur. — 17. Nerf fémoro-cutané au moment où il sort du bassin par l'échancrure placée au-dessous de l'épine iliaque. — 18, 18. Nerf génito-crural. — 19, 20. Branche génitale du nerf génito-crural. — 21. Branche crurale du nerf génito-crural. — 12 (côté gauche). Plexus sacré. — 22, 23. Nerf crural. — 25. Nerf dorsal de la verge. — 26. Aponévrose fémorale. — 27, 27. Nerfs sous-cutanés.

côté de la ligne médiane, en dedans des trous sacrés antérieurs, et reliés entre eux par un ou deux filets.

Les deux derniers ganglions s'anastomosent entre eux par des filets formant une arcade à convexité inférieure, de cette arcade se détachent de nouvelles branches qui, suivant le trajet de l'artère sacrée moyenne, descendent jusqu'à la *glande de Luschka* (1).

Quelques rameaux des ganglions sacrés accompagnent les artères sacrées moyennes et iléo-lombaires, mais ils se portent, pour la plupart, en avant et vont concourir à la formation du *plexus hypogastrique.*

Plexus hypogastrique. — Placé sur les côtés du rectum et de la vessie et au-dessous du péritoine, ce plexus est plongé au milieu d'un tissu cellulo-graisseux qui en rend la dissection très difficile.

Il est formé par des filets provenant : 1° des ganglions sacrés ; — 2° des plexus lombo-aortiques ; — 3° du plexus mésentérique inférieur (dont les branches terminales accompagnent l'artère hémorrhoïdale moyenne); — 4° des derniers nerfs sacrés.

Il fournit des branches qui *accompagnent les divisions de l'artère hypogastrique,* partagent leur trajet et leur distribution et forment autour d'elles autant de plexus qui portent le nom de ces artères, tels sont :

1° Les *plexus vésicaux et vésico-prostatiques;*

2° Le *plexus hémorrhoïdal;*

3° Les *plexus vaginaux et utérins.*

Usages du grand sympathique. — Il est difficile de résumer en quelques mots les fonctions du grand sympathique parce qu'elles ne sont pas parfaitement connues; nous nous bornerons à présenter sous forme de propositions les faits les plus importants.

1° Le grand sympathique *ne forme pas un système indépendant,* il tire son principe d'action de l'axe cérébro-spinal.

2° Il est probable que certains départements de la moelle tiennent certains organes plus particulièrement sous leur dépendance par l'intermédiaire du grand sympathique (*centre cilio-spinal, génito-spinal*).

3° Le grand sympathique *est sensible ;* inappréciable à l'état normal, cette sensibilité ne se manifeste que dans l'état pathologique (ex. coliques intestinales).

4° Le grand sympathique *préside à la contraction des fibres musculaires lisses*

----

(1) Ganglion placé au-devant de la pointe du coccyx.

auxquelles il se distribue (tunique musculaire du tube digestif, de la vessie, etc., tunique moyenne des artères, des conduits excréteurs des glandes, etc.).

Les filets de ce nerf qui se rendent aux petites artères (*nerfs vaso-moteurs*) (1), jouent un rôle capital ; en présidant à la contraction de ces artérioles, ils diminuent ou augmentent leur calibre et, par suite, *graduent la quantité de sang qui se rend aux divers organes.* C'est ainsi qu'ils président aux sécrétions, à la calorification, etc.

Cette influence du grand sympathique sur la contraction des petites artères fut démontrée par la célèbre expérience de Cl. Bernard, qui, en sectionnant sur un lapin le grand sympathique, au cou, vit s'élever la température de l'oreille correspondante. Il en conclut à la dilatation des petites artères de cette région, par le fait de la paralysie des filets du grand sympathique qui s'y distribuent; en effet, il vit l'oreille revenir à son état normal en excitant par le galvanisme le bout périphérique du nerf coupé.

Cl. Bernard n'admettait qu'une seule espèce de nerfs vaso-moteurs et il pensait que les artères revenaient à leur calibre primitif par le seul fait de la cessation d'action de ces nerfs ; depuis, on a admis l'existence des nerfs *vaso-dilatateurs,* ou plutôt de *nerfs interférents* dont l'action supprimait momentanément celle des nerfs vaso-moteurs. On a encore cru qu'il existait des nerfs spéciaux, *nerfs trophiques,* présidant à la nutrition des tissus ; mais on n'est pas encore fixé sur la réalité de ces deux derniers ordres de nerfs, et les nerfs vaso-moteurs peuvent à eux seuls expliquer l'influence que le grand sympathique exerce sur les sécrétions, la nutrition et la calorification.

5° On ignore la part d'influence qui revient aux *ganglions* du grand sympathique.

---

(1) Dont la tunique musculaire est, comme on le sait, très développée.

CHAPITRE PREMIER

APPAREIL DIGESTIF.

L'appareil digestif destiné à recevoir les aliments, à absorber leurs parties nutritives (après leur avoir fait subir les modifications nécessaires à cette absorption) et à expulser leurs résidus, s'étend de la bouche à l'anus.

Il se compose essentiellement : d'un **tube** ou canal alimentaire, et de **glandes** annexées à ce tube.

TUBE. — Il se compose de plusieurs portions très diversement configurées afin de se prêter au rôle spécial qui leur est affecté, ce sont :

A. La **cavité buccale**, dans laquelle les aliments sont introduits, divisés et imprégnés de salive, et qui comprend :

Les *levres*, organes de préhension et d'occlusion ;

Les *dents*, destinées à diviser les aliments ;

La *langue*, qui imprime une direction à ces aliments ;

Le *voile du palais*, qui s'oppose à leur passage dans les fosses nasales.

B. Le **pharynx** et **l'œsophage**, destinés au simple passage des aliments (1).

C. L'**estomac**, sorte de poche musculo-membraneuse dans laquelle les aliments séjournent pendant un certain temps.

D. L'**intestin grêle**, tube de plusieurs mètres de longueur, spécialement consacré à l'absorption.

E. Le **gros intestin**, tube plus gros et moins long, dans lequel l'absorption est bien moins active et qui est fermé par l'anus.

Les GLANDES annexées au tube digestif dans lequel elles versent le produit de leur sécrétion, sont :

Les **glandes salivaires** (sub-linguale, sous-maxillaire et paro-

(1) La cavité buccale, le pharynx et l'œsophage représentent la portion ingestive ou sus-diaphragmatique du tube digestif.

tide), dont les conduits excréteurs s'ouvrent dans la cavité buccale où ils versent la *salive ;*

Le **foie**, dont le conduit s'ouvre dans la première portion du tube digestif et y verse la *bile ;*

Le **pancréas**, dont le conduit s'ouvre à côté du précédent et verse le *suc pancréatique.*

CAVITÉ BUCCALE.

La bouche, première partie du tube digestif, est une cavité aont les *dimensions* dépendent (du moins dans le sens vertical) de la position de la mâchoire inférieure ; lorsque cette mâchoire est élevée (c'est-à-dire lorsque la bouche est fermée), sa cavité est presque virtuelle, car ses parois sont à peu près adossées l'une à l'autre (1).

La cavité buccale est divisée en deux parties par les **arcades alvéolaires :** l'une, située en dehors de ces arcades (*vestibule de la bouche*), a la forme d'un sillon ; l'autre, située en dedans de ces arcades (*cavité buccale* proprement dite), est occupée par a langue.

Muqueuse buccale. — La bouche est tapissée dans sa totalité par une **muqueuse** dont les caractères se modifient suivant la région : cette muqueuse se continue, au niveau du bord libre des lèvres, avec la peau ; puis, elle tapisse la face profonde des lèvres ainsi que celle des joues, elle se réfléchit alors sur la face antérieure des arcades alvéolaires en circonscrivant un cul-de-sac (2) qui présente sur la ligne médiane un petit repli (*frein des lèvres*).

Vers le bord libre des arcades alvéolaires la muqueuse s'épaissit et forme les *gencives* (voy. *Dents*).

Sur la face interne des joues la muqueuse présente l'*orifice du canal de Sténon* qui correspond à la deuxième grosse molaire supérieure.

Dans la *cavité buccale*, la muqueuse tapisse le plancher de la bouche et la face inférieure de la langue, en se portant vers cet organe, elle présente un petit repli muqueux dit *frein de la*

(1) Ses diamètres antéro-postérieur et transverse ne sont point sujets aux mêmes variétés.

(2) Dans lequel on voit, chez les gens atteints de paralysie faciale, s'accumuler les aliments et la salive.

langue; de chaque côté de ce repli, s'ouvrent, en avant, au sommet de deux petits mamelons, les canaux excréteurs des glandes

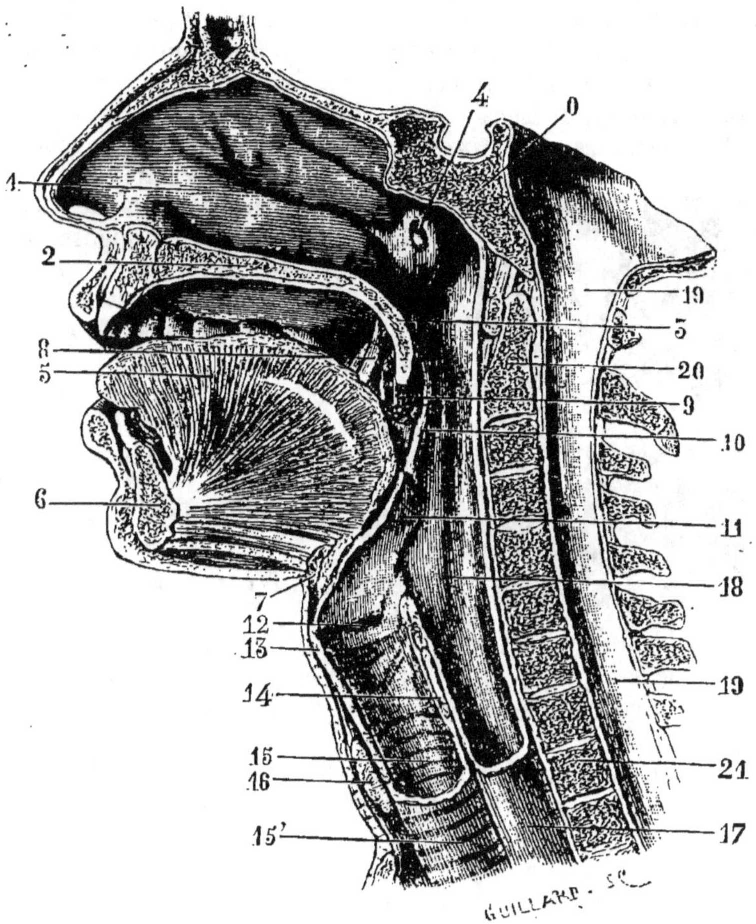

FIG. 4. — Coupe antéro-postérieure de la cavité buccale et de
l'arrière-gorge.

1. Cornets et méats de la paroi externe de la fosse nasale (côté droit). — **2.** Voûte palatine. — **3.** Voile du palais. — **4.** Orifice de la trompe d'Eustache. — **5.** Coupe de la langue. — **6.** Symphyse du menton. — **7.** Coupe de l'os hyoïde. — **8.** Pilier antérieur du voile du palais. — **9.** Amygdales. — **10.** Pilier postérieur du voile du palais. — **11.** Epiglotte. — **12.** Glotte. — **13, 14.** Cartilage du larynx. — **15, 15.** Trachée. — **16.** Corps thyroïde. — **17.** Œsophage. — **18.** Pharynx. — **19.** Canal vertébral. — **21, 21.** Corps des vertèbres.

sous-maxillaires (*canal de Wharton*), et, en arrière, les nombreux orifices des *glandes sub-linguales*.

La muqueuse buccale est tapissée dans toute son étendue par un *épithélium pavimenteux stratifié*, et au-dessous d'elle se trouve une foule de petites *glandes en grappe* qui forment une couche presque continue (1).

Ces **glandes**, divisées d'après leur situation en *glandes labiales, buccales, palatines*, etc., versent dans la bouche le produit de leur sécrétion, qui se mélange à celui des glandes salivaires : en outre, la muqueuse buccale possède quelques *follicules clos ;* ils sont situés vers la base de la langue et l'isthme du gosier.

Ouverte en avant (*orifice buccal*) et en arrière (*isthme du gosier*), la cavité buccale est limitée par *cinq* **parois :**

L'une, *antérieure*, constituée par les *lèvres ;*

Deux, *latérales*, formées par les *joues* ;

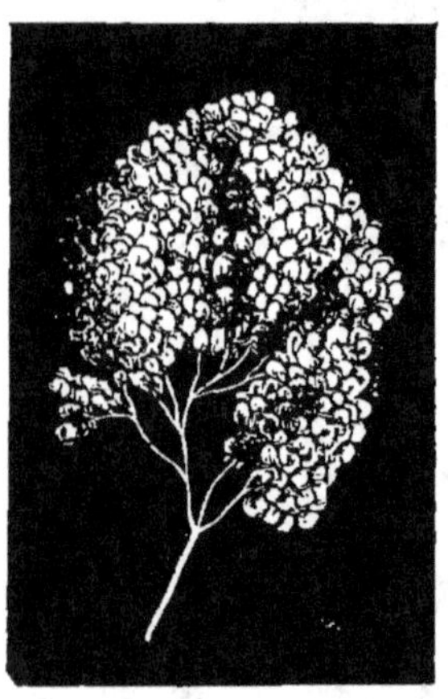

Fig. 5. — Glande en grappe.

Une, *supérieure*, par la *voûte palatine* et le *voile du palais ;*

Une, *inférieure*, comprenant le plancher de la bouche et la langue.

Nous allons décrire chacune de ces parties constituantes de la cavité buccale et nous y joindrons la description des *dents* et celle des *glandes salivaires*.

Lèvres.

Les lèvres sont deux replis musculo-membraneux placés à l'entrée des voies digestives et circonscrivant un orifice que l'on nomme bouche (2).

Moulées sur les arcades alvéolaires, les lèvres présentent une

(1) Agglomérées cependant en certains points, comme au pourtour du canal de Sténon, etc.

(2) Bien que, dans le langage anatomique, ce nom doive être réservé à la cavité dont les lèvres forment la paroi antérieure.

direction à peu près verticale (chez les nègres elles sont *obliques*); leurs *dimensions* sont les mêmes, bien que la lèvre inférieure paraisse un peu plus volumineuse (1).

Il existe deux lèvres, l'une supérieure, l'autre inférieure, et elles présentent à étudier : *deux faces*, l'une antérieure ou cutanée, l'autre postérieure ou muqueuse; *deux bords*, l'un libre et l'autre adhérent; *deux extrémités* par lesquelles les lèvres se réunissent, formant les commissures ; enfin leur *structure*.

Face antérieure. — Elle n'est pas identique sur les deux lèvres.

1° *Sur la lèvre supérieure*, cette face, limitée, au milieu, par le pli naso-labial et, sur les côtés, par les plis génio-labiaux, présente une *gouttière* ou sillon vertical étendu de la cloison des fosses nasales au bord libre de la lèvre, et, de chaque côté de ce sillon, qui présente de grandes variétés, *deux surfaces* à peu près quadrilatérales recouvertes d'un duvet chez la femme et l'enfant et de poils chez l'homme.

2° *Sur la lèvre inférieure*, cette face est légèrement concave et ne présente que quelques poils implantés sur sa partie moyenne.

Face postérieure. — Tapissée par la muqueuse, elle répond aux gencives et aux dents et présente, sur la ligne médiane, un petit repli nommé frein de la lèvre : cette face est limitée par le cul-de-sac que forme la muqueuse en se portant de la lèvre sur les gencives.

Bords. — Le *bord libre* présente une coloration rouge ou rosée (pâle chez les gens anémiques); il est légèrement ondulé, et ses ondulations sont opposées sur chaque lèvre : ainsi la lèvre inférieure est légèrement concave sur sa partie moyenne et convexe de chaque côté. On observe sur la lèvre supérieure une disposition précisément inverse; toutefois, en raison de la forme convexe, de leurs bords libres, les deux lèvres ne sont en contact que par leur moitié postérieure.

(1) Ce volume présente les plus grandes variétés individuelles, on a cherché à y trouver des indices sur le caractère : ainsi les lèvres minces et pincées indiqueraient un caractère méfiant, jaloux, et, au contraire, les lèvres un peu grosses seraient l'indice de la bonhomie et de la joyeuse humeur ; quoi qu'il en soit, chez les enfants et les jeunes gens, les grosses lèvres sont, en général, un signe de lymphatisme.

Le *bord adhérent* se continue, du côté de la peau, avec les téguments du nez et des joues en haut, et avec ceux du menton en bas ; du côté de la muqueuse ce bord répond au cul-de-sac formé par la réflexion de la muqueuse qui se porte sur les gencives ; entre ces deux faces, il n'existe pas de limites appréciables entre les lèvres et les parties voisines.

Les *extrémités* se fusionnent entre elles et forment les *commissures des lèvres* (1).

Structure. — Les lèvres sont formées par *quatre couches* superposées dans l'ordre suivant :

1° La peau ; — 2° la couche musculaire ; — 3° une couche cellulaire renfermant des glandes et des vaisseaux ; — 4° une couche muqueuse.

1° La *peau* ne présente à signaler que les nombreux follicules pileux dont nous avons déjà parlé.

2° La *couche musculaire* est essentiellement formée par le *muscle orbiculaire des lèvres,* auquel viennent se joindre un grand nombre d'autres muscles qui se fixent par leur extrémité supérieure sur le squelette de la face et, par leur extrémité inférieure, sur la peau des lèvres (en traversant pour la plupart le muscle orbiculaire). Ainsi la lèvre supérieure reçoit l'insertion des muscles canin, élévateur propre, élévateur commun de l'aile du nez et de la lèvre supérieure ; sur la lèvre inférieure s'implantent les fibres du carré du menton et du triangulaire des lèvres ; le grand et le petit zygomatique, ainsi que le risorius de Santorini s'insèrent sur les commissures (2). Le grand nombre de ces muscles est en rapport avec la multiplicité des mouvements exécutés par les lèvres.

3° La *couche celluleuse* est formée par un tissu cellulaire très lâche qui loge de *nombreuses glandules,* et qui renferme les *artères coronaires :* ces artères, branches de la faciale, forment un cercle complet autour des lèvres (3).

---

(1) Suivant la distance qui sépare ces commissures, la bouche est petite ou grande.

(2) En raison de l'insertion de ces muscles sur la face profonde du derme des lèvres, les *plaies des lèvres* doivent être réunies par des sutures profondes, comprenant toute leur épaisseur ; aussi avons-nous généralement recours à la suture entortillée, pratiquée autour d'une ou deux épingles et embrochant les deux bords de la plaie.

(3) Elles sont placées sous la muqueuse et par conséquent séparées de la peau par toute l'épaisseur de la couche musculaire.

Les *veines* ne suivent pas le trajet des artères, car leurs principales divisions sont sous-cutanées ; munies de nombreuses valvules, elles se jetent dans les veines sous-mentale et faciale.

Les *vaisseaux lymphatiques* forment sur le bord libre des lèvres un réseau remarquable dont les troncs aboutissent aux ganglions sous-maxillaires ; les lymphatiques qui proviennent de la partie moyenne de la lèvre inférieure se jettent dans deux petits ganglions placés sous le menton.

Les *nerfs* sont de deux ordres, sensitifs et moteurs : les premiers sont formés par le trijumeau et les seconds par le facial.

La *couche glanduleuse*, également placée dans le tissu cellulaire sous-muqueux, est formée par une foule de petites glandes du volume d'un grain de millet. Chacune d'elles s'ouvre par un petit conduit à la surface de la muqueuse. Ces glandes, dites *labiales*, en raison de leur situation, ont la même structure que les autres glandes salivaires.

4° La *muqueuse* des lèvres a été étudiée en même temps que la muqueuse buccale, elle se réfléchit sur le rebord alvéolaire en formant un cul-de-sac et, sur la ligne médiane, un léger relief nommé *frein des lèvres*.

Usages. — Les lèvres servent à la *prononciation* (surtout à celle des voyelles dites labiales), à la *préhension* des aliments ; elles sont encore destinées à maintenir la salive dans la bouche. Ce rôle appartient plus spécialement à la lèvre inférieure, ainsi qu'on le voit dans la paralysie faciale.

La lèvre supérieure présente parfois un vice de conformation nommé *bec-de-lièvre*. Il consiste dans une ou deux fentes étendues de la narine au bord libre de la lèvre ; on y remédie par des opérations spéciales (*chéiloplastie*).

Le *cancroïde* ou *épithélioma* frappe fréquemment les lèvres. En raison de l'insertion des fibres musculaires des lèvres sur la peau, il faut, après avoir enlevé le mal, embrocher avec une ou deux épingles les bords de l'incision et les rapprocher par la suture entortillée.

DE LA JOUE.

Il existe deux joues, l'une droite, l'autre gauche.

La joue est limitée : *en dedans*, par le nez et le sillon nasolabial qui la sépare des lèvres ; *en haut*, par le rebord orbitaire inférieur et l'arcade zygomatique ; *en arrière*, par le bord postérieur de la branche de la mâchoire ; *en bas*, par le rebord inférieur du maxillaire (1) ; telles sont les limites que lui donne Richet. Nous la subdivisons en deux portions : A, l'une postérieure ou *massétérine* ; B, l'autre antérieure ou *joue* proprement dite, cette dernière forme les parois latérales de la cavité buccale.

Région massétérine.

A peu près quadrilatèrale et limitée par les bords du muscle masséter, cette region présente :

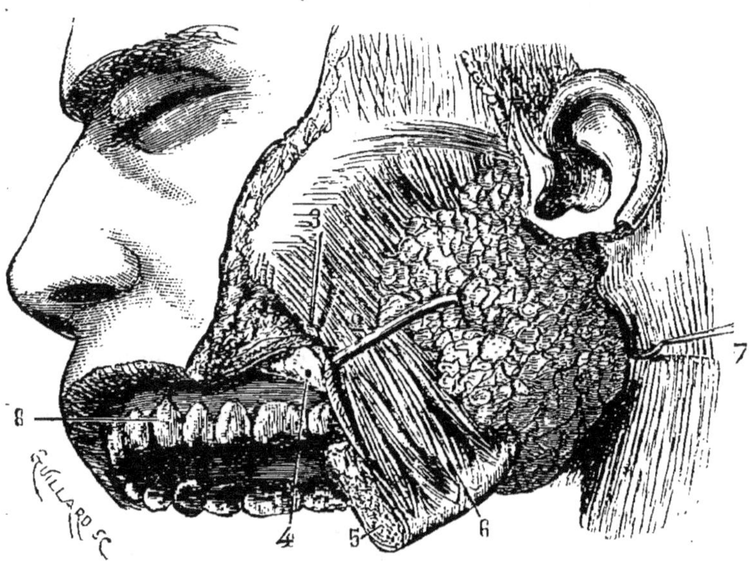

F&IG. 6. — Glande parotide et canal du Sténon.

1. Glande parotide, telle qu'elle se montre lorsqu'on enlève la peau et le tissu cellulaire qui la recouvre ; on voit qu'elle se prolonge notablement sur la face externe du masséter : ce prolongement a reçu le nom de parotide accessoire. — 2. Canal de Sténon, accompagné par la parotide accessoire ; il croise la face externe du masséter et s'ouvre sur la muqueuse buccale au niveau de la deuxième molaire supérieure. — 3. Muqueuse buccale sectionnée et relevée pour montrer l'orifice du canal de Sténon. — 4. Orifice du canal de Sténon. — 5. Section du maxillaire inférieur. — 6. Masséter. — 7. Sterno-mastoïdien. — 8. Arcade alvéolaire supérieure.

(1) Jusqu'au niveau d'une ligne abaissée de la commissure des lèvres.

1° La *peau*, garnie de poils (1) ;

2° La *couche sous-cutanée*, assez épaisse, est surtout remarquable par la présence de plusieurs organes importants (2), qui sont : le *canal de Sténon*, transversalement dirigé à un travers de doigt au-dessous de l'arcade zygomatique, et accompagné par un prolongement de la glande parotide (*parotide accessoire*); *l'artère transverse de la face* qui, placée au-dessus du canal de Sténon, présente la même direction ; enfin de nombreux filets des nerfs *facial et auriculo-temporal* qui sont dirigés dans le même sens ;

3° L'*aponévrose*, peu épaisse, recouvre le muscle masséter ;

4° Le *muscle masséter*, qui s'insère en haut sur l'arcade zygomatique, et s'applique sur la face externe de la branche du maxillaire où il s'insère et dont il présente la forme ;

5° La *branche du maxillaire inférieur* dont le bord supérieur présente, en avant, *l'apophyse coronoïde* destinée au tendon du temporal, au milieu, *l'échancrure sigmoïde* par laquelle s'engagent les vaisseaux et nerfs massétériens et, en arrière, le *condyle* qui s'articule avec la cavité glénoïde du temporal pour former l'articulation temporo-maxillaire ;

6° Le *muscle ptérygoïdien interne* étendu de la cavité ptérygoïde à la face interne de la branche du maxillaire ; il présente en ce point la même disposition que le muscle masséter sur sa face externe (3).

Joue proprement dite.

Arrondie chez les jeunes sujets, elle se creuse chez l'adulte où l'os de la pommette forme alors un relief accentué.

1° La *peau* présente des variétés de couleur en rapport avec l état de santé ou de maladie et avec l'état moral ; elle glisse facilement sur les couches sous-jacentes.

2° La *couche sous-cutanée*, lamelleuse, renferme quelques fibres du peaucier, qui constituent le *risorius de Santorini* ; dans cette couche se trouve toujours une certaine quantité de graisse, surtout au-devant du masséter où elle forme une boule (*boule*

______

(1) Leur ensemble a reçu le nom de *favoris*.

(2) D'après quelques auteurs, ces organes se trouvent placés dans le dédoublement de l'aponévrose du masséter.

(3) Il recouvre les vaisseaux et nerfs dentaires inférieurs qui s'engagent dans le canal dentaire.

graisseuse de Bichat) qui ne disparaît même pas chez les gens émaciés ; elle est traversée par le canal de Sténon, elle est également parcourue par la *veine faciale* obliquement étendue de l'angle interne de l'œil (où elle s'anastomose avec la veine ophthalmique) jusqu'au bord inférieur de la mâchoire, et par l'*artère faciale* qui se rapproche davantage de l'aile du nez.

3° Une mince *aponévrose* placée au-dessous de la couche sous-cutanée se dédouble pour enfermer la boule graisseuse.

4° La *couche musculaire* est représentée par plusieurs languettes musculaires très superficielles qui sont le grand et le petit zygomatique, l'élévateur commun de l'aile du nez et de la lèvre supérieure, et, plus profondément, par le buccinateur.

5° Au-dessous du buccinateur, entre lui et la muqueuse, se trouve une couche celluleuse remarquable par le grand nombre de *glandules* qu'elle renferme. Ces glandes en grappe, semblables à celles de toute la cavité buccale, sont plus particulièrement groupées autour du canal de Sténon et en dedans de la dernière molaire inférieure où elles soulèvent la muqueuse en forme de crête.

6° La *muqueuse buccale* forme la couche la plus profonde et présente l'orifice du canal de Sténon qui correspond à la dernière molaire supérieure.

On pourrait considérer comme formant une région distincte la partie la plus élevée de la joue qui se trouve placée au-dessous de l'orbite ; elle emprunte un assez grand intérêt à la présence du *nerf sous-orbitaire* qui émerge du trou sous-orbitaire (1) et se répand aussitôt en une foule de rameaux dont l'ensemble constitue le plexus sous-orbitaire. Le nerf est accompagné par l'artère sous-orbitaire (branche de la maxillaire interne). Ce plexus nerveux, entouré d'une certaine quantité de graisse, repose directement sur la fosse canine ; il est recouvert par la peau, la couche sous-cutanée, assez épaisse, les fibres inférieures du muscle orbiculaire des paupières, par les muscles élévateurs communs de l'aile du nez et de la lèvre supérieure, et par le muscle canin.

RÉGION PALATINE.

Le palais forme la paroi supérieure de la cavité buccale et le plancher des fosses nasales ; il se compose de deux parties dis-

____

(1) Ce trou, situé à la partie la plus élevée de la fosse canine se trouve placé à 7 ou 8 millimètres au-dessous du rebord orbitaire, et à l'union de ses deux tiers externes avec son tiers interne.

tinctes : l'une, antérieure, osseuse, porte le nom de *voûte palatine;* l'autre, postérieure, membraneuse, se nomme *voile du palais.*

Voûte palatine.

La voûte palatine, ou palais proprement dit, forme les deux tiers antérieurs de la paroi supérieure de la bouche. Limité en avant et sur les côtés par l'arcade alvéolaire, il se continue, en arrière, avec le voile du palais ; il a la forme d'une *voûte concave* dont la hauteur (mesurée à partir d'un plan horizontal passant au-dessous des dents) est de 1 et demi à 2 centimètres, mais cette voûte peut être beaucoup plus élevée sur la ligne médiane, elle présente alors la forme d'une *ogive* (1).

Cette voûte est également concave dans le sens antéro-postérieur ; enfin son diamètre transverse est plus étendu en arrière qu'en avant.

La voûte palatine présente un *raphé* ou relief médian antéro-postérieur correspondant à la suture des deux moitiés du squelette (2).

STRUCTURE. — La voûte palatine se compose : 1° d'un *squelette;* 2° d'une membrane *muqueuse* ou fibro-muqueuse, et 3° d'une couche *glanduleuse* qui leur est interposée. On y trouve des *vaisseaux* et des *nerfs* importants.

Le **squelette** se compose, dans ses deux tiers antérieurs, des *apophyses palatines du maxillaire supérieur*, et, dans son tiers postérieur, de la *portion horizontale du palatin.*

Réunis sur la ligne médiane par suture, ces os forment une voûte beaucoup plus mince en arrière qu'en avant et sur les côtés. Elle présente d'assez nombreux orifices parmi lesquels trois seulement doivent être mentionnés : l'un, *antérieur (trou palatin antérieur)*, est situé à la partie antérieure du raphé, immédiatement en arrière des incisives : les deux apophyses palatines

---

(1) Dans ce cas, elle est rétrécie dans le sens transversal, allongée dans le sens antéro-postérieur, et les incisives supérieures passent très au-devant des incisives inférieures ; il en résulte une difformité, une sorte de bouche pointue d'autant plus disgracieuse, que, dans ce cas, la lèvre supérieure est, en général, plus courte que d'ordinaire : c'est le *prognathisme*, fréquent chez les dames anglaises.

(2) Ce relief peut être très accentué : c'est l'*exostose médio-palatine* de Chassagnac, que ce chirurgien considérait, à tort, comme un symptôme de syphilis tertiaire.

concourent à sa formation ; les deux autres, *postérieurs* (*trous palatins postérieurs*), placés en dedans, des dernières molaires occupent les extrémités du diamètre transverse de la base de la voûte palatine, ils sont creusés dans les os palatins.

Muqueuse. — La face inférieure de la voûte palatine est tapissée par une muqueuse tellement adhérente au périoste qu'on les réunit dans une même description sous le nom de membrane *fibro-muqueuse*. Son épaisseur n'est pas la même dans toute son étendue : très mince sur la ligne médiane, elle s'épaissit sur les côtés, surtout en dedans des arcades alvéolaires ; cette épaisseur est due au grand nombre de glandes qui se trouvent logées entre les deux feuillets (périoste et muqueuse). Ces glandes ressemblent aux autres glandes buccales.

Vaisseaux et nerfs. — Les *artères* de la voûte palatine y arrivent par les trois orifices que nous avons désignés sous les noms de trous palatins antérieur et palatins postérieurs (1).

L'*artère palatine postérieure*, de beaucoup la plus importante, sort par le trou palatin postérieur et s'infléchit brusquement en avant ; elle côtoie l'arcade alvéolaire correspondante placée dans l'angle que forme la voûte palatine avec cette arcade, et arrive au voisinage du trou palatin antérieur où elle s'anastomose avec l'artère palatine antérieure.

Les veines suivent le trajet des artères ; il en est de même des *nerfs* qui sont sensitifs et proviennent des nerfs maxillaires supérieurs.

Déductions pathologiques et opératoires. — La voûte palatine présente assez fréquemment des *perforations* qui, sans être graves, au point de vue de la vie, constituent une difformité des plus gênantes, par les troubles profonds qu'elles apportent à la déglutition et à l'articulation du son. Les perforations peuvent être *congénitales*, mais elles sont souvent consécutives à des *nécroses* habituellement syphilitiques, car on sait que les gommes ont une prédilection marquée pour cette région ; dans d'autres cas, la nécrose est produite par la scrofule, par une carie dentaire, etc. Pour remédier à ces perforations, on peut avoir recours soit à la *prothèse*, soit à l'*uranoplastie*.

La *prothèse* consiste dans la fabrication d'un appareil en caoutchouc durci, et actuellement ces appareils sont assez parfaits pour qu'on ait plus souvent recours à eux qu'à l'intervention chirurgicale.

____

(1) Parfois, il existe une artère palatine moyenne.

L'uranoplastie consiste à fermer la perforation à l'aide de lambeaux taillés dans les parties voisines. Le procédé d'uranoplastie le plus usuel est celui de Baizeau, auquel on a apporté quelques modifications, il consiste : 1° à aviver les bords de la perforation ; 2° à pratiquer de chaque côté, c'est-à-dire tout près des arcades alvéolaires et parallèlement à ces arcades, une incision antéro-postérieure comprenant toute l'épaisseur de la fibro-muqueuse ; 3° à décoller de l'os cette fibro-muqueuse dans l'étendue comprise entre l'incision et le bord de la perforation ; 4° la muqueuse ainsi mobilisée, on rapproche les bords de l'incision et on les unit par une suture.

Les dangers de l'opération sont l'hémorrhagie et la gangrène des lambeaux, mais cette gangrène ne pourra jamais se produire si l'on conserve dans le lambeau l'artère palatine postérieure (Tillaux), ainsi qu'on le fait en pratiquant l'incision très près des arcades alvéolaires.

Voile du palais.

Le voile du palais est une cloison musculo-membraneuse, mobile, qui prolonge en arrière la voûte palatine ; elle est destinée, au moment de la déglutition, à intercepter toute communication entre la partie inférieure du pharynx et sa partie supérieure ou arrière-cavité des fosses nasales (1).

Le voile du palais a environ de 3 à 4 centimètres de long et à peu près la même largeur ; son épaisseur est de 6 à 7 millimètres en avant et sur toute l'étendue de la ligne médiane, mais il devient très mince en arrière et sur les côtés.

Sa **forme** est, à peu près *quadrilatère*, ce qui permet de lui considérer : A, *deux faces*, l'une antéro-inférieure et l'autre postéro-supérieure ; B, *quatre bords*, l'un antérieur, deux latéraux et un postérieur : ce dernier est subdivisé en deux parties égales par un prolongement membraneux nommé *luette* ; de chaque côté de la luette ce bord se subdivise en deux reliefs nommés *piliers du voile du palais*, l'un, antérieur, se porte en avant sur les côtés de la langue, l'autre, postérieur, se dirige en arrière vers le pharynx.

Ces piliers circonscrivent entre eux, de chaque côté, un espace triangulaire à base inférieure qui loge l'amygdale.

(1) Lorsque le voile du palais ne fonctionne pas ou fonctionne mal, ainsi que cela s'observe à la suite d'arrêt de développement, de perforations (en général syphilitiques) ou de paralysies (fréquentes dans la convalescence de la diphthérite et des fièvres graves), les liquides refluent dans les fosses nasales au moment de la déglutition et la voix prend un timbre nasonné.

2.

Le bord postérieur nous présentera donc à étudier : 1° la luette; 2° le pilier antérieur; 3° le pilier postérieur. Nous décrivons à part, l'*amygdale* logée entre les deux piliers, et l'*isthme du gosier* circonscrit dans ses trois quarts supérieurs par le bord postérieur et le pilier antérieur du voile du palais.

Face antéro-inférieure. — Concave dans l'état de repos, elle devient à peu près horizontale au moment de la déglutition. Par-

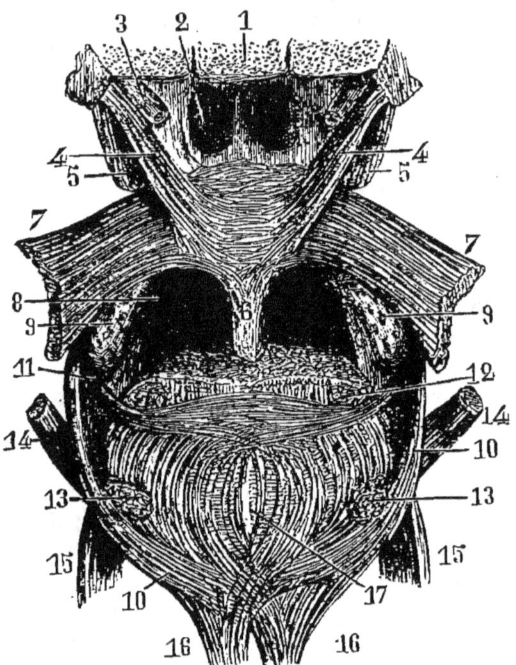

Fig. 9. — Section transversale de la langue, arrière-gorge et voile du palais.

1. Section de l'apophyse basilaire de l'occipital.
2. Orifice postérieur de la cavité des fosses nasa-l
3. Trompe d'Eustache.
4. Muscle péristaphylin interne.
5. Muscle péristaphylin externe.
6. Luette.
7. Constricteur supérieur du pharynx.
8. Pilier antérieur du voile du palais.
9. Amygdale.
10. Pharyngo-glosse.
11. Amygdalo-glosse.
12. Section du muscle lingual superficiel.
13. Section du muscle lingual profond.
14. Section du muscle stylo-glosse. — 15. Muscle hyo-glosse. — 16. Muscle génio-glosse. — Septum lingual.

faitement visible lorsque la bouche est ouverte, elle fait suite à la voûte palatine et présente comme elle un relief ou raphé médian et, de chaque côté, quelques granulations.

Face postéro-supérieure. — Convexe d'avant en arrière et concave transversalement, cette face fait suite au plancher des fosses nasales, elle présente une couleur plus rosée que la face inférieure et une foule de granulations glandulaires.

Le **bord antérieur** s'implante sur toute l'étendue du bord postérieur de la voûte palatine.

Les **bords latéraux** sont partout adhérents ; ils répondent, d'avant en arrière, à l'extrémité postérieure des gencives de la mâchoire supérieure, à l'apophyse ptérygoïde et au constricteur supérieur du pharynx.

Le **bord postérieur**, libre et mobile, est plus ou moins rapproché de la paroi postérieure du pharynx ; il présente, comme nous l'avons vu, la luette et les piliers.

La **luette** est un petit prolongement arrondi, blanc ou rosé, qui se détache de la partie moyenne du bord postérieur du voile du palais ; sa longueur varie de 1 à 2 centimètres et demi (1).

Piliers. — Nés de la luette, ces piliers, au nombre de deux de chaque côté, s'écartent en divergeant pour se porter l'un en avant, l'autre en arrière.

Le *pilier antérieur* se dirige presque horizontalement en dehors, puis en bas et en avant, et se perd sur les bords de la langue (2) ; il circonscrit latéralement l'isthme du gosier.

Le *pilier postérieur* se dirige en arrière pour se perdre sur la paroi du pharynx (3) ; beaucoup plus accentué que le pilier antérieur, il circonscrit avec son congénère un orifice elliptique (4).

Structure.

Le voile du palais se compose : 1° D'une *lame fibreuse* qui forme sa charpente ;

2° De *muscles* qui président à ses mouvements ;

3° De *tissu cellulaire*, renfermant des *glandes*, des *vaisseaux* e des *nerfs* ;

4° D'une *couche muqueuse* qui recouvre ses deux faces.

1° **Aponévrose du voile du palais.** — Elle n'occupe que la moitié antérieure du voile du palais, mais correspond en ce point à toute sa largeur ; elle s'insère, en avant, sur la partie posté-

----

(1) Dans ce dernier cas, il repose sur la base de la langue et peut occasionner une irritation permanente qui rend son excision utile.

(2) Comme nous le verrons, il est formé par le muscle glosso-staphylin.

(3) Il est formé par le muscle pharyngo-staphylin.

(4) Au moment de la déglutition, la contraction des deux piliers postérieurs rétrécit l'orifice elliptique qu'ils circonscrivent, et le voile du palais, qui s'élève en ce moment, ferme cet orifice, de telle sorte que les aliments ne sauraient pénétrer dans l'arrière-cavité des fosses nasales.

rieure de la voûte palatine et se termine, en arrière, vers la partie moyenne du voile (1). Cette aponévrose sur laquelle s'insèrent la plupart des muscles staphylins donne au toucher à peu près la même sensation que la voûte palatine, il est donc difficile de déterminer leur ligne de séparation.

Muscles. — Les muscles du voile du palais sont au nombre de *six paires* ; leur nom se compose du mot staphylin (σταφύλη, luette) et du nom de l'organe sur lequel ils prennent leur autre insertion.

Pour les *préparer*, faites la *coupe du pharynx*, incisez alors la paroi postérieure du pharynx sur la ligne médiane et dans toute sa longueur ; séparez de chaque côté ses insertions supérieures de l'apophyse basilaire, vous pouvez alors les piquer sur de petites lames de liège et les écarter comme les deux battants d'une porte ; le voile du palais ainsi découvert, il suffit de détacher avec soin la muqueuse qui recouvre ses faces et d'isoler les muscles qui le composent.

Ces muscles sont à peu près disposés sur trois couches qui sont, en procédant de haut en bas :

1° Les *palato-staphylins;*
2° Les *péristaphylins interne et externe ;*
3° Les *glosso-staphylins* et les *pharyngo-staphylins* (2).

Palato-staphylins. — Ce sont deux petites languettes musculaires, placées de chaque côté de la ligne médiane sous la muqueuse de la face supérieure du voile (3).

Ils s'étendent de l'*épine nasale postérieure* sur laquelle ils s'insèrent, à la pointe de la *luette*.

Ils élèvent la luette.

Péristaphylins internes.— Ces muscles présentent deux portions, l'une verticale, l'autre horizontale ; ils s'insèrent : 1° à la *face inférieure du rocher*, en avant du canal carotidien ; 2° à la *portion cartilagineuse de la trompe d'Eustache*. De là il descend obliquement en bas et en dedans, arrive au voile du palais et s'étale pour s'insérer à la face supérieure de l'*aponévrose.*

(1) Il en résulte que le voile du palais se subdivise en deux parties : l'une, antérieure, horizontale et immobile ; l'autre, postérieure, inclinée et mobile.

(2) Sappey a encore décrit un sixième muscle qu'il a nommé *occipito-staphylin.*

(3) Parfois ces deux muscles sont réunis.

Les deux péristaphylins internes forment une sangle à concavité supérieure dont les extrémités fixes s'insèrent sur la base du crâne et dont la partie moyenne, mobile, appartient au voile du palais.

Rapports. — *Dans sa portion descendante* ce muscle est placé en arrière du péristaphylin externe, entre la muqueuse du pharynx et son constricteur supérieur; *dans sa portion horizontale* il est recouvert par la muqueuse et le palato-staphylin et repose sur l'aponévrose et le pharyngo-staphylin.

Il est élévateur du voile du palais.

Péristaphylins externes. — Ces muscles, pairs, se composent de deux portions : l'une verticale ou musculaire, l'autre horizontale ou tendineuse.

Il s'insère, en haut : 1° à la *fossette scaphoïde de l'apophyse ptérygoïde*; — 2° à la *portion cartilagineuse de la trompe d'Eustache*. De là, ses fibres descendent verticalement, placées entre le muscle ptérygoïdien interne et l'aile interne de l'apophyse ptérygoïde ; au niveau du crochet de cette aile, les fibres charnues se terminent sur un *tendon resplendissant* qui se plisse et se réfléchit au-dessous de ce crochet, sous lequel il glisse à l'aide d'une petite synoviale; ses fibres deviennent alors horizontales et s'épanouissent pour se fixer sur les côtés de l'aponévrose du voile du palais.

Ce muscle est *tenseur de l'aponévrose du voile du palais*, et il donne à cette aponévrose assez de résistance pour lui permettre de supporter la pression du bol alimentaire au moment de la déglutition. De plus, il est *dilatateur de la trompe d'Eustache*, et c'est pour cela que cette trompe s'ouvre à chaque mouvement de déglutition. ·

Glosso-staphylin (palato-glosse). — Pair, mince et arrondi dans sa partie moyenne qui forme le pilier antérieur du voile du palais, ce muscle est étalé à ses deux extrémités dont l'une, supérieure, appartient au voile, et dont l'autre, inférieure, se continue avec les fibres transversales de la base de la langue.

Il est constricteur de l'isthme du gosier.

Pharyngo-staphylin. — Analogue au précédent, ce muscle se compose également de trois portions : l'une, moyenne et arrondie, forme le pilier postérieur du voile du palais; les deux autres, étalées, appartiennent l'une au voile du palais où elle forme une lame qui s'entre-croise avec celle du côté opposé et s'insère sur l'*aponévrose palatine*, sur l'*orifice postérieur des fosses nasales* et même sur le *cartilage de la trompe;* l'autre extrémité s'étale sur le pharynx, arrive jusque sur la ligne médiane où elle s'insère sur l'*aponévrose pharyngienne* en s'entre-croisant avec celle du côté opposé; un faisceau externe s'insère sur le bord postérieur du cartilage thyroïde.

Ces muscles resserrent l'orifice elliptique circonscrit par les piliers postérieurs et s'opposent ainsi au passage des aliments dans les fosses nasales.

Occipito-staphylin. — Sappey a décrit sous ce nom un faisceau dépendant du constricteur supérieur du pharynx. Il s'insère (par l'intermédiaire de l'aponévrose pharyngienne) sur l'apophyse basilaire et en bas sur les côtés du voile du palais, en dehors et en avant du pharyngo-staphylin avec lequel il se confond en partie. Ce muscle concourt avec le pharyngo-staphylin à fermer la partie supérieure du pharynx pendant la déglutition (1).

GLANDES. — Très nombreuses, elles forment un plan glanduleux au-dessous de la muqueuse qui tapisse les deux faces du voile du palais. De même que cette muqueuse, les glandes qui répondent à la partie supérieure ou nasale du voile du palais sont analogues aux glandes pituitaires, tandis que les glandes qui occupent la face inférieure ou buccale sont des glandes en grappe comme les glandes de la cavité buccale (2).

TISSU CELLULAIRE. — Peu abondant, sauf dans la luette, où il se laisse aisément infiltrer de sérosité.

VAISSEAUX ET NERFS. — Les **artères** sont : 1° la *palatine supérieure*, branche de la maxillaire interne, elle descend dans le canal palatin postérieur et, arrivée au niveau du voile, elle lui fournit quelques rameaux, mais sa principale distribution appartient à la voûte palatine; 2° la *palatine inférieure*, branche de la faciale, s'élève sur les parois du pharynx jusqu'au voile du palais auquel elle donne quelques rameaux.

(1) Nous devons remarquer que la plupart des muscles du voile du palais tendent ce voile; aussi lorsqu'il est divisé, voit-on les lèvres de l'incision s'écarter l'une de l'autre.

(2) Ces glandes sont le point de départ des adénomes du voile du palais qui peuvent acquérir un grand volume, mais dont il est toujours facile de pratiquer l'énucléation.

Les **veines** forment deux plans, l'un supérieur, l'autre inférieur, et se jettent dans la veine jugulaire interne ou dans un de ses affluents (1).

Les **lympathiques** sont très nombreux et disposés sur deux plans, l'un supérieur, l'autre inférieur ; ils forment des troncs qui longent les piliers postérieurs et aboutissent aux ganglions situés autour de l'apophyse styloïde, de ses muscles et sur les côtés du pharynx.

Les **nerfs** proviennent des nerfs palatins, du glosso-pharyngien et du trijumeau qui fournit un filet au péristaphylin externe.

MUQUEUSE. — Chacune des faces est recouverte par une muqueuse et ces deux muqueuses se fusionnent au niveau du bord postérieur du voile du palais ; chacune d'elles présente les caractères de la muqueuse à laquelle elle fait suite, c'est-à-dire de la pituitaire pour la muqueuse supérieure et de la muqueuse buccale pour l'inférieure (2).

Usages. — Le voile du palais *prévient le passage des aliments dans l'arrière-cavité des fosses nasales.* Pour cela, au moment où le bol alimentaire passe de la bouche dans le pharynx, le voile du palais s'élève, en même temps ses piliers postérieurs se rapprochent à la façon d'un sphincter elliptique et la luette ferme la fente qui les sépare.

De plus, ce voile exerce une grande influence sur le *timbre de la voix.*

Sa *paralysie* (temporaire), assez fréquente à la suite de la diphthérite et des fièvres graves, se traduit par du nasonnement et par le reflux des aliments ou des boissons dans le nez.

LANGUE.

La langue est un organe musculeux revêtu d'une muqueuse.

Placée dans la cavité buccale, la langue est l'organe principal

---

(1) La partie moyenne du voile du palais est très peu vasculaire, aussi ce voile peut-il être divisé sur la ligne médiane presque sans effusion de sang.

(2) Sur une section transversale, on voit que le voile du palais est constitué par huit couches superposées dans l'ordre suivant :

1° Un plan muqueux supérieur ou nasal ;

2° Un plan glandulaire ;

3° Un premier plan musculaire (palato-staphylin) ;

4° Un deuxième plan musculaire (péristaphylin interne et pharyngo-staphylin) ;

5° Un plan fibreux, formé par l'aponévrose palatine et sur les côtés par les tendons des péristaphylins externes ;

6° Un troisième plan musculaire (glosso-staphylin) ;

7° Un plan glandulaire ;

8° Un plan muqueux inférieur ou buccal.

du goût et de l'articulation des sons. — Libre et mobile en haut, en avant et sur les côtés elle est *fixée* par sa base aux parties résistantes qui l'entourent.

Sa *forme* est celle d'une ellipse incurvée, symétrique, effilée en avant, large en arrière ; on lui considère *deux faces, deux bords, une base* et *un sommet.*

La **face supérieure** ou **dorsale** est horizontale dans sa moitié antérieure et à peu près verticale dans sa moitié postérieure qui descend jusqu'à l'épiglotte. Cette face répond à la voûte palatine et au voile du palais ; elle est divisée en deux moitiés latérales par un sillon médian, et elle est *hérissée de saillies* ou *papilles*, quelques-unes de ces papilles, plus volumineuses que les autres, sont disposées en deux rangées qui se réunissent sur la ligne médiane et forment ainsi le *V lingual* (que nous décrivons avec la muqueuse linguale).

La **face inférieure** de la langue n'est libre que dans son tiers antérieur, elle présente un sillon médian d'où se détache un repli muqueux (*frein* ou *filet*) plus ou moins développé qui se fixe sur la muqueuse du plancher de la bouche (1), et de chaque côté de ce sillon la *veine ranine* 2).

Les **bords de la langue**, épais en arrière, s'amincissent en avant.

La **pointe**, plus ou moins effilée, est placée en arrière des incisives.

La **base**, très large, se rattache par des muscles (qui forment la langue) au maxillaire inférieur, à l'os hyoïde, au voile du palais, au pharynx, etc.; elle est unie à l'épiglotte par *trois replis dits glosso-épiglottiques*, l'un médian et les deux autres latéraux.

Structure.

La langue se compose : A. d'une *charpente musculaire* (et d'un fibro-cartilage);

B. D'un *revêtement muqueux ;*

C. De *vaisseaux* et de *nerfs ;*

(1) De chaque côté de son insertion, se voit l'orifice du canal de Wharton.
(2) Ainsi nommée de *rana*, grenouille, parce que la face inférieure de la langue a été comparée au ventre d'une grenouille.

Muscles de la langue.

La langue est constituée par un grand nombre de muscles qui s'attachent pour la plupart (tous, d'après Sappey) aux os (maxillaire inférieur, os hyoïde) et aux organes (pharynx, voile du palais) voisins, pour se rendre soit à la muqueuse qui tapisse la face dorsale de la langue, soit au fibro-cartilage médian.

Ces muscles sont dénommés d'après leur point d'insertion fixe accompagné de la terminaison *glosse ;* on pourrait les diviser en *trois groupes* renfermant chacun trois paires de muscles :

1° *Ceux qui s'insèrent sur des os :* — Génio-glosse, hyo-glosse, stylo-glosse.

2° *Ceux qui s'insèrent sur des organes :* — Palato-glosse, pharyngo-glosse, amygdalo-glosse.

3° *Ceux qui restent limités à la langue :* — Lingual supérieur, lingual inférieur, transverse de la langue.

1er *groupe.* — **Génio-glosse.** — Ce muscle pair, épais, rayonné, forme à lui seul presque toute la langue, il est placé de chaque côté de la ligne médiane et il est accolé à son congénère.

Il *s'insère* par un tendon court et résistant à l'*apophyse géni supérieure ;* de là, ses fibres se portent en divergeant les unes, en avant, vers la pointe de la langue, les autres, vers sa partie moyenne, les plus reculées vers l'os hyoïde ; elles se fixent sur la *face profonde de la muqueuse*, sur le *septum lingual* (au-dessous de lui elles s'entre-croisent avec celles du côté opposé) et sur l'*os hyoïde.*

Les fibres antérieures portent la langue en arrière, les fibres postérieures la portent en avant, les fibres moyennes incurvent son centre en forme de gouttière. La contraction simultanée de toutes les fibres abaisse la langue.

Hyo-glosse. — Situé sur les parties latérales de la langue, ce muscle, aplati et quadrilatère, s'insère, en bas, sur l'*os hyoïde* par deux faisceaux : l'un s'implante sur la lèvre externe de la face supérieure de la grande corne (*cérato-glosse*), l'autre sur la partie voisine du corps (*basio-glosse*). De là ces fibres s'élèvent verticalement, pénètrent dans la langue entre le stylo-glosse et le lingual inférieur, et se dirigent les uns en avant, les autres transversalement en dedans, pour se fixer *sur la muqueuse et sur le fibro-cartilage.*

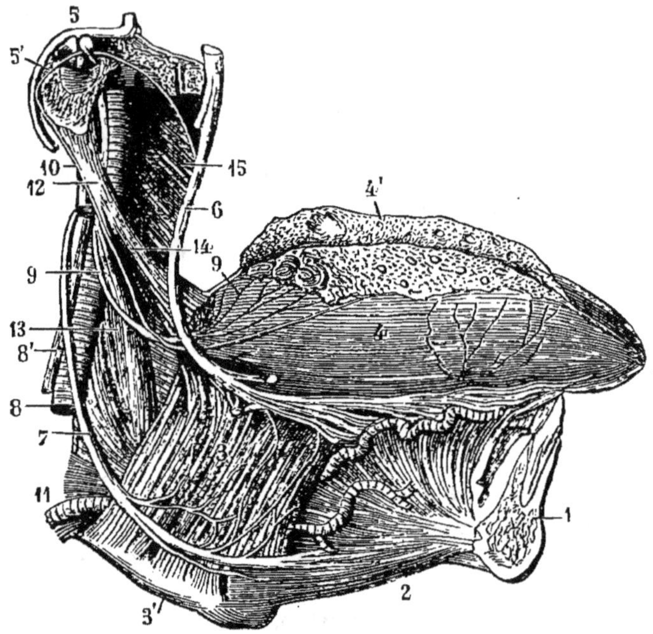

FIG. 8.— Vaisseaux et nerfs de la langue. (Hirschfeld.)

1. Surface de section du maxillaire inférieur. — 2. Muscle géni-hyoïdien ; au-dessus de lui se voit le muscle génio-glosse, muscle infiniment plus développé et dont la séparation avec le géni-hyoïdien n'est pas assez nettement indiquée. — 3. Muscle hyo-glosse. — 3'. Os hyoïde. — 4. Langue dépouillée de sa muqueuse. — 4' Muqueuse linguale dédoublée. — 5. Nerf facial. — 5' Corde du tympan. — 6. Nerf lingual (branche terminale du nerf maxillaire inférieur). — 7. Nerf grand hypoglosse. — 8. Artère carotide interne. — 8'. Nerf pneumo-gastrique. — 9, 9. Nerf glosso-pharyngien allant se distribuer au tiers posté-rieur de la muqueuse linguale. — 10. Filet du nerf facial se rendant aux muscles stylo-glosse et stylo-pharyngien. — 11. Artère linguale. — 12, 14. Muscle stylo-glosse. — 13. Muscle stylo-pharyngien. — 15. Muscle constricteur supérieur du pharynx.

Sa *face externe* répond au tendon du digastrique, à la glande sous maxillaire et aux nerfs grand hypoglosse et lingual.

Sa *face interne* répond au constricteur inférieur du pharynx dont elle est séparée par l'artère linguale.

Il ramène la langue en arrière et déprime ses bords.

Stylo-glosse. — Ce petit muscle, arrondi en haut, est aplati et divisé en deux faisceaux inférieurement. Il s'insère *à la base et à la partie antérieure de l'apophyse styloïde*, de là, ses fibres se dirigent en bas et en avant vers la langue qu'elles atteignent un peu en arrière du pilier antérieur du voile du palais ; en ce point elles se divisent en deux faisceaux : l'un, longitudinal longe le bord de la langue et se continue jusqu'à sa pointe ; l'autre, transversal, s'enfonce entre les fibres de l'hyo-glosse pour se terminer comme elles.

Il porte la langue en haut et en arrière, de façon à l'appliquer contre le voile du palais.

2ᵉ *groupe*. — **Palato-glosse** (ou glosso-staphylin). — Il est décrit avec le voile du palais.

Pharyngo-glosse. — On donne ce nom à certaines fibres du constricteur supérieur du pharynx qui se portent sur les bords de la langue pour se confondre avec le génio-glosse et le lingual inférieur.

Amygdalo-glosse. — Ce petit muscle, décrit par Broca, consiste en une bandelette aplatie, étendue de la face externe de l'amygdale jusque sur les bords de la langue où elle se confond avec les autres fibres transversales.

Il soulève la langue et rétrécit, en ce point, l'arrière-gorge.

3ᵉ *groupe*. — **Lingual supérieur**. — Aplati et étendu sur la face dorsale de la langue, au-dessous de la muqueuse, il se compose de trois faisceaux : l'un, médian (*glosso-épiglottique*), naît du bord supérieur de l'épiglotte ; les deux autres, latéraux, naissent de la petite corne de l'os hyoïde (*cérato-glosse*) et se portent en avant en suivant les bords de la langue.

Lingual inférieur. — Petite languette musculaire placée de chaque côté de la face inférieure de la langue, entre le génioglosse et le stylo-glosse.

Lingual transverse. — On donne ce nom à des fibres transversalement étendues du septum lingual aux bords de la langue, et ne pouvant être rattachées à d'autres muscles.

Si les fibres musculaires qui composent la langue sont groupées en muscles parfaitement distincts en dehors de cet organe, il n'en est pas de même dans son épaisseur, où elles sont confondues entre elles et affectent cependant trois directions différentes :

1° Les unes sont *verticales* (génio-glosse);

2° Les autres sont *transversales* (moitié de l'hyo-glosse et du stylo-glosse, glosso-staphylin et amygdalo-glosse);

3° Les autres sont *longitudinales* (linguaux supérieur et inférieur, moitié antérieure du stylo-glosse et de l'hyo-glosse).

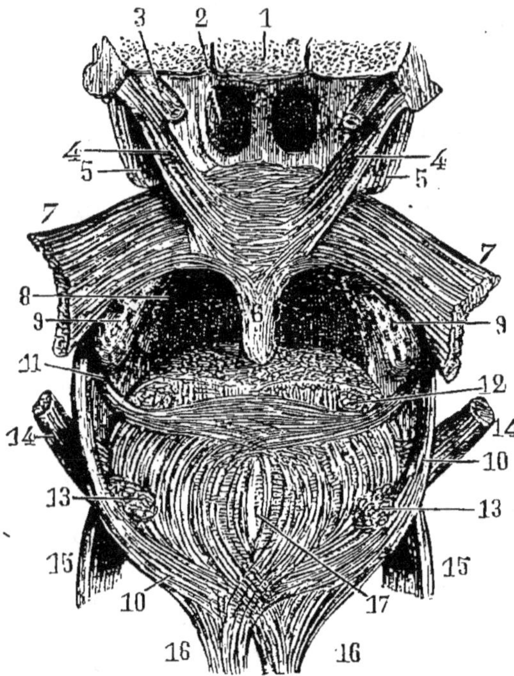

Fig. 9. — Section transversale de la langue, arrière-langue et voile du palais.

1. Section de l'apophyse basilaire de l'occipital.
2. Orifice postérieur de la cavité des fosses nasales.
3. Trompe d'Eustache.
4. Muscle péristaphylin interne.
5. Muscle péristaphylin externe.
6. Luette.
7. Constricteur supérieur du pharynx.
8. Pilier antérieur du voile du palais.
9. Amygdale.
10. Pharyngo-glosse.
11. Amygdalo-glosse.
12. Section du muscle lingual superficiel.
13. Section du muscle lingual profond.
14. — Section du muscle stylo-glosse. — 15. Muscle hyo-glosse. — 16. Muscle génio-glosse. — 17. Septum lingual.

Septum lingual. — On trouve au milieu de la langue une *lamelle fibreuse* d'un blanc jaunâtre, verticalement placée; semi-lunaire, elle présente *deux faces latérales*, en contact avec les deux muscles génio-glosses; *deux pointes:* l'une, antérieure, qui n'atteint pas la pointe de la langue, l'autre, postérieure, qui se fixe sur l'os hyoïde; un *bord supérieur*, convexe, séparé de la face dorsale de la langue par un intervalle de 3 à 4 millimètres; un *bord inférieur*, concave, qui répond à l'entre-croisement du génio-glosse.

Ce septum donne *insertion aux fibres musculaires* qui l'avoisinent et peut être considéré comme formant avec l'os hyoïde et le derme de la muqueuse linguale le *squelette de la langue.*

Muqueuse linguale.

La langue est revêtue, sauf au niveau de sa base, par une muqueuse qui se continue avec celle des parties voisines (1).

La muqueuse qui tapisse la face inférieure (non gustative) de la langue ne présente rien de spécial.

La muqueuse de la face dorsale (portion gustative) de la langue est remarquable à la fois : 1° par l'épaisseur considérable de son *derme;* — 2° par les *papilles* qui hérissent les deux tiers antérieurs de sa surface; — 3° par les *glandes* qui occupent sa partie postérieure et ses bords.

1° Le **derme**, remarquable par son épaisseur et sa résistance, donne insertion par sa face profonde aux fibres musculaires, et par sa face externe fournit une multitude de prolongements qui hérissent la surface de la langue et que nous étudierons sous le nom de papilles.

Ce derme est constitué par du tissu fibreux uni à de nombreuses fibres élastiques et revêtu d'un épithélium (voy. *Papilles*).

2° et 3° **Papilles et glandes.** — Toute la face dorsale de la langue est parsemée de saillies ou d'éminences que l'on divise en deux groupes : les unes sont pleines, imperforées et préposées au sens du goût, ce sont les *papilles*, elles sont formées par un prolongement du derme muqueux; les autres sont des *glandes*.

Les **papilles** occupent les deux tiers antérieurs de la face dorsale de la langue, la différence de leur aspect les a fait diviser en trois espèces :

a. Les *papilles filiformes corolliformes* de Sappey), semblables à de petits filaments coniques, sont les plus nombreuses, elles forment une couche continue sur la face dorsale de la langue en avant du V auquel elles donnent un aspect velouté.

b. Les *papilles fongiformes*, bien moins nombreuses que les précédentes (150 à 200, d'après Sappey), ont la forme d'un petit renflement du volume d'une tête d'épingle, à surface framboisée; elles sont supportées par un pédicule qui les rattache au derme

(1) C'est-à-dire, en bas, avec celle du plancher de la bouche, en formant le frein de la langue; sur les côtés, avec celle du pharynx et du voile du palais ; en arrière, avec la muqueuse du larynx, en formant trois replis glosso-épiglottiques, l'un médian et les deux autres latéraux.

muqueux. Disséminées entre les papilles filiformes elles s'en distinguent nettement par leurs dimensions et leur couleur rouge.

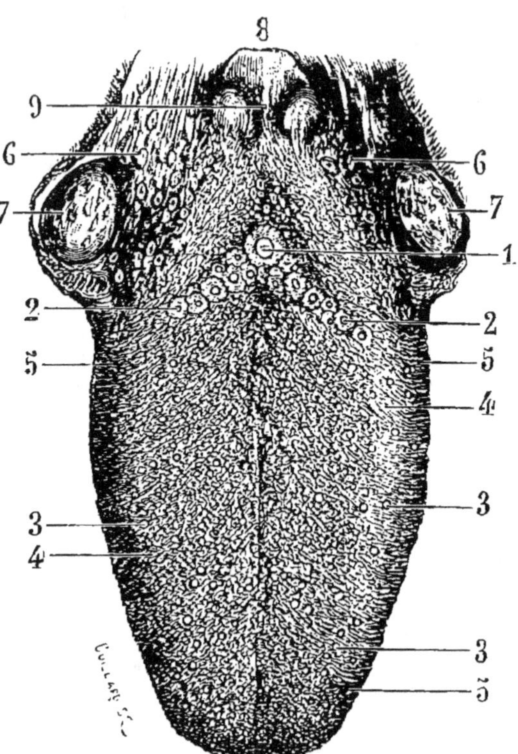

Fig. 10. — Face dorsale de la langue (d'après Sappey).

1. Foramen cæcum.
2. V lingual formé par les papilles caliciformes.
3. Papilles fongiformes disséminées sur la surface de la langue.
4, 4, 5, 5. Papilles filiformes hérissant toute la surface de la langue.
6, 6. Glandes folliculeuses occupant la base de la langue, en arrière du V lingual.
7. Amygdales.
8. Épiglotte.
9. Ligament glosso-épiglottique.

c. Les *papilles caliciformes*, au nombre de quinze environ, sont situées à l'union des deux tiers antérieurs de la langue avec son tiers postérieur, elles sont disposées en deux lignes obliques qui se réunissent pour former un V ouvert en avant (*V lingual*) ; le sommet du V est formé par une grosse papille déprimée à son centre (*foramen cæcum* de Morgagni). Chaque papille caliciforme a la forme d'un cône tronqué dont la base regarde en haut et dont le sommet adhérent est circonscrit par une dépression circulaire (*calice*).

Toutes les papilles sont constituées : 1° par un derme conjonctif logeant une ou plusieurs anses vasculaires et de nombreux filets nerveux ; 2° elles sont revêtues par une ou par plusieurs couches épithéliales.

Les *cellules épithéliales* qui tapissent les papilles présentent des
formes très diverses : les unes sont aplaties, imbriquées comme
les tuiles d'un toit ; les autres polygonales, hérissées de pointes

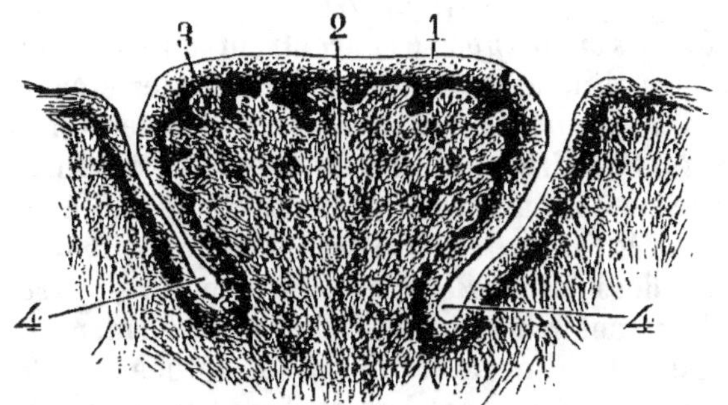

Fig. 11. — Coupe d'une papille caliciforme du V lingual à un fort
grossissement.

1. Épithélium. — 2, 3. Cône de la papille. — 4. Calice.

et de prolongements semblables à des cils, etc. ; elles sont souvent mélangées à des champignons microscopiques (*Leptothrix
buccalis* de Robin). Cet épithélium présente dans son épaisseur

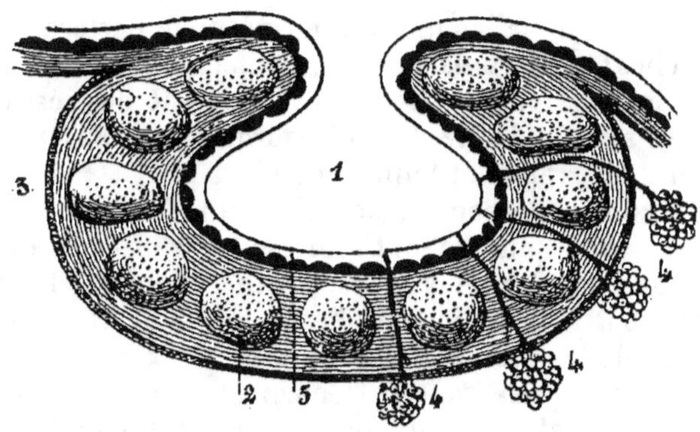

Fig. 12. — Glandes folliculeuses de la base de la langue.

1. Cavité de la glande. — 2. Follicules clos. — 3. Paroi externe de la glande. —
5. Paroi interne de la glande. — 4. Glandes en grappe s'ouvrant dans la cavité de la glande folliculeuse.

et sa couleur des différences qui déterminent les variétés de couleur de la langue (rosée, blanchâtre, jaunâtre), colorations qui
expriment l'état d'intégrité ou de maladie de l'estomac.

Les **glandes** de la langue occupent le tiers postérieur de sa face dorsale, en arrière du V lingual ; on en trouve encore sur les bords et sur la face inférieure de la pointe. Elle sont de deux ordres, en *grappe* et *folliculeuses.*

Les *glandes en grappe* se rencontrent dans tous les points que nous venons d'indiquer ; et sur la face inférieure de la pointe elles sont agglomérées de manière à former un petit groupe (*glande de Blandin* ou *de Nühn*) dont les conduits excréteurs, au nombre de cinq à six s'ouvrent de chaque côté du frein.

Les *glandes folliculeuses* n'occupent que la base de la langue. Placées au-dessus des glandes en grappe qui s'ouvrent dans leur cavité, elles sont assez superficielles pour former un relief ; leur volume est celui d'un grain de millet. Situées au-dessous de la muqueuse, elles s'ouvrent à sa surface par un petit orifice dans lequel pénètre la muqueuse qui tapisse leur cavité ; elles sont formées par une agglomération de *follicules clos* analogues à ceux des ganglions lymphatiques, des plaques de Peyer et des amygdales.

Vaisseaux et nerfs.

Les **artères** de la langue sont formées par l'artère linguale et ses branches (sublinguale, dorsale, ranine, (voy. t. I, p. 419) ; elles forment dans les papilles soit des anses, soit des réseaux ; c'est également sous la forme d'un réseau qu'elles se ramifient dans les glandes en grappe et folliculeuses.

Les **veines** sont, comme dans les muscles, superficielles et profondes : les premières sont représentées sur la face inférieure de la langue par les deux grosses *veines ranines ;* les secondes accompagnent les divisions de l'artère ranine. Elles sont toutes tributaires de la veine jugulaire interne.

Les **lymphatiques** sont extrêmement nombreux, surtout en avant du V lingual, et forment un réseau dont les mailles très serrées enlacent les papilles et se ramifient à leur surface ; de ce réseau partent les troncs qui longent la base de la langue, gagnent les côtés du pharynx et se jettent dans les ganglions profonds du cou.

Les **nerfs** de la langue sont très nombreux.

Les *nerfs moteurs* sont formés : 1° par le nerf *grand hypoglosse,* qui se distribue à presque tous les muscles de la langue ;

2° par le *facial*, qui fournit un rameau au stylo-glosse et au palato-glosse (1).

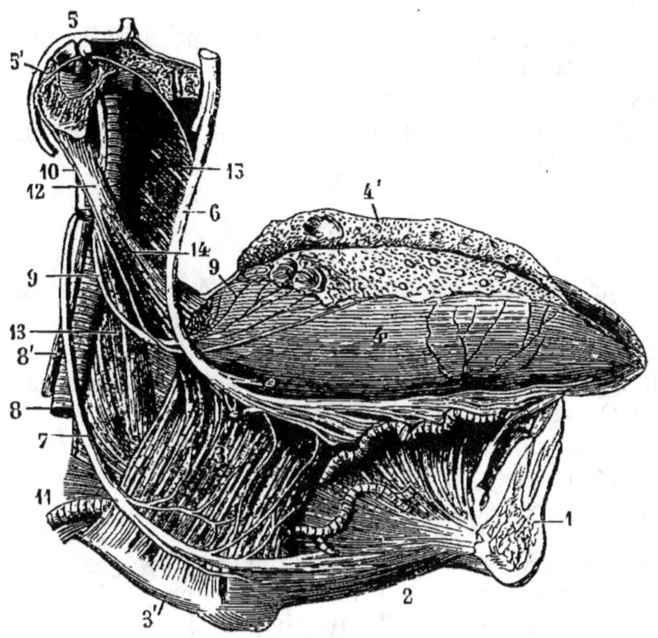

FIG. 13. — Vaisseaux et nerfs de la langue. (Hirschfeld.)

1. Surface de section du maxillaire inférieur. — 2. Muscle géni-hyoïdien; au-dessus de lui se voit le muscle génio-glosse, muscle infiniment plus développé et dont la séparation avec le géni-hyoïdien n'est pas assez nettement indiquée. — 3. Muscle hyo-glosse. — 3'. Os hyoïde. — 4. Langue dépouillée de sa muqueuse. — 4' Muqueuse linguale dédoublée. — 5. Nerf facial. — 5' Corde du tympan. — 6. Nerf lingual (branche terminale du nerf maxillaire inférieur). — 7. Nerf grand hypoglosse. — 8. Artère carotide interne. — 8'. Nerf pneumogastrique. — 9, 9. Nerf glosso-pharyngien allant se distribuer au tiers postérieur de la muqueuse linguale. — 10. Filet du nerf facial se rendant aux muscles stylo-glosse et stylo-pharyngien. — 11. Artère linguale. — 12. 14. Muscle stylo-glosse. — 13. Muscle stylo-pharyngien. — 15. Muscle constricteur supérieur du pharynx.

Les *nerfs sensitifs* sont : 1° le *lingual* (branche du maxillaire inférieur), qui se distribue à la muqueuse des deux tiers antérieurs de la langue ; — 2° le *glosso-pharyngien*, qui se distribue

______

(1) On ne sait encore si la corde du tympan est un nerf moteur ou sécréteur.

3.

à son tiers postérieur ; — 3° le *nerf laryngé supérieur*, qui envoie quelques filets à la portion de la base de la langue voisine de l'épiglotte.

Des *filets du grand sympathique* accompagnent les branches de l'artère linguale.

Quant aux terminaisons de ces nerfs dans les papilles, elles se font soit par des extrémités libres, soit par de petits plexus, soit par des corpuscules de Krause (1).

Dents.

Les dents sont des corps très durs, implantés dans les mâchoires et destinés à diviser et broyer les aliments (2).

Il existe *deux dentitions* : La première commence peu de mois après la naissance et comprend 20 *dents* (4 incisives, 2 canines, 4 molaires) à chaque mâchoire (*dents de lait*).

La seconde dentition débute vers l'âge de sept ans et comprend 32 *dents* (4 incisives, 2 canines et 10 molaires, subdivisées en 6 grosses molaires et 4 petites molaires).

Caractères généraux. — Chaque dent se compose de *deux parties* : 1° l'une, apparente à l'extérieur, libre, débordant l'alvéole, c'est la *couronne* ; 2° l'autre, implantée dans l'alvéole du maxillaire, c'est la *racine* (qui est simple ou multiple suivant la dent) ; 3° ces deux parties sont séparées par une portion rétrécie, située au milieu de la gencive et désignée sous le nom de *collet*. Chaque dent est creusée à son centre d'une *cavité* qui rappelle sa forme ; cette cavité s'ouvre au sommet de chaque racine et elle est occupée par une substance molle (*pulpe dentaire*) qui se continue avec le périoste alvéolo-dentaire.

Moyens de fixation. — La dent est fixée dans son alvéole : 1° par le *rapport exact* qui existe entre le volume de la racine et celui de l'alvéole qui la reçoit (3) ; — 2° par le *périoste alvéolo-dentaire*.

(1) Remak a signalé l'existence de ganglions microscopiques sur les ramifications terminales du glosso-pharyngien et du nerf lingual. Key a même signalé des filets qui, réduits à leur cylinder axis, se prolongeraient jusqu'aux cellules épithéliales.

(2) Leur nature toute spéciale est un intermédiaire entre celle des tissus inorganiques, ongles, poils, etc., et celle des os.

(3) La nécessité de rencontrer une dent d'un volume exactement semblable à

Périoste alvéolo-dentaire. — On donne ce nom au périoste qui tapisse la cavité de l'alvéole; ce périoste, interposé ains entre la racine de la dent et la paroi alvéolaire, se continue : d'une part, au niveau de l'orifice que présente le sommet de la racine, sur les vaisseaux et nerfs qui pénètrent dans la pulpe den-

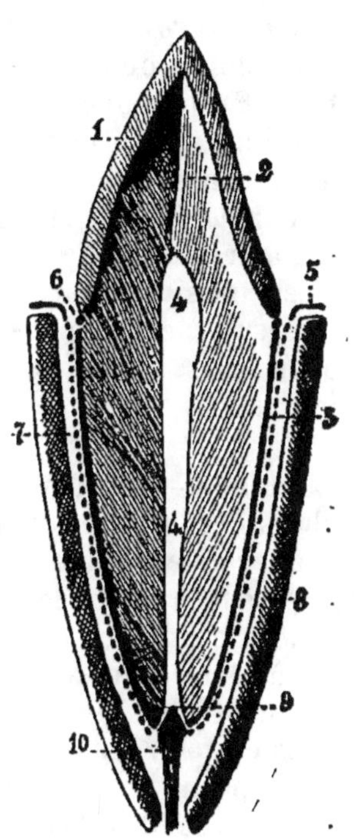

FIG. 14. — Coupe schématique d'une dent.

1. Émail.

2. Ivoire ou dentine.

3. Cément.

4. Cavité centrale logeant la pulpe dentaire.

5. Gencive.

6. Collet de la dent.

7. Périoste alvéolo-dentaire.

8. Alvéole creusée dans le maxillaire.

9, 10. Vaisseaux et nerfs dentaires.

taire; d'une autre part, au niveau de la base ou rebord alvéolaire, il adhère intimement au collet de la dent, puis se continue sur la face externe du maxillaire en s'unissant à la muqueuse buccale de manière à former un tissu fibro-muqueux nommé **gencive**. La gencive, embrassant exactement le collet de la dent et se moulant sur une certaine étendue de la racine et de la couronne, constitue un puissant moyen de fixité (1).

celui de la dent qu'on va arracher est la principale cause de la difficulté que l'on éprouve à transplanter les dents d'une personne à une autre.

(1) Très épais chez l'enfant où il sécrète une partie de la racine, le périoste alvéolo-dentaire diminue d'épaisseur dans l'âge adulte et s'atrophie chez le vieillard. Les vaisseaux et nerfs sont très nombreux et proviennent du faisceau vasculo-nerveux qui se rend à la pulpe dentaire.

Les dents ont été divisées en *incisives, canines, grosses et petites molaires.*

Incisives. — Au nombre de 8 (4 à chaque mâchoire), elles occupent la partie moyenne des arcades alvéolaires (1).

Leur *couronne* est taillée en biseau, aux dépens de sa face postérieure, de telle sorte qu'elle présente un bord libre tranchant (2), très bien disposé pour diviser les aliments (d'où le nom d'incisives), une face antérieure convexe et une face postérieure concave.

Leur *racine* est simple, conique, aplati latéralement, et sa longueur est à celle de la couronne comme 3 est à 2.

Les incisives sont obliquement dirigées en avant. Les incisives supérieures moyennes sont plus longues que les incisives supérieures latérales, c'est l'inverse pour les incisives inférieures.

Canines. — Au nombre de 4, (2 à chaque mâchoire), placées en dehors des incisives et plus longues qu'elles, elles sont coniques et se terminent par une pointe mousse. — Leur *racine* est deux fois plus longue que leur *couronne*, elles présentent ainsi de très grandes conditions de résistance, aussi sont-elles surtout destinées à déchirer les aliments, et c'est chez les carnassiers qu'elles atteignent leurs plus grandes dimensions.

Les **molaires**, au nombre de 20 (10 à chaque mâchoire), occupent la partie la plus reculée des alvéoles.

La surface libre de leur *couronne*, au lieu d'être pointue comme celle des canines ou taillée en biseau comme celle des incisives, est plane et surmontée de *tubercules*, au nombre de 2 pour les petites molaires et de 4 pour les grosses molaires ; elle représente ainsi une surface triturante.

Leur *racine* est simple pour les petites molaires, mais aplatie et parcourue par un sillon vertical : les grosses molaires ont deux ou trois racines, dont les extrémités sont tantôt rapprochées, tantôt écartées (*dents barrées*), ce qui rend leur extraction plus ou moins difficile. Ces racines ne sont guère plus longues que la couronne.

(1) Ces dents atteignent leur plus grand développement chez les herbivores.
(2) Ce bord libre est à peu près droit chez les gens bien portants ; il est au contraire ondulé, déchiqueté, chez les rachitiques et les syphilitiques.

Arcadesdentaires. — Implantées dans les alvéoles, les dents décrivent comme elles deux courbes à convexité dirigée en avant et forment dans leur ensemble les arcades dentaires. Ces arcades n'ont pas la même courbure, de telle sorte que l'arcade supérieure déborde l'arcade inférieure.

Leur *bord libre* présente trois aspects différents : 1º au niveau des incisives, il est tranchant pour diviser les aliments; 2º au niveau des canines, il est pointu et disposé pour l'arrachement; 3º au niveau des molaires, il est large et à peu près plan, mais hérissé de tubercules pour broyer les aliments.

Les dents sont juxtaposées, mais séparées au niveau de leur collet par des interstices plus ou moins grands (1).

Structure des dents.

Les dents se composent de parties dures et de parties molles.

A. PARTIES DURES. — Elles sont constituées par trois substances : 1º l'*ivoire* ou *dentine*, qui forme la masse principale de la dent; 2º l'*émail*, qui revêt la couronne; 3º le *cément*, qui revêt la racine.

L'ivoire ou **dentine** forme presque toute la dent, c'est une substance jaunâtre, translucide, plus dure que l'os; elle se compose d'une *substance fondamentale* traversée par des *canalicules* (*canalicules dentaires*).

La *substance fondamentale* ne possède ni fibres ni cellules, et sa composition chimique diffère peu de celle des os.

Les *canalicules dentaires* sont des conduits très étroits, à peu près parallèles les uns aux autres et transversalement étendus de la cavité dentaire à la surface de l'ivoire, c'est-à-dire à l'émail; avant d'atteindre l'émail, ces canalicules s'ouvrent dans des cavités irrégulières renfermant une substance molle dont la nature est probablement nerveuse vu la sensibilité de la partie périphérique de l'ivoire. Ces canalicules ont une paroi propre et contiennent des fibres fines et molles qui, d'une part, se continuent avec la pulpe dentaire, et, d'une autre part, se terminent, comme nous l'avons vu, à la surface de l'ivoire.

L'émail revêt toute la portion de l'ivoire qui forme la couronne;

(1) Leur disposition est habituellement très régulière; mais, chez quelques personnes, les dents, gênées par l'étroitesse des mâchoires, chevauchent les unes sur les autres et parfois même se superposent. Cette disposition s'observe surtout pour les canines, qui poussent après les incisives et les molaires et peuvent trouver la place qu'elles doivent occuper déjà prise par ces dents.

beaucoup plus dur que l'ivoire, l'émail est surtout très remarquable par sa résistance aux agents chimiques.

C'est une substance translucide, d'un blanc bleuâtre, beaucoup plus épaisse au niveau de la surface triturante de la dent que vers son collet, où elle se termine par un bord dentelé.

L'émail se compose de fibres prismatiques, perpendiculaires à l'ivoire; on y a trouvé des cavités allongées dans lesquelles se termineraient les canalicules dentaires (1).

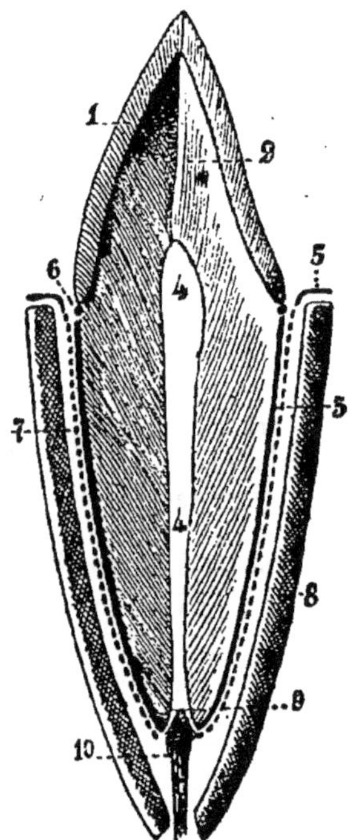

FIG. 15. — Coupe schématique d'une dent.

1. Émail.

2. Ivoire ou dentine.

3. Cément.

4. Cavité centrale logeant la pulpe dentaire.

5. Gencive.

6. Collet de la dent.

7. Périoste alvéolo-dentaire.

8. Alvéole creusée dans le maxillaire.

9, 10. Vaisseaux et nerfs dentaires.

Le **cément** enveloppe la racine de la dent comme l'émail enveloppe sa couronne; sa surface externe, rugueuse, répond au périoste alvéolo-dentaire; sa face interne adhère intimement à l'ivoire.

Le cément a la même composition chimique que le tissu osseux.

PARTIES MOLLES OU PULPE DENTAIRE. — La cavité de la dent est occupée par une substance molle, rougeâtre, ressemblant au tissu cellulaire embryonnaire; à sa surface se trouvent des cellules, dites *den-*

(1) Au point de vue chimique, il se distingue de l'ivoire par l'absence à peu près complète d'éléments organiques.

laires, auxquelles aboutissent les fibres logées dans les canalicules dentaires de l'ivoire ; dans toute son épaisseur se ramifient de nombreux

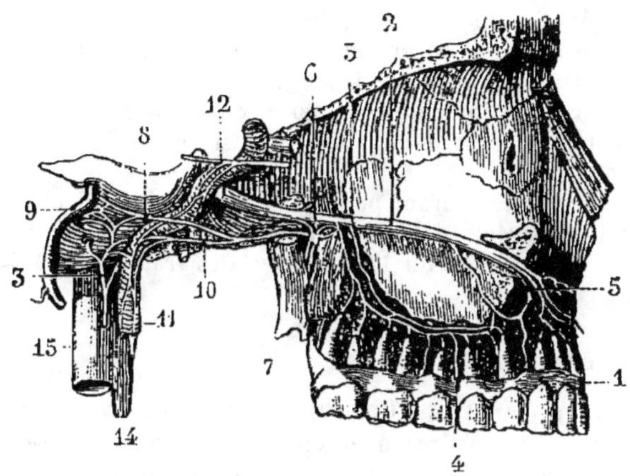

FIG. 16. — Disposition des nerfs qui pénètrent dans la pulpe dentaire.

vaisseaux et *nerfs* qui pénètrent dans la cavité dentaire par le pertuis creusé au sommet de chaque racine (1).

Développement des dents.

Le développement des dents passe par trois phases :

Première phase ou embryoplastique. — Le germe dentaire apparaît vers la sixième semaine de la vie intra-utérine ; à cette période (*follicule dentaire*), il est représenté par un sac (*sac dentaire*) divisé en deux compartiments : l'un, inférieur, renferme le germe de l'ivoire ; l'autre, supérieur, renferme le germe de l'émail. A cette période le germe dentaire est mou, gélatiniforme et composé d'éléments analogues à ceux des autres tissus embryoplastiques.

Deuxième phase ou odontoplastique. — Elle est caractérisée par l'apparition de cellules spéciales aux dents, dont les unes appartiennent à l'ivoire et les autres à l'émail.

Troisième phase, définitive. — L'ivoire ou dentine se montre d'abord avec sa couche d'émail ; plus tard la racine se forme et se revêt de cément.

(1) Le périoste alvéolo-dentaire et même les gencives peuvent être regardés comme des parties molles appartenant aux dents.

Or, le follicule dentaire peut présenter à chacune des phases de son développement des troubles de nutrition qui aboutissent à la formation de *tumeurs* (odontomes) ou de *kystes*.

Suivant que l'origine de la tumeur se rapporte à l'une ou à l'autre période du développement de la dent, elle sera composée de tissu fibreux ou fibro-plastique, de tissu fibreux mêlé à des cellules de dentine ou d'émail, ou encore de tissu exclusivement composé d'ivoire, d'émail ou de cément.

De même, les kystes auront pour paroi, tantôt le follicule lui-même, tantôt le périoste alvéolo-dentaire, et renfermeront soit du liquide avec des masses fibreuses, soit du liquide avec des fragments de dents, soit la dent tout entière.

Il existe deux dentitions :

La **première dentition** (temporaire) comprend 20 dents (4 insicives, 2 canines, 4 molaires à chaque mâchoire). Elles se montrent d'abord à la mâchoire inférieure, apparaissent par paires et dans l'ordre suivant (1) :

1° Les deux incisives médianes, de 6 à 8 mois après la naissance.
2° Les deux incisives latérales, de 7 à 13 mois   —
3° Les deux molaires antérieures, de 12 à 18 mois   —
4° Les deux canines, de 16 à 24 mois   —
5° Les deux molaires postérieures, de 24 à 36 mois   —

Vers l'âge de sept ans, les dents de lait sont remplacées par les **dents permanentes**. Les germes dentaires des dents permanentes se forment, eux aussi, pendant la vie intra-utérine ; ils s'ossifient et sont séparés des alvéoles des dents de lait (au-dessous desquelles ils sont placés) par de minces cloisons osseuses ; vers l'âge de sept ans, ces cloisons osseuses se résorbent ainsi que les racines des dents temporaires, tandis que leurs couronnes sont peu à peu repoussées et finissent par tomber, chassées par le développement des dents permanentes qui se montrent dans l'ordre suivant :

1° Les premières grosses molaires, de 5 à 6 ans ;
2° Les deux incisives médianes, de 6 à 8 ans ;
3° Les deux incisives latérales, de 8 à 9 ans ;
4° Les deux petites molaires antérieures, de 9 à 10 ans ;
5° Les deux canines, de 10 à 11 ans ;
6° Les deux petites molaires postérieures, de 12 à 13 ans ;

---

(1) Cette époque d'apparition présente de grandes variétés : il est des enfants qui, à leur naissance, ont déjà plusieurs dents ; chez d'autres, surtout chez les rachitiques, l'apparition des dents est très tardive.

La sortie des dents de lait s'accompagne souvent de fièvre, convulsions, délire, qui pourraient faire croire à une méningite, mais qui se dissipent dès que la dent a percé la gencive.

7° Les deuxièmes grosses molaires de 12 à 14 ans ;
8° Les troisièmes grosses molaires, de 20 à 30 ans (1).

ANNEXES DU TUBE DIGESTIF.

On donne le nom d'annexes du tube digestif à des organes glanduleux échelonnés le long des voies digestives, dans lesquelles ils versent les produits de leurs sécrétions.

Ces annexes sont : — A. les glandes salivaires ; — B. le foie ; — C. le pancréas.

Suivant l'usage, nous donnons ici la description des glandes salivaires en renvoyant l'étude du foie et du pancréas après la description du tube digestif.

A. — GLANDES SALIVAIRES.

Les glandes salivaires, préposées à la sécrétion de la salive, sont des glandes en grappe extrêmement nombreuses que l'on peut diviser en *deux groupes* :

1° Les unes sont disséminées dans l'épaisseur même des parois de la bouche, elles sont *intra-pariétales* et leur étude a été faite avec les lèvres, les joues, la voûte palatine et la langue.

2° Les autres sont réunies en trois groupes. Placés sur le pourtour de la mâchoire inférieure (2) ces amas glandulaires juxtaposés par leurs extrémités, n'en sont pas moins parfaitement distincts ; d'après leur situation on les a nommés glandes *parotides* (παρά, auprès ; ωΰς, de l'oreille) glandes *sous-maxillaires* et glandes *sublinguales*.

C'est dans cet ordre que nous les étudierons ; et après avoir donné tous les détails d'anatomie descriptive et topographique qui s'y rattachent, nous exposerons leur *structure* et nous dirons quelques mots de la *salive*.

Préparation. — 1° **Parotide** — Enlevez par quatre incisions la peau qui recouvre la région parotidienne ; de ces incisions, deux seront verticales et deux horizontales. Les premières descendront, l'une de la partie antérieure de l'ar-

(1) Cette dernière, nommée dent de sagesse, présente les plus grandes variétés dans son évolution ; il lui est parfois difficile de percer et il en résulte de vives douleurs, accompagnées de contractures du masséter, de phlegmons, d'abcès, etc., accidents que l'on fait cesser par le débridement de la gencive.

(2) Elles forment, de chaque côté, une véritable chaîne, étendue du condyle de la mâchoire à sa symphyse.

cade zygomatique jusqu'au bord inférieur de la mâchoire, en passant à un bon travers de doigt au-devant du masséter ; l'autre, de l'apophyse mastoïde jusqu'à une ligne prolongeant en arrière le bord inférieur de la mâchoire. Les deux incisions horizontales réuniront les extrémités des incisions verticales.

Enlevez la peau et le pavillon de l'oreille, en ayant soin de ménager le canal de Sténon et les filets du nerf facial.

Cela fait, vous devez recourir à une double préparation : 1° *D'un côté*, vous enlèverez la glande parotide avec les vaisseaux et nerfs qui la traversent et vous montrerez la loge parotidienne ; vous pourrez rejeter la glande sur la partie supérieure de la préparation.

2° *Du côté opposé*, vous enlevez la glande grain par grain, afin de conserver et de sculpter en quelque sorte le nerf facial et la carotide externe qui la traversent.

Le canal de Sténon sera suivi jusqu'à la face externe du buccinateur ; grâce à une petite incision faite sur ses parois, on pourra glisser dans sa cavité une soie de porc et trouver ainsi son orifice cutané.

2° **Glande sous-maxillaire.** — Sa préparation est celle de la région sous-maxillaire ; nous l'avons déjà indique.

3° **Glande sub-linguale.** — Enlevez le muscle mylo-hyoïdien, vous voyez la glande sub-linguale placée au-devant de la glande sous-maxillaire ; recherchez sur la muqueuse, de chaque côté du frein, les orifices, peu visibles, de ses conduits excréteurs et introduisez-y des soies de sanglier.

Région parotidienne.

La région parotidienne tire son nom de la glande parotide qui l'occupe en grande partie. A l'extérieur, elle n'est représentée que par un sillon obliquement étendu entre le muscle sterno-mastoïdien et la mâchoire inférieure, et encore le pavillon de l'oreille recouvre-t-il la moitié supérieure de ce sillon ; mais, profondément, la région s'agrandit notablement et se prolonge jusqu'au pharynx.

Les **limites extérieures** de la région parotidienne sont : *en haut*, le conduit auditif externe et l'articulation temporo-maxillaire ; *en arrière*, l'apophyse mastoïde et le bord antérieur du sterno-mastoïdien ; *en avant*, le bord postérieur de la mâchoire ; *en bas*, une ligne qui de l'angle de la mâchoire se porte au bord antérieur du sterno-mastoïdien.

Nous ne pourrions indiquer les limites profondes qu'en décrivant toutes les parois de la loge parotidienne.

Division. — Nous allons étudier :

A. La *loge parotidienne ;*

B. La *glande parotide*, renfermée dans cette loge (avec tous les détails d'anatomie descriptive qu'elle comporte) ;

C. Les *vaisseaux* et *nerfs* qui traversent la glande ;

D. Les *déductions pathologiques et opératoires*.

Loge parotidienne.

On ne peut bien montrer la région parotidienne qu'à l'aide de deux préparations (Richet). *D'un côté*, on enlèvera la glande parotide avec

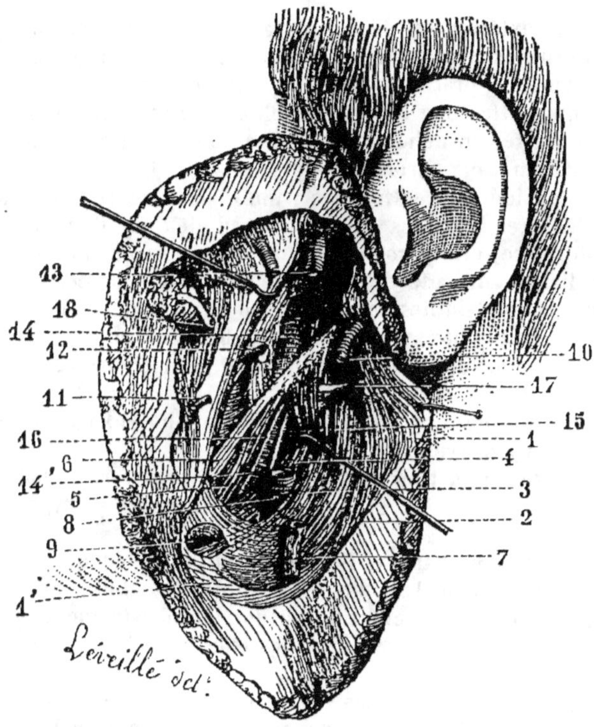

Fig. 17. — Cette figure représente le creux parotidien dont a été extraite la parotide sans ménager les vaisseaux et nerfs qui la traversent. L'aponévrose a également été enlevée pour laisser voir les couches musculaires sous-jacentes; la branche du maxillaire a été attirée en avant à l'aide d'une érigne pour agrandir le sillon auriculo-maxillaire, et permettre à l'œil de plonger dans le fond du creux parotidien; enfin, les muscles styliens ont été séparés et un peu écartés pour laisser voir la position des vaisseaux et nerfs profonds. (Richet.)

1, 1'. Débris de l'aponévrose parotidienne. — 2. Muscle digastrique. — 3. Muscle stylo-hyoidien. — 4. Muscle stylo-pharygien — 5. Muscle stylo-glosse. — 6. Ligament stylo-maxillaire. — 7. Veine jugulaire externe. — 8. Coupe de l'artère carotide externe. — 9. Artère linguale qu'on aperçoit au travers d'une fenêtre faite à l'aponévrose. — 10. Artère auriculaire. — 11. Artère transversale de la face. — 12. Artère maxillaire interne. — 13. Artères temporales. — 14, 14'. Artère carotide interne. — 15. Nerf grand hypoglosse. — 16. Nerf glosso-pharyngien. — 17. Tronc du nerf facial. — 18. Conduit de Sténon.

les vaisseaux et nerfs qui la traversent ; on ne conservera que les parois de la loge, revêtues de leur aponévrose ; au lieu d'enlever la glande on peut, après l'avoir extraite de sa loge, la rejeter en haut.

Du côté opposé, on enlèvera la glande grain par grain, afin de conserver et de sculpter en quelque sorte les vaisseaux et les nerfs qui la traversent.

Les limites extérieures de la région ne représentent que l'orifice d'une cavité ou excavation occupée par la glande parotide. Sur une coupe horizontale, pratiquée sur la partie moyenne de la région, on remarque que cette loge a la forme d'une *pyramide triangulaire* dont la base est dirigée en dehors, tandis que le sommet situé en avant et en dedans confine aux parois du pharynx

On peut considérer à cette loge : une base, un sommet, deux parois latérales, très inclinées en avant et en dedans, l'une antérieure, l'autre postérieure, une paroi inférieure et une paroi supérieure.

La *base* dirigée du côté de la peau nous est déjà connue, elle est circonscrite par les limites extérieures de la région. Nous ferons remarquer que cette base s'agrandit notablement lorsque la tête est portée dans l'extension et surtout lorsque la mâchoire est portée en avant.

Le *sommet* confine à la paroi latérale du pharynx, il est placé en avant de l'apophyse styloïde.

La *paroi antérieure*, très inclinée en avant, est formée par le bord postérieur de la mâchoire et par celui du muscle ptérygoïdien interne.

La *paroi postérieure*, très oblique en avant et en dedans, est formée de dehors en dedans par l'apophyse mastoïde et le bord antérieur du sterno-mastoïdien, par le ventre postérieur du digastrique, et plus profondément par l'apophyse styloïde et les trois muscles styliens qui s'en détachent (1).

La *paroi inférieure* est formée : 1° par une lamelle fibreuse dépendant de l'aponévrose ; étendue du sterno-mastoïdien à l'angle de la mâchoire, cette lame fibreuse sépare nettement la parotide de la glande sous-maxillaire ; 2° plus profondément par le digastrique et la partie inférieure des muscles styliens.

La *paroi supérieure* est constituée par le conduit auditif externe et par l'articulation temporo-maxillaire.

Telle est la loge parotidienne.

Les parois de cette loge sont tapissées par une *aponévrose* dont on peut concevoir ainsi la formation. La gaîne fibreuse du sterno-mastoï-

---

(1) L'apophyse styloïde forme assez fréquemment un relief très accentué et proémine alors dans l'excavation, au point de transformer son sommet, qui confine au pharynx, en une sorte d'excavation secondaire ne communiquant avec la loge que par un orifice assez étroit.

dien (1), arrivée au bord antérieur de ce muscle, se divise en deux feuillets : l'un, *superficiel*, recouvre toute la face externe de la glande et atteint le masséter sur lequel elle se continue ; l'autre, *profond*, tapisse la face profonde de la loge, c'est-à-dire recouvre le digastrique et les muscles de Riolan, puis gagne la paroi antérieure de l'excavation et la tapisse pour se continuer derrière la mâchoire avec le feuillet antérieur. En bas, l'aponévrose forme une lame assez épaisse, étendue du sterno-mastoïdien à l'angle de la mâchoire ; elle sépare la glande parotide de la glande sous-maxillaire.

Non seulement cette aponévrose ne présente pas une épaisseur uniforme, mais encore elle manque dans deux points : 1° au niveau du sommet de la loge ; en ce point le feuillet profond s'arrête sur l'apophyse styloïde, et le feuillet antérieur s'arrête sur le bord antérieur du ptérygoïdien interne ; le sommet de la glande se trouve donc en contact immédiat avec le pharynx ; 2° vers la partie supérieure, où la glande se trouve directement en contact avec le conduit auditif.

Glande parotide (παρὰ, auprès ; ωῦς, oreille).

La glande parotide est la plus volumineuse des glandes salivaires ; sans forme propre, elle se moule très exactement dans la loge parotidienne, mais la déborde en plusieurs points.

Son *poids* moyen est de 25 à 28 grammes. — Elle présente une *couleur* jaunâtre assez semblable à celle du tissu adipeux dont elle se distingue par sa teinte plus foncée, par sa consistance plus grande et par les cloisons fibreuses qui la divisent en lobules.

Sa *forme* a été comparée (comme celle de la loge qui la renferme) à une pyramide triangulaire à base extérieure et à sommet dirigé vers le pharynx ; de plus elle présente *deux prolongements* qui sortent de cette loge.

Rapports. — Bien que les rapports de la parotide nous soient déjà connus, puisque nous avons décrit la loge qui renferme cette glande, nous pouvons les résumer brièvement.

La *face antérieure* répond au bord postérieur de la mâchoire et plus en avant au ptérygoïdien interne.

En bas, la parotide répond à une lame fibreuse qui la sépare de la glande sous-maxillaire.

La *face postérieure* est en rapport avec l'apophyse mastoïde, le sterno-mastoïdien, le ventre postérieur du digastrique, l'apo-

____

(1) Dépendance de l'aponévrose cervicale superficielle. (Voy. *Aponévrose du cou*.)

physe styloïde et ses trois muscles (et avec l'artère carotide externe qui pénètre dans l'épaisseur de la glande) ; derrière eux elle répond encore aux organes qui traversent le trou déchiré postérieur (veine jugulaire interne, nerfs glosso-pharyngien, pneumogastrique et spinal) et le canal carotidien (artère carotide interne et filets du grand sympathique).

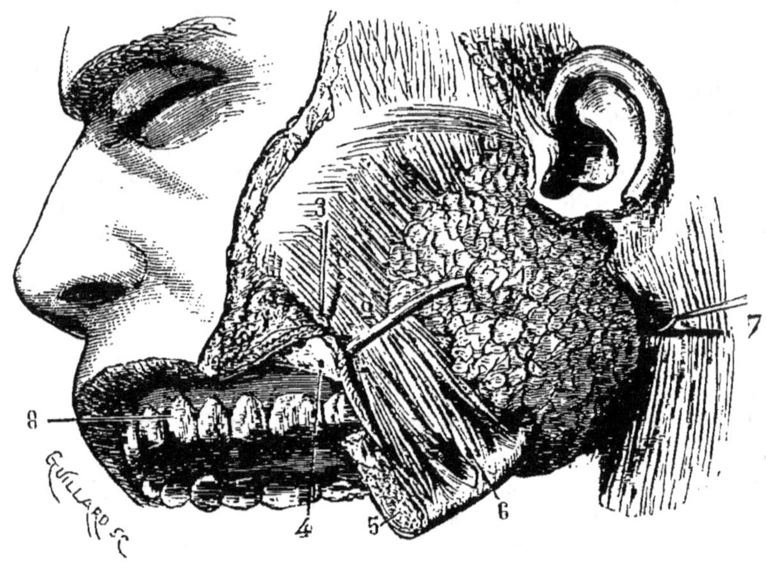

Fig. 18. — Glande parotide et canal de Sténon.

. Glande parotide, telle qu'elle se montre lorsqu'on enlève la peau et le tissu cellulaire qui la recouvre ; on voit qu'elle se prolonge notablement sur la face externe du masséter ; ce prolongement a reçu le nom de parotide accessoire. — 2. Canal de Sténon, accompagné par la parotide accessoire ; il croise la face exéterne du masséter et s'ouvre sur la muqueuse buccale au niveau de la deuxième molaire supérieure. — 3. Muqueuse buccale sectionnée et relevée pour montrer l'orifice du canal de Sténon. — 4. Orifice du canal de Sténon. — 5. Section du maxillaire inférieur. — 6. Masséter. — 7. Sterno-mastoïdien. — 8. Arcade alvéolaire supérieure.

En haut, avec l'articulation temporo-maxillaire et le conduit auditif.

Son *sommet* confine aux parois du pharynx.

Les *prolongements* de la parotide sortent de sa loge : l'un, désigné sous le nom de *parotide accessoire,* se porte sur la face externe du masséter et accompagne le conduit excréteur de la glande; l'autre, placé au-devant de l'apophyse styloïde, atteint les parois du pharynx. Le premier prolongement est pourvu d'aponévrose, mais le second est libre.

Structure. — La structure de la parotide sera étudiée en même temps que celle des autres glandes salivaires; nous n'avons à parler ici que de son canal **excréteur** ou canal de Sténon.

Canal de Sténon. — Formé par la réunion de tous les petits conduits excréteurs de la glande, le canal de Sténon se dégage du bord antérieur de la parotide vers son tiers supérieur, il se dirige en avant, gagne la face externe du masséter, qu'il croise en même temps que l'artère transverse de la face et à 2 centimètres environ au-dessous de l'arcade zygomatique.

Parvenu au bord antérieur du masséter, il s'incline en dedans, perfore le buccinateur, glisse sous la muqueuse dans une étendue de 1 à 2 centimètres, et s'ouvre sur sa face buccale par un *orifice* très petit correspondant au collet de la deuxième grosse molaire supérieure (1).

La paroi de ce canal est épaisse, résistante et formée de deux couches : l'une, externe, fibreuse; l'autre, interne, muqueuse.

ORGANES CONTENUS DANS LA LOGE PAROTIDIENNE. — On trouve dans la loge parotidienne : 1° l'artère carotide externe et plusieurs de ses branches; — 2° les nerfs facial et auriculo-temporal; — 3° des ganglions lymphatiques.

1° **L'artère carotide externe** pénètre dans la loge parotidienne par sa paroi interne ou postérieure à peu près à l'union du tiers supérieur de la loge avec ses deux tiers inférieurs: elle s'élève soit dans une gouttière creusée sur la face profonde de la glande, soit, ce qui est plus ordinaire, dans l'épaisseur même de la glande, mais toujours près de sa face postérieure. Cependant à mesure qu'elle s'élève pour gagner le condyle de la mâchoire, elle se rapproche de la face cutanée. Dans l'épaisseur de la glande elle fournit : 1° un certain nombre de *rameaux* assez volumineux destinés à la glande elle-même; 2° les *artères transverse et auriculaire;* 3° ses deux *branches terminales,* la temporale superficielle et la maxillaire interne.

(1) Pour découvrir cet orifice, faites une petite ouverture au canal et glissez-y une soie de porc.

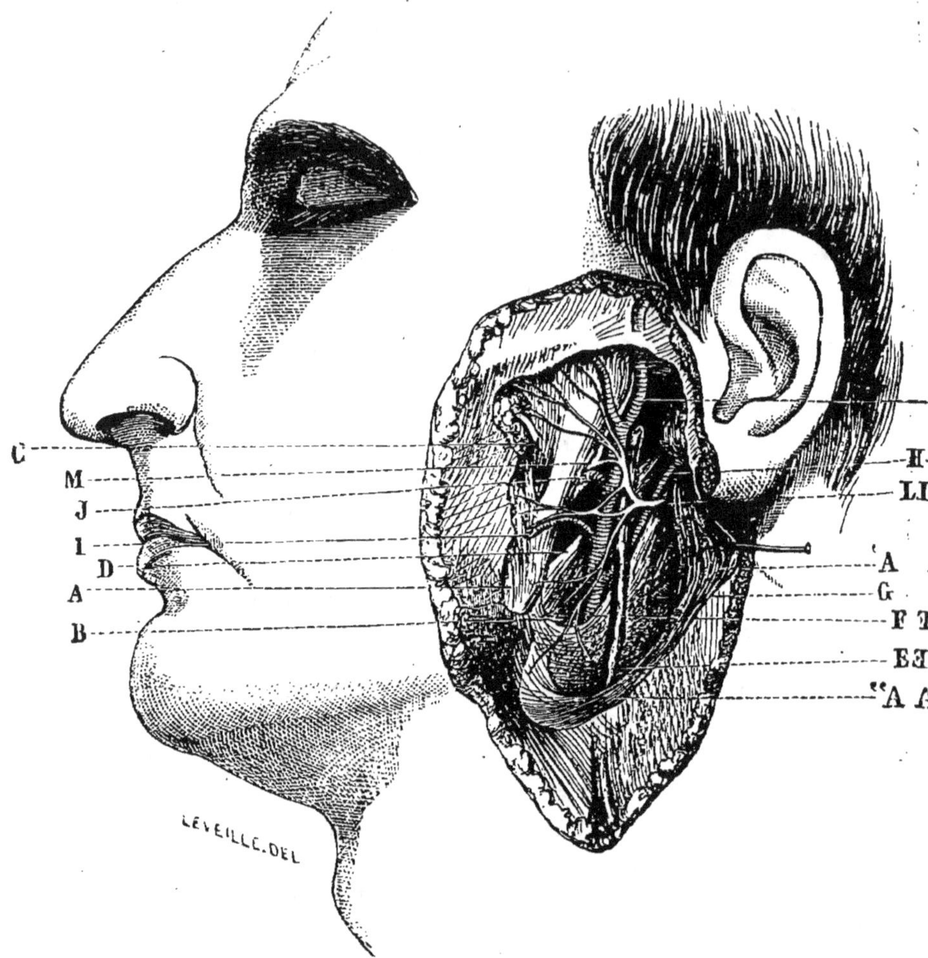

Fig. 19. — Artère carotide externe dans son trajet à travers la parotide. La glande parotide a été enlevée. (Richet.)

A, A', A". Aponévrose parotidienne. — B. Repli de l'aponévrose formé par les attaches fibreuses qu'elle envoie à l'angle du maxillaire inférieur. — C. Conduit de Sténon divisé au moment où il pénètre dans la glande accessoire. — .D. Ligament stylo-maxillaire. — E. Veine jugulaire externe. — F. *Artère carotide externe*, de laquelle on voit se détacher (I) l'artère transverse de la face. — G. L'artère occipitale — H. L'artère auriculaire. — J. Artère maxillaire interne. — K. Artère temporale superficielle. — L. Nerf facial. — M. Nerf auriculo-temporal.

Les **veines** sont très nombreuses et suivent le trajet des artères, la plus importante est la veine jugulaire externe.

2° Les **nerfs** qui traversent la glande sont : *a.* le *nerf facial*, sorti du trou stylo-mastoïdien. Il se dirige en avant, en bas et en dehors, dans l'épaisseur de la glande dont il parcourt le tiers supérieur, il l'abandonne sur son bord antérieur pour s'épanouir sur la face ; la section ou la compression de ce nerf entraîne la paralysie de la moitié correspondante du visage.

b. Le *nerf auriculo-temporal* traverse aussi la partie supérieure de la glande, avant de contourner le col du condyle de la mâchoire et de s'anastomoser avec le facial.

3° **Ganglions.** — On trouve encore dans cette loge un assez grand nombre de ganglions lymphatiques, distingués en superficiels et profonds.

Déductions pathologiques et opératoires.

Les déductions pathologiques et opératoires qui découlent de l'anatomie de la région parotidienne peuvent se grouper sous trois chefs; elles sont, en effet, relatives : 1° *aux lésions vasculaires et nerveuses* produites par un traumatisme;

2° *Aux phlegmons et abcès de la région;*

3° *A ses tumeurs.*

1° La présence de l'artère carotide externe et de ses nombreuses branches dans l'épaisseur de la parotide, leur situation profonde et la difficulté de leur accès expliquent l'extrême gravité des plaies de cette région lorsqu'elles atteignent les vaisseaux. En pareil cas, la conduite à tenir sera de rechercher, dans la plaie, les deux bouts de l'artère divisée pour les lier; mais on réussira rarement; il faudra alors exercer la compression avec des tampons d'amadou imprégnés de perchlorure de fer; si l'hémorrhagie ne s'arrête pas, on découvrira le tronc de la carotide primitive au niveau de sa partie supérieure et l'on recherchera les effets sur l'hémorrhagie de la compression successive de la carotide externe et de la carotide interne; et, dans le doute, on liera les deux (1).

---

(1) Car on ne sait jamais si la blessure a porté sur l'une ou l'autre de ces deux artères. Si la blessure a atteint la carotide interne, le sang refluera probablement par son bout supérieur, en raison de ses larges anastomoses avec celle du côté opposé; alors même que la blessure intéresse la carotide externe, il y a à craindre une hémorrhagie secondaire à la chute de la ligature.

La présence de ces vaisseaux rend l'extirpation des tumeurs de cette région fort difficile ; on peut même dire que l'extirpation du cancer est impossible en raison des adhérences que les tumeurs de ce genre contractent avec les parties voisines ; au contraire, les adénomes et les sarcomes restant libres et tendant à se diriger vers l'extérieur, ils peuvent être enlevés, mais toujours avec difficulté.

2° *Phlegmons et abcès.* — Les inflammations superficielles sont sans gravité ; il n'en est pas de même des inflammations profondes : le pus, au lieu de former un foyer unique, s'infiltre entre les grains glanduleux ; aussi la fluctuation est-elle tardive, toutefois, comme le pus retenu par l'aponévrose a plus de tendance à descendre vers le cou qu'à se porter en dehors, il faut lui donner issue dès qu'on a reconnu sa présence. Les *incisions superficielles* seront transversales et parallèles au nerf facial (on évitera ainsi sa lésion qui serait suivie de la paralysie de la moitié correspondante de la face). Quant aux *incisions profondes*, Richet conseille de les diriger verticalement afin d'éviter la lésion des vaisseaux.

3° *Tumeurs.* — La région parotidienne peut être le siège de tumeurs de nature fort diverse : 1° les unes ne sont que des tuméfactions (parotidites, oreillons, phlegmons simples ou adéno-phlegmons) ; 2° d'autres sont des carcinomes, des adénomes, adéno-sarcomes, lymphomes, enchondromes, angiomes ; nous avons vu combien leur extirpation offrait de difficultés, surtout celle des tumeurs cancéreuses (voy. mon *Traité de pathologie externe*, 2ᵉ édition). On a encore signalé l'existence de *tumeurs gazeuses, salivaires*, etc.

Glande sous-maxillaire.

Cette glande est située dans la région sus-hyoïdienne, entre la courbe du digastrique et l'angle rentrant formé par le corps de la mâchoire et le muscle mylo-hyoïdien.

Bien moins grosse que la parotide, son poids ne dépasse pas 7 à 8 grammes.

Sa *forme*, très irrégulière, a pu être comparée à un prisme triangulaire dont se détacheraient deux prolongements : on peut donc lui considérer trois *faces*, trois *bords*, deux *extrémités* et deux *prolongements*.

1° La **face supérieure** est logée dans la fossette que présente la face interne du corps du maxillaire, au-dessous de l'insertion du mylo-hyoïdien (fossette dite sous-maxillaire) ; elle en est séparée par sept ou huit petits ganglions, par le rameau mylo-hyoïdien du nerf dentaire inférieur et par l'artère et la veine sous-mentales.

2° La **face inférieure** ou **externe** est légèrement convexe.
Plus étendue que la précédente, surtout dans l'extension de la

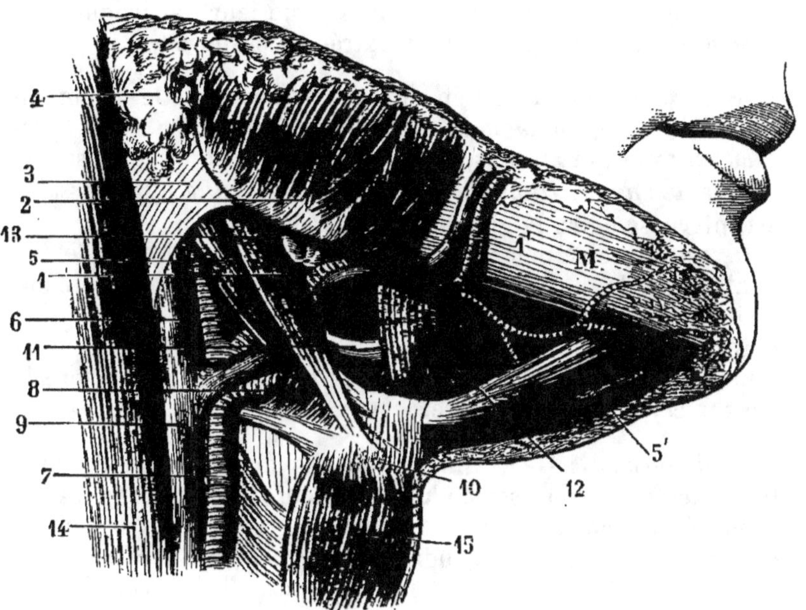

Fig. 20. — Partie latérale de la région sus-hyoïdienne.

(On a enlevé la glande sous-maxillaire pour montrer les parties qui lui sont
sous-jacentes.)

1, 1'. Artère faciale. — 2. Muscle masséter. — 3. Aponévrose étendue du sterno-
mastoïdien à l'angle de la mâchoire et séparant la loge de la parotide de la
loge de la glande sous-maxillaire. — 4. Glande parotide. — 5, 5'. Muscle
digastrique : c'est dans sa courbe que se place la glande sous-maxillaire. —
6, 7. Artère carotide externe. — 8. *Artère linguale;* on la voit s'engager au-
dessous du muscle hyo-glosse. — 9. Veine jugulaire interne. — 10. Os hyoïde.
— 11. Nerf grand hypoglosse : dans le point où il est visible sur cette figure, il
forme la base d'un triangle à sommet inférieur dont le côté postérieur est
formé par le digastrique, et le côté antérieur par le bord postérieur du muscle
mylo-hyoïdien ; c'est dans l'aire de ce triangle que l'on pratique la ligature
de l'artère linguale en divisant les fibres de l'hyo-glosse ; la linguale est parallèle au nerf et placée un peu au-dessous de lui. — 12. Muscle mylo-hyoïdien
— 13. Muscle stylo-hyoïdien. — 14. Muscle sterno-mastoïdien.

tête, elle est recouverte par la *peau*, le *tissu cellulaire* sous-
cutané, plus ou moins développé suivant les sujets; par le
peaucier au-dessous duquel rampent quelques filets du facial et

du plexus cervical superficiel ; par l'*aponévrose cervicale*, qui forme à la glande une coque assez complète ; et enfin par la *veine faciale* qui la croise vers son tiers postérieur, tandis que l'artère se creuse un sillon sur son extrémité postérieure.

3° La **face interne** est en rapport, en bas, avec le *tendon du digastrique* (1) ; plus haut elle répond au muscle *mylo-hyoïdien* en avant, et au muscle *hyo-glosse* en arrière, ce muscle la sépare de l'*artère linguale ;* quant au *nerf grand hypoglosse*, il est interposé entre la glande et le muscle.

De cette face se détachent les prolongements de la glande.

L'*extrémité antérieure*, arrondie, s'applique sur le ventre antérieur du digastrique.

L'*extrémité postérieure* répond à une cloison fibreuse qui la sépare de la glande parotide : l'artère faciale se creuse un sillon sur cette face postérieure.

Prolongements. — La glande sous-maxillaire envoie des prolongements en divers sens. L'un, antérieure, est souvent considérable, il se détache de la face interne de la glande, s'insinue en dedans du muscle mylo-hyoïdien et, accompagné par le conduit excréteur de la glande, il atteint la glande sub-linguale (2).

Le prolongement postérieur, bien moins accentué, part de la même face et s'élève jusque sous la muqueuse, dans un point correspondant aux grosses molaires.

Structure. — Elle sera étudiée en même temps que celle des autres glandes salivaires.

Conduit excréteur ou canal de Wharton. — Né de la partie moyenne de la face interne de la glande, il se porte immédiatement en avant et en dedans en même temps que le prolongement antérieur de la glande, se place d'abord entre les muscles mylo-hyoïdien et lingual inférieur ; plus loin, entre la face interne de la glande sub-linguale et le génio-glosse ; le nerf lingual, placé en dehors de lui, l'accompagne dans presque tout son trajet. Il devient sous-muqueux et s'ouvre sur la muqueuse

____

(1) Car il faut remarquer que la glande déborde toujours ce tendon.

(2) Lorsque ce prolongement est très développé, la glande sous-maxillaire semble décrire une courbe dont la concavité, dirigée en avant, embrasse le bord postérieur du muscle mylo-hyoïdien.

buccale, en arrière de la symphyse, sur les côtés du frein, par un petit orifice nommé *ostiolum ombilicale*; cet orifice est placé au sommet d'une petite saillie.

Les parois de ce conduit sont très minces et facilement dilatables. (D'après Tillaux elles le seraient très peu.)

Glandes sub-linguales.

Les glandes sub-linguales sont situées sous la muqueuse du plancher de la bouche, au-dessus du mylo-hyoïdien, de chaque côté de la ligne médiane, entre la symphyse du menton et l'extrémité antérieure de la glande sous-maxillaire.

On peut les comparer à une *petite amande* dont le *grand axe*, long de 2 à 3 centimètres, est dirigé d'avant en arrière et de dedans en dehors, et dont le *petit axe* (long de 1 centimètre) est vertical; l'*épaisseur* de la glande est d'environ 1/2 centimètre et son poids de 2 à 3 grammes.

Cette forme permet de considérer à la glande sub-linguale *deux faces*, l'une externe, l'autre interne; *deux bords*, l'un supérieur, l'autre inférieur; et *deux extrémités*, l'une antérieure, l'autre postérieure.

La **face antéro-externe** répond, dans ses deux tiers supérieurs, à la *fossette sub-linguale* du maxillaire inférieur (1), et dans son tiers inférieur, au muscle *mylo-hyoïdien*.

La **face postéro-interne** est croisée de bas en haut par le canal de Wharton, le nerf lingual et les veines linguales; elle répond aux muscles lingual inférieur et génio-glosse.

L'**extrémité antérieure**, appuyée sur le tendon du génioglosse, vient, au-dessus de lui, se mettre en contact avec l'extrémité antérieure de la glande du côté opposé.

L'**extrémité postérieure** est en rapport avec le prolongement antérieur de la glande sous-maxillaire, qui, s'insinuant sous le mylo-hyoïdien, accompagne le canal de Wharton.

Le **bord supérieur** est placé sous la muqueuse et présente l'émergence des conduits excréteurs de la glande.

Le **bord supérieur** se loge dans l'angle qui sépare le mylohyoïdien du génio-glosse.

(1) On nomme ainsi une petite dépression que présente la face interne de la mâchoire, de chaque côté des apophyses géni, au-dessus de l'insertion du mylo-hyoïdien.

Contrairement aux glandes parotide et sous-maxillaire, qui sont enfermées dans des coques fibreuses, la glande sub-linguale est simplement placée dans un tissu cellulaire à mailles fort lâches ; et au lieu de former un corps unique, elle se compose de plusieurs petites glandes simplement juxtaposées, c'est-à-dire conservant leur indépendance et possédant des conduits excréteurs distincts (1).

Les *conduits excréteurs des glandes sub-linguales* sont au nombre de cinq à six ; ils s'ouvrent le long du bord supérieur de la glande, sur la muqueuse buccale, de chaque côté du frein de la langue ; aucun d'eux ne s'ouvre dans le canal de Wharton. — Leur extrémité terminale est flottante et difficile à découvrir.

Structure des glandes salivaires.

Toutes les glandes salivaires ont la même structure ; elles se composent : A. de *grains glanduleux* représentant la partie sécrétante de la glande ; — B. de *conduits excréteurs* destinés à apporter à l'extérieur le produit de ces sécrétions ; — C. de *vaisseaux* et *nerfs*.

A. **Tissu glandulaire**. — Les glandes salivaires n'ont pas de forme propre, elles se moulent sur les organes voisins ; cependant elles sont entourées d'une coque fibreuse plus ou moins dense, d'où partent des *cloisons* qui divisent la glande en une multitude de *petits lobules* (2) ; la coque et les cloisons sont formées par du tissu conjonctif uni à de nombreuses fibres élastiques.

Les *grains glanduleux* dont la réunion forme la glande ont tous le même aspect et la même structure : chacun d'eux se compose de trois ou quatre culs-de-sac ou demi-vésicules s'ouvrant dans un même tube ; ce tube s'unit aux tubes voisins pour former un tube plus considérable, et l'union successive de ces tubes constitue le conduit excréteur de la glande.

Chacun de ces grains possède : 1° une paroi ; — 2° une couche de cellules ; — 3° un réseau vasculaire et nerveux.

(1) Nommés encore conduits de Rivinus et canal de Bartholin, à tort, suivant Sappey, qui leur donnerait de préférence le nom de canaux de Walther, du nom de l'anatomiste qui, en 1724, en a donné une bonne description.

(2) Ces lobules communiquent entre eux par leurs conduits excréteurs.

1° La *paroi* du grain glanduleux n'est pas amorphe comme on l'a cru longtemps, elle est formée par du tissu conjonctif.

2° Les *cellules* tapissent la face interne de cette paroi. Disposées sur une seule couche et juxtaposées les unes aux autres, elles sont pour la plupart polyédriques et possèdent un noyau qui, au lieu d'occuper leur centre, se trouve plus rapproché de leur fond ; ces cellules se rencontrent aussi sur les premiers tubes en communication avec les grains glanduleux ; ces tubes sont donc sécréteurs comme les grains glanduleux eux-mêmes (1).

Pendant la sécrétion de la salive, ces cellules se détachent et sont entraînées avec la salive, elles se reproduisent pendant le repos de la glande (2).

Nous verrons plus loin comment se comportent les vaisseaux et les nerfs à l'égard de ces cellules.

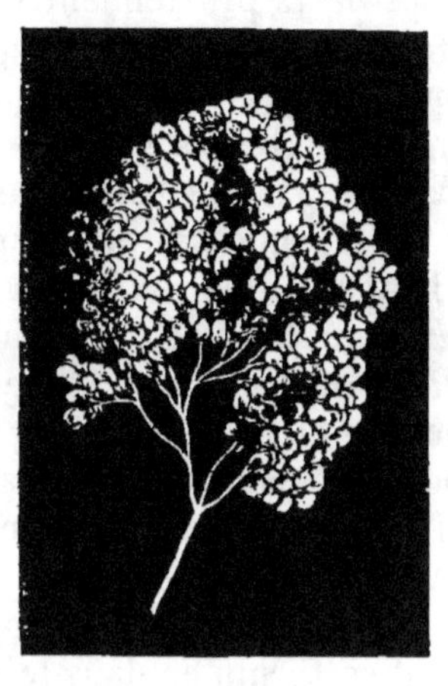

Fig. 21. — Glande en grappe.

B. **Conduits excréteurs.** — Les petits tubes dans lesquels s'ouvrent les grains glanduleux se réunissent les uns aux autres pour former, comme nous l'avons vu, les conduits nommés *canal de Sténon* (pour la parotide), *canal de Wharton* (pour la glande sous-maxillaire), et les *conduits excréteurs de la glande sublinguale*. Ces conduits sont formés par une paroi de tissu conjonctif mêlé à des fibres élastiques et sont tapissés intérieurement par une couche de cellules épithéliales cylindriques.

C. **Vaisseaux et nerfs.** — Les *vaisseaux* forment autour des grains glanduleux des réseaux qui les entourent, mais ne

(1) Gianuri a décrit encore dans les grains glanduleux des *cellules à queue*, c'est-à-dire pourvues d'un prolongement qui s'enfonce dans l'épaisseur de la paroi, et des *demi-lunes*, masses obscures en forme de croissant que l'on aperçoit dans certains points des grains glanduleux et qui paraissent être des cellules spéciales comprimées entre les cellules ordinaires et la paroi propre.

(2) En excitant, chez un chien, la corde du tympan, excitation qui exagère la formation de la salive, Heidenhain a constaté que les cellules disparaissent, mais sont remplacées par d'autres cellules plus petites résultant de la prolifération des cellules en demi-lune de Gianuri.

semblent pas donner naissance à des conduits plus fins; on n'a donc pu suivre de vaisseaux à travers la paroi des grains glanduleux.

Les *lymphatiques* des glandes salivaires sont inconnus.

Les *nerfs* proviennent de deux sources : 1° Du *grand sympathique*, qui fournit aux glandes salivaires de nombreux filets dont le trajet et la distribution sont identiques à ceux des artères sur lesquelles ils sont adossés.

2° Du *système cérébro-spinal*, ce sont pour la *parotide*, des filets du grand pétreux superficiel, de l'auriculo-temporal et de la branche auriculaire du plexus cervical ; pour la *sous-maxillaire*, du lingual et de la corde du tympan ; pour la *sub-linguale*, du lingual. (Toutefois il est probable que la corde du tympan et peut-être le grand nerf pétreux superficiel ne sont que des émanations du grand sympathique.)

La terminaison de ces nerfs dans les glandes salivaires présenterait, d'après Krause et Pflüger, de très nombreuses variétés (corpuscules, filaments, cellules multipolaires, grosses fibres allant se terminer dans le noyau des cellules salivaires, etc.

Salive.

La salive est un liquide versé dans la cavité buccale par les glandes parotides, sous-maxillaires, sub-linguales, et par les nombreuses glandules disséminées dans toutes les parois de cette cavité.

C'est un liquide transparent, inodore, légèrement visqueux et *alcalin;* il se compose d'une grande quantité d'eau et de quelques sels (phosphate de soude, phosphate et carbonate de chaux et de magnésie, chlorure de sodium, sulfocyanure de potassium), et d'une matière organique azotée nommée *ptyaline*. On a évalué à 1500 grammes la quantité de salive sécrétée en vingt-quatre heures; cette sécrétion est surtout abondante pendant la mastication; elle se produit par un phénomène réflexe (1).

Action de la salive. — 1° La salive dissout les substances solubles; 2° elle agit sur les aliments féculents pour les transformer d'abord en dextrine, puis en *glycose* (elle doit cette propriété à la ptyaline) ; 3° elle est indispensable à la mastication, à la déglutition et à la gustation.

Cl. Bernard a remarqué que la salive fournie par les différentes glandes salivaires présente des caractères spéciaux :

(1) L'aliment exerce sur les parois de la cavité buccale une excitation qui arrive à la moelle allongée et se réfléchit par les filets du grand sympathique et par la corde du tympan sur les glandes salivaires.

1° La *salive parotidienne*, très liquide, renferme beaucoup de phosphate et de carbonate de chaux. Cette salive est surtout destinée à la mastication (1).

2° La *salive sous-maxillaire* est filante, visqueuse ; elle est surtout liée à la gustation : aussi, très abondante chez les carnivores, existe-t-elle à peine chez les granivores.

3° La *salive sub-linguale*, ainsi que celle *des glandes buccales*, est très épaisse, très visqueuse et plus spécialement associée à la déglutition ; elle agglutine le bol alimentaire et facilite son glissement sur le dos de la langue.

ISTHME DU GOSIER.

L'isthme du gosier représente l'orifice postérieur de la cavité buccale ; tant que le bol alimentaire ne l'a pas franchi, il reste soumis à l'empire de notre volonté ; dès qu'il l'a dépassé, il y est soustrait.

Cet isthme est **limité : en haut,** par le bord postérieur du voile du palais que la luette divise en deux parties ; *sur les côtés*, par les piliers antérieurs de ce voile ; *en bas*, par la base de la langue (2).

C'est avec cette région que l'on décrit l'amygdale qui, placée sur ses côtés, occupe l'espace triangulaire limité par les piliers du voile du palais.

Amygdales ou tonsilles.

Les amygdales (ἀμυγδάλη, amande) sont deux organes lymphoïdes ayant la forme et à peu près les dimensions d'une petite amande (3). Elles sont placées de chaque côté de l'isthme du gosier dans l'espace triangulaire circonscrit par ses piliers.

Leur forme aplatie permet de leur considérer deux faces, deux bords et deux extrémités.

Rapports. — Leur *face externe* ou adhérente répond à l'aponévrose pharyngienne, à l'amygdalo-glosse et au constricteur supé-

---

(1) Le *tartre dentaire* est formé par la précipitation du phosphate de chaux uni à des matières coagulables.

(2) Les plaques muqueuses montrent une prédilection particulière pour cette région.

(3) Il est extrêmement fréquent d'observer leur hypertrophie.

rieur du pharynx qui les sépare de l'artère carotide interne (1).

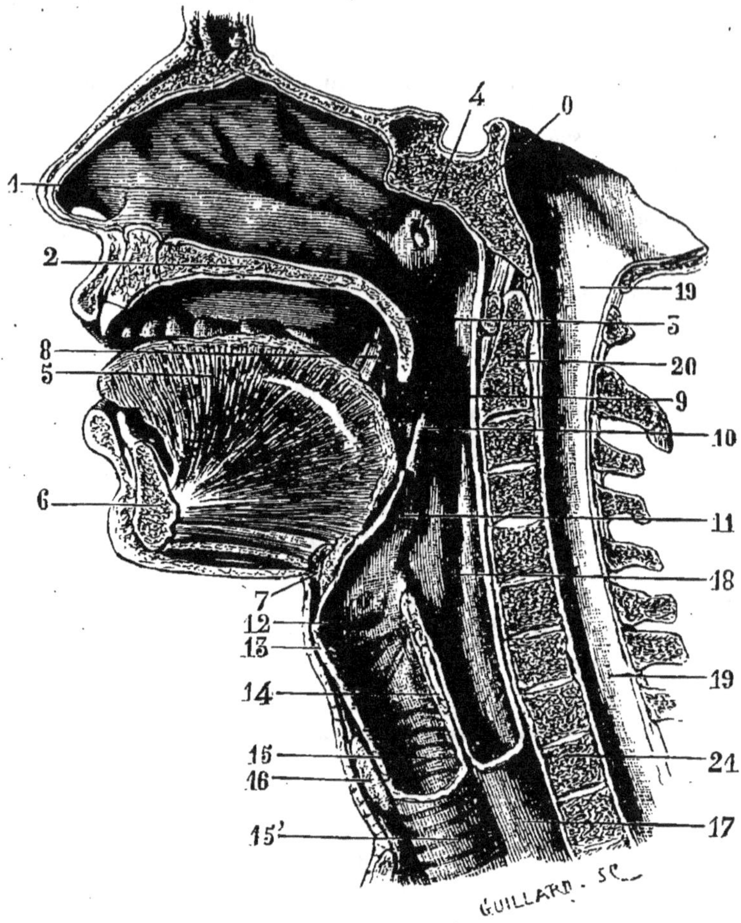

FIG. 22. — Coupe antéro-postérieure de la cavité buccale et de
l'arrière-gorge.

1. Cavité et méats de la paroi externe de la fosse nasale (côté droit). — 2. Voûte
palatine. — 3. Voile du palais. — 4. Orifice de la trompe d'Eustache. —
5. Coupe de la langue. — 6. Symphyse du menton. — 7. Coupe de l'os hyoïde.
— 8. Piliers antérieurs du voile du palais. — 9. Amygdales. — 10. Piliers postérieurs du voile du palais. — 11. Epiglotte. — 12. Glotte. — 13, 14. Cartilages
du larynx. — 15, 15'. Trachée. — 16. Corps thyroïde. — 17. Œsophage. —
18. Pharynx. — 19. Canal vertébral. — 20, 21. Corps des vertèbres.

(1) Cette artère en est éloignée de près de 1 centimètre ; cependant, lorsque

Leur *face interne* est libre et présente plusieurs orifices qui conduisent dans des dépressions en cul-de-sac (1).

Leur *bord antérieur* répond au pilier antérieur et leur *bord postérieur* au pilier postérieur. — Leur *extrémité inférieure* n'atteint pas la base de la langue et leur *extrémité supérieure* n'arrive pas tout à fait à la séparation des deux piliers.

Structure. — Les amygdales sont formées par des *follicules clos* (semblables à ceux de l'intestin), circulairement disposés autour de *cavités* en cul-de-sac que tapisse la muqueuse qui se continue avec celle du pharynx et de la bouche.

Les *vaisseaux* proviennent : 1° les *artères*, de la pharyngienne inférieure et des palatines; — 2° les *veines* forment sur leur face adhérente un plexus tributaire du plexus pharyngien (2); — 3° les *lymphatiques* se jettent dans les ganglions sous-maxillaires.

Les *nerfs* émanent du glosso-pharyngien.

PHARYNX.

Coupe du pharynx. — Ouvrez le crâne, enlevez l'encéphale, sectionnez alors transversalement toutes les parties molles du cou depuis le sternum jusqu'à la colonne vertébrale que vous désarticulez ou sciez.

Détachez toutes les parties molles qui forment la nuque et enlevez la partie occipitale du crâne par deux traits de scie se dirigeant obliquement au-devant du trou occipital ou vers sa partie antérieure. Au préalable, vous pouvez désarticuler la colonne vertébrale d'avec la tête.

La face postérieure du pharynx est ainsi mise à nu ; disséquez les parties molles qui couvrent ses faces latérales et bourrez-le de crin afin de le distendre ; après avoir étudié la surface extérieure, vous pouvez étudier sa conformation intérieure en pratiquant une incision médiane et verticale sur sa face postérieure.

Le pharynx est un demi-canal musculo-membraneux, placé au-dessous de l'apophyse basilaire de l'occipital, au-devant des vertèbres cervicales, au-dessus de l'œsophage, qui se continue avec

l'amygdalotomie se pratiquait avec le bistouri, elle a pu être atteinte et déterminer une hémorrhagie mortelle.

(1) Lorsque l'amygdale présente des dimensions anormales, cette face libre ne dépasse guère le pilier antérieur ; mais dans les cas très nombreux où elle est hypertrophiée, elle s'avance très notablement dans l'isthme du gosier.

(2) Lorsque l'amygdale est enflammée, sa circulation devient très active ; aussi s'exposerait-on à une hémorrhagie en pratiquant l'amygdalotomie avant la fin de l'état inflammatoire.

lui à la façon d'un tuyau d'entonnoir, derrière les fosses nasales, la cavité buccale et le larynx (1).

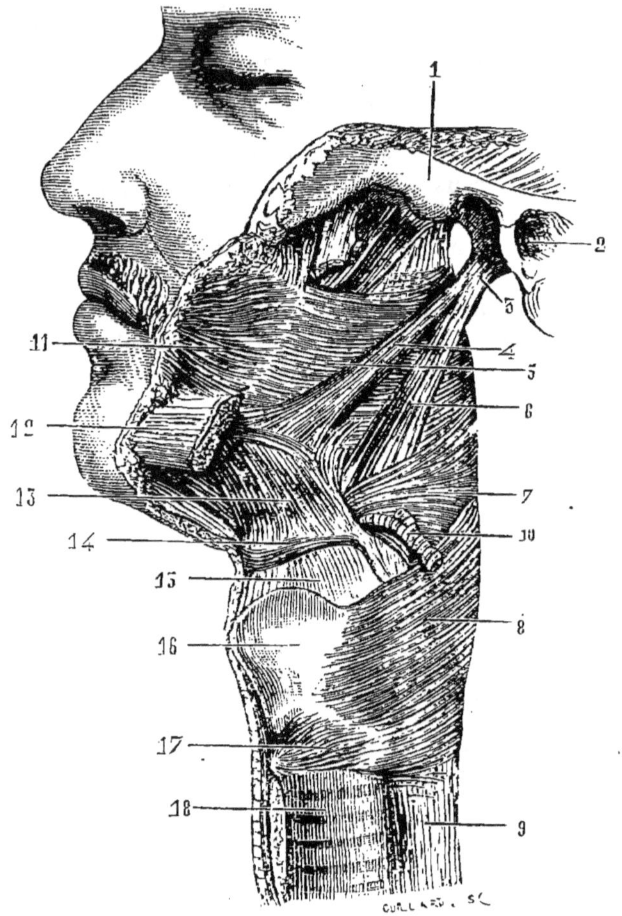

FIG. 23. — Pharynx vu sur le côté.

1. Arcade zygomatique. — 2. Conduit auditif externe. — 3. Apophyse styloïde. — 4. Muscle stylo-glosse. — 6. Muscle stylo-pharyngien. — 5. Muscle constricteur supérieur du pharynx, séparé en avant, par l'aponévrose buccinato-pharyngienne du muscle buccinateur (11). — 7. Constricteur moyen. — 8. Constricteur inférieur. — 9. Œsophage. — 10. Artère linguale. — 11. Buccinateur. — 12. maxillaire inférieur. — 13. Hyo-glosse. — 14. Os hyoïde. — 15. membrane thyro-hyoïdienne. — 16. Cartilage thyroïde. — 17. Muscle crico-thyroïdien. — 18. Trachée.

(1) Ces organes s'ouvrent si largement dans le pharynx qu'ils en forment la

Dimensions. — A l'état de repos, la *longueur* du pharynx est de 13 centimètres, mais cet organe présente des variations de longueur très remarquables (1) ; son *diamètre transversal* est plus large dans sa partie moyenne, où il répond à la cavité buccale (5 centimètres), que dans son tiers supérieur, où il répond aux cavités nasales (3 centimètres), et surtout qu'à sa partie inférieure, où il se continue avec l'œsophage (2 centimètres). Ces trois portions ont reçu, d'après leurs rapports, les noms de *portion nasale* (tiers supérieur), *portion buccale* (tiers moyen), *portion laryngienne* (tiers inférieur) (2).

Le *diamètre antéro-postérieur* du pharynx n'est pas soumis aux mêmes variations.

CONFIGURATION. — Le pharynx représente les deux tiers d'un canal dont la partie antérieure est remplacée par divers organes ; nous étudierons : A. sa surface extérieure ; — B. les organes qui le complètent en avant ; — C. sa surface interne.

A. Surface extérieure. — *En arrière*, la face postérieure du pharynx, sillonnée de nombreuses veines, répond à la colonne vertébrale, dont elle est séparée par les muscles prévertébraux et par l'aponévrose prévertébrale ; elle glisse sur cette aponévrose à l'aide d'un *tissu cellulaire*, dit rétro-pharyngien, dont la laxité facilite ses mouvements (3).

Sur les côtés, les faces latérales du pharynx répondent à cette série d'organes qui traversent le trou déchiré postérieur, le canal carotidien du rocher et le trou condylien antérieur ; ces organes sont logés dans un espace triangulaire à pointe dirigée en avant et qui est limité, en dehors, par le ptérygoïdien interne couché sur la face interne de la branche du maxillaire, et en dedans, par la paroi latérale du pharynx ; ce sont : 1° l'*artère carotide interne* et les rameaux du grand sympathique qui

paroi antérieure et que le pharynx peut être considéré comme une sorte de vestibule commun aux voies digestives et aux voies respiratoires. (Sappey.)

(1) Ainsi, pendant la déglutition, son extrémité inférieure s'élève pour saisir le bol alimentaire qui vient de traverser la cavité buccale ; en ce moment, la longueur du pharynx ne dépasse guère 4 centimètres.

(2) Pendant la déglutition et pendant la phonation, le diamètre transverse du pharynx présente un rétrécissement qui assure la progression du bol alimentaire et exerce une grande influence sur la hauteur et l'intensité du son.

(3) Gillette a signalé la présence de deux ou trois ganglions lymphatiques dans ce tissu cellulaire qui est le siège des abcès rétro-pharyngiens.

l'entourent (canal carotidien) ; 2° les *nerfs glosso-pharyngien, pneumogastrique et spinal* et la *veine jugulaire interne* (qui s'engagent dans le trou déchiré postérieur) ; 3° cet espace contient encore une notable quantité de *tissu cellulaire*, le *ganglion cervical supérieur* du grand sympathique et quelques ganglions lymphatiques (1).

Plus bas, les parties latérales du pharynx répondent non seulement à tous les organes que nous venons de nommer, mais encore à la *carotide externe avec ses branches*, et aux anses nerveuses formées par le glosso-pharyngien, le grand hypoglosse et le laryngé supérieur (2).

B. Partie antérieure. — Pour se faire une idée exacte des organes placés au-devant du pharynx (organes qu'il embrasse par sa concavité et qui forment, en quelque sorte, sa partie antérieure), il faut inciser verticalement et sur la ligne médiane la paroi postérieure du pharynx ; on voit alors que sa partie antérieure est formée, en procédant de haut en bas :

1° Par l'*orifice postérieur des fosses nasales*, orifice quadrilatéral séparé par le bord postérieur de la cloison ;

2° Par la *face supérieure du voile du palais*, formant un plan incliné, curviligne, qui dirige les mucosités nasales vers l'arrièrebouche :

3° Par l'*isthme du gosier*, circonscrit : en haut, par le voile du palais que la luette divise en deux arcades ; de chaque côté, par les piliers de ce voile, limitant un espace triangulaire occupé par l'amygdale ; et en bas, par la base de la langue ;

4° Par l'*orifice supérieur du larynx*, ovalaire, ayant au-devant de lui l'épiglotte, qui, habituellement relevée, s'abaisse, à la manière d'une soupape, au moment de la déglutition et empêche le bol alimentaire de pénétrer dans le larynx ;

5° Par la *face postérieure du larynx*, présentant de chaque côté une gouttière.

C. Surface intérieure. — La surface interne du pharynx peut être vue dans une assez grande étendue sur une

_____

(1) Parmi eux, il en est un plus considérable, placé immédiatement au-dessous de la base du crâne et directement appliqué sur le pharynx.

(2) Sur les côtés du pharynx se trouve appliqué le plexus nerveux pharyngien formé par des branches du glosso-pharyngien, du pneumogastrique et du grand sympathique.

personne dont la bouche est largement ouverte, la langue abaissée et le voile du palais relevé.

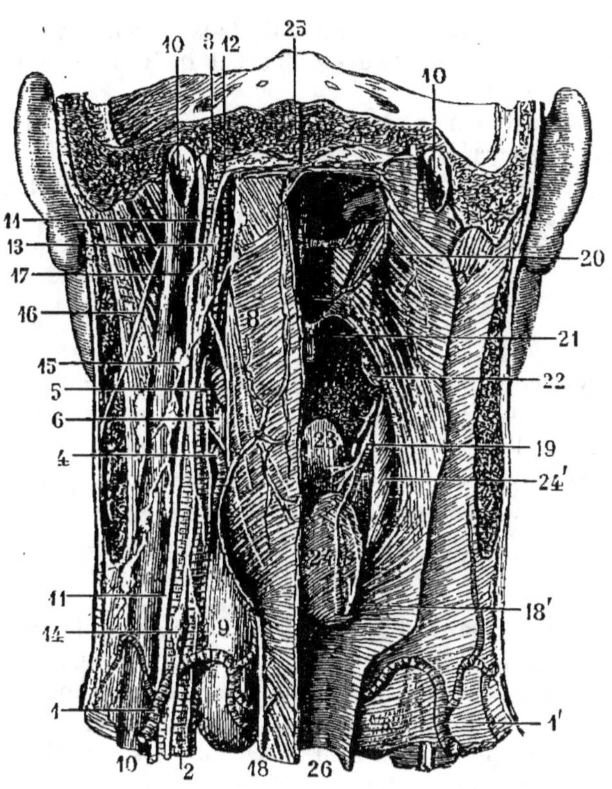

FIG. 24. — Face postérieure du pharynx.

Cet organe a été divisé en deux parties par une section verticale,
la moitié droite a été déjetée en dehors.

1, 1′. Artère thyroïdienne inférieure. — 2. Artère carotide primitive. — 3. Artère carotide externe. — 4. Artère thyroïdienne supérieure. — 5. Artère linguale. — 6. Cartilage thyroïde. — 8. Face postérieure du pharynx. — 9. Corps thyroïde. — 10. Veine jugulaire interne. — 11. Nerf pneumogastrique. — 12, 17. Nerf grand hypoglosse. — 13. Ganglion cervical supérieur du grand sympathique. — 14. Ganglion cervical moyen du même nerf. — 15. Chaîne des ganglions lymphatiques. — 16. Nerf spinal. — 18, 18′. Nerf récurrent. — 19. Nerf laryngé supérieur. — 20. Paroi du pharynx déjetée en dehors. — 21. Luette. — 22. Amygdale. — 23. Épiglotte. — 24. Face postérieure du larynx. — 25. Coupe de l'apophyse basilaire. — 26. Coupe de l'œsophage.

1° Sa *paroi postérieure,* de couleur rosée, présente fréquemment une foule de granulations formées par les glandules de la muqueuse.

2° Ses *parois latérales* présentent, dans un point qui correspond à l'extrémité postérieure du cornet inférieur, *l'orifice de la trompe d'Eustache.*

3° Sa *voûte* est formée par l'apophyse basilaire fortement inclinée en bas et en arrière.

En bas, le *pharynx se continue avec l'œsophage,* leurs limites sont établies par le rétrécissement brusque du conduit et le changement de couleur de la muqueuse qui de rosée devient grise (1).

STRUCTURE.

Le pharynx se compose, comme les autres parties du tube digestif, de trois tuniques superposées qui sont, en procédant de l'extérieur vers l'intérieur : 1° une *couche musculaire;* — 2° une *couche fibreuse;* — 3° une *couche muqueuse.* — De plus, il possède des *glandes,* des *vaisseaux* et des *nerfs.*

Couche musculaire.

La couche musculaire du pharynx occupe toute la longueur de ce conduit et forme une gouttière à concavité antérieure; elle se compose de deux moitiés parfaitement symétriques et ses fibres présentent deux directions différentes : les unes sont *demi-circulaires,* les autres sont *verticales;* les premières forment les **muscles constricteurs** *du pharynx,* au nombre de trois, distingués d'après leur situation en *constricteur inférieur, constricteur moyen* et *constricteur supérieur;* les autres forment les **muscles élévateurs** *du pharynx,* ce sont les *stylo-pharyngiens* et les *pharyngo-staphylins.*

CONSTRICTEURS. — 1° **Constricteur inférieur.** — Ce muscle, mince et aplati, s'insère, en avant, sur les cartilages du larynx par deux faisceaux : l'un, inférieur (*crico-pharyngien*), s'insère sur une petite *facette triangulaire* que présente la face latérale du cartilage cricoïde; l'autre, supérieur (*thyro-pharyngien*),

---

(1) Elle correspond à la cinquième vertèbre cervicale, ou même au disque qui unit la sixième à la septième.

s'insère sur la *ligne oblique du cartilage thyroïde* et sur le *bord supérieur de ce cartilage.*

De ces diverses insertions les fibres se portent en arrière et en dedans, les inférieures horizontalement, les supérieures très obliquement en haut ; arrivées sur la ligne médiane, ces fibres s'entre-croisent avec celles du côté opposé et s'insèrent sur l'*aponévrose pharyngienne.*

Rapports. — Les rapports sont ceux du pharynx : le nerf *récurrent* vient s'engager sous son bord inférieur ; son bord supérieur est longé par le *nerf laryngé supérieur.*

2° **Constricteur moyen.** — Ce muscle, mince, triangulaire, situé au-dessus et un peu en dedans du précédent, s'insère à toute l'étendue de la *lèvre interne du bord supérieur de la grande corne de l'os hyoïde et à sa petite corne;* de là, toutes ses fibres se portent, en divergeant, en arrière et en dedans, et, arrivées sur la ligne médiane, elles s'entre-croisent avec celles du côté opposé et même avec celles du constricteur inférieur, et s'insèrent sur l'*aponévrose pharyngienne.*

La face externe de ce muscle répond : en dehors, au muscle hyo-glosse, qui s'insère sur la lèvre externe de la grande corne de l'os hyoïde (l'artère linguale passe entre ces deux muscles) ; et en arrière, au constricteur inférieur, qui la recouvre en grande partie.

3° **Constricteur supérieur.** — À peu près quadrilatéral, ce muscle occupe la partie supérieure du pharynx; il s'insère : 1° sur l'*aponévrose du voile du palais;* — 2° sur la partie inférieure du bord postérieur de l'*aile interne de l'apophyse ptérygoïde* et sur tout le *crochet* qui la termine; — 3° sur l'*aponévrose buccinato-pharyngienne* (1); — 4° à la partie la plus reculée de la *ligne myloïdienne;* — 5° sur les côtés de la *base de la langue.*

De ces diverses insertions, les fibres se portent à peu près horizontalement en dedans et en arrière, s'entre-croisent sur la ligne médiane et s'insèrent sur l'aponévrose pharyngienne.

______

(1) Bandelette fibreuse étendue du crochet de l'apophyse ptérygoïde à l'extrémité postérieure de la ligne myloïdienne du maxillaire inférieur ; cette aponévrose fournit des insertions aux muscles constricteur supérieur et au buccinateur et les sépare.

Les **rapports** sont ceux du pharynx.

MUSCLES ÉLÉVATEURS. — 1° **Stylo-pharyngien**. — Ce muscle

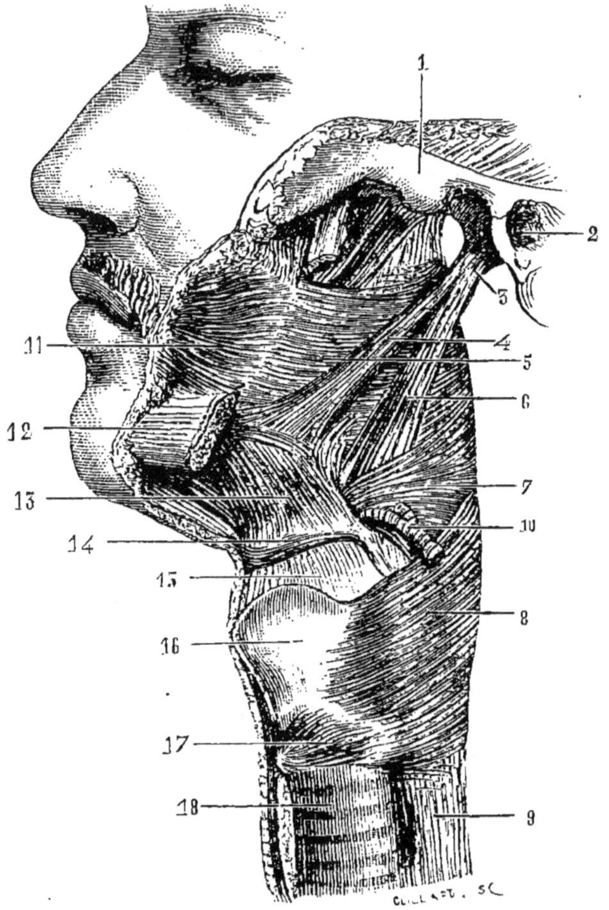

FIG. 25. — Pharynx vu sur le côté.

1. Arcade zygomatique. — 2. Conduit auditif externe. — 3. Apophyse styloïde. — 4. Muscle stylo-glosse. — 6. Muscle stylo-pharyngien. — 5. Muscle constricteur supérieur du pharynx, séparé en avant, par l'aponévrose buccinato-pharyngienne, du muscle buccinateur (11). — 7. Constricteur moyen. — 8. Constricteur inférieur. — 9. Œsophage. — 10. Artère linguale. — 11. Buccinateur. — 12. Maxillaire inférieur. — 13. Hyo-glosse. — 14. Os hyoïde. — 15. Membrane thyro-hyoïdienne. — 16. Cartilage thyroïde. — 17 Muscle crico-thyroïdien. — 18. Trachée.

s'insère à la partie supérieure et interne de l'*apophyse styloïde;* de là ses fibres descendent sur les parties latérales du pharynx, s'engagent au-dessous du constricteur moyen et vont s'insérer au *bord supérieur du cartilage thyroïde et à sa grande corne.*

2° Pharyngo-staphylin. — Ce muscle a été décrit avec le voile du palais.

Muscles surnuméraires. — On a signalé un faisceau qui, de la face inférieure du rocher, va se jeter dans le constricteur supérieur, c'est le *pétro-pharyngien,* etc.

Couche fibreuse ou aponévrose pharyngienne.

Mince, mais résistante, cette aponévrose a la forme du pharynx, dont elle représente le squelette.

En haut, elle se fixe à *l'apophyse basilaire* par sa partie moyenne, et *au rocher* par ses parties latérales.

En avant, elle se fixe de haut en bas : 1° au bord postérieur de l'aile interne de l'apophyse ptérygoïde ; 2° elle s'étend du crochet de cette apophyse à la ligne myloïdienne, en formant l'*aponévrose buccinato-pharyngienne;* 3° à la partie postérieure de la ligne myloïdienne ; 4° à l'os hyoïde ; 5° à la membrane thyro-hyoïdienne ; 6° à tout le bord postérieur du cartilage thyroïde ; 7° à la face postérieure du cartilage cricoïde.

Sa *surface externe* est recouverte par les constricteurs, auxquels elle donne insertion sur la ligne médiane ; ces muscles laissent à découvert sa partie supérieure, où elle se présente à nu sous forme de deux petits festons nommés *aponévroses céphalo-pharyngienne et pétro-pharyngienne.*

Sa *surface interne* est tapissée par la muqueuse (1).

Muqueuse, glandes, vaisseaux et nerfs.

La **muqueuse** tapisse la face interne de l'aponévrose et se continue sans ligne de démarcation avec toutes les muqueuses voisines.

____

(1) Cette aponévrose représente l'origine de la tunique celluleuse du tube digestif.

Épaisse sous l'apophyse basilaire (1), elle est plus mince dans sa portion buccale, et présente sur la face postérieure du larynx des plis faciles à déplacer.

Cette muqueuse se compose : 1° d'un derme ; 2° d'une couche épithéliale ; 3° de glandes.

1° Le *derme* de la muqueuse est formé par du tissu conjonctif uni à d'assez nombreuses fibres élastiques. Ce derme est plus épais dans la partie supérieure du pharynx que dans sa partie inférieure.

2° L'*épithélium* diffère complètement dans la moitié supérieure du pharynx et dans sa moitié inférieure. — Dans sa moitié supérieure, qui répond aux fosses nasales et qui n'est en rapport qu'avec de l'air, c'est un *épithélium cylindrique stratifié à cils vibratiles*, semblable à celui qui tapisse les fosses nasales et la trompe d'Eustache. — Dans sa moitié inférieure, qui est parcourue par les aliments, c'est un *épithélium pavimenteux stratifié*, dont les cellules superficielles sont polygonales, tandis que les profondes sont arrondies ou allongées, disposition en rapport avec les pressions qu'il supporte.

Glandes. — Il existe dans la muqueuse du pharynx deux sortes de glandes (2) : des *glandes en grappe* et des *glandes folliculeuses*.

1° Les *glandes en grappe* dont le volume varie de 1/2 à 2 millimètres occupent principalement la partie supérieure ou respiratoire de la muqueuse.

2° Les *glandes folliculeuses* sont disséminées dans les deux tiers supérieurs de la muqueuse, elles ressemblent aux follicules clos de la base de la langue et des amygdales (3).

Leur structure est la même que celle de ces follicules.

Vaisseaux et nerfs. — Les **artères** sont : la *pharyngienne inférieure*, branche de la carotide externe, et la *pharyngienne supérieure*, branche de la maxillaire interne ; en outre, le pha-

---

(1) Où elle est fréquemment le point de départ de polypes dits naso-pharyngiens.

(2) Ces glandes, ainsi que la muqueuse qui les avoisine, sont fréquemment enflammées d'une manière chronique, chez les fumeurs, les buveurs, les orateurs (*angine glanduleuse*).

(3) Elles existent en grand nombre en arrière de l'orifice de la trompe d'Eustache où elles forment l'amygdale pharyngienne de Frey.

rynx reçoit quelques rameaux de la *palatine inférieure* et des *thyroïdiennes*.

Les **veines** forment sur la face postérieure du pharynx un lacis très remarquable dont les branches terminales se jettent dans la veine jugulaire interne.

Les **lymphatiques** sont nombreux et proviennent de la muqueuse : les plus élevés se jettent dans le ganglion situé au-dessous de la base du crâne ; les plus inférieurs dans les ganglions carotidiens.

Les **nerfs** viennent du plexus pharyngien formé par les anastomoses des nerfs glosso-pharyngien, pneumogastrique, spinal et grand hypoglosse.

Usages. — Vestibule commun aux voies digestive et respiratoire, le pharynx est traversé par les aliments et par l'air atmosphérique et il présente dans chacun de ces actes une disposition particulière ; aussi est-il impossible d'avaler et de respirer simultanément.

Pendant la respiration, le pharynx est immobile et béant ; l'air, appelé par la dilatation du thorax, se précipite dans le pharynx, à travers la bouche et les fosses nasales (1), le traverse et pénètre dans le larynx dont l'orifice est largement ouvert, car en ce moment l'épiglotte est relevée.

Le pharynx agit énergiquement *pendant la déglutition*, il préside à son second temps, et voici comment se passent les choses : Au moment où le bol alimentaire atteint l'isthme du gosier, il survient dans les muscles du plancher de la bouche et dans ceux du pharynx une contraction énergique et simultanée par laquelle l'extrémité inférieure du pharynx vient à la rencontre de l'aliment et le saisit ; puis, la contraction musculaire cessant, le pharynx reprend ses dimensions et sa position, le bol alimentaire se trouve ainsi porté à l'entrée de l'œsophage et le second temps de la déglutition est terminé.

Mais, de plus, il faut remarquer que le pharynx étant fixé sur le larynx par l'insertion de ses muscles sur les cartilages de ce conduit, *le larynx s'élève en même temps que le pharynx* (2). Or, non seulement il est élevé, mais il est encore projeté en avant. Comme en même temps la base de la langue se porte en arrière, il en résulte que l'épiglotte bascule, s'abaisse, ferme l'orifice supérieur du larynx et empêche la pénétration des aliments dans les voies aériennes.

En même temps, le voile du palais se redresse, ses piliers se rapprochent et la paroi postérieure du pharynx s'appliquant sur eux, il en

(1) Ou par les fosses nasales seules si la bouche est fermée.
(2) Notez que cette élévation est surtout produite par les muscles de la région sous-hyoïdienne.

résulte que la partie supérieure ou nasale du pharynx se trouve séparée de sa partie inférieure ou buccale, et qu'*au moment de la déglutition, le pharynx, réduit à sa moitié inférieure, présente un canal très court ouvert seulement du côté de la bouche et du côté de l'œsophage.*

ŒSOPHAGE.

L'œsophage est un conduit musculo-membraneux étendu du pharynx à l'estomac; il occupe successivement le cou, le thorax et la partie supérieure de l'abdomen.

Il commence au niveau de l'extrémité inférieure du pharynx (ce point correspond au corps de la sixième vertèbre cervicale) et il se termine au niveau du cardia qui répond au côté gauche de la onzième vertèbre dorsale.

La **longueur** de l'œsophage est d'environ 22 à 25 centimètres (1).

Direction. — Elle est verticale, mais non rectiligne. Situé à son origine sur la ligne médiane, l'œsophage se dévie pour se porter à gauche et dépasse le bord gauche de la trachée. A son entrée dans le thorax il s'incline à droite, atteint la ligne médiane, puis s'incline de nouveau à gauche pour traverser le diaphragme et se jeter dans l'estomac (2).

Calibre. — Il n'est pas uniforme : l'œsophage se rétrécit légèrement depuis son origine jusqu'au point qui correspond à la quatrième vertèbre dorsale, et augmente à partir de ce point jusqu'à sa terminaison (3).

Le diamètre de cette partie rétrécie est de 20 millimètres, celui de la partie supérieure de 22, et celui de la partie inférieure de 26 (4).

(1) Comme il existe entre l'arcade dentaire supérieure et l'extrémité inférieure du pharynx une longueur de 15 centimètres, on voit que la sonde œsophagienne doit parcourir un trajet de 40 centimètres avant de pénétrer dans l'estomac. (Tillaux.)

(2) Ces inflexions n'opposent point d'obstacle au cathétérisme lorsque l'œsophage est sain, mais elles favorisent la production des fausses routes sur un œsophage malade.

(3) Le point le plus étroit correspondant à la quatrième vertèbre dorsale, c'es surtout à ce niveau que s'arrêtent les corps étrangers trop volumineux pour traverser ce conduit.

(4) Mouton, prenant le moule de l'œsophage, n'a pas rencontré des dimensions

Division et rapports. — On divise l'œsophage en trois parties : A. portion cervicale ; — B. portion thoracique ; — C. portion abdominale.

A. **Portion cervicale.** — Elle répond. *En avant*, à la trachée, à laquelle l'unit un tissu cellulaire très lâche, elle la déborde légèrement à gauche (1).

En arrière, l'œsophage répond aux muscles prévertébraux qui le séparent de la colonne vertébrale ;

Latéralement, aux lobes du corps thyroïde, aux artères thyroïdiennes inférieures et aux nerfs récurrents, surtout à celui du côté gauche et médiatement à la gaîne des vaisseaux du cou.

B. **Portion thoracique.** — Situé dans le médiastin postérieur, l'œsophage répond : *En avant*, à la bifurcation des bronches et à l'origine de la bronche gauche (2), plus bas, au péricarde.

En arrière, il répond au canal thoracique et à la grande veine azygos, aux artères intercostales droites et à des ganglions lymphatiques qui le séparent de la colonne vertébrale ;

A droite, au feuillet droit du médiastin ;

A gauche, à la crosse de l'aorte et aux artères qui en naissent. D'abord placée à gauche de l'œsophage, l'aorte se porte bientôt en arrière de ce conduit.

De plus, dans le thorax, les deux nerfs pneumogastriques s'accolent à l'œsophage, le gauche en avant et le droit en arrière.

C. **Portion diaphragmatique.** — L'œsophage traverse l'orifice du diaphragme qui lui est destiné et va se continuer avec l'estomac ; dans cette portion qui n'a guère que 2 à 3 centimètres de long, il répond au bord postérieur du foie et au péritoine.

---

aussi considérables ; ainsi la partie rétrécie n'aurait jamais plus de 18 millimètres. — Les olives qui terminent les bougies œsophagiennes doivent avoir 14 millimètres de diamètre.

(1) Ce rapport explique pourquoi l'œsophagotomie doit être pratiquée sur le ôté gauche ; comment la trachée constitue le guide le plus sûr dans cette opération ; comment enfin, un corps étranger arrêté dans l'œsophage peut agir sur la trachée au point de déterminer des accès de suffocation et faire croire à la présence du corps étranger dans les voies aériennes.

(2) On a souvent vu le cancer de l'œsophage ouvrir cette bronche.

STRUCTURE. — L'œsophage se compose de *trois tuniques* emboîtées l'une dans l'autre : l'une, externe ou *musculeuse ;* la deuxième, moyenne ou *celluleuse ;* la troisième, interne ou *muqueuse.*

1° La **tunique musculeuse** se compose de deux plans de fibres : les unes, superficielles et longitudinales ; les autres, profondes et circulaires.

Les *fibres longitudinales* sont d'un rouge foncé et naissent par trois faisceaux en forme de bandes ; deux d'entre eux se détachent du constricteur inférieur du pharynx, et le troisième, plus volumineux, de la face postérieure du cartilage cricoïde. Ces faisceaux se fusionnent bientôt en une couche uniforme qui se continue, inférieurement, avec les fibres longitudinales de l'estomac (1).

Les *fibres circulaires* sont plus minces et plus pâles que les précédentes. Les fibres qui forment cette tunique musculaire sont rouges et striées dans la partie supérieure de l'œsophage, pâles et lisses dans sa partie inférieure (2).

2° **Couche celluleuse.** — Mince et très lâche, elle est formée de tissu conjonctif entremêlé de fibres élastiques.

3° **Couche muqueuse.** — Elle est blanche et présente des plis longitudinaux qui s'effacent par la distension. Cette muqueuse se compose : 1° d'un *derme* formé par du tissu conjonctif et des fibres élastiques ; — 2° d'une couche d'*épithélium pavimenteux stratifié*, semblable à celui de la cavité buccale et de la partie inférieure du pharynx.

Cette muqueuse renferme de petites *glandes en grappe*, plus nombreuses dans la partie inférieure du conduit que dans sa partie supérieure.

Vaisseaux et nerfs. — Les artères, très grêles, portent le nom d'œsophagiennes et proviennent : les supérieures, de la thy-

---

(1) Quelques fibres se détachent de la tunique musculaire de l'œsophage pour se porter sur la bronche gauche (*muscle broncho-œsophagien*), sur l'aorte, d'autres encore sur le diaphragme.

- (2) Cette tunique musculaire est fréquemment, surtout chez les hystériques, le siège de contractions spasmodiques qui peuvent faire croire à un rétrécissement du canal, et ces spasmes ont été nommés *œsophagisme*.

roïdienne inférieure; les moyennes, de l'aorte thoracique, et les inférieures de la coronaire stomachique.

Les *veines* forment dans la couche celluleuse un plexus assez riche dont les rameaux se jettent dans les veines voisines.

Les *lymphatiques* naissent de la muqueuse et aboutissent aux ganglions voisins.

Les *nerfs* sont fournis par le pneumogastrique; quelques filaments proviennent du grand sympathique.

Fonctions. — L'œsophage transporte les aliments du pharynx dans l'estomac, il préside au troisième temps de la déglutition; la progression du bol alimentaire s'effectue dans l'œsophage comme dans l'intestin, par le mouvement péristaltique.

ESTOMAC.

L'estomac est ce vaste renflement, intermédiaire à l'œsophage et a l'intestin grêle, dans lequel les aliments s'accumulent et séjournent pour y subir la chymification.

Situation. — L'estomac, placé au-dessous du diaphragme et du foie, au-dessus de l'intestin grêle. et de l'arc transverse du ôlon, occupe l'*hypocohndre gauche* et l'*épigastre*.

Volume. — Très variable suivant son état de vacuité ou de plénitude. Son diamètre transverse est d'environ 20 centimètres, et l'antéro-postérieur de 8 à 10. — La *surface* développée de l'estomac a été évaluée à plus d'un mètre carré; sa *capacité* à près de 3 litres, et son *poids total* à 200 grammes (1).

Forme. — L'estomac est généralement comparé à une *cornemuse*, ou mieux encore, suivant Sappey, à un *cône*, dont la base arrondie occupe l'hypochondre gauche et dont l'axe décrit une légère courbe à concavité supérieure.

Cette forme permet de considérer à l'estomac :

Deux faces, l'une antéro-supérieure et l'autre postéro-inférieure ;

Deux bords, l'un supérieur ou petite courbure, l'autre inférieur, ou grande courbure ;

(1) Une abstinence prolongée diminue son volume, tandis qu'il augmente chez les gros mangeurs. et surtout lorsqu'un rétrécissement du pylore force les aliments à séjourner dans sa cavité.

Deux extrémités, distinguées en grosse tubérosité ou grand cul-de-sac et en petite tubérosité ou petit cul-de-sac;

Deux orifices, l'un qui le fait communiquer avec l'œsophage (*cardia*) et l'autre avec le duodénum (*pylore*).

FACES. — **Face antéro-supérieure**. — Convexe et lisse parce qu'elle est tapissée par le péritoine, cette face tend à devenir supérieure à mesure que l'estomac se remplit (1). Elle

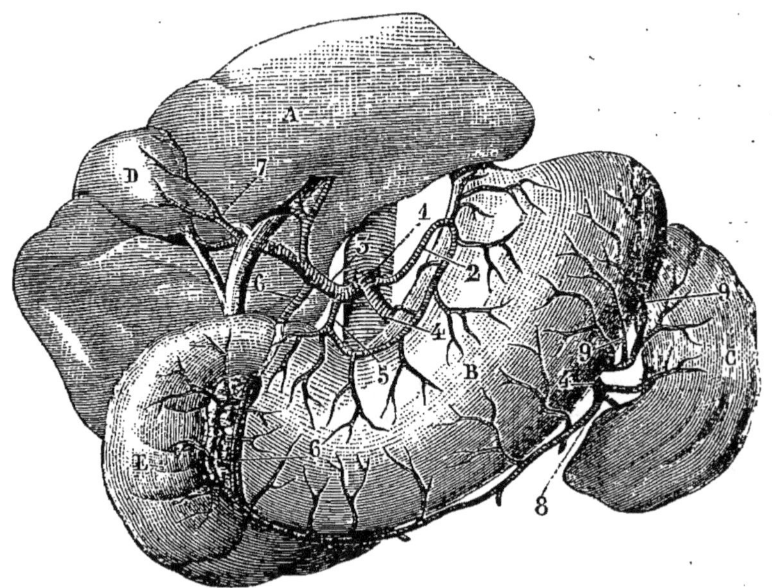

FIG. 26.

A. Foie. — B. Estomac. — C. Rate. — D. Vésicule. — E. Duodénum.

1. Tronc cœliaque se divisant en trois branches. — 2. Artère coronaire stomachique. — 3. Artère hépatique. — 4. Artère splénique. — 5. Artère pylorique (branche de l'hépatique). — 6. Artère gastro-épiploïque droite. — 7. Artère cystique (branche de l'hépatique). — 8. Artère gastro-épiploïque gauche (branche de la splénique). — 9, 9. Vaisseaux courts (branches de la splénique) se rendant à la grosse tubérosité de l'estomac.

répond directement : 1° à la *paroi abdominale antérieure*, dans le creux épigastrique ; 2° plus haut, à la *face inférieure du foie ;* 3° aux *six dernières côtes gauches* dont elle est séparée par les

____

(1) Car alors cet organe tourne autour de son axe transversal.

insertions du diaphragme et du muscle transverse ; 4° plus haut
encore au diaphragme (1).

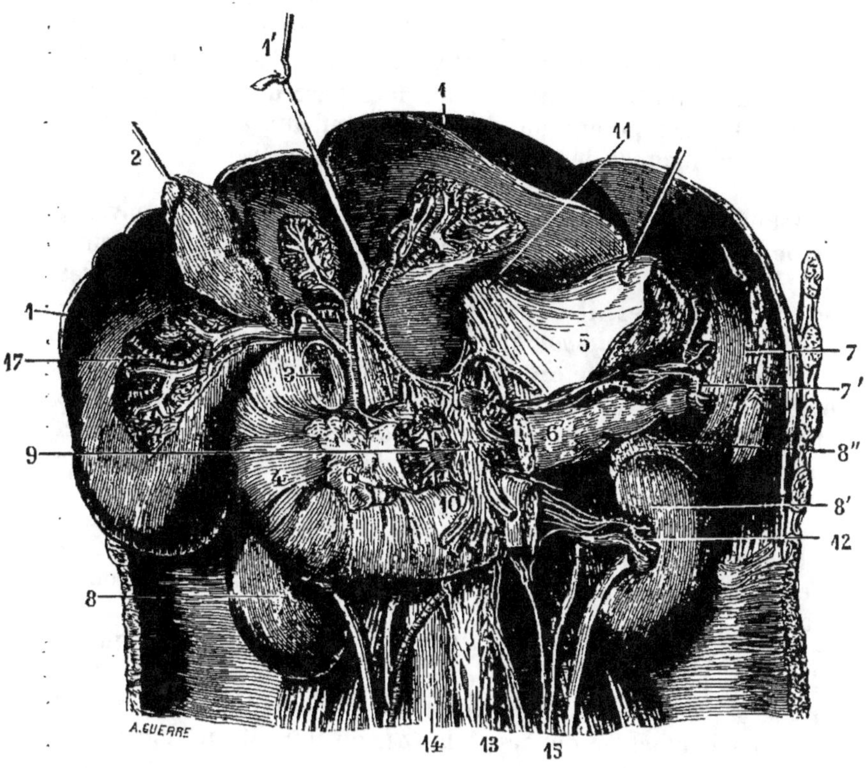

FIG. 27. — Rapports de la face profonde de l'estomac.

1, 1. Face inférieure du foie. — 1'. Crochet engagé dans le ligament suspenseur du
foie de manière à relever cet organe. — 2. Crochet engagé dans la vésicule
biliaire. — 3. Section de l'estomac pratiquée au niveau du pylore. — 4. Duodénum dont on voit nettement les trois portions embrassant la tête du pancréas.
— 5. Estomac enlevé presque en totalité afin de montrer les organes qu'il recouvre.
— 6. Tête du pancréas. — 6'. Queue du pancréas : on a enlevé la partie moyenne
de cette glande afin de montrer le plexus solaire et les vaisseaux qu'il recouvre.
— 7. Rate. — 7'. Vaisseaux spléniques. — 8, 8'. Reins. — 8''. Capsule surrénale.
— 9. Plexus solaire. — 10. Artère mésentérique supérieure. — 11. Filets terminaux du nerf pneumogastrique gauche se répandant sur la face antérieure de
l'estomac. — 12. Vaisseaux du rein. — 13. Aorte abdominale enlacée par les
filets du grand sympathique. — 14. Veine cave inférieure. — 15. Uretère et
vaisseaux spermatiques.

(1) Les rapports de l'estomac, moyennement distendu, avec la paroi abdominale antérieure, sont ainsi limités par Sappey : *en haut*, une ligne horizontale

La face postéro-inférieure tend à devenir directement inférieure au fur et à mesure de la distension de l'estomac, elle répond, de bas en haut : 1° au *mésocôlon transverse* qui la sépare de l'intestin grêle ; 2° à la *troisième portion du duodénum* et aux *vaisseaux mésentériques* qui croisent cette portion du duodénum ; 3° au *pancréas* qui la sépare du plexus solaire, de l'aorte, des piliers du diaphragme et aux *vaisseaux spléniques* qui longent le bord supérieur du pancréas.

BORDS. — **Le bord inférieur ou grande courbure**, convexe, arrondi, s'applique d'autant plus fortement sur la paroi abdominale que l'estomac est plus distendu. — Longé par les artères gastro-épiploïques, il donne insertion aux deux feuillets antérieurs du *grand épiploon* et répond à *l'arc transverse du côlon.*

Le bord supérieur ou petite courbure, étendu du cardia au pylore, est concave, longé par les artères coronaire stomachique et pylorique ; il donne insertion aux deux feuillets de *l'épiploon gastro-hépatique*, et répond au *lobe de Spigel*, au *tronc cœliaque* avec ses branches, et au *plexus solaire.*

EXTRÉMITÉS. — **Grosse tubérosité ou grand cul-de-sac.** — C'est un renflement qui comprend toute la portion de l'estomac placée à gauche du cardia (1) ; il occupe l'hypochondre gauche et répond : en avant, à la face inférieure du *diaphragme* qui la sépare du poumon, et aux *six dernières* côtes ; en arrière, au *pancréas*, à la *capsule surrénale* et au sommet du *rein gauche;* enfin, en haut et en dehors, à la *rate* qui lui est fortement unie par l'épiploon gastro-splénique et par les vaisseaux courts (2).

Petite tubérosité ou petit cul-de-sac. — C'est un petit renflement situé à l'extrémité droite de l'estomac, au-dessous du pylore ; il répond : en avant, à la *paroi abdominale* à peu près au niveau de la limite de l'épigastre et de l'hypochondre droit ; en arrière, à la tête du pancréas ; en haut, au *pylore* et à la *face inférieure du foie;* en bas, au *côlon transverse.* Mais ces rapports

passant à un travers de doigt au-dessous du sommet de l'appendice xiphoïde ; *en bas*, une ligne parallèle à la précédente passant à 2 centimètres au-dessus de l'ombilic ; *à droite*, une ligne verticale descendant de la partie moyenne du rebord des six dernières côtes.

(1) On l'a comparée à la panse des ruminants.

(2) Lorsque l'estomac est distendu, la rate lui est immédiatement accolée.

sont sujets à de très grandes variétés, car l'extrémité pylorique de l'estomac est la partie la plus mobile de ce viscère.

ORIFICES. — Ils répondent aux deux extrémités de la petite courbure.

1° L'**orifice supérieur ou cardia** (χαρδία, cœur) fait communiquer l'estomac avec l'œsophage, sa limite n'est marquée que par la différence de calibre; en avant, il répond au *bord postérieur du foie* qui est échancré pour le recevoir, le péritoine se réfléchit sur tout son pourtour pour se porter du diaphragme sur l'estomac; il est entouré par les branches de la coronaire stomachique et par les nerfs pneumogastriques qui s'appliquent sur ses faces antérieure et postérieure.

L'**orifice inférieur ou pylore** (πύλη, porte; οὖρος, gardien) est situé entre l'extrémité droite de la petite courbure et le petit cul-de-sac; ses rapports sont les mêmes que ceux de ce cul-de-sac.

CONFORMATION INTÉRIEURE. — La **cavité de l'estomac** reproduit exactement la forme extérieure de cet organe; elle est parcourue par des *plis* qui s'effacent par la distension et présente une *couleur d'un blanc cendré.*

Le *cardia*, remarquable par sa direction horizontale et par les plis rayonnés qui l'entourent, présente aussi un changement de coloration dans les muqueuses qui, rosée dans l'œsophage est cendrée dans l'estomac; mais il n'existe, en ce point, aucune valvule.

Le *pylore* regarde obliquement à droite et en arrière; il est beaucoup plus étroit que le cardia, car il est circonscrit par une valvule annulaire dont l'orifice central permet à peine l'introduction du petit doigt : c'est la *valvule pylorique.*

Structure.

L'estomac se compose de *quatre couches* ou *tuniques* qui sont, en procédant de l'extérieur vers l'intérieur : 1° une couche *séreuse;* — 2° une couche *musculeuse;* — 3° une couche *celluleuse;* — 4° une couche *muqueuse.*

Il comprend encore des *glandes*, des *vaisseaux* et des *nerfs.*

1° **Couche séreuse ou péritonéale.** — L'estomac est logé entre deux lames du péritoine qui s'appliquent, l'une, sur sa face antérieure, l'autre, sur sa face postérieure. Ces lames le rattachent à tous les organes voisins, de plus elles facilitent ses variations de volume et ses déplacements. En effet, chacune d'elles est intimement unie à la partie moyenne de la face qui lui correspond, mais au delà de cette partie moyenne elle est fort peu adhérente, de telle sorte que lorsque l'estomac se développe il écarte aisément, sur toute sa circonférence, les deux lames du péritoine entre lesquelles il est placé.

Ces deux lames se juxtaposent sur tout le pourtour de l'estomac pour former, au niveau de la petite courbure, l'*épiploon gastro-hépatique;* au niveau de la grande courbure, le *grand épiploon;* au niveau de la grosse tubérosité, l'*épiploon gastro-splénique* (voy. PÉRITOINE).

2° Tunique musculeuse. — Contrairement à ce qui a lieu dans les autres parties du tube digestif, où elles sont simplement longitudinales et circulaires, les fibres musculaires de l'estomac présentent trois directions (ce qui tient au volume de l'estomac): elles sont *longitudinales, circulaires* et *elliptiques;* du reste l'existence de ses trois couches ne peut être démontrée que sur certains points de l'estomac.

Les *fibres longitudinales* sont les plus superficielles : les unes prolongent les fibres longitudinales de l'œsophage et se divisent en deux nattes qui suivent, d'une part, la petite courbure de l'estomac (*cravate de Suisse*), et, d'autre part, s'épanouissent sur la grosse tubérosité; les autres sont la suite des fibres longitudinales du duodénum, elles se prolongent sur l'extrémité correspondante de l'estomac, mais cessent bientôt.

Les *fibres circulaires,* situées au-dessous des précédentes, forment la couche la plus régulière; toutefois cette couche est très mince, sauf au niveau du pylore où elle acquiert une épaisseur considérable qui constitue le *sphincter pylorique* (charpente de la valvule pylorique).

Les *fibres elliptiques* qui forment la troisième couche, sont plus difficiles à démontrer; ces fibres embrassent dans leur ellipse la grosse tubérosité et la grande courbure; de même que les fibres circulaires, elles continuent le plan circulaire de l'œsophage et prennent des directions différentes en raison de la différence de volume qui existe entre l'œsophage et l'estomac.

La couche musculaire de l'estomac possède une *épaisseur* très inégale; elle a 2 ou 3 millimètres sur le pylore et seulement

1/4 de millimètre au sommet du grand cul-de-sac et 1 millimètre sur les faces.

Elle se compose de *fibres musculaires lisses.*

3° Couche celluleuse. — Ce n'est autre chose qu'une lame
de tissu conjonctif mêlé de fibres élastiques, semblable à celle
que l'on rencontre au-dessous de toutes les muqueuses. Elle est
parcourue par de nombreux vaisseaux et nerfs qui s'y ramifient
avant de pénétrer dans la muqueuse (1).

4° Couche muqueuse. — La muqueuse est une membrane
molle (2), d'un gris cendré chez l'adulte, rosée chez l'enfant,
mais *pendant la digestion elle devient rouge et turgescente* en
raison de l'afflux sanguin dont elle est en ce moment le siège.

Sa surface libre est à peu près lisse, parcourue par de grands
plis qui s'effacent par la distension ; de plus elle offre quelques
papilles vers le cardia, quelques villosités vers le pylore (3).
Cette surface est subdivisée en *mamelons* peu accentués et assez
larges (de 1 à 8 millimètres carrés).

L'*épaisseur* de cette muqueuse a été diversement appréciée :
elle est, en moyenne, de 1 millimètre, un peu plus épaisse vers
le pylore, un peu plus mince vers le cardia.

STRUCTURE. — La muqueuse se compose : 1° d'un derme ; —
2° d'une couche épithéliale ; — 3° d'un nombre immense de
glandes.

1° Derme de la muqueuse. — Formé par un mélange de
tissu conjonctif et de fibres musculaires lisses, ce derme représente un plan horizontal d'où s'élèvent de minces lamelles qui
s'engagent entre les glandes et viennent proéminer dans certains
points sous forme de *papilles* et de *villosités.* Sa surface libre
est tapissée par une couche homogène, amorphe et transparente
qui est immédiatement en rapport avec l'épithélium.

2° L'épithélium de la muqueuse se compose de *cellules cylindriques* ou *coniques* disposées sur une seule couche (cet épithélium se prolonge jusqu'au fond des glandes à mucus, tandis

---

(1) Cette couche peut s'œdématier et s'indurer.
(2) Elle s'altère très rapidement après la mort.
(3) Ces villosités, dont l'existence a été contestée, sont bien moins évidentes
que dans l'intestin ; Sappey dit n'en avoir jamais rencontré.

qu'il s'arrête à l'entrée des glandes à pepsine); il diffère complètement de l'épithélium de l'œsophage qui est pavimenteux stratifié, et la ligne de démarcation qui les sépare présente, au
niveau du cardia, un aspect dentelé.

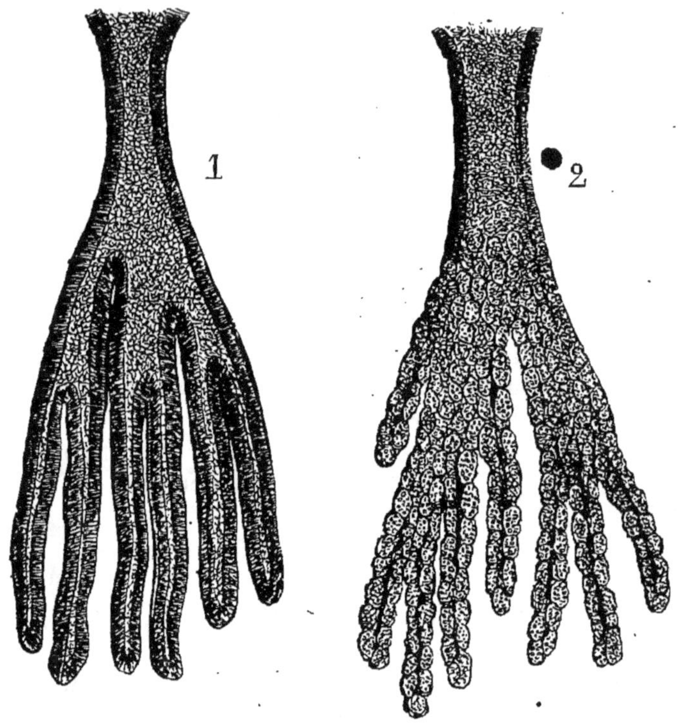

Fig. 28. — Glandes de l'estomac.

1. Glandes à mucus.   2. Glandes à pepsine (composées).

3° **Glandes de la muqueuse.** — Leur nombre est immense
et évalué par Sappey à 5 millions. Elles sont de deux
espèces.

Les unes, *glandes à mucus*, sont préposées à la sécrétion du
mucus qui lubrifie la surface de l'estomac comme celle de toutes
les muqueuses.

Les autres, *glandes à pepsine*, sont spéciales à l'estomac, car
elles président à la sécrétion de la pepsine (1).

(1) La pepsine est l'agent chimique qui attaque les aliments dans l'estomac.

Glandes à pepsine. — Elles sont innombrables, occupent toute la surface de la muqueuse de l'estomac, sauf peut-être le voisinage du pylore où l'on ne rencontre guère que des glandes à mucus; elles ont la forme de *tubes* disposés perpendiculairement à la surface de la muqueuse et presque juxtaposés. Longs de 1 millimètre environ, ces tubes présentent un orifice qui s'ouvre à la surface de la muqueuse et un sommet fermé, disposé en massue, en crochet, etc., qui s'appuie sur le derme de la muqueuse, dont nous avons signalé les prolongements entre ces tubes.

Quelques glandes à pepsine, au lieu d'être des tubes simples, se divisent profondément en plusieurs culs-de-sac secondaires, d'où le nom de glandes ramifiées.

Structure. — Les glandes à pepsine se composent d'une membrane amorphe, mince et transparente, remplie intérieurement de cellules à noyaux, arrondies ou polygonales, finement granulées; ces cellules, dites à pepsine, remplissent toute la cavité du tube (1) : ce sont elles qui renferment la pepsine et sont déversées en grand nombre à la surface de l'estomac pendant la digestion.

Glandes à mucus. — Bien moins nombreuses que les précédentes, ces glandes, que l'on ne rencontre guère que *dans le voisinage du pylore*, sont formées d'une paroi propre tapissée dans toute son étendue par une couche d'épithélium cylindrique (2).

On a encore signalé, vers le pylore, l'existence de quelques glandes en grappe semblables à celles que nous décrirons dans le duodénum.

Vaisseaux et nerfs. — Les **artères** de l'estomac viennent toutes du tronc cœliaque; appliquées aux bords de l'estomac, entre les deux feuillets du péritoine, elles se composent : 1° de la *coronaire stomachique* et de la *pylorique* sur la petite cour-

---

(1) L'épithélium cylindrique qui tapisse la surface de l'estomac s'arrête à peu près à l'entrée des glandes à pepsine.

(2) Ainsi donc tandis que l'épithélium cylindrique qui tapisse la surface de l'estomac s'arrête à l'entrée des glandes à pepsine où il est remplacé par les cellules à pepsine, il se prolonge sur toute la surface interne des glandes à mucus.

bure ; 2° des *gastro-épiploïques* sur la grande courbure ; 3° des *vasa breviora* sur la grosse tubérosité. De ce cercle artériel partent des artères secondaires qui pénètrent entre les membranes de l'estomac, se ramifient entre les glandes, irriguent leurs parois et, arrivées à la surface de l'estomac, s'anastomosent en formant des mailles polygonales qui circonscrivent les orifices de ces glandes.

Les **veines** nées de ces capillaires forment un large réseau dans le tissu sous-muqueux et aboutissent aux troncs veineux qui accompagnent les artères ; ces troncs vont, plus loin, concourir à la formation de la veine porte.

Les **vaisseaux lymphatiques** sont disposés en deux réseaux, l'un superficiel ou sous-épithélial et l'autre sous-muqueux ; les troncs nés de ces réseaux se jettent dans les petits ganglions placés sur les courbures de l'estomac.

Les **nerfs** proviennent de deux sources : 1° des *pneumogastriques* (celui du côté gauche s'applique sur la face antérieure de l'estomac et celui du côté droit sur sa face postérieure) ; 2° du *grand sympathique,* par l'intermédiaire du plexus solaire qui envoie des rameaux autour de toutes les artères voisines.

Usages. — L'estomac préside à cet acte des phénomènes digestifs désigné sous le nom de *chymification.* Pour cela : 1° il reçoit l'aliment ; 2° il lui imprime des mouvements ; 3° il agit sur lui chimiquement ; 4° il offre aux substances chymifiées une large surface d'absorption.

1° *De l'estomac comme agent de réception.* — Les aliments ne traversent pas l'estomac comme l'œsophage, ils y séjournent pendant un certain temps (deux à trois heures) ; au fur et à mesure qu'ils arrivent dans sa cavité, l'estomac se dilate, glisse entre les deux lames du péritoine, distend la cavité abdominale, et exécute, comme nous l'avons vu, un mouvement de rotation autour de son axe.

2° *Mouvements de l'estomac.* — Pendant que les aliments sont contenus dans l'estomac, cet organe se contracte, et par ses contractions il assure le mélange du suc gastrique avec les aliments, il achève l'action de la mastication (1) ; enfin, il pousse dans l'intestin la masse alimentaire chymifiée.

La direction variée des fibres musculaires de l'estomac explique les

(1) Chez les oiseaux, la tunique musculaire de l'estomac est tellement épaisse qu'elle brise les graines ramollies par le suc gastrique.

directions différentes suivant lesquelles s'exécutent les mouvements de cet organe.

3° Sécrétions de l'estomac. — **L'estomac** agit sur les aliments par le liquide que sécrètent ses glandes à pepsine. Ce liquide se nomme *suc gastrique* et il a pour qualité spéciale de digérer les substances albuminoïdes (1).

C'est un liquide *acide*, d'une odeur *sui generis*; il renferme une assez grande quantité d'eau, quelques sels et deux éléments spéciaux : 1° la *pepsine;* 2° un *acide* qui est de l'acide lactique ou de l'acide chlorhydrique (les avis sont partagés).

Lorsque la masse alimentaire a fait un certain séjour dans l'estomac, elle se trouve transformée en deux produits distincts : 1° la *peptone* résultant de la digestion des substances albuminoïdes; 2° le *chyme*, masse grisâtre composée des substances inattaquables par le suc gastrique (fécules, graisses, épiderme, cellulose, matière colorante du vin), des matières albuminoïdes non encore fluidifiées par la pepsine, des mucosités, etc.

4° De l'estomac comme agent d'absorption. — L'estomac absorbe bien moins que l'intestin grêle, il est dépourvu, ou à peu près, de villosités qui sont les agents les plus actifs de l'absorption. On admet généralement que l'absorption stomacale s'exerce sur les liquides, sur les fécules attaquées par la salive, et sur une partie de la peptone formée par l'action du suc gastrique sur les substances albuminoïdes. Mais plusieurs auteurs nient le pouvoir absorbant de l'estomac.

Intestin grêle.

L'intestin grêle est cette partie du tube digestif étendue de l'estomac au gros intestin ; ses **limites** sont marquées à l'extérieur, par des dépressions circulaires, et, à l'intérieur, par deux valvules, la valvule pylorique et la valvule iléo-cæcale. C'est dans son intérieur que la masse alimentaire se transforme en *chyle* et pénètre dans le torrent circulatoire.

L'intestin grêle représente à lui seul les quatre cinquièmes du tube digestif; il a la **forme** d'un tube de 7 à 10 mètres de long, un peu plus large vers son extrémité supérieure, où son diamètre est de 4 centimètres, que vers sa partie moyenne où il est de

---

(1) On peut se procurer ce liquide, soit en le puisant dans la caillette des ruminants, soit en introduisant une éponge dans l'estomac des chiens auxquels on a pratiqué des fistules gastriques

2 centimètres et demi, et surtout que vers sa partie inférieure où il ne dépasse guère 2 centimètres (1).

On divise l'intestin grêle en deux parties : le *duodénum* et l'intestin grêle proprement dit, ou *jéjuno-iléon*.

Duodénum (*duodenix*, douze travers de doigt). — Ainsi nommé parce que sa longueur avait été évaluée à ce chiffre ; elle est de 20 centimètres en moyenne.

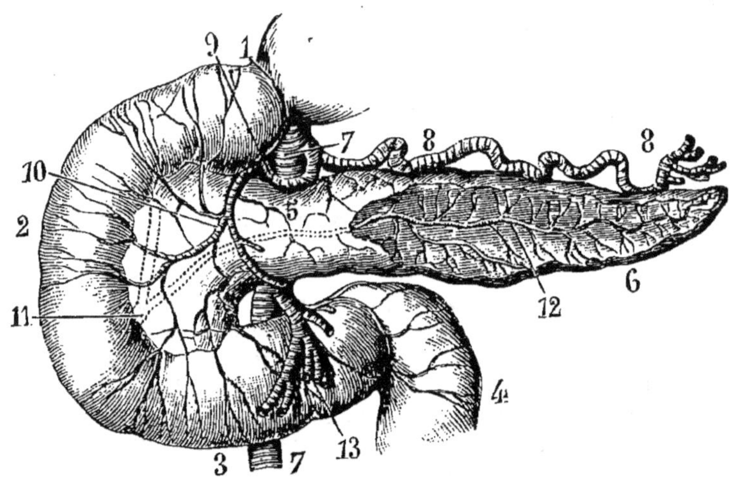

FIG. 29. — Duodénum et pancréas vus par leur face antérieure.

1. Pylore (point de jonction de l'estomac avec le duodénum). — 2. Seconde portion du duodénum. — 3. Troisième portion du duodénum. — 4. Jéjuno-iléon. — 5. Pancréas : on voit que sa tête est enchassée par les trois portions du duodénum ; on a enlevé la moitié antérieure de la partie gauche du pancréas afin de montrer son canal excréteur. — 6. Queue du pancréas. — 7, 7. Aorte. — 8, 8. Artère splénique. — 9, 10. Artère pancréatico-duodénale. — 11. Lignes ponctuées marquant le trajet des canaux pancréatique et cholédoque et leur point de jonction. — 12. Canal pancréatique ou de Wirsung. — 13. Artère mésentérique supérieure passant entre le bord inférieur du pancréas et la troisième portion du duodénum dont elle marque la limite.

Limites. — Le duodénum *commence au pylore* et *se termine à gauche de la deuxième vertèbre lombaire.* Sa limite supérieure est marquée par un rétrécissement circulaire et sa limite

____

(1) Il est plus long et plus large chez les herbivores, qui se nourrissent de substances peu nutritives, que chez les carnivores.

inférieure par un changement brusque de direction de l'intestin et par les vaisseaux mésentériques supérieurs qui passent au-dessus et au-devant de lui.

Il a la *forme* d'un fer à cheval, dont la concavité dirigée à gauche embrasse la tête du pancréas; on lui considère *trois portions*, que l'on désigne d'après leur rapport sous le nom d'*hépatique, duodénale*, et *pancréatique*.

La **première** (*portion hépatique*) est à peu près horizontale mais un peu ascendante à droite. Elle *répond :* en haut et en avant, à la face inférieure du foie et à la vésicule biliaire; en bas et en arrière, à la veine porte, à l'artère hépatique et à la gastro-épiploïque droite qui la croise perpendiculairement pour atteindre la grande courbure de l'estomac. — Cette première portion donne insertion, comme l'estomac, par son bord supérieur à l'épiploon gastro-hépatique, et par son bord inférieur au grand épiploon.

La **seconde portion** (*portion rénale*) est verticale. Elle *répond :* *en avant*, au coude formé par le côlon ascendant avec le côlon transverse; *en arrière*, au rein droit, au canal cholédoque et au canal pancréatique qui s'ouvrent à ce niveau dans le duodénum, et à la veine cave inférieure; *en dehors*, au côlon ascendant; *en dedans*, à la tête du pancréas. Le péritoine ne tapisse que la face antérieure de cette dernière portion.

La **troisième portion** (*portion pancréatique*) est horizontale. Elle *répond : en avant*, au bord postérieur du mésocôlon transverse dont les deux feuillets se séparent à son niveau (1); *en arrière*, elle répond à l'aorte, à la veine cave inférieure et aux piliers du diaphragme. Son *bord supérieur* est longé par le pancréas dont elle est séparée par les vaisseaux mésentériques supérieurs.

JÉJUNO-ILÉON. — L'intestin grêle proprement dit, ou jéjuno-iléon, forme une masse flottante circonscrite par le gros intestin; elle occupe surtout la région ombilicale, mais la déborde en tous sens. Pour se loger dans cet espace, le tube intestinal décrit une foule d'*anses* ou de *circonvolutions* très mobiles les unes sur les autres et rattachées à la paroi postérieure de l'abdomen par un repli du péritoine désigné sous le nom de *mésentère*.

(1) Le feuillet supérieur la sépare de l'estomac et le feuillet inférieur de l'intestin.

Le **mésentère** s'étend de la partie latérale gauche de la deuxième vertèbre lombaire jusqu'au cæcum ; il est formé de deux feuillets du péritoine : l'un, *supérieur*, marche directement d'arrière en avant à la rencontre du bord postérieur de l'intestin, tapisse sa face supérieure, sa face antérieure, sa face inférieure, et va former en s'adossant à lui-même le *feuillet inférieur* qui marche d'avant en arrière. On voit donc que la partie postérieure de l'intestin au niveau duquel s'adossent les deux feuillets du mésentère est dépourvue de péritoine (1).

Rapports. — L'intestin grêle (jéjuno-iléon) répond : *en avant*, à la paroi abdominale dont il est séparé par le grand épiploon ; *en arrière*, à l'aorte, à la veine cave inférieure et à la colonne vertébrale ; *à droite*, au côlon ascendant et au cæcum ; *à gauche*, au côlon descendant et à l'S iliaque ; *en haut*, au côlon et au mésocôlon transverses, qui le séparent de l'étage supérieur de la cavité abdominale ; *en bas*, il descend dans l'excavation du bassin et répond, chez l'homme, à la vessie et au rectum ; chez la femme, à ces organes et à l'utérus qui leur est intermédiaire.

STRUCTURE. — L'intestin grêle est, comme l'estomac, formé par *quatre tuniques* qui sont, en procédant de dehors en dedans: 1° une tunique *séreuse* ou *péritonéale*, 2° une tunique *musculaire*, 3° une tunique *cellulaire*, 4° une tunique *muqueuse*.

1° Tunique séreuse (dédoublement du mésentère).

2° Tunique musculeuse. { Fibres longitudinales. / Fibres circulaires.

3° Tunique celluleuse (ou sous-muqueuse). { Fibres cellulaires (dans lesquelles se ramifient de nombreux vaisseaux).

4° Tunique muqueuse (présentant les valvules conniventes et les villosités). { Epithélium cylindrique (à plateau). / Derme................ { Couche amorphe. / Couche conjonct. réticulée. / Couche musculeuse.

Glandes de l'intestin grêle. { En tube ou de Lieberkhun. / En grappe ou de Brunner. / Organes lymphoïdes..... { Follicules clos. / Plaques de Peyer.

(1) C'est à ce niveau que l'intestin est abordé par les artères qui ont serpenté entre les feuillets du mésentère ; c'est également en ce point qu'émergent les veines intestinales dont la disposition est semblable à celle des artères.

1°. Tunique séreuse. — Elle ne présente pas la même disposition sur le duodénum et le jéjuno-iléon.

Sur le duodénum : le péritoine se comporte à l'égard de sa première portion de la même façon qu'avec l'estomac, c'est-à-dire qu'il le renferme entre deux lames, l'une antérieure, l'autre postérieure. — La deuxième portion n'est tapissée par le péritoine que sur sa face antérieure ; — quant à la troisième, elle n'est également tapissée par le péritoine que dans sa partie antérieure (1).

Nous avons vu comment le péritoine tapissait le *jéjuno-iléon*, ne laissant libre que la partie postérieure comprise entre ses deux feuillets.

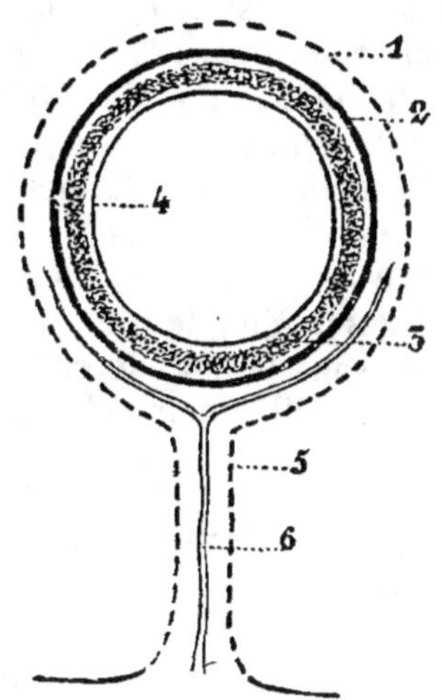

Fig. 30. — Coupe schématique de l'intestin grêle.

1. Tunique séreuse.

2. Tunique musculeuse.

3. Tunique celluleuse.

4. Tunique muqueuse.

5. Tunique séreuse dont les deux feuillets s'adossent l'un à l'autre pour former le mésentère. Entre ces feuillets on peut voir les vaisseaux mésentériques (6).

6. Vaisseaux mésentériques.

2°. Tunique musculaire. — Elle comprend deux plans de fibres : *longitudinales* et *circulaires*.

Les *fibres longitudinales* sont les plus superficielles ; elles forment un plan régulier, mince, transparent, interrompu en arrière, au niveau du bord mésentérique.

Les *fibres circulaires* sont plus profondes; elles forment un

(1) Le mésocôlon transverse, arrivé au niveau de cette troisième portion, se dédouble en deux lames : l'une, ascendante, tapisse le haut de la face antérieure de cette troisième portion et se prolonge sur la face antérieure du pancréas ; l'autre, descendante, tapisse la partie inférieure de cette troisième portion et se continue avec le mésentère.

plan disposé sur plusieurs couches, dont l'épaisseur est bien supérieure à celle du plan superficiel (1).

3°. Couche celluleuse. — Formée de tissu conjonctif entremêlé de fibres élastiques, cette couche, remarquable par le grand nombre de vaisseaux qui se ramifient dans ses mailles, envoie des prolongements dans l'épaisseur des valvules conniventes (quelques auteurs la désignent sous le nom de *tissu sous-muqueux*).

4°. Couche muqueuse. — La muqueuse de l'intestin grêle présente des caractères spéciaux qui la différencient de celle de l'estomac et du gros intestin ; c'est à sa surface que se fait l'absorption intestinale, et *elle joue dans le règne animal le rôle des racines dans le règne végétal.*

Plus mince et moins altérable que la muqueuse de l'estomac, elle se compose comme elle : 1° d'un *derme*, 2° d'une *couche épithéliale*, 3° de *glandes*, 4° de *vaisseaux* et de *nerfs.*

Lorsqu'on examine la surface libre de cette muqueuse, on remarque qu'au lieu d'être lisse et unie, elle présente : 1° des *plis* assez étendus, ne s'effaçant pas par la distension et désignés sous le nom de *valvules conniventes ;* 2° une multitude de petites saillies nommées *villosités.*

Nous allons étudier dans l'ordre suivant ces diverses parties de la muqueuse : 1° l'épithélium, 2° le derme, 3° les valvules conniventes, 4° les villosités, 5° les glandes, 6° les vaisseaux et les nerfs.

Épithélium. — Il est *cylindrique* et forme une couche régulière qui tapisse toute la surface de l'intestin (avec tous ses reliefs, *villosités* et *valvules conniventes*); cet épithélium se continue avec la couche épithéliale de l'estomac et du gros intestin.

Ces cellules cylindriques, pourvues d'un noyau et finement granulées, ont leur base dirigée vers la cavité de l'intestin : cette base a la forme d'un *plateau*, disposition qu'elle doit au frottement des matières contenues dans l'intestin ; il est probable que ce plateau est poreux, c'est-à-dire creusé de canalicules.

---

(1) Quelques fibres musculaires de la troisième portion du duodénum se détachent de l'intestin sous forme d'un faisceau lisse qui va s'insérer sur le tronc cœliaque et sur le pilier droit du diaphragme : c'est le *muscle suspenseur du duodénum* de Smitz.

Derme. — Au lieu d'être composé de tissu conjonctif ordinaire, il est formé par du *tissu conjonctif réticulé* ou *tissu adénoïde*. On y trouve aussi une couche de *fibres musculaires lisses*, à direction longitudinale, placée sur sa face externe, c'est-à-dire du côté de la couche celluleuse, tandis, qu'au contraire, au-dessous de l'épithélium se trouve une couche amorphe semblable à celle que présente la muqueuse de l'estomac.

Valvules conniventes (*connivere*, clignoter). — Ce sont des replis permanents de la muqueuse ; ils commencent dans la deuxième portion du duodénum où ils sont très nombreux, ils se continuent dans l'intestin en devenant de plus en plus rares, et cessent à 50 centimètres environ de la valvule iléo-cæcale.

Disposées perpendiculairement à l'axe de l'intestin, ces valvules ne forment pas un cercle complet et n'occupent que la moitié ou les deux tiers de la circonférence de l'intestin ; leur partie moyenne est la plus large (5 à 7 millimètres) et leurs extrémités sont effilées. Leur bord libre est toujours dirigé vers l'anus, car, flottantes dans l'intestin, les valvules suivent la direction de la masse alimentaire. Leur nombre est environ de 800 (Sappey). Leur surface libre est hérissée de villosités.

Ces valvules sont formées par un repli de la muqueuse renfermant entre ses lames un prolongement de la couche celluleuse dans laquelle rampent les vaisseaux.

Ces valvules ont pour but d'*accroître la superficie de la muqueuse de l'intestin* et, par conséquent, de multiplier les points de contact entre cette muqueuse et la masse alimentaire.

Villosités. — Les villosités appartiennent exclusivement à l'intestin grêle (1). Ce sont de véritables *racines* qui puisent dans la masse alimentaire les sucs nutritifs ; on les rencontre sur toute la surface de la muqueuse, aussi bien sur les valvules conniventes que dans leurs intervalles ; elles sont innombrables. Sappey les évalue à 10 millions et c'est dans le duodénum qu'elles sont les plus nombreuses.

Filiformes, coniques, cylindriques ou aplaties, elles ont environ un quart de millimètre de long et moitié moins de large.

Structure. — Les villosités se composent : 1° d'une *paroi*, — 2° d'une *cavité centrale*.

(1) Peut-être en existe-t-il quelques-unes dans l'estomac, au voisinage du pylore.

6.

La *paroi*, simple prolongement de la muqueuse, est ormée :
par une couche de *tissu conjonctif* réticulé dans lequel se ramifient deux ou trois artérioles, une veine et le réseau capillaire (1)

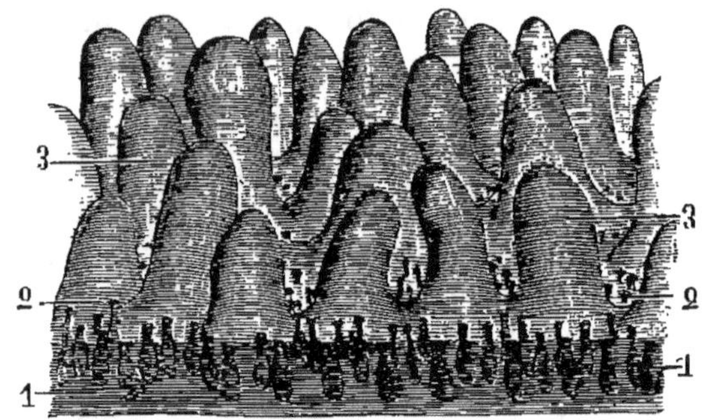

FIG. 31. — Villosités intestinales.

1. Plan muqueux. — 2. Glandes de Lieberkuhn. — 3. Villosités.

qui les relie entre eux ; par une couche de *cellules épithéliales
cylindriques* dont la base forme un plateau poreux (2).

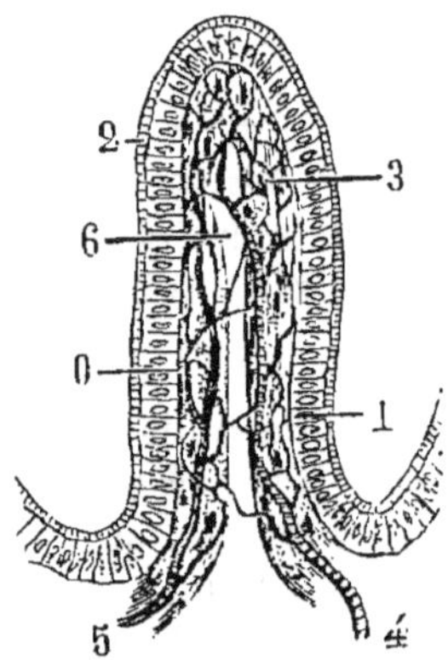

FIG. 32. — Villosité intestinale.

1. Couche d'épithélium tapissant la surface de la
villosité.

2. Petit plateau terminant la surface libre des
cellules épithéliales.

3. Réseau vasculaire de la villosité.

4. Artériole se rendant à la villosité.

5. Veinule provenant de la villosité.

6. Chylifère central.

La *cavité centrale* est occupée par un vaisseau lymphatique, nommé *chylifère ;* ce canal lymphatique se compose d'une

(1) Ce réseau occupe le sommet de la villosité.

(2) Entre ces cellules épithéliales se trouvent d'autres cellules ouvertes ou
caliciformes que Ranvier considère comme des glandes sécrétant du mucus, tandis
que les cellules épithéliales à plateau seraient préposées à l'absorption des graisses.

paroi de cellules épithéliales juxtaposées. Se termine-t-il par un cul-de-sac comme on le croit généralement, ou existe-t-il sur les parois de ce tube des stomates jouant un rôle dans l'absorption ? La science n'est pas fixée sur ce point.

5° Glandes. — Les glandes de l'intestin grêle sont extrêmement nombreuses et se divisent en trois groupes : *a*. les *glandes en tube ou de Lieberkuhn;* — *b*. les *glandes en grappe ou de Brunner;* — *c*. les organes lymphoïdes, disposés en *follicules clos et agminés* (ces derniers nommés *plaques de Peyer*).

a. **Glandes en tube ou de Lieberkuhn.** — Uniformément réparties sur toute la surface de l'intestin, sur les valvules conniventes comme dans leurs intervalles, ces glandes ne manquent qu'au niveau des follicules clos, sur le pourtour desquels elles sont circulairement disposées, en forme de couronne.

Logées dans l'épaisseur du derme muqueux, elles ont la forme de tubes simples ouverts dans la cavité de l'intestin et terminés par un cul-de-sac du côté de la couche celluleuse; leur longueur est mesurée par l'épaisseur de cette muqueuse ($0^m,4$) et leur diamètre est le tiers de leur longueur : elles sont innombrables (Sappey en évalue le nombre à 40 millions), à peu près juxtaposées, séparées seulement par une très faible cloison du derme muqueux dans laquelle serpentent les vaisseaux.

Elles sont formées d'une *paroi propre*, homogène, revêtue intérieurement d'une *couche d'épithélium cylindrique*.

Ces glandes sont préposées à la sécrétion du suc intestinal.

b. **Glandes en grappe ou de Brunner.** — Ces glandes *ne se rencontrent que dans le duodénum* (1), et elles sont plus nombreuses dans sa première portion que dans les deux dernières.

Leur volume varie entre celui d'une tête d'épingle et celui d'un pois; chacune d'elles se compose d'une foule de petits lobules donnant naissance à un conduit excréteur qui se fusionne avec ses voisins pour former un conduit excréteur commun. La glande est logée dans le tissu conjonctif sous-muqueux, le conduit excréteur traverse la muqueuse pour s'ouvrir à la surface de l'intestin.

(1) D'où le nom de glandes duodénales qui leur a été donné.

Ces glandes, ainsi que leurs conduits, sont formées d'une paroi propre, homogène, tapissée à l'intérieur par une couche d'épithélium cylindrique (1).

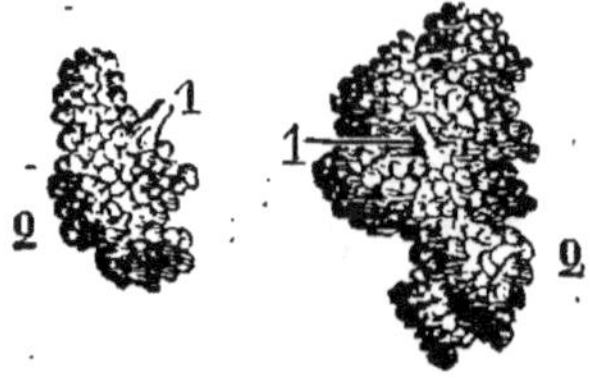

Semblables en tous points aux glandules de la bouche, les glandes de Brunner sécrètent *un liquide alcalin dont les propriétés sont les mêmes que celles du suc pancréatique.*

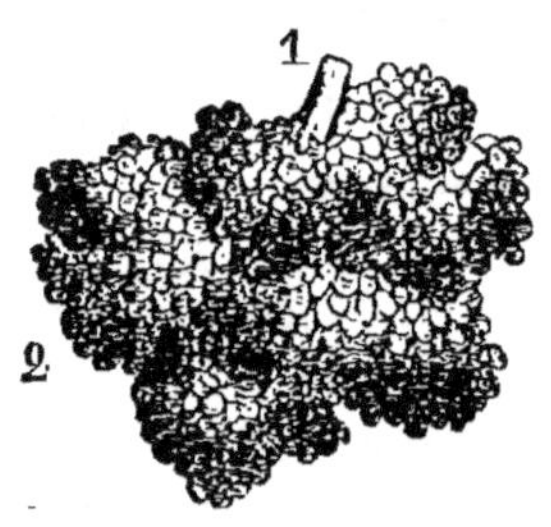

FIG. 33. — Glandes de Brunner.

c. **Organes lymphoïdes.** — Nous avons vu que le derme de la muqueuse intestinale se compose de tissu conjonctif reticulé ou adénoïde, dont les mailles renferment de nombreuses cellules lymphatiques ; dans une foule de points, ce tissu se condense et forme de petits grains arrondis nommés *follicules clos ;* dans d'autres points encore, ces follicules se rapprochent et forment une plaque (*follicules agminés ou plaques de Peyer*).

Les **follicules clos,** semblables aux follicules des ganglions lymphatiques, à ceux de l'amygdale, etc., sont de petites granulations blanchâtres, grosses comme des grains de mil, disséminées en quantité variable dans la muqueuse intestinale ; bien qu'on en rencontre sur toute la muqueuse, ils sont plus nombreux dans la portion de cette muqueuse opposée à l'insertion du mésentère.

Ces follicules sont placés soit dans l'épaisseur de la muqueuse, soit dans le tissu sous-muqueux (2) ; ils se composent d'une *paroi* qui n'est autre chose que le tissu conjonctif de la muqueuse condensé (3), et d'une sorte de *cavité* traversée par une foule de cloisons qui se détachent de la paroi et circonscrivent des cavités remplies de *cellules lymphatiques.*

Les follicules clos n'ont ni conduit excréteur ni orifice, mais

(1) On trouve dans la paroi du conduit quelques fibres conjonctives et élastiques.

(2) Au niveau de ces follicules profonds, la muqueuse possède des villosités, tandis qu'il n'en existe pas au niveau des follicules superficiels.

(3) Aussi les follicules ne sont-ils pas nettement isolables.

leurs parois sont perméables, et c'est à travers elles que s'effectue le passage des cellules lymphatiques (1).

Les **plaques agminées ou plaques de Peyer** sont, ainsi que nous l'avons vu, formées par la réunion d'un amas de follicules clos; ce sont de véritables *ganglions lymphatiques étalés*.

Disposées sous la forme de plaques ovalaires dont le grand diamètre est dirigé suivant la longueur de l'intestin, les plaques de Peyer occupent toutes le bord convexe de l'intestin; on n'en rencontre pas sur son bord concave ou mésentérique; leur siège de prédilection est la *fin de l'intestin grêle*, au voisinage de la valvule iléo-cæcale; elles deviennent de plus en plus rares à mesure que l'on se rapproche du duodénum.

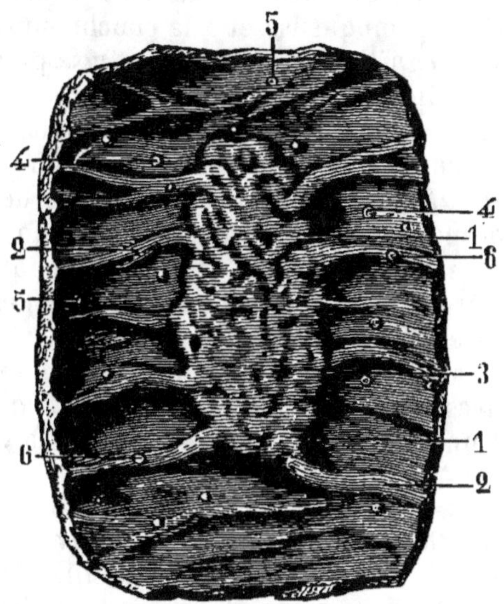

Fig. 34. — Section d'une portion de l'intestin grêle sur lequel se voit une plaque de Peyer.

1, 1. Plaque de Peyer.

2, 2. Vaisseaux lymphatiques émergeant de la plaque de Peyer.

5, 6, 7. Follicules clos disséminés dans la muqueuse.

Leur *nombre*, assez variable, peut être évalué à 30 ou 40; leur longueur varie entre 1 et 10 centimètres; on peut l'évaluer, en moyenne, à 5 ou 6 centimètres.

Leur structure est la même que celle des follicules clos, et elles présentent les mêmes variétés dans leur situation. Sont-

(1) Frey a signalé l'existence de véritables sinus lymphatiques sur la face profonde de ces follicules et sur leur pourtour; on peut les assimiler complètement aux ganglions lymphatiques.

elles très superficielles, la muqueuse est lisse à leur niveau ; sont-elles profondes, la muqueuse qui les recouvre possède tous ses caractères habituels (villosités et glandes en tube).

Nous étudierons plus loin la disposition des vaisseaux, surtout des lymphatiques, à leur niveau (1).

6°. Vaisseaux et nerfs. — L'artère de l'intestin grêle est *l'artère mésentérique supérieure,* dont on connaît la disposition en arcades ; le duodénum reçoit encore quelques rameaux de *l'artère pancréatico-duodénale* et de la *pylorique.*

Les divisions artérielles placées entre les deux feuillets du mésentère abordent l'intestin par son bord postérieur ou concave ; elles se divisent en branches qui pénètrent dans la couche celluleuse, où elles se ramifient et forment les capillaires destinés à la muqueuse et à la couche musculeuse.

Les *capillaires de la muqueuse* présentent des dispositions particulières. 1° Chaque *villosité* reçoit deux ou trois artérioles qui, cheminant dans sa paroi, atteignent son sommet et se résolvent en un réseau de capillaires d'où émerge une veine. 2° Les *follicules clos* sont couronnés par de petits cercles artériels d'où partent des capillaires qui s'enfoncent dans leur épaisseur en se dirigeant vers leur centre ; au niveau des plaques de Peyer la disposition est la même. 3° Les *glandes de Lieberkuhn* sont entourées de réseaux allongés.

Les veinules nées de tous ces points se réunissent les unes aux autres et forment, en définitive, la *grande veine mésaraïque* qui est une des principales origines de la veine porte.

Vaisseaux lymphatiques. — Les vaisseaux lymphatiques de l'intestin grêle, nommés *chylifères,* sont, à leur sortie de l'intestin, placés entre les deux feuillets du mésentère, autour des vaisseaux sanguins ; ils se jettent dans les ganglions mésentériques, et de ceux-ci partent de nouvelles branches qui se rendent au réservoir de Pecquet. Ces lymphatiques, qui jouent un si grand rôle dans l'absorption, naissent : 1° d'un réseau situé dans l'épaisseur de la couche musculeuse et qu'il suffit de mentionner ; — 2° des villosités intestinales dont ils occupent le centre sous forme d'un canal commençant par un cul-de-

____

(1) Les plaques de Peyer présentent dans la fièvre typhoïde des altérations caractéristiques. (Voy. mon *Manuel de pathologie interne.*)

sac au sommet de la villosité ; à leur sortie de la villosité ces lymphatiques s'anastomosent avec d'autres branches transversales et forment un réseau superficiel : ce réseau se comporte à l'égard des follicules clos et des plaques de Peyer de la même façon que les vaisseaux lymphatiques à l'égard des ganglions, c'est-à-dire qu'il forme au-dessous et autour des follicules de véritables sinus lymphatiques.

De ces réseaux muqueux et musculaires partent des branches efférentes qui sortent de l'intestin et se comportent comme nous l'avons vu.

Nerfs. — Les nerfs de l'intestin viennent du *plexus solaire* ; ils suivent les divisions de l'artère mésentérique supérieure et se distribuent aux diverses tuniques intestinales.

Ces nerfs forment deux plexus dans l'épaisseur des parois de l'intestin : l'un, sous-muqueux, *plexus de Meissner*, s'étend depuis l'estomac jusqu'à l'anus, il renferme de nombreux ganglions ; l'autre, placé entre les deux couches de fibres musculaires, leur est destiné, c'est le *plexus myentérique d'Auerbach*, il renferme une quantité innombrable de petits ganglions microscopiques.

Fonctions de l'intestin. — La masse alimentaire pénètre dans l'intestin par ondées successives et le parcourt grâce aux contractions de sa tunique musculaire ; ces mouvements, désignés sous le nom de *péristaltiques*, sont ordinairement lents, faibles et insensibles (1) ; la marche des matières, assez rapide dans les deux premières portions de l'intestin, se ralentit dans la dernière.

C'est dans l'intestin grêle que se fait l'absorption digestive et les villosités sont les agents de cette absorption. En ramenant les aliments à trois ordres, on a constaté que :

1° Les *aliments féculents* ne sont absorbés qu'après leur transformation en *glycose* (et un peu en acide lactique).

2° Les *aliments albuminoïdes* sont absorbés à l'état de *peptone* ou d'*albuminose*.

3° Les *matières grasses* sont simplement *émulsionnées*.

Or, dans l'intestin, les liquides qui agissent sur les aliments pour eur faire subir les transformations nécessaires à leur absorption sont : le *suc intestinal*, le *suc pancréatique* et la *bile*.

Le *suc intestinal* paraît agir de la même façon que le suc gastrique

(1) Lorsque sous une influence pathologique ils viennent à s'exagérer, ils constituent les *coliques*.

c'est-à-dire qu'il délaye la masse alimentaire et *transforme les albuminoïdes en peptones.*

Le *suc pancréatique* a une action plus complexe, car elle s'étend sur toutes les espèces d'aliments : 1° sur les albuminoïdes, qu'il achève de transformer en *peptone ;* — 2° sur les féculents, qu'il transforme en *glycose ;* — 3° et surtout sur les graisses, qu'il *émulsionne.*

La *bile* aurait, d'après quelques auteurs, des fonctions semblables à celles du suc pancréatique, mais, pour d'autres, elle agirait surtout pour favoriser l'absorption des produits de la digestion.

Absorption. — L'absorption se fait par les villosités (nous avons vu que ces villosités se composaient d'un chylifère central et d'un réseau vasculaire disposé autour de ce chylifère, le tout plongé dans une masse de cellules embryonnaires et revêtu d'une couche d'épithélium).

L'absorption a été comparée à un phénomène d'*endosmose* ou de *diffusion*, c'est-à-dire que la masse alimentaire liquéfiée se dirige vers le réseau vasculaire, et le pénètre en vertu de cette propriété particulière (nommée *diffusion*) par laquelle certains liquides mis en présence se mélangent l'un à l'autre.

Les *cellules épithéliales* de la villosité présenteraient une *activité propre* indispensable à ce phénomène de diffusion (1). En effet, lorsqu'on met en contact la muqueuse intestinale avec le contenu stomacal, on voit les cellules épithéliales se gonfler au point de former les 4/5 de l'épaisseur de la villosité ; elles deviennent blanchâtres et, ainsi gorgées du produit de la digestion, mettent ce produit en contact avec le réseau vasculaire ; il suffit alors d'un simple phénomène de diffusion pour qu'il pénètre dans ce réseau. Le *chylifère central* préside spécialement à l'*absorption des matières grasses* et le *réseau vasculaire* à celle des *peptones* et de la *glycose.*

Gros intestin.

Le gros intestin est cette partie terminale du tube digestif étendue de l'intestin grêle à l'anus.

Il n'est point régulièrement cylindrique comme l'intestin grêle, mais présente des *bosselures* déterminées, comme nous le verrons, par la disposition de ses fibres musculaires. Son calibre, considérable à son point de départ, diminue vers sa terminaison. Sa longueur moyenne est 1^m,65, elle ne représente que la cinquième partie de celle de l'intestin grêle (Sappey).

(1) Il est probable que l'enveloppe épithéliale de la villosité se détache et tombe après chaque digestion.

Le gros intestin commence par une extrémité renflée, terminée en cul-de-sac, qui occupe la fosse iliaque droite (*cæcum*); il s'élève presque verticalement jusqu'à la face inférieure du foie (*côlon ascendant*), et à ce niveau il change de direction pour se porter transversalement à gauche (*côlon transverse*), jusqu'à la rate. Là il s'infléchit encore et descend jusqu'à la fosse iliaque gauche (*côlon descendant*); dans cette fosse il se contourne en forme d'S (S *iliaque*) et descend dans l'excavation pelvienne, au-devant du sacrum pour se terminer à l'anus (*rectum*).

Envisagée dans son ensemble, la direction du gros intestin a pu être comparée à celle d'un *point d'interrogation* (?); l'intestin grêle se trouve circonscrit dans sa courbe.

L'intestin grêle, au lieu de se continuer directement avec le gros intestin, s'ouvre perpendiculairement dans sa paroi interne, et à ce niveau se trouve une valvule (*iléo-cæcale*) qui les sépare d'une façon bien nette.

Le gros intestin a été divisé en plusieurs parties :

1° Le *cæcum;* — 2° le *côlon* (subdivisé en côlon ascendant, côlon transverse et côlon descendant); — 3° l'S *iliaque*, — et 4° le *rectum*.

Nous allons les décrire successivement; puis nous exposerons la structure du gros intestin.

Cæcum.

Le cæcum (première partie du gros intestin) est un cul-de-sac logé dans la fosse iliaque droite, sa limite supérieure correspond à un plan horizontal passant au-dessus du point où l'intestin grêle s'ouvre dans sa cavité.

Il a la *forme* d'une grosse ampoule maintenue dans la fosse iliaque droite par le péritoine, qui tapisse sa face antérieure mais reste étranger à sa face postérieure (1). Il est à peu près aussi long que large (5 à 6 centimètres), mais dilaté, il peut atteindre 8 à 10 centimètres.

Son axe se dirige légèrement en haut, en dehors et en arrière

(1) Cependant lorsque le cæcum est vide, il s'écarte un peu de la fosse iliaque et le péritoine lui forme un mésocæcum dont les feuillets restent d'ailleurs éloignés l'un de l'autre; du reste, le cæcum est très fixe ; aussi est-il assez rare de le rencontrer dans les hernies ; de plus, lorsqu'il s'y trouve, il peut se présenter par sa face postérieure dépourvue de péritoine, et par suite la hernie n'a pas de sac.

et sa surface présente trois *dépressions longitudinales* séparant trois séries de *bosselures* que nous retrouverons sur les autres parties du gros intestin.

Rapports. — *En avant*, avec le péritoine et la paroi abdominale antérieure (1) dont il est séparé par quelques anses intestinales ; *en arrière*, il repose sur l'aponévrose iliaque (et le muscle iliaque qu'elle recouvre) ; il en est séparé par un tissu cellulaire très lâche (2) ; *en dedans*, aux circonvolutions de l'intestin grêle et à sa partie terminale qui vient s'ouvrir perpendiculairement dans sa cavité ; *en bas*, il repose sur la fosse iliaque et sur l'angle qu'elle forme en s'unissant à la paroi antérieure de l'abdomen.

Appendice cæcal ou vermiforme. — C'est un petit diverticule cylindrique, long de 7 à 8 centimètres, souvent flexueux, tordu sur lui-même, presque toujours appliqué contre le muscle iliaque par un repli du péritoine. Cet appendice est creux et communique avec le cæcum par un orifice plus ou moins large.

Valvule iléo-cæcale ou de Bauhin. — C'est un repli musculo-membraneux placé au point de réunion de l'intestin grêle et du gros intestin, et destiné à prévenir le reflux dans l'intestin grêle des matières arrivées dans le gros intestin.

Lorsqu'on examine la surface interne du cæcum, on constate que sa disposition répond à celle de sa conformation extérieure (bosselures et dépressions) ; mais de plus on y remarque le relief d'une valvule disposée en forme de croissant (valvule iléo-cæcale ou de Bauhin).

La valvule iléo-cæcale présente deux *valves*, un *orifice* et *deux extrémités :* la *valve supérieure* ou iléo-colique est horizontale ; la *valve inférieure* ou iléo-cæcale est inclinée de 45 degrés environ ; l'orifice circonscrit par ces valves (qui se réunissent par leurs extrémités) a la forme d'une *boutonnière* étroite et antéro-postérieure ; les *extrémités* de la valve sont l'une antérieure et l'autre postérieure ; de chacune d'elles se détache un repli nommé *frein de la valvule.*

(1) Lorsque le cæcum est distendu par les matières, on peut les reconnaître à travers cette paroi.

(2) L'inflammation de ce tissu constitue la pérityphlite et les abcès de la fosse iliaque.

La valvule iléo-cæcale est formée par l'intestin grêle qui s'enfonce
dans le gros intestin et se replie sur lui-même pour se continuer, en

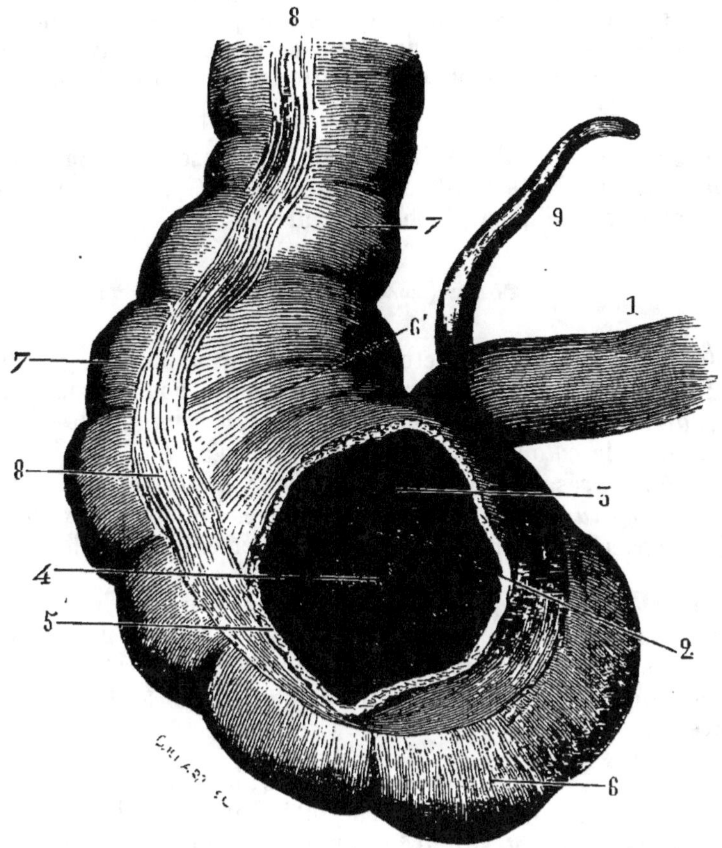

FIG. 35. — Cæcum vu par sa face antérieure.

(On y a pratiqué une ouverture afin de montrer l'ouverture de la valvule
de Bauhin.)

1. Terminaison de l'intestin grêle. — 2. Ouverture de l'intestin grêle dans le
gros intestin (3) et valvule de Bauhin disposée sur son pourtour. — 3. Valve
supérieure. — 4. Valve inférieure. — 5. Ouverture faite au cæcum. — 6, 6. Fibres
circulaires du cæcum. — 7, 7. Bosselures du cæcum et du côlon ascendant
qui lui fait suite. — 8, 8. Fibres musculaires longitudinales du cæcum et du
côlon. — 9. Appendice vermiculaire.

haut, avec le côlon ascendant, et en bas, avec le cæcum. Cette pénétration n'a pas lieu pour toutes les tuniques de l'intestin. En effet, si

vous divisez la tunique séreuse dans le point précis où l'intestin grêle s'enfonce dans le gros intestin, il suffira ensuite d'exercer une légère traction sur l'intestin grêle pour le voir se dégager du gros intestin, en sortir et s'allonger de 3 à 4 centimètres ; en même temps la valvule disparaît et à sa place se trouve un vaste orifice par lequel l'intestin grêle s'ouvre dans le cæcum.

Usages. — La valvule iléo-cæcale s'oppose au reflux des matières du gros intestin dans l'intestin grêle (1) ; pour cela ses deux valves s'appliquent l'une sur l'autre (2).

Côlon (κωλύω, j'arrête).

Étendu du cæcum au rectum, le côlon forme la plus grande partie du gros intestin et se subdivise, comme nous l'avons vu, en *quatre portions* qui sont : le *côlon ascendant*, le *côlon transverse*, le *côlon descendant*, et l'S *iliaque*.

Le côlon présente un aspect bosselé ; on y remarque *trois bandes longitudinales* séparant trois séries de *bosselures*, constituées chacune par une succession de renflements et de sillons (3).

CÔLON ASCENDANT. — Limité en bas par un plan horizontal passant au-dessus de la valvule iléo-cæcale, et en haut par la face inférieure du foie, il occupe la région lombaire et il est fixé dans sa position par le péritoine, qui ne tapisse que sa face antérieure (4).

Rapports. — Sa position est assez fixe ; il répond : *en avant*, au péritoine et à la paroi abdominale antérieure, dont il est séparé par des anses de l'intestin grêle ; *en arrière*, au muscle carré des lombes et au rein droit : ce rapport est immédiat, c'est-à-dire qu'il s'effectue par du tissu cellulaire seul, sans l'interposition du péritoine ; *sur les côtés*, à des anses intestinales.

---

(1) D'où le nom de *barrière des apothicaires*, parce que les lavements ne peuvent franchir cette valvule.

(2) Si la pression est trop forte, le bord libre de la valve inférieure glisse de droite à gauche sous la valve supérieure et le reflux s'effectue.

(3) Ces bosselures sont déterminées par les bandes longitudinales, dont la longueur n'égale pas celle de l'intestin ; en effet, par la division de ces bandes, on fait disparaître les bosselures.

(4) Cependant, chez quelques sujets, le péritoine tapisse les parties latérales du côlon et s'adosse à lui-même pour former un *mésocôlon*.

CÔLON TRANSVERSE. — Transversalement étendu de l'hypochondre droit à l'hypochondre gauche, le côlon transverse occupe
les limites des régions épigastrique et ombilicale, et décrit une
légère courbe à convexité antérieure (d'où le nom d'*arc transverse du côlon*). Il est retenu par un repli du péritoine, horizontal
et très large, qui de son bord postérieur se porte vers la colonne
vertébrale, en divisant la cavité abdominale en *deux étages* :
l'un, supérieur, loge le foie, l'estomac et la rate ; l'autre, inférieur, est destiné aux circonvolutions de l'intestin.

Rapports. — *En avant,* à la paroi abdominale, dont il est séparé par les deux feuillets antérieurs du grand épiploon ; *en haut,*
au foie, à la vésicule biliaire, à l'estomac et à la rate ; *en arrière,*
au mésocôlon transverse ; *en bas,* aux circonvolutions de l'intestin.

CÔLON DESCENDANT. — Analogue au côlon ascendant, il présente la même disposition et les mêmes rapports.

CÔLON ILIAQUE OU S ILIAQUE. — Le côlon iliaque occupe la
fosse iliaque ; il présente deux courbures en forme d'S, et il est
limité par deux plans artificiels correspondant, en haut, à la crête
iliaque, en bas, à la symphyse sacro-iliaque gauche.

Il est maintenu dans sa position par un repli du péritoine,
qui, au lieu de tapisser seulement sa face antérieure, revêt aussi
ses faces latérales et s'adosse à lui-même pour former le *mésocôlon iliaque*, repli très long et très lâche qui donne à l'S iliaque
une grande mobilité (1).

Rapports. — En avant, à la paroi abdominale ; en arrière, à la
fosse iliaque gauche, dont elle est séparée par le mésocôlon
iliaque. Au moment où il se continue avec le rectum, il croise
les vaisseaux iliaques du côté gauche et peut gêner le cours du
sang veineux. Des circonvolutions de l'intestin grêle répondent
à ses faces latérales et antérieure.

Rectum.

Le rectum, ainsi nommé à cause de sa direction moins
flexueuse que celle des autres parties de l'intestin, s'étend de la

____

(1) Aussi rencontre-t-on assez souvent l'S iliaque dans les hernies.

symphyse sacro-iliaque gauche à l'anus. Il est situé dans le petit bassin, au-devant du sacrum et du coccyx.

Direction. — Le rectum est loin d'être droit, comme l'indique son nom; il présente, au contraire, des *inflexions* peu accentuées mais nombreuses, dirigées dans deux sens, transversal et antéro-postérieur.

Du côté gauche du sacrum où il se continue avec l'S iliaque, le rectum descend à droite jusqu'à la troisième vertèbre sacrée; puis il s'incline à gauche et atteint la ligne médiane qu'il n'abandonne plus; il décrit donc dans le *sens transversal* deux courbures, l'une supérieure, à concavité dirigée à gauche, l'autre inférieure, plus petite, dont la concavité est dirigée à droite. Dans le *sens antéro-postérieur*, il décrit également deux courbures, car il se moule sur le sacrum et sur le coccyx pour se porter ensuite en arrière : sa première courbure est concave en avant et répond au sacrum; la deuxième est convexe en avant et répond au coccyx.

Rapports. — Quelques auteurs divisent le rectum en *trois portions;* cette division est basée sur le changement de direction de cet intestin; d'autres lui considèrent seulement *deux portions :* l'une, *supérieure*, tapissée par le péritoine; et l'autre, *inférieure*, qui en est dépourvue. Nous adoptons cette division.

On ne s'accorde guère sur la longueur respective de ces deux portions (ce qui prouve qu'elle doit présenter d'assez grandes variétés) (1).

D'après Sappey, la portion du rectum dépourvue de péritoine, serait de 5 à 6 centimètres : en d'autres termes, il existerait entre l'anus et le cul-de-sac péritonéal une distance de 6 centimètres; d'après Richet, cette distance s'élèverait à 10 centimètres. Il est, du reste, certain que l'état de vacuité ou de plénitude de l'intestin exerce une influence notable sur la situation de ce cul-de-sac.

1re *portion ou portion péritonéale*. — Cette première portion répond en *avant*, au péritoine qui forme au-devant d'elle un cul-

---

(1) C'est cependant une question qui présente un assez grand intérêt chirurgical, car l'extrémité inférieure du rectum est assez fréquemment atteinte de cancer, et ce cancer ne peut être extirpé sans trop de danger qu'à la condition d'être encore limité dans la portion du rectum qui n'est point en rapport avec le péritoine.

de-sac et la sépare de la vessie chez l'homme, de l'utérus et du

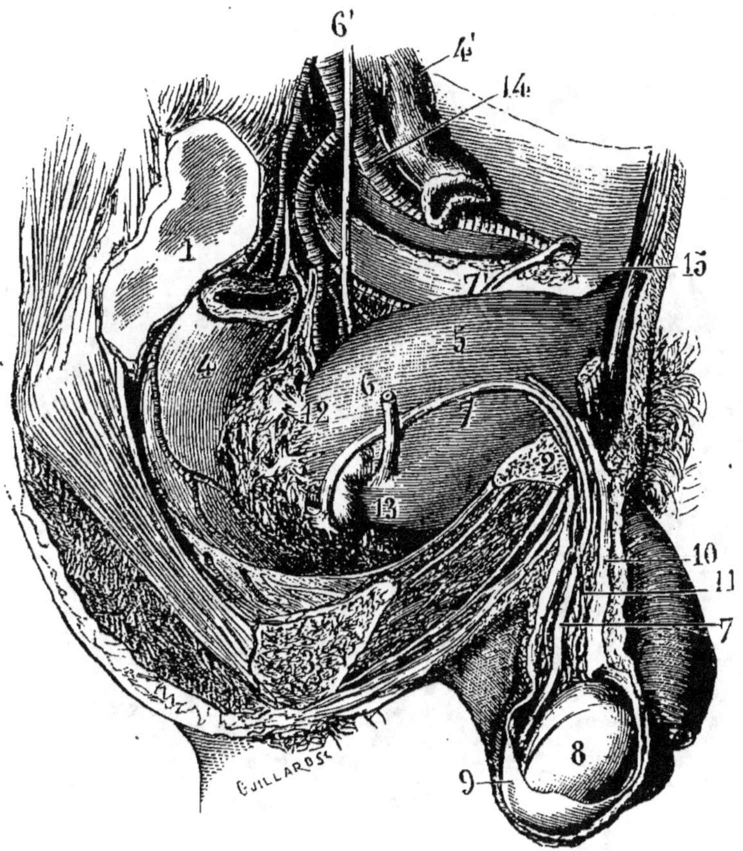

Fig. 36. — Coupe pratiquée sur la partie latérale droite du bassin, afin de montrer les organes contenues dans cette région.

1. Sacrum (articulation sacro-iliaque). — 2. Coupe pratiquée sur la branche horizontale du pubis. — 3. Coupe de l'ischion. — 4. Rectum. — 5. Vessie. — 6. Uretère coupé à peu de distance de la vessie. — 7. Canal déférent, étendu du testicule jusqu'à la partie interne et inférieure des vésicules séminales (13). — 8. Testicule. — 9, 10. Gaîne fibreuse commune au testicule et au cordon. — 11. Éléments du cordon spermatique. — 12. Plexus nerveux hypogastrique.— 13. Vésicule séminale. — 14. Artère iliaque primitive gauche. — 15. Veine iliaque primitive gauche.

quart supérieur du vagin chez la femme. Lorsque la vessie est vide, des anses intestinales se logent dans ce cul-de-sac et la séparent du rectum (1).

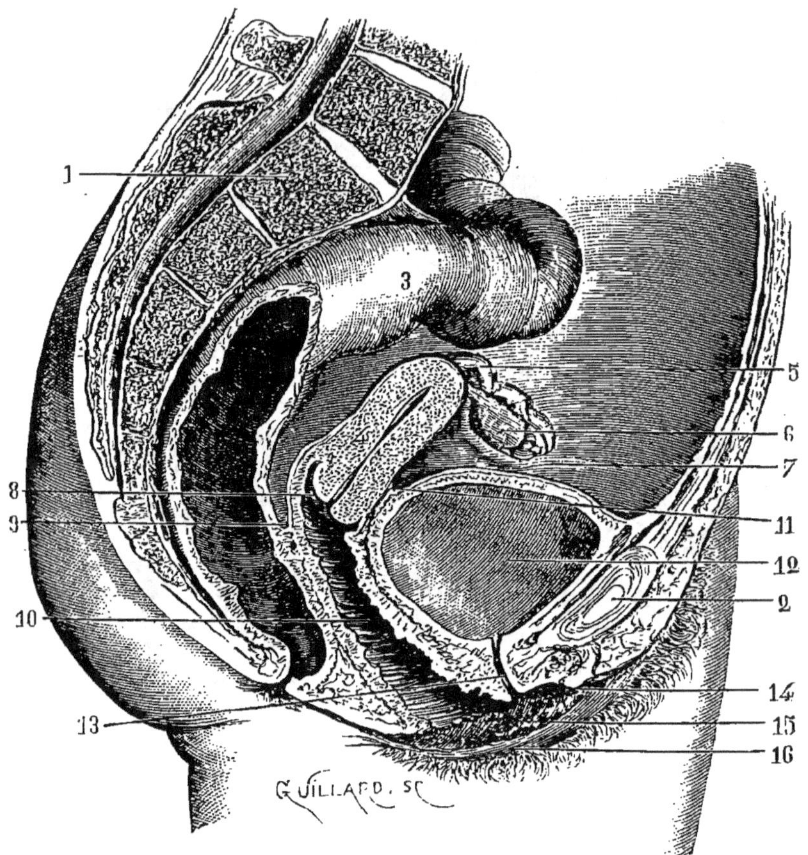

FIG. 37. — Coupe antéro-postérieure du bassin chez la femme.

1. Coupe du sacrum. — 2. Symphyse du pubis. — 3. Rectum : la coupe du bassin a enlevé la moitié droite du rectum. — 4. Coupe de l'utérus. — 5, 6, 7. Ligament large du côté gauche. — 8. Col de l'utérus. — 9. Cul-de-sac que forme le péritoine entre le vagin et le rectum. — 10. Vagin, — 11. Péritoine se portant de la vessie sur le rectum. — 12. Vessie. — 13. Canal de l'urèthre. — 14. Clitoris. — 15, 16. Petites et grandes lèvres.

(1) Chez la femme, il se produit parfois des hémorrhagies qui s'accumulent et s'enkystent dans ce cul-de-sac (*hématocèle rétro-utérine*).

Sur les côtés, il est en rapport avec le péritoine qui s'élève graduellement pour gagner la face postérieure du rectum ; à ce niveau, les deux feuilles du péritoine se juxtaposent et se portent vers le sacrum en formant le *mésorectum* (1).

En arrière, le rectum répond au mésorectum et à une certaine quantité de tissu cellulaire qui le sépare de l'artère sacrée moyenne, du plexus sacré, du muscle pyramidal et du sacrum (2).

2ᵉ portion ou portion extra-péritonéale. — Cette seconde partie du rectum se dirige en bas et en arrière ; elle *répond, de haut en bas*, aux vésicules séminales, au bas-fond de la vessie, à la prostate et à la portion membraneuse de l'urèthre. Mais, l'urèthre se dirigeant en avant, tandis que le rectum se porte en arrière, il en résulte la formation entre ces deux organes d'un *espace triangulaire*, à base inférieure, occupé par du tissu cellulaire (3).

Chez la femme, cet espace est beaucoup moins accentué, la paroi antérieure du rectum est adossée à la paroi postérieure du vagin et forme la *cloison recto-vaginale* (4).

Sur les côtés, le rectum répond de haut en bas au tissu cellulaire sous-péritonéal, au releveur de l'anus et au tissu cellulaire du creux ischio-rectal.

En arrière, à la fin du sacrum et au coccyx. L'extrémité inférieure du rectum est circonscrite pas le sphincter de l'anus.

Structure du gros intestin.

Le gros intestin est formé, comme les autres parties du tube digestif, par quatre tuniques : A. *séreuse*, B. *musculeuse*, C. *celluleuse*, D. *muqueuse*.

---

(1) Nous verrons plus loin qu'arrivés sur le sacrum, les deux feuillets du mésorectum s'écartent de nouveau pour se porter, l'un à droite, l'autre à gauche.

(2) On voit que la portion péritonéale du rectum est bien plus étendue en arrière qu'en avant : on pourrait donc enlever, sans danger, une étendue beaucoup plus considérable de la paroi postérieure du rectum que de sa paroi antérieure.

(3) C'est cet espace que l'on divise transversalement dans l'opération de la taille bilatérale pour atteindre et perforer la paroi postérieure de l'urètre vers le sommet de la prostate.

(4) Ainsi donc, la paroi antérieure du rectum répond directement au vagin dans ses trois quarts inférieurs ; dans son quart supérieur il en est séparé par le péritoine.

7.

A. Tunique séreuse. — Le péritoine ne se comporte pas de la même manière sur toutes les parties du gros intestin.

1° *Cæcum.* — Il ne tapisse que sa face antérieure, et, par exception, lui forme un mésocæcum.

2° *Côlons ascendant et descendant.*— Il se comporte à leur égard comme sur le cæcum, c'est-à-dire qu'il passe au-devant d'eux en les appliquant sur le rein correspondant et leur forme par exception un mésocôlon.

3° Il fournit au *côlon transverse* une enveloppe complète et semblable à l'enveloppe péritonéale de l'estomac, c'est-à-dire que les deux feuillets du grand épiploon arrivés au niveau du bord antérieur du côlon transverse se dédoublent en deux lames : l'une tapisse la moitié supérieure de cet intestin, l'autre sa moitié inférieure, puis, ces deux feuillets se reconstituent sur son bord postérieur pour former le mésocôlon transverse.

4° L'*S iliaque* est complètement entourée par le péritoine, dont les deux feuillets adossés au niveau de son bord postérieur vont former le mésocôlon iliaque.

5° Le *rectum* (1) ne possède d'enveloppe séreuse que dans ses deux tiers supérieurs ; la séreuse forme à son tiers supérieur une enveloppe comparable à celle qu'il fournit à l'S iliaque, et dans son tiers moyen un cul-de-sac placé sur sa face antérieure.

B. Tunique musculaire. — Elle se compose de deux ordres de fibres : les unes, superficielles, sont *longitudinales ;* les autres, profondes, sont *circulaires.*

Les *fibres longitudinales*, au lieu de former au gros intestin une couche continue, sont disposées en *trois bandes,* sauf cependant au niveau du rectum ; l'une d'elles occupe la face antérieure, les autres sont situées sur les côtés de la face postérieure. Nous avons vu que ces bandes n'étaient pas aussi longues que l'intestin et déterminaient par ce motif les bosselures et dépressions que l'on remarque sur ses faces.

Les *fibres circulaires* sont disposées en une couche uniforme.

C. La tunique celluleuse est semblable à celle de l'intestin grêle.

---

(1) En raison des particularités que présente la structure du rectum, nous l'étudierons à part.

D. Tunique muqueuse. — Elle possède un *épithélium*, un *derme* et des *glandes*.

L'*épithélium* est cylindrique, mais il diffère de l'épithélium qui tapisse l'intestin grêle par l'absence de *plateau poreux* à la surface de ses cellules.

Le *derme* est constitué, comme dans l'intestin grêle, par une couche de fibres musculaires lisses et par du tissu conjonctif réticulé dont les mailles contiennent des cellules lymphatiques.

Glandes. — Ce sont des glandes en tube et des follicules clos.

Les *glandes en tube*, semblables à celles de l'intestin grêle, sont très nombreuses et presque juxtaposées.

Les *follicules clos* sont assez nombreux dans le gros intestin, ils présentent la même structure que dans l'intestin grêle, mais ne s'agglomèrent pas sous forme de *plaques de Peyer*.

Vaisseaux et nerfs. — Les *artères* du gros intestin proviennent : 1° de la mésentérique supérieure dont les branches nommées *artères coliques droites* se distribuent au cæcum, au côlon ascendant et à la moitié droite du côlon transverse ; 2° de la mésentérique inférieure dont les branches nommées *coliques gauches* se distribuent à la moitié gauche du côlon transverse, au côlon descendant, au côlon iliaque et à la partie supérieure du rectum.

Les *veines* suivent le trajet des artères, il en est de même des *lymphatiques*.

Les *nerfs* proviennent du plexus solaire, ils abordent l'intestin en même temps que les artères mésentériques auxquelles ils sont accolés.

STRUCTURE DU RECTUM. — Bien que le rectum soit formé par les mêmes tuniques que le reste du gros intestin, ces tuniques présentent chez lui des dispositions particulières qui nécessitent une étude spéciale.

1° Nous avons vu que le *péritoine* forme, au tiers supérieur du rectum, une enveloppe complète et un mésorectum, un cul-de-sac au devant de son tiers moyen et qu'il reste étranger à son tiers inférieur.

2° *Tunique musculaire.* — Elle est formée de deux plans, l'un superficiel et longitudinal l'autre, profond et circulaire.

Les *fibres longitudinales* sont disposées en deux bandes, l'une antérieure, l'autre postérieure, qui recouvrent assez complètement tout le rectum. Leur terminaison a été soigneusement étudiée par Sappey. D'après ce professeur, 1° les fibres longitudinales les plus superficielles se fixent, en arrière, à la pointe du sacrum, en avant, à l'aponévrose prostato-péritonéale, et sur les côtés, à l'aponévrose pelvienne ; 2° les fibres longitudinales moyennes se fixent, en avant et en arrière, comme les précédentes, mais, sur les côtés, elles s'insèrent sur une lame cellulo-fibreuse, très dense, qui donne insertion par sa face opposée au muscle releveur de l'anus (1); 3° les fibres les plus profondes traversent le sphincter et se fixent sur la peau du pourtour de l'anus.

Fibres circulaires. — Ces fibres forment une couche d'une épaisseur très inégale, ses parties les plus épaisses correspondent à des points habituellement plus étroits et sont désignées sous le nom de sphincters; la partie moyenne, plus mince, se laisse distendre par les matières et forme *l'ampoule rectale.*

On a décrit *trois sphincters* dans le rectum, un seul mérite réellement ce nom, c'est le *sphincter inférieur*, couche de fibres circulaires formant sur la partie inférieure du rectum un anneau de 4 centimètres de hauteur. Le *sphincter moyen*, décrit par Nélaton, consisterait en un anneau incomplet de quelques millimètres d'épaisseur, cet anneau placé à 7 ou 8 millimètres au-dessus de l'anus, serait le siège habituel des rétrécissements organiques. Le *sphincter supérieur*, décrit par O' Beirne, consisterait en un anneau circulaire correspondant à la partie supérieure du rectum (2). Ces deux derniers sphincters ne méritent ni ce nom, ni une description spéciale.

L'ampoule rectale comprend la partie moyenne du rectum dont les fibres circulaires moins épaisses se laissent plus aisément distendre par les matières qui s'y accumulent.

---

(1) Cette lame a été considérée par Denonvilliers comme un prolongement de l'aponévrose latérale de la prostate, et par Sappey comme une intersection fibreuse comparable à celle du grand droit de l'abdomen.

(2) Cet anneau serait destiné à empêcher les matières de s'accumuler dans le rectum ; le rectum ne serait qu'un conduit comparable à l'œsophage, et destiné à être simplement traversé par les matières fécales.

La **couche celluleuse** ne présente à signaler que son extrême laxité (1).

La **muqueuse** du rectum présente la même structure que la muqueuse des autres parties du gros intestin, mais sur sa partie inférieure, à 1 centimètre environ au-dessus de l'anus, elle offre une série de petits replis curvilignes que l'on a comparés aux valvules sigmoïdes de l'aorte (valvules semi-lunaires de Morgagni); du point de jonction de ces valvules s'élèvent de petits reliefs verticaux nommés *colonnes du rectum.*

Vaisseaux et nerfs du rectum. — Les *artères* désignées sous le nom d'hémorrhoïdales, sont au nombre de trois de chaque côté, elles sont distinguées par les noms de supérieure, moyenne et inférieure.

Les *hémorrhoïdales supérieures,* branches de terminaison de la mésentérique inférieure, sont d'abord logées dans le méso-rectum, elles descendent de chaque côté du rectum et fournissent à sa partie supérieure et postérieure.

Les *hémorrhoïdales moyennes,* très variables dans leur calibre et même leur existence, proviennent de l'iliaque interne et se distribuent à la partie moyenne du rectum, à la prostate et aux vésicules séminales.

Les *hémorrhoïdales inférieures* se détachent des artères honteuses internes, au niveau de l'ischion, elles se portent transversalement, dans le creux ischio-rectal, vers la terminaison du rectum et s'y distribuent.

Les **veines** dites *hémorrhoïdales* naissent de la muqueuse et forment dans la couche celluleuse (surtout dans sa partie inférieure) un plexus remarquable par son développement et par la fréquence de ses dilatations variqueuses (*hémorrhoïdes*). Les veines supérieures se jettent pour la plupart dans la petite mésaraïque et par suite dans la veine porte ; mais les veines inférieures se rendent dans la veine honteuse interne (tributaire de la veine cave inférieure). Elles établissent ainsi une communication entre le système de la veine porte et le système veineux général.

Les **lymphatiques,** nés pour la plupart de la muqueuse, se rendent dans de nombreux ganglions placés sur les parties latérales et postérieures du rectum.

(1) Elle permet à la muqueuse de sortir du rectum au moment de la défécation, du moins chez les gens atteints d'hémorrhoïdes ou de chute du rectum.

Les **nerfs** proviennent de deux sources : du grand sympathique par le plexus hémorrhoïdal, et du système nerveux général par le plexus hypogastrique.

Fonctions du gros intestin. — Les matières qui ont traversé l'intestin grêle lui ont abandonné toutes leurs parties nutritives, elles franchissent alors la valvule iléo-cæcale, pénètrent dans le gros intestin, et ne représentent plus qu'un résidu désigné sous le nom de *fèces;* résidu destiné à être expulsé (1).

Dépourvu de villosités, le gros intestin n'est donc point destiné à l'absorption ; peut-être cette absorption s'exerce-t-elle encore sur les matières grasses (2).

Les fèces parcourent graduellement ie gros intestin, en vertu des mouvements péristaltiques de cet intestin, et arrivent ainsi dans l'S iliaque où elles ont l'habitude de séjourner ; dans tout ce trajet elles passent inaperçues et ne provoquent aucune sensation ; mais arrivées au rectum elles déterminent un *besoin* spécial. Si ce besoin est écouté, la tunique musculaire du rectum se contracte ainsi que la paroi abdominale, le diaphragme et le périnée, et les matières sont expulsées avec plus ou moins d'effort suivant leur consistance (3) : c'e,t la défécation.

B. — FOIE.

Le foie est une énorme glande située dans l'abdomen ; il est préposé à la secrétion de la bile qu'il verse dans le duodénum par le canal cholédoque.

Le foie *occupe* tout l'hypochondre droit, une partie de l'épigastre et s'avance même jusque dans l'hypochondre gauche. Il est *maintenu dans cette situation* par les organes voisins et par quatre replis du péritoine nommés : ligaments suspenseur, coronaire et latéraux.

Le *ligament suspenseur* accompagne la veine ombilicale ; il s'étend de l'ombilic jusqu'au bord antérieur du foie et là se divise en deux par-

(1) Les matières fécales se composent non seulement du résidu des matières réfractaires à la digestion, mais encore des très nombreux détritus épithéliaux provenant de la desquamation de l'intestin, de la matière colorante de la bile, etc. Chez l'homme adulte, leur poids moyen est de 150 grammes en vingt-quatre heures.

(2) On voit par là qu'il ne faut pas fonder trop d'espoir sur la valeur nutritive des lavements alimentaires.

(3) Il faut remarquer que les contractions du releveur de l'anus compriment le ventre de bas en haut, et, en même temps, élèvent l'anus au-devant des matières qui doivent le traverser.

ties : l'une se prolonge sous le foie, l'autre s'étend obliquement entre sa face supérieure et le diaphragme (1),

Le *ligament coronaire* occupe le bord postérieur du foie, il est transversal et les deux feuillets qui le forment, au lieu d'être juxtaposés, sont séparés par un intervalle de 3 à 4 centimètres au niveau duquel le bord postérieur du foie répond directement au diaphragme.

Les *ligaments latéraux* font suite de chaque côté au ligament coronaire ; ils ont la forme d'un triangle dont la pointe dirigée en arrière se continue avec le ligament coronaire, dont les bords répondent au diaphragme et au foie ; leur base dirigée en avant est libre et flottante.

Le foie est très *volumineux*, il a environ 25 centimètres dans le sens transversal, 20 centimètres d'avant en arrière et 6 centimètres dans le sens vertical ; mais ces dimensions présentent les plus grandes variétés (2).

Son *poids* moyen est d'environ 2 kilogrammes, du moins lorsqu'il est encore gorgé de sang.

La **forme** du foie est assez irrégulière, car, à la façon des glandes salivaires, il se moule sur les organes voisins, cependant on le compare à un *segment d'ovoïde* comprenant la grosse extrémité de l'ovoïde et la moitié supérieure de sa petite extrémité.

Cette forme permet de lui considérer : *deux faces*, l'une supérieure et antérieure, l'autre inférieure et postérieure ; *deux bords*, l'un antéro-inférieur, mince, l'autre postéro-supérieur, épais ; *deux extrémités*, l'une droite, l'autre gauche.

Face supérieure et antérieure. — Elle est convexe, lisse et unie, revêtue par le péritoine, elle est limitée en arrière et sur les côtés par les ligaments coronaire et latéraux, et divisée en deux parties inégales par le ligament suspenseur.

Cette face répond au *diaphragme* qui la sépare de la plèvre, de la base du poumon droit, du cœur et des six dernières côtes ; elle répond encore, un peu, à la *paroi abdominale*, surtout au

---

(1) On se rend compte de sa disposition en glissant la main entre le foie et le diaphragme, la main est arrêtée par ce ligament et l'on voit qu'il se continue en arrière avec le ligament coronaire (voy. *Péritoine*).

(2) On sait avec quelle facilité, sous l'influence d'une alimentation particulière ou de certaines maladies (phthisie), le foie augmente de volume en subissant la dégénérescence graisseuse ou stéatose.

niveau de l'épigastre, car, à droite, le foie ne descend guère à plus d'un travers de doigt au-dessous des fausses côtes (1).

Face inférieure et postérieure. — C'est par cette face que le foie se moule sur les organes abdominaux, c'est par elle qu'il reçoit ses vaisseaux et qu'il émet son canal excréteur, aussi sa forme est-elle très irrégulière, elle présente une série de reliefs et de dépressions; elle est parcourue par *trois sillons*, deux longitudinaux, antéro-postérieurs et un sillon transverse : ces sillons, disposés en forme d'H, divisent la face inférieure du foie en *trois régions secondaires* (gauche, droite et moyenne).

1° La *région gauche* occupe toute la face inférieure du lobe gauche du foie, elle répond à la *face antérieure de l'estomac*.

2° La *région droite*, beaucoup plus étendue, présente trois dépressions ou empreintes qui correspondent : l'antérieure, à l'angle que forme le côlon ascendant avec le côlon transverse (*empreinte colique*) ; la moyenne, au rein droit (*empreinte rénale*), et la postérieure, à la capsule surrénale (*empreinte*

3° La *région moyenne* est limitée de chaque côté par les deux *surrénale*).

sillons longitudinaux et divisée en deux parties par le sillon transverse.

Le *sillon longitudinal gauche* s'étend du bord antérieur du foie à son bord postérieur. Il est divisé en deux parties égales par le sillon transverse et contient dans sa moitié antérieure la veine ombilicale (ou le cordon fibreux qui résulte de son oblitération) et le ligament qui l'accompagne ; dans sa moitié postérieure, le *canal veineux d'Aranzi*, qui s'étend, chez le fœtus, de la veine porte à la veine cave inférieure (ou le cordon fibreux qui résulte de son oblitération).

Le *sillon longitudinal droit*, moins profond et plus large que le gauche, est subdivisé en deux parties égales par le sillon transverse, sa moitié antérieure loge la *vésicule biliaire*, sa moitié postérieure loge la *veine cave inférieure*.

Le *sillon transverse* ou *hile du foie*, perpendiculaire aux deux sillons précédents, loge les *deux branches de la veine porte*,

(1) Dans l'expiration forcée et sur le cadavre, le point culminant de cette face atteint presque la quatrième côte. Faut-il faire ressortir toute l'importance de ces rapports au point de vue du diagnostic des tumeurs du foie, de l'ouverture des abcès ou kystes hydatiques de cet organe dans la plèvre, les bronches, etc., des épanchements pleurétiques, des plaies pénétrantes de la poitrine, etc.

de l'artère hépatique et du canal hépatique, il contient encore du tissu cellulaire, des lymphatiques et des nerfs qui appartiennent au foie. Tous ces organes sont placés entre les deux feuillets de l'épiploon gastro-hépatique.

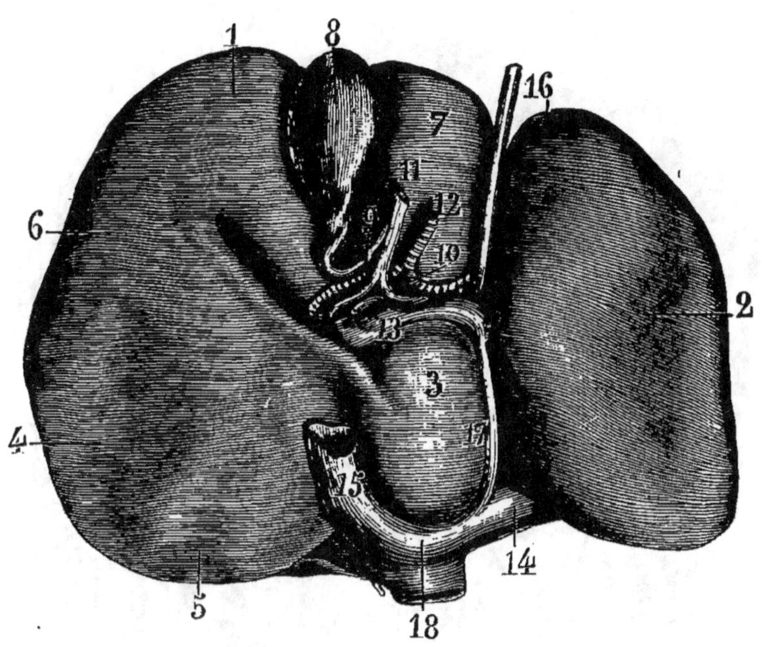

FIG. 38. — Face inférieure du foie.

1. Lobe droit. — 2. Lobe gauche. — 3. Lobe de Spigel. — 4. Facette rénale du lobe droit. — 5. Facette surrénale de ce lobe. — 6. Facette colique de ce même lobe. — 7. Lobe carré. — 8. Vésicule biliaire. — 9. Canal cystique. — 10. Conduits biliaires. — 11. Canal hépatique. — 12. Artère hépatique. — 13. Veine porte. — 14. Une veine sus-hépatique. — 15, 18. Veine cave inférieure. — 16. (Le trait a été mal placé, il doit être dirigé vers le cordon qui se trouve à côté du numéro et qui est le cordon de la veine ombilicale oblitérée.) — 17. Canal veineux d'Aranzi étendu de la veine porte à la veine cave inférieure. — 18. Fusion du canal veineux, des veines sus-hépatiques et de la veine cave inférieure.

Les sillons longitudinaux circonscrivent entre eux *deux lobes,* séparés l'un de l'autre par le sillon transverse.

Le lobe placé en avant de ce sillon transverse porte le nom de

lobe carré ou *éminence porte-antérieure ;* le lobe placé en arrière de ce sillon porte le nom de **lobe de Spigel** (1).

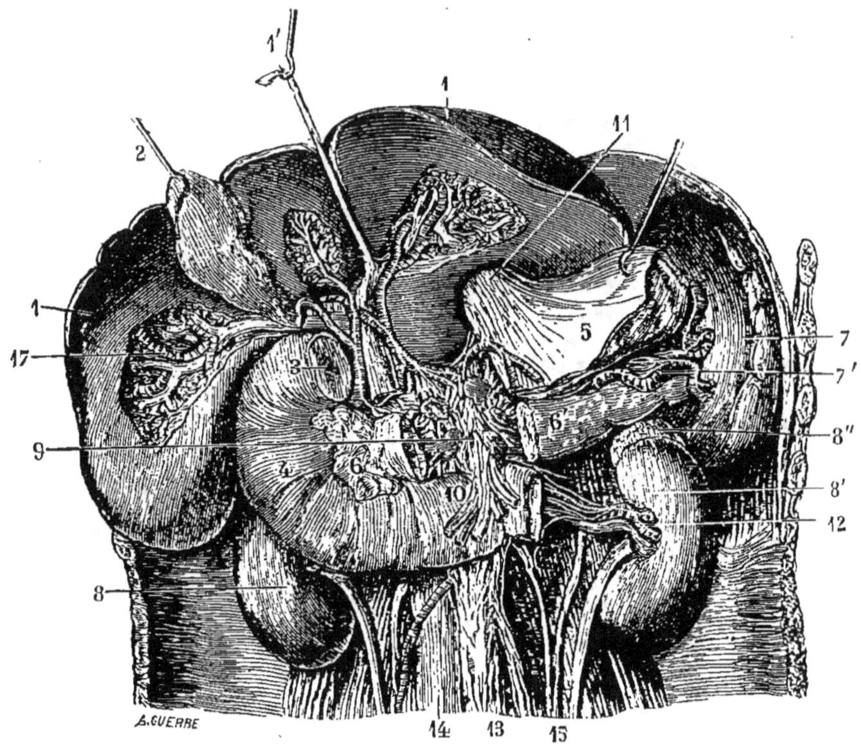

FIG. 39. — Plexus solaire.

, 1. Face inférieure du foie. — 1'. Crochet engagé dans le ligament suspenseur du foie de manière à relever cet organe. — 2. Crochet engagé dans la vésicule biliaire. — 3. Section de l'estomac pratiquée au niveau du pylore. — 4. Duodénum, dont on voit nettement les trois portions embrassant la tête du pancréas.— 5. Estomac enlevé presque en totalité afin de montrer les organes qu'il recouvre. 6. Tête du pancréas. — 6'. Queue du pancréas : on a enlevé la partie moyenne de cette glande afin de montrer le plexus solaire et les vaisseaux qu'il recouvre. — 7. Rate. — 7'. Vaisseaux spléniques. — 8, 8'. Reins. — 8". Capsule surrénale. — 9. Plexus solaire. — 10. Artère mésentérique supérieure. — 11. Filets terminaux du nerf pneumogastrique gauche se répandant sur la face antérieure de l'estomac. — 12. Vaisseaux du rein. — 13. Aorte abdominale enlacée par les filets du grand sympathique. — 14. Veine cave inférieure. — 15. Uretère et vaisseaux spermatiques.

(1) Ce lobe est souvent réuni aux lobes voisins par des ponts de substance hépatique.

Bords. — Le *bord antéro-inférieur*, obliquement dirigé en bas et à droite, présente deux échancrures en rapport, l'une, avec la grosse extrémité de la vésicule biliaire, et l'autre, avec la veine ombilicale. — Ce bord est placé, dans l'hypochondre droit, entre les fausses côtes et le gros intestin et dans le creux épigastrique entre la paroi abdominale et l'estomac ; il est tapissé par le péritoine.

La *bord postéro-supérieur*, très épais, à peu près transversal, présente deux échancrures correspondant l'une, au confluent des veines hépatiques et de la veine cave inférieure, l'autre, à l'œsophage. Il répond au diaphragme et donne attache aux deux feuillets du ligament coronaire écartés l'un de l'autre de plusieurs centimètres.

Extrémités. — L'*extrémité droite* ou *grosse extrémité* répond au diaphragme.

L'*extrémité gauche*, très mince, repose sur la grosse tubérosité de l'estomac.

Structure du foie.

Le foie se compose : 1° D'une *enveloppe séreuse* qui lui permet de glisser sur les organes voisins ;

2° D'une *enveloppe fibreuse* (capsule de Glisson) qui l'entoure et envoie dans son épaisseur de nombreux prolongements ;

3° D'un *tissu glandulaire* (cellules hépatiques), préposé à la sécrétion de la bile (et du sucre?) ;

4° De *vaisseaux afférents* (artère hépatique et veine porte) destinés à apporter à ces cellules les éléments de leur nutrition et de leur sécrétion ;

5° De *vaisseaux efférents* (veines hépatiques) chargés de ramener dans la veine cave inférieure le sang qui a servi au travail des cellules hépatiques et à la nutrition du foie.

6° D'un système de *canaux excréteurs* qui ont pour fonction de recueillir la bile et de la verser dans le tube digestif (canalicules biliaires, canal hépatique, etc.).

Les cellules hépatiques avec leurs tuyaux d'apport et de décharge sont groupées entre elles de manière à former de petits amas (du volume d'un grain de millet) qui ont reçu le nom de *lobules hépatiques*.

1° Enveloppe séreuse ou péritonéale. — Le péritoine tapisse presque toute la surface du foie ; il lui donne un aspect lisse, poli, et lui permet de glisser sans frottements sur les organes voisins pendant les mouvements respiratoires, etc. Il adhère fortement à la tunique fibreuse sous-jacente ; certaines parties du foie, *bord postérieur* (entre les deux feuillets du ligament coronaire), *fossette de la vésicule biliaire, gouttière de la veine cave inférieure, sillon transverse,* sont dépourvues de cette enveloppe.

2° Enveloppe fibreuse ou capsule de Glisson. — Le foie est complètement enveloppé par une membrane fibreuse, très mince ; la *surface externe* de cette membrane répond au péritoine qui lui adhère, sa surface profonde est très intimement unie au tissu du foie par des prolongements qu'elle envoie entre les lobules hépatiques. Au niveau du sillon transverse, cette membrane se prolonge sur les vaisseaux qui pénètrent dans le foie, et leur forme des *gaînes cylindriques* qui les accompagnent dans toute l'étendue de leur distribution (1).

Lobules hépatiques. — Le foie se compose d'une infinité de lobules absolument semblables les uns aux autres, il suffit donc d'en décrire un seul.

Tous ces lobules sont séparés les uns des autres par une très mince couche de tissu cellulaire (2) ; leur diamètre est d'environ 1 millimètre, leur forme est polygonale ; chaque lobule se compose : 1° de *cellules hépatiques ;* 2° de *vaisseaux d'apport* (divisions de la veine porte et de l'artère hépatique) ; 3° de *vaisseaux de décharge* (veines hépatiques) ; 4° de *canalicules biliaires.* On y trouve aussi des lymphatiques et des nerfs. Nous allons étudier chacun de ces éléments.

1° *Cellules hépatiques.* — A peu près arrondies, ces cellules ont un diamètre de 15 μ, elles se composent d'une membrane d'enveloppe très mince et renfermant une *masse molle, granuleuse.* On y trouve encore des *cellules graisseuses* en nombre très variable et un *noyau* arrondi (3).

Toutes ces cellules sont logées dans des *mailles formées par les divisions des vaisseaux* du foie.

2° Les *vaisseaux d'apport* du lobule se composent : *a.* des *divisions de la veine porte* qui, après avoir entouré les lobules, envoient des prolongements qui s'insinuent entre les cellules hépatiques ; *b.* des divisions de l'*artère hépatique* qui se comportent de la même façon que celles de la veine porte, c'est-à-dire qu'après avoir entouré le lo-

(1) Par leur face externe, ces gaînes adhèrent au tissu du foie à l'aide de prolongements semblables à ceux que nous avons vu se détacher de la face profonde de l'enveloppe extérieure ; au contraire, par leur face interne, elles ne sont unies aux organes qu'elles renferment (divisions de la veine porte, de l'artère hépatique, canalicules biliaires) que par un tissu cellulaire très lâche.

(2) Chez le porc, cette cloison est épaisse et se rattache très nettement à la capsule de Glisson.

(3) Ces granulations sont considérées par Schiff comme une sorte d'amidon végétal ou matière glycogène aux dépens de laquelle se formerait le sucre.

bule elles s'engagent entre les cellules hépatiques en formant les mailles du réseau qui les logent.

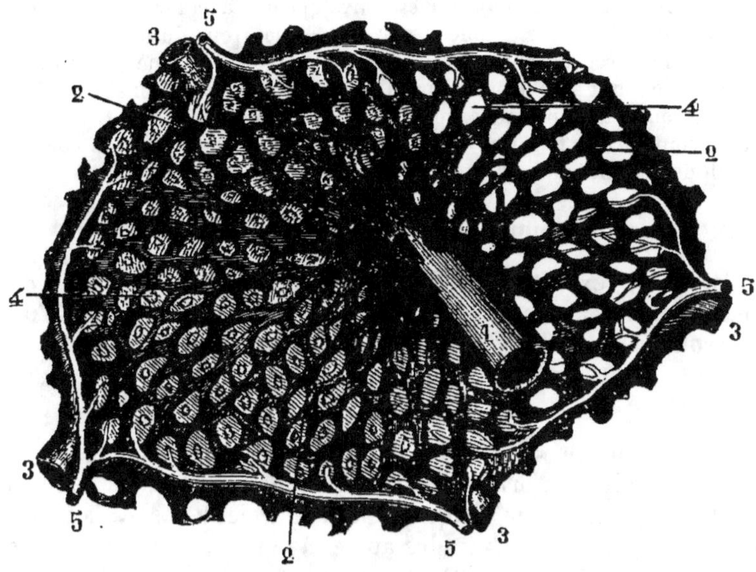

FIG. 40. — Figure schématique représentant la composition
d'un lobule du foie.

1 Veine sus-hépatique émergeant du centre du lobule. — 2. Trame formée par les divisions de la veine-porte, de l'artère hépatique et des canalicules biliaires : les mailles de cette trame sont occupées par les cellules hépatiques, 4 (sur la moitié droite de la figure on a enlevé ces cellules). — 3. Divisions de la veine porte. — 5. Conduits biliaires.

3° Les *vaisseaux de décharge* sont représentés par les *veines hépatiques*. — Les radicules originelles des veines hépatiques naissent du réseau formé autour des cellules hépatiques par les divisions terminales de la veine porte et de l'artère hépatique, et convergent vers le centre du lobule pour se réunir en un vaisseau efférent (1).

(1) Ainsi donc, il n'existe qu'une seule veine hépatique par lobule et cette veine occupe son centre. Au contraire, chaque lobule est entouré par deux ou trois divisions de la veine porte et ces divisions occupent sa périphérie. Sur une coupe du foie, les *divisions des veines hépatiques restent béantes* en raison des branches qu'elles reçoivent incessamment des lobules voisins, tandis que les *divisions de la veine porte s'affaissent*, car elles ne sont que lâchement unies à la capsule de Glisson.

(2) Cette question de l'origine des canalicules biliaires a été très diversement interprétée : pendant longtemps on a cru qu'ils commençaient par des culs-de-sac interposés entre les cellules hépatiques ; les dernières recherches (Legros) ont démontré leur existence telle que nous l'avons décrite, et, à l'aide d'injections au nitrate d'argent on a reconnu que leurs parois étaient formées par des cellules épithéliales aplaties.

4° Les canalicules biliaires (2), destinés à recueillir la bile sécrétée par les cellules hépatiques, sont représentés à leur origine par un réseau de *canalicules biliaires capillaires*, enveloppant, à la façon du réseau sanguin, les cellules hépatiques ; sur tout le pourtour du lobule les canalicules biliaires accompagnent les divisions de la veine porte et de l'artère hépatique, se réunissent à ceux des lobules voisins pour former les conduits hépatiques que nous étudierons plus loin. Ces canalicules sont formés par une membrane propre tapissée par une couche de cellules épithéliales polygonales.

Appareil excréteur du foie.

L'appareil excréteur du foie se compose : 1° d'une série de canaux destinés à transporter la bile dans le duodénum ; 2° d'un réservoir (vésicule biliaire) dans lequel la bile s'accumule et séjourne en attendant le moment où elle doit être versée dans l'intestin.

Canaux biliaires. — Nous avons vu quels étaient les rapports des radicules originelles de ces conduits avec les cellules hépatiques ; autour de chaque lobule se voient des canalicules qui convergent les uns vers les autres à la manière des branches des veines pour former des troncs plus volumineux (*canaux biliaires*) ; par leur réunion successive, ces canaux donnent naissance à *deux troncs* qui se fusionnent dans le sillon transverse pour former le *canal hépatique*.

Les canaux biliaires sont logés dans la capsule de Glisson en même temps que les divisions de la veine porte et de l'artère hépatique, ils sont formés par une *membrane fibreuse* composée de tissu cellulaire et de fibres élastiques et par une couche d'*épithélium cylindrique simple ;* on y trouve aussi des *glandes en grappe* que nous décrirons avec le canal hépatique.

Canal hépatique.— Formé, dans le fond du sillon transverse, par la réunion des deux gros canaux biliaires, il se porte en bas et à droite, entre les deux feuillets de l'épiploon gastro-hépatique, au-devant de la veine-porte et derrière l'artère hépatique. Après un trajet de 3 à 4 centimètres, il se réunit au canal cystique pour former le canal cholédoque.

Sa *structure* est la même que celle des canaux biliaires.

A l'étude de ces deux ordres de canaux doit se joindre la description des *glandes en grappe* et des *vasa aberrantia,* qui leur sont annexées.

Glandes en grappe. — On trouve annexées à la paroi du canal hépatique et à celle des canaux biliaires, une foule de glandes en grappe composées de petites dépressions en cul-de-sac ; ces dépressions extrêmement nombreuses, sont entourées par une foule de ramifications de l'artère hépatique (1).

Vasa aberrantia. — On trouve dans le tissu cellulaire qui occupe le ligament triangulaire gauche du foie, son sillon transverse et la gouttière de la veine cave inférieure (par conséquent en dehors du tissu hépatique), un certain nombre de culs-de-sac, présentant la même structure que les canaux hépatiques ; on les a comparés aux *vasa aberrantia* du testicule, mais on ne connaît point leur signification.

VÉSICULE BILIAIRE.—La vésicule biliaire est une poche en forme de poire placée sous la face inférieure du foie, dans la fossette qui porte son nom. Destinée à servir de réservoir à la bile, elle est maintenue dans la place qu'elle occupe par le péritoine qui tapisse son fond et sa demi-circonférence inférieure.

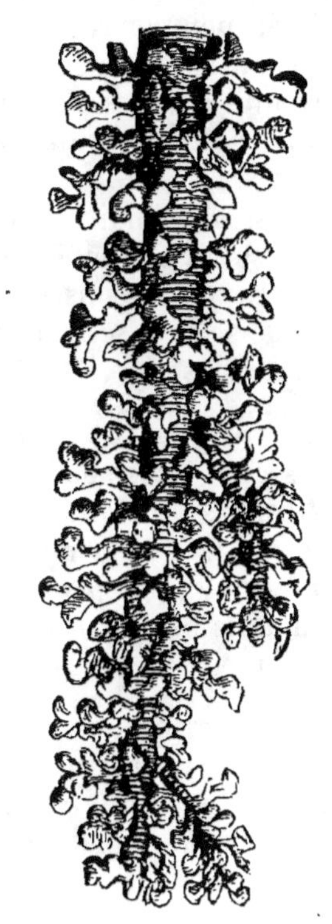

Fig. 41. — Glandes en grappe développées sur les parois des conduits biliaires. (Sappey.)

Sa forme permet de lui considérer un *fond* ou grosse extrémité, un *corps* et un *col* d'où part le *canal cystique* qui la relie au canal hépatique.

Rapports. — Le *fond* de la vésicule biliaire est tapissé par le péritoine, il déborde le bord inférieur du foie et répond à ce

(1) Il existe deux opinions sur leurs fonctions : les uns leur attribuent la sécrétion de la bile et s'appuient, pour étayer leur opinion, sur leur grand nombre et sur leur absence dans la vésicule biliaire ; les autres, à plus juste titre, les croient destinées à la résorption des parties liquides de la bile.

point de la paroi abdominale qui est limité en haut par le rebord cartilagineux des côtes et, en dedans, par le bord externe du muscle droit (1).

Le *corps* répond : en haut, à la face inférieure du foie, qui est déprimée pour le recevoir (fossette de la vésicule biliaire) (2); en bas, au péritoine, à la première portion du duodénum et à l'extrémité droite du côlon transverse.

Le *col de la vésicule* est deux fois recourbé sur lui-même en forme d'S.

La vésicule biliaire peut contenir en moyenne 30 grammes de liquide ; sa surface interne est d'un gris blanchâtre (3), et présente des crêtes qui circonscrivent un treillage élégant ; de plus, au niveau de son col se trouvent une ou deux *valvules* assez régulièrement disposées.

Structure. — Les parois de la vésicule ont 1 à 2 millimètres d'épaisseur, elles sont constituées de dehors en dedans : 1° par une *tunique péritonéale* qui ne tapisse que le fond de la vésicule et sa face inférieure (4); 2° par une *membrane fibreuse*; 3° par une *muqueuse*, composée de tissu conjonctif et de fibres musculaires lisses (5); 4° par une couche de *cellules épithéliales* cylindriques.

Canal cystique. — Né du col de la vésicule biliaire, il se porte en bas et à gauche dans l'épaisseur de l'épiploon gastro-hépatique et, après un trajet de 3 centimètres, se réunit, à angle aigu, au canal hépatique pour former le canal cholédoque.

Canal cholédoque ($\chi o\lambda\acute{\eta}$, bile; $\delta o\chi\acute{o}\varsigma$, qui contient). — Formé par la réunion du canal cystique et du canal hépatique, dont il présente la direction et le calibre de telle sorte qu'il semble en être la continuation, le canal cholédoque se dirige en bas, à droite et en arrière, dans l'épaisseur de l'épiploon gastro-hépa-

---

(1) Lorsque la vésicule est distendue, surtout lorsque cette distension est portée à son plus haut degré par la présence d'un calcul dans le canal cholédoque, ce fond soulève la paroi abdominale.

(2) Ce rapport est immédiat, c'est-à-dire sans l'interposition du péritoine.

(3) Sur le cadavre, elle est teintée en vert ou en jaune.

(4) Il est formé par le péritoine qui revêt la face inférieure du foie pour aller former le feuillet antérieur de l'épiploon gastro-hépatique.

(5) Beaucoup moins développée chez l'homme que chez les animaux.

tique, au-devant de la veine porte, derrière l'artère hépatique, il croise la première courbure du duodénum, se place dans une gouttière que lui présente le pancréas et s'insinue alors dans la partie postérieure de la deuxième portion du duodénum. Après un certain trajet entre les tuniques de cet intestin, il s'ouvre, en même temps que le canal hépatique, mais par un orifice distinct, au sommet de l'*ampoule de Vater*.

Ce canal a la même structure que le canal hépatique (1).

Vaisseaux et nerfs du foie.

Les vaisseaux du foie sont : *l'artère hépatique*, la *veine porte* et les *veines hépatiques* (ou sus-hépatiques).

L'artère hépatique aborde le foie au niveau du sillon transverse ; en ce point (2), elle se divise en deux branches qui pénètrent transversalement dans le foie ; placées dans la capsule de Glisson en même temps que les divisions de la veine porte, elles arrivent dans les espaces interlobulaires où elles se comportent comme nous l'avons vu.

Cette artère est destinée non seulement à nourrir tous les éléments du foie, mais encore elle concourt probablement à la sécrétion de la bile ; elle se distribue : 1° aux lobules hépatiques ; 2° aux canaux biliaires et à leurs glandes ; 3° aux parois de la veine porte ; 4° aux enveloppes fibreuse et séreuse du foie.

La veine porte conduit au foie le sang veineux de toute la portion sous-diaphragmatique du tube digestif, de la rate, du pancréas, etc. C'est elle qui, sans doute, joue le plus grand rôle dans la sécrétion de la bile : arrivée au fond du sillon transverse, elle se divise en deux branches transversales (*sinus de la veine porte*) qui pénètrent dans la capsule de Glisson et, arrivées au niveau des espaces interlobulaires, se comportent comme nous l'avons vu.

Sappey a décrit, sous le nom de *veines portes accessoires*, une foule de petites veinules que l'on peut grouper ainsi : 1° celles qui pro-

---

(1) Quelques auteurs admettent l'existence de fibres musculaires lisses dans l'épaisseur des parois des canaux hépatique et cholédoque et leur font jouer un rôle dans la progression de la bile, dans la marche des calculs biliaires et dans la pathogénie de l'ictère spasmodique.

(2) Et après avoir fourni l'artère cystique destinée à la vésicule biliaire.

viennent de la petite courbure de l'estomac et de l'épiploon gastro-hépatique ; — 2° du fond de la vésicule biliaire ; — 3° des parois de la veine porte, de l'artère hépatique et des canaux biliaires ; — 4° du diaphragme par le ligament suspenseur ; — 5° de la portion sus-ombilicale de la paroi abdominale, en suivant le ligament de la veine ombilicale. Toutes ces veinules se comportent comme les divisions terminales de la veine porte.

Veines hépatiques. — Elles recueillent le sang que l'artère hépatique et la veine porte ont conduit au foie, *et le versent dans la veine cave inférieure.* Nées du centre de chaque lobule par un tronc qui se réunit à ceux du voisinage pour former des canaux de plus en plus considérables, elles se portent toutes *d'avant en arrière* et reçoivent dans toute l'étendue de leur distribution des branches d'un volume très variable, aussi restent-elles béantes sur les coupes du foie, ce qui, joint à leur direction antéro-postérieure, les distingue des divisions de la veine porte, qui sont transversales et affaissées. Au niveau du bord postérieur du foie, les veines sus-hépatiques s'ouvrent par trois ou quatre troncs dans la veine cave inférieure.

Lymphatiques. — On a décrit autour du réseau capillaire des lobules des gaînes lymphatiques semblables à celles que l'on trouve autour des vaisseaux capillaires du cerveau. De ces gaînes naissent des troncs qui accompagnent les rameaux placés dans la capsule de Glisson. A la surface du foie se trouvent encore de remarquables réseaux lymphatiques.

Les **nerfs** proviennent du pneumogastrique et du grand sympathique. Le nerf phrénique droit fournit également quelques filets.

FONCTIONS DU FOIE. — Le foie sécrète la bile, il forme du sucre et il exerce probablement une certaine influence sur le sang.

1° **Bile.** — La bile, sécrétée soit par les cellules hépatiques, soit, comme on l'admet assez volontiers aujourd'hui, par les glandes des canalicules biliaires, pénètre dans ces canalicules, s'écoule en partie dans l'intestin, mais va surtout s'emmagasiner dans la vésicule biliaire : au moment de la digestion, en général deux heures après le repas, la bile contenue dans la vésicule est expulsée dans le duodénum.

La bile est un liquide faiblement alcalin, d'un jaune verdâtre, sa quantité peut être évaluée à 1200 grammes en moyenne, et elle se compose de trois éléments différents : 1° de *sels* (qui sont deux acides gras combinés à de la soude et qui ont reçu les noms de cholate et de choléate de soude et aussi de tauro cholate et de glycocholate de soude) ; 2° de *cholestérine* (rangée aujourd'hui dans la classe des alcools et que Flint considère comme un produit de dénutrition des centres nerveux) ; 3° d'une *matière colorante* nommée *bilifulvine* (elle ressemble à l'hématoïdine, pigment du sang).

La bile joue un double rôle : 1° elle fait partie des excréments auxquels elle donne leur couleur ; 2° elle joue dans la digestion un rôle encore mal défini : pour les uns, elle agirait à peu près comme le suc intestinal ; pour d'autres, elle serait destinée à favoriser l'absorption intestinale en balayant, en quelque sorte, les détritus épithéliaux et en facilitant ainsi leur desquamation et leur renouvellement.

2° Glycogénie. — Cl. Bernard démontra que, outre la sécrétion de la bile, le foie possède encore la propriété de former du sucre ou glycose, sucre qui, par les veines sus-hépatiques, arrive dans la veine cave inférieure et par suite dans la circulation générale. Ce sucre ne serait pas formé directement, il procéderait d'une *matière glycogène* se transformant, comme l'amidon, en glycose sous l'influence d'un ferment spécial. D'après quelques auteurs, il existerait dans le foie deux glandes distinctes : l'une, *glande biliaire*, préposée exclusivement à la formation de la bile, serait représentée par ces innombrables culs-de-sac disposés sur les parois des canalicules biliaires ; l'autre, *glande glycogénique*, préposée à la formation du sucre, serait représentée par les cellules hépatiques. Les derniers résultats de l'histologie ne sont point contraires à la distinction physiologique de ces deux glandes, bien que leur indépendance ne soit point encore généralement admise.

3° Fonction hématopoïétique. — Le sang des veines sus-hépatiques renfermerait beaucoup plus de globules rouges que le sang ordinaire ; quelques auteurs en ont conclu que, par opposition à la rate, le foie serait une espèce d'atelier où se formeraient des globules rouges ; pour d'autres auteurs, au contraire, le foie serait un des organes où les *vieux globules* rouges se détruisent.

C. — Pancréas.

Pour préparer le pancréas, il faut enlever le foie, relever l'estomac après avoir détaché tout le long de sa grande courbure le grand épiploon qui s'y insère. — On peut alors ouvrir la deuxième portion du duodénum et rechercher l'ampoule de Vater qui présente à son sommet l'orifice du canal pancréatique.

Le pancréas est une glande en grappe placée dans l'abdomen

et transversalement étendue au-devant de la colonne vertébrale, derrière l'estomac.

Le pancréas est allongé dans le sens transversal, aplati d'avant en arrière, renflé à son extrémité droite et effilé à son extrémité gauche, ce qui a permis de lui distinguer un *corps*, une *tête* et une *queue*.

Sa *longueur* est d'environ 15 centimètres, son *poids* de 65 grammes, sa *consistance* assez ferme, sa *couleur* d'un blanc grisâtre. — Il est très solidement *fixé* dans sa position par le duodénum qui entoure sa moitié droite et par le péritoine qui passe au-devant de lui.

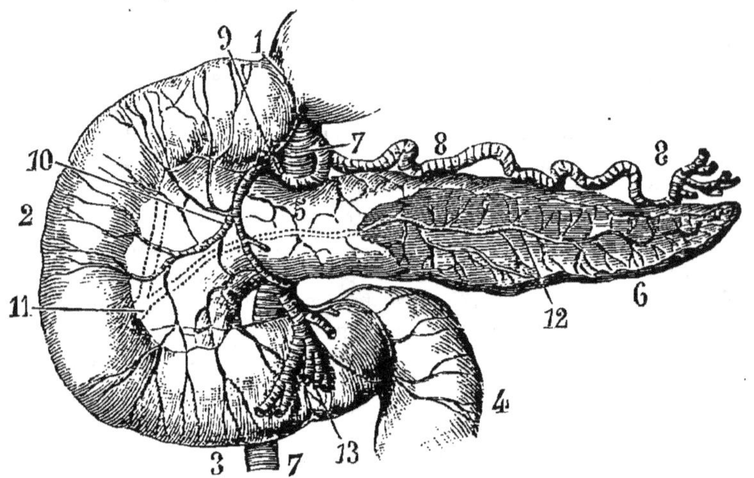

FIG, 42. — Duodénum et pancréas vus par leur face antérieure.

1. Pylore (point de jonction de l'estomac avec le duodénum). — 2. Seconde portion du duodénum. — 3. Troisième portion du duodénum. — 4. Jéjuno-iléon. — 5. Pancréas : on voit que sa tête est entourée par les trois portions du duodénum ; on a enlevé la moitié antérieure de la partie gauche du pancréas afin de montrer son canal excréteur. — 6. Queue du pancréas. — 7, 7. Aorte. — 8, 8. Artère splénique. — 9, 10. Artère pancréatico-duodénale. — 11. Lignes ponctuées marquant le trajet des canaux pancréatique et cholédoque et leur point de jonction. — 12. Canal pancréatique ou de Wirsung. — 13. Artère mésentérique supérieure passant entre le bord inférieur du pancréas et la troisième portion du duodénum dont elle marque la limite.

Rapports. — On considère au pancréas *deux faces* (l'une antérieure, l'autre postérieure) ; *deux bords* (l'un supérieur, l'autre inférieur) ; une *extrémité droite* et une *extrémité gauche*.

La *face antérieure*, tapissée par le péritoine, répond à l'estomac dont elle est séparée par l'arrière-cavité des épiploons. La *face postérieure* répond, en procédant de droite à gauche,

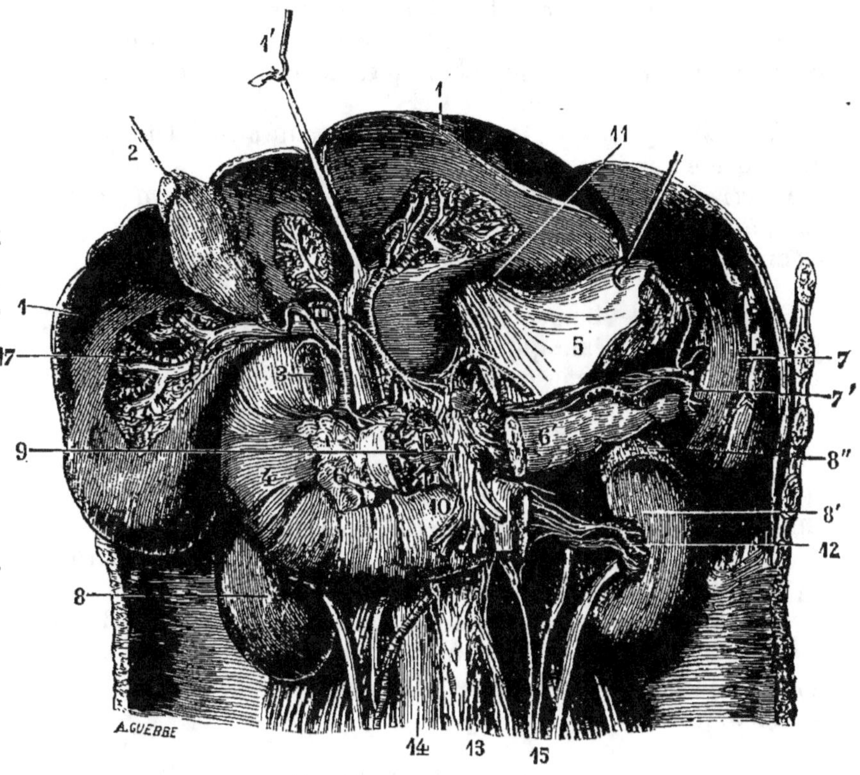

Fig. 43. — Plexus solaire.

1, 1. Face inférieure du foie. — 1', Crochet engagé dans le ligament suspenseur du foie de manière à relever cet organe. — 2. Crochet engagé dans la vésicule biliaire. — 3. Section de l'estomac pratiquée au niveau du pylore. — 4. Duodénum, dont on voit nettement les trois portions embrassant la tête du pancréas. — 5. Estomac enlevé presque en totalité afin de montrer les organes qu'il recouvre. — 6. Tête du pancréas. — 6' Queue du pancréas : on a enlevé la partie moyenne de cette glande afin de montrer le plexus solaire et les vaisseaux qu'il recouvre. — 7. Rate. — 7' Vaisseaux spléniques. — 8, 8'. Reins. — 8". Capsule surrénale. — 9. Plexus solaire. — 10. Artère mésentérique supérieure. — 11. Filets terminaux du nerf pneumogastrique gauche se répandant sur la face antérieure de l'estomac. — 12. Vaisseaux du rein. — 13. Aorte abdominale enlacée par les filets du grand sympathique. — 14. Veine cave inférieure. — 15. Uretère et vaisseaux spermatiques.

à la veine porte (et aux veines qui la forment), à la veine cave inférieure, à l'aorte et aux piliers du diaphragme.

8.

Le *bord supérieur* (1) répond au trépied cœliaque, au plexus solaire, et, dans sa moitié gauche, il est creusé d'une gouttière destinée à loger l'artère et la veine spléniques.

Le *bord inférieur* répond à la troisième portion du duodénum et aux vaisseaux mésentériques supérieurs qui passent entre lui et le duodénum.

L'*extrémité droite* est logée dans la concavité du duodénum (2), et répond en arrière au canal chodéloque (3)

L'*extrémité gauche* ou *queue* répond à la face interne de la rate, à laquelle elle est unie par un petit repli du péritoine, et, en arrière, à la capsule surrénale et au rein gauche.

STRUCTURE. — Le pancréas est une glande en grappe dont la structure est la même que celle des glandes salivaires, c'est-à-dire qu'elle se compose : 1° de grains glanduleux ; — 2° de canaux excréteurs ; — 3° de vaisseaux et de nerfs (4).

1° Grains glanduleux ou tissu glandulaire. — La surface du pancréas est parcourue par une foule de dépressions linéaires, elles correspondent à des cloisons celluleuses qui divisent le pancréas en un certain nombre de lobes. Chaque lobe est formé lui-même par la réunion d'une foule de lobules.

Tous les lobules ont la même structure et se composent d'une foule de *culs-de-sac glandulaires* juxtaposés, formés d'une *membrane* mince, transparente et revêtue intérieurement de *cellules épithéliales* (5).

2° Canaux excréteurs. — Chaque lobule possède un canal excréteur qui se réunit à ceux des lobules voisins pour former, par chaque lobe, un canal excréteur unique : la réunion des canaux excréteurs de tous les lobes forme un canal excréteur

---

(1) Plus épais que l'inférieur.

(2) Son rapport avec le duodénum est tellement intime que quelques grains glanduleux sont logés dans les tuniques de l'intestin.

(3) Qui se creuse une gouttière dans le pancréas avant de se juxtaposer au canal pancréatique pour s'ouvrir avec lui dans le duodénum.

(4) Tous ces éléments sont entourés par du tissu conjonctif.

(5) Ces cellules seraient, d'après quelques auteurs, disposées sur deux zones, l'une, interne granuleuse, l'autre, externe hyaline ; le noyau, peu distinct, se trouverait placé entre ces deux zones.

De plus, entre ces cellules circulerait un réseau capillaire de *canalicules sécréteurs*.

commun nommé **canal pancréatique ou de Wirsung** qui parcourt la glande dans toute son étendue. Très mince, au niveau de la queue il s'élargit graduellement et acquiert vers la tête le calibre d'une petite plume ; à ce niveau il s'accole au canal cholédoque (placé au-dessus de lui) et vient s'ouvrir avec lui à la partie postérieure de la deuxième portion du duodénum au sommet d'une ampoule dite de Vater.

Il existe un *second canal excréteur* nommé *canal accessoire.* Circonscrit dans la tête du pancréas, le canal accessoire s'ouvre par une de ses extrémités dans le canal de Wirsung et par l'autre dans le duodénum à 1 centimètre environ au-dessus de l'ampoule de Vater.

Structure. — Tous les canaux excréteurs sont formés par une *couche celluleuse* tapissée par un *épithélium cylindrique.*

3° Vaisseaux et nerfs. — Les *artères* du pancréas lui sont fournies par les artères voisines (hépatique, qui fournit la pancrético-duodénale) splénique, mésentérique. Les *veines* se jettent dans les veines splénique et grande mésaraïque. Les *lymphatiques* se rendent dans les ganglions voisins et les *nerfs* proviennent du plexus solaire.

Fonctions du pancréas. — Le suc pancréatique a été comparé à la salive ; comme elle, il est *alcalin*, mais il renferme moins d'eau ; son principe actif, nommé *pancréatine*, jouit de la propriété d'émulsionner les graisses, c'est-à-dire de les mettre dans un état de division très favorable à leur absorption.

La sécrétion du suc pancréatique est continue, mais elle augmente beaucoup au moment où le contenu stomacal arrive dans l'intestin.

Ce suc a pour principal rôle d'*émulsionner les corps gras*, mais, en outre, il exerce une certaine action sur les féculents qu'il transforme en *glycose*, et sur les albuminoïdes qu'il transforme en *peptones.*

CHAPITRE II

APPAREIL RESPIRATOIRE

L'appareil respiratoire, préposé aux échanges gazeux nécessaires aux combustions organiques, se compose d'une série de cavités dans lesquelles pénètre l'air extérieur chargé d'oxygène et par lesquelles s'exhale l'acide carbonique (1).

Ces cavités, qui font suite les unes aux autres (et qu'on a pu comparer à un arbre dont le tronc, les branches et les feuilles seraient creux), présentent dans leurs fonctions et par suite dans leur configuration, des différences qui permettent de les diviser en trois groupes ; elles se composent :

1° De *cavités* ou *tuyaux*, à diamètres invariables et à parois rigides, de façon à conserver, malgré la pression atmosphérique, un calibre constant (*fosses nasales, trachée, bronches*);

2° D'un *tuyau* (intermédiaire aux précédents), également à parois rigides, mais composé de pièces mobiles les unes sur les autres, afin de tendre ou de relâcher des cordes ligamenteuses placées dans sa cavité et dont les vibrations produisent le son (*larynx, appareil vocal*) ;

3° D'une multitude innombrable de *petites vésicules élastiques*, capables de se dilater et de se rétrécir pour recevoir et pour expulser les gaz (*vésicules pulmonaires*, dont l'ensemble constitue les *poumons*).

L'appareil respiratoire comprend donc :

Les **fosses nasales**, qui servent en même temps à l'olfaction et seront décrites à part ;

La **partie supérieure du pharynx**, déjà décrite ;

Le **larynx**, appareil vocal ;

La **trachée** ;

Les **bronches** ;

Les **poumons**, à l'étude desquels se joint celle de deux

—————
(1) Produit par les combustions organiques.

membranes séreuses (**plèvres**) destinées à faciliter ses mouvements.

LARYNX.

Le larynx fait partie des voies respiratoires, de plus il est
l'organe de la phonation, c'est une sorte de tube cartilagineux
composé de pièces mobiles les unes sur les autres.

Situation. — Le larynx occupe la partie supérieure et antérieure du cou, il est placé *au-dessous* de l'os hyoïde dont il suit
 es mouvements, *au devant* du pharynx qui la sépare de la
colonne vertébrale, *derrière* les muscles sous-hyoïdiens et la
glande thyroïde qui recouvrent ses faces latérales, car sur la
ligne médiane il soulève la peau (1).

La larynx est *très mobile*, il s'élève, se porte en avant et en
arrière pendant la déglutition et la phonation ; par ces mouvements, il s'oppose à la pénétration des substances alimentaires
dans sa cavité, il s'adapte à la production des différents
sons, etc. (2).

Son *volume* présente, suivant le sexe et l'âge des différences
très notables ; il est plus volumineux chez l'homme que chez la
femme, après la puberté qu'avant cette époque. A ces différences
de volume, correspondent des différences dans la tonalité du
son.

Le larynx se compose :

A. De **cartilages**, mobiles les uns sur les autres ;

B. D'**articulations** et de **ligaments** qui relient ces cartilages
entre eux, et d'un appareil vocal composé de **quatre cordes vocales ;**

C. De **muscles** destinés à mouvoir les cartilages et par suite à
tendre les cordes vocales, à les rapprocher ou à les écarter ;

D. D'une **membrane muqueuse** qui tapisse la cavité du
 arynx ;

E. De **vaisseaux** et de **nerfs**.

(1) Du moins chez l'homme où il forme un relief très accentué, nommé pomme
l'Adam ; chez la femme et chez l'enfant, il est plus arrondi.

(2) On peut aussi le déplacer dans le sens latéral, mais ce dernier mouvement
est toujours communiqué.

A. — **Cartilages.**

Les cartilages du larynx sont au nombre de quatre : deux impairs, les cartilages *cricoïde* et *thyroïde;* deux pairs, les cartilages *aryténoïdes.* Il faut y joindre les *petits cartilages surnuméraires de Wrisberg* et de *Santorini* et l'*épiglotte* qui est un fibro-cartilage.

Cartilages impairs.	{ Cartilage cricoïde. — thyroïde.	Cartilages pairs.	{ Cartilages aryténoïdes.
Fibro-cartilage. Épiglotte.		Cartilages accessoires.	{ Cartilages de Wrisberg. — de Santorini.

1° CARTILAGE CRICOÏDE (κρίκος, anneau). — Il occupe la base du larynx et ressemble à un anneau dont le chaton, c'est-à-dire la partie la plus large, regarde en arrière et dont la partie la plus étroite est dirigée en avant; on peut lui considérer *deux surfaces*, l'une externe, l'autre interne, et *deux circonférences* ou *bords*, l'un supérieur, l'autre inférieur.

La **face externe** présente : 1° *en avant* et de chaque côté de la ligne médiane, deux *petites surfaces* destinées à l'*insertion des muscles crico-thyroïdiens antérieurs;* 2° de *chaque coté*, une petite *apophyse* mousse supportant une facette qui s'articule avec les *petites cornes du cartilage thyroïde;* 3° *en arrière*, une *crête médiane et verticale* (1), et sur les côtés de cette crête *deux surfaces* destinées à l'*insertion des muscles crico-aryténoïdiens postérieurs.* Ces muscles sont eux-mêmes tapissés par la muqueuse du pharynx.

La **face interne**, lisse et régulière, est revêtue par la muqueuse laryngée.

Le **bord inférieur**, circulaire, donne insertion à la *membrane fibreuse de la trachée* et, sur les côtés, au *constricteur inférieur du pharynx.*

Le **bord supérieur** est très obliquement dirigé de haut en bas et d'arrière en avant; on lui considère une partie antérieure, deux parties latérales et une partie postérieure; il donne insertion : *en avant*, à la *membrane crico-thyroïdienne; sur les cotés*, aux *muscles crico-aryténoïdiens latéraux. En arrière*, le

______
(1) Sur laquelle s'insèrent quelques fibres musculaires longitudinales de l'œsophage.

bord supérieur est très élevé et à peu près horizontal, il présente :
1° de chaque côté, une *facette elliptique* qui s'articule avec le
cartilage aryténoïde ; 2° entre ces facettes, un espace linéaire
qui donne insertion au *muscle aryténoïdien.*

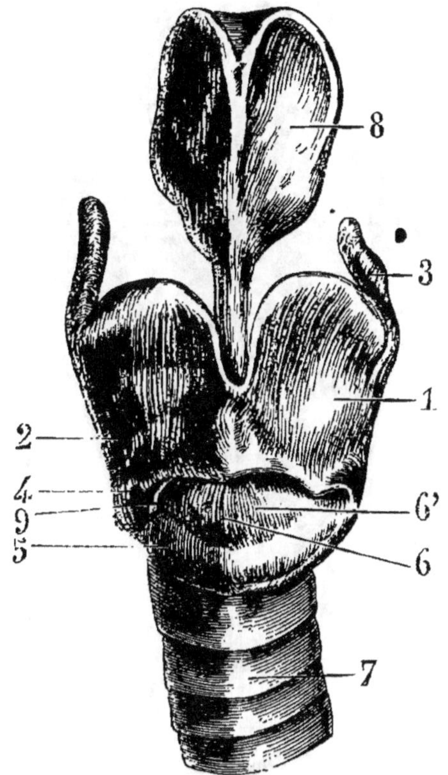

Fig. 44. — Cartilages du larynx
vus par leur face antérieure.

(Beaunis et Bouchard.)

1, 2. Cartilage thyroïde.

3. Grandes cornes du cartilage
thyroïde.

4. Petites cornes du cartilage
thyroïde.

5. Cartilage cricoïde.

6, 6'. Membrane crico-thyroïdienne.

7. Trachée.

8. Épiglotte.

2° CARTILAGE THYROÏDE (θυρεὸς, bouclier). — Le plus volumineux des cartilages du larynx, il est formé de deux lames quadri-
latères réunies en avant à angle aigu et écartées en arrière pour
loger les cordes vocales, les cartilages aryténoïdes et la partie
postérieure du cartilage cricoïde qu'il protège à la façon d'un
bouclier.

Chacune de ces lames présente : *a.* Une *face externe,* divisée
en deux parties inégales par deux tubercules (l'un supérieur
l'autre inférieur réunis par une arcade fibreuse) ; la partie antérieure à ces tubercules et à cette arcade est tapissée par le *mus-*

cle thyro-hyoïdien, la partie postérieure par les *muscles sterno-thyroïdien et constricteur inférieur* du pharynx (1);

b. Une **face interne**, qui répond aux cordes vocales et aux cartilages aryténoïdes avec leurs muscles;

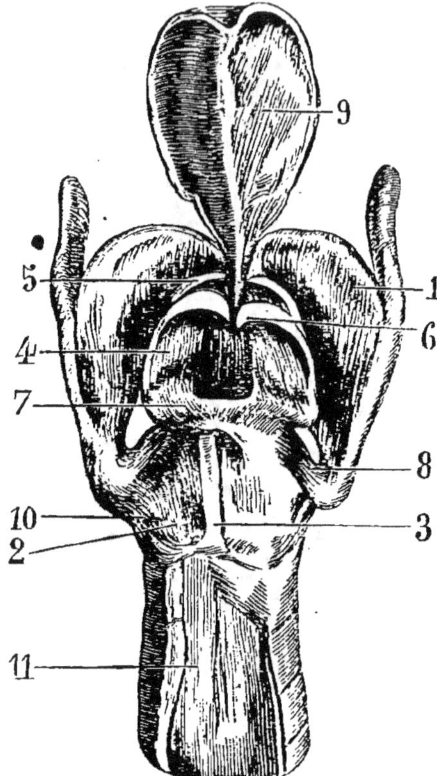

FiG. 45. — Cartilages du larynx vus par leur face postérieure.

(Beaunis et Bouchard.)

1. Face postérieure du cartilage thyroïde.
2. Face postérieure du cartilage cricoïde.
3. Crête médiane placée sur la face postérieure du cartilage cricoïde.
4. Face postérieure des cartilages aryténoïdes.
5. Cartilages corniculés.
6. Cartilage de Santorini.
7. Articulation du cartilage aryténoïde avec le cartilage cricoïde (articulation crico-aryténoïdienne).
8. Articulation du cartilage thyroïde avec le cartilage cricoïde (articulation crico-thyroïdienne).
9. Face postérieure de l'épiglotte dont la pointe s'enfonce dans l'angle rentrant formé par les deux lames du cartilage thyroïde.
10. Face postérieure du cartilage cricoïde.
11. Trachée (partie postérieure ou membraneuse).

c. Un **bord postérieur**, long et arrondi, se prolongeant en haut et en bas sous forme de *cornes;* les cornes supérieures ou *grandes cornes* sont unies à l'os hyoïde par un ligament, les inférieures ou *petites cornes* s'articulent avec le cartilage cricoïde.

d. Un **bord antérieur**, qui s'unit à celui du côté opposé en formant un *angle* antérieur très saillant chez l'homme, échancré en haut et faisant saillie sous la peau (pomme d'Adam), et est un

(1) Ces trois muscles se fixent sur l'arcade fibreuse et sur les tubercules qui la terminent.

angle postérieur qui donne *insertion aux cordes vocales, aux muscles thyro-aryténoïdiens et à l'épiglotte.*

e. Un **bord supérieur**, limité en arrière par les grandes cornes et donnant insertion, dans toute son étendue, à la *membrane thyro-hyoïdienne.*

f. Un **bord inférieur**, limité en arrière par les petites cornes et donnant insertion, en avant, à la *membrane crico-thyroïdienne*, et sur les côtés, aux *muscles crico-thyroïdiens.*

3° CARTILAGES ARYTÉNOÏDES (ἀρύταινα, entonnoir). — Au nombre de deux, ils sont situés à la partie postérieure du larynx et surmontent la partie la plus élevée du cartilage cricoïde. Ils ont la forme d'une pyramide triangulaire, ce qui permet de leur considérer *trois faces*, une *base* et un *sommet.*

Leur **face postérieure**, concave, donne insertion aux fibres du *muscle ary-aryténoïdien.*

Leur **face interne** est tapissée par la muqueuse du larynx.

Leur **face externe** présente une excavation dans laquelle se fixe la *corde vocale supérieure.*

Leur **base** est *à cheval sur le cartilage cricoïde* et se termine par deux *apophyses :* l'une, antérieure et interne, très remarquable par ses dimensions (*apophyse vocale*), donne insertion à la *corde vocale inférieure ;* l'autre, postérieure et externe (*apophyse musculaire*), donne attache, en avant, au muscle crico-aryténoïdien latéral, et, en arrière, au muscle crico-aryténoïdien postérieur.

Leur **sommet**, recourbé en dedans, est surmonté par un petit cartilage dit de Santorini ; il donne attache au repli ary-épiglottique (1).

ÉPIGLOTTE (ἐπὶ, sur, γλωττὶς, glotte). — C'est une lamelle fibro-cartilagineuse, mobile, très élastique, placée à la partie antérieure et supérieure du larynx, à la façon d'une soupape. Habituellement verticale, l'épiglotte s'abaisse au moment de la déglutition pour fermer l'orifice supérieur du larynx et s'opposer à la pénétration des aliments dans les voies aériennes.

Elle a la forme d'une feuille de pourpier. — Sa **base** est libre et dirigée en haut. — Son **sommet** ou **pointe**, dirigé en bas, s'insère *dans l'angle rentrant du cartilage thyroïde.* — Sa **face**

(1) Au-devant de ce sommet se trouve un autre petit cartilage dit de Wrisberg.

antérieure adhère à la base de la langue par *trois replis dits glosso-épiglottiques ;* au-dessous d'eux, elle répond à l'os hyoïde dont elle est séparée par du tissu adipeux ; sa partie supérieure est libre et déborde la base de la langue. — Sa **face postérieure**, libre dans toute son étendue, est tapissée par la muqueuse et présente les orifices de nombreuses glandules logées dans son épaisseur. — Ses **bords** donnent insertion à deux replis, dont l'un, peu accentué, se porte vers le pharynx, tandis que l'autre, très marqué, s'insère au sommet des cartilages aryténoïdes.

Structure. — Les cartilages du larynx sont formés par du cartilage hyalin revêtu de périchondre (1). Entre trente et quarante ans, ces cartilages commencent à s'ossifier, et c'est une des causes du changement qui survient dans le timbre de la voix (voix cassée des vieillards). L'épiglotte et l'apophyse vocale sont formées par du cartilage réticulé.

ARTICULATIONS ET LIGAMENTS.

Cordes vocales.

Les articulations du larynx peuvent se diviser en deux groupes :

1° Les **articulations extrinsèques**, par lesquelles le larynx se rattache à l'os hyoïde et à la trachée ;

2° Les **articulations intrinsèques** qui relient entre eux les divers cartilages du larynx ; elles comprennent :

I. *Les articulations du cartilage cricoïde avec le cartilage thyroïde :*

II. *Les articulations du cartilage cricoïde avec les cartilages aryténoïdes ;*

III. *Les articulations des cartilages aryténoïdes avec le cartilage thyroïde (cordes vocales) et avec l'épiglotte (replis ary-épiglottiques).*

A. ARTICULATIONS EXTRINSÈQUES. — Le cartilage *thyroïde* est uni à l'os hyoïde : 1° Par une *membrane (membrane thyro-*

---

(1) Qui peut s'enflammer et donner lieu à la nécrose des cartilages, ainsi qu'on l'observe parfois à la suite de la fièvre typhoïde.

hyoïdienne) épaisse, élastique, étendue de son bord supérieur à l'os hyoïde. Plus haute en arrière qu'en avant, elle est recouverte par les muscles thyro-hyoïdiens et elle est séparée du corps de l'os hyoïde (car elle s'insère sur la partie la plus élevée de sa face postérieure) par une *synoviale* (1). En arrière, elle répond à l'épiglotte.

2° Par deux cordons fibreux (*ligaments thyro-hyoïdiens latéraux*) étendus des grandes cornes du cartilage thyroïde à l'extrémité des grandes cornes de l'os hyoïde : ils renferment souvent un noyau cartilagineux ou osseux.

La *membrane fibreuse de la trachée* se fixe sur le bord inférieur du cartilage cricoïde, sans qu'il y ait rien de spécial à signaler sur cette insertion.

B. Articulations intrinsèques. — I. **Articulations du cartilage cricoïde avec le cartilage thyroïde.** — Elles comprennent :

1° Deux petites *énarthroses :* les petites cornes du cartilage thyroïde viennent se loger dans les petites cavités que présente de chaque côté le cartilage cricoïde.

Leurs *moyens d'union* consistent en une *capsule fibreuse* orbiculaire renforcée par *trois ligaments*, l'un antérieur et les deux autres postérieurs (l'un inférieur, l'autre supérieur).

Une *synoviale* facilite les mouvements de bascule qu'exécute, dans le sens antéro-postérieur, le cartilage thyroïde sur le cartilage cricoïde, et cela, suivant une ligne transversale passant par les deux articulations crico-thyroïdiennes.

2° *L'intervalle qui sépare le cartilage cricoïde du cartilage thyroïde* est occupé par *trois membranes*.

L'une, *membrane crico-thyroïdienne antérieure*, est épaisse, triangulaire, formée de fibres jaunes élastiques ; elle s'attache par sa base sur le bord supérieur du cartilage cricoïde et par son sommet au cartilage thyroïde (sur la ligne médiane).

Les deux autres, placées sur les côtés, sont les membranes ou *ligaments crico-thyroïdiens latéraux ;* elles s'étendent du bord supérieur du cartilage cricoïde (au-devant de l'articulation crico-aryténoïdienne) à l'angle rentrant du cartilage thyroïde sur lequel elles s'implantent au-dessous de la corde vocale inférieure.

(1) Ce qui prouve l'existence de mouvements entre l'os hyoïde et le cartilage thyroïde.

II. ARTICULATIONS CRICO-ARYTÉNOÏDIENNES. — Ce sont des articulations en selle ou par emboîtement réciproque.

Le *cartilage cricoïde* présente de chaque côté du bord supérieur de son châton une *surface elliptique*, dirigée en avant et en dehors, concave dans ce sens et convexe d'avant en arrière ; par contre, la base du *cartilage aryténoïde*, profondément échancrée, présente une disposition inverse (1).

Le cartilage aryténoïde à cheval sur le cartilage cricoïde est extrêmement mobile sur lui, ses mouvements déterminent la tension ou le relâchement des cordes vocales, et il est disposé de telle sorte que les mouvements imprimés à son apophyse postérieure se traduisent par des mouvements opposés de son apophyse antérieure : ainsi lorsque l'apophyse musculaire est attirée en dedans (adduction) l'apophyse vocale est portée en dehors (abduction).

De plus, les deux cartilages aryténoïdes peuvent être, en totalité, rapprochés ou écartés l'un de l'autre.

III. ARTICULATIONS DES CARTILAGES ARYTÉNOÏDES. — 1° **Avec le cartilage thyroïde**. — L'union entre ces cartilages est établie par quatre ligaments fibreux très importants et pour lesquels sont créés les divers cartilages du larynx, avec leurs articulations et leurs muscles ; ce sont les *cordes vocales* distinguées en cordes vocales supérieures (au nombre de deux) et cordes vocales inférieures (également au nombre de deux).

Les deux **cordes vocales inférieures** sont les plus importantes et les plus développées (2) ; elles naissent de l'angle rentrant du cartilage thyroïde ; très rapprochées à leur origine, elles s'écartent en se portant en arrière pour se fixer sur *l'apophyse vocale du cartilage aryténoïde*. D'un blanc nacré, de nature fibreuse et élastique, elles sont libres en tous sens, sauf en dehors où elles se fusionnent avec le muscle thyro-aryténoïdien (3).

Les **deux cordes vocales supérieures**, bien moins développées que les inférieures, naissent comme elles, et au-dessus d'elles, dans l'angle rentrant du cartilage thyroïde, et se portent en arrière pour se fixer dans une *excavation que présente la face externe du cartilage aryténoïde;* elles ne font pas relief dans la

---

(1) Elle déborde très notablement la surface articulaire du cricoïde, en avant, par son apophyse vocale et, en arrière, par son apophyse musculaire.

(2) Ce sont elles que l'on voit dans l'examen laryngoscopique.

(3) La muqueuse laryngée recouvre toute leur partie libre.

cavité du larynx et ne se distinguent que par la dépression qui les sépare de la corde vocale inférieure et qui se nomme *ventricule du larynx*.

On désigne sous le nom de *glotte* l'espace qui sépare les deux cordes vocales droites des deux cordes vocales gauches.

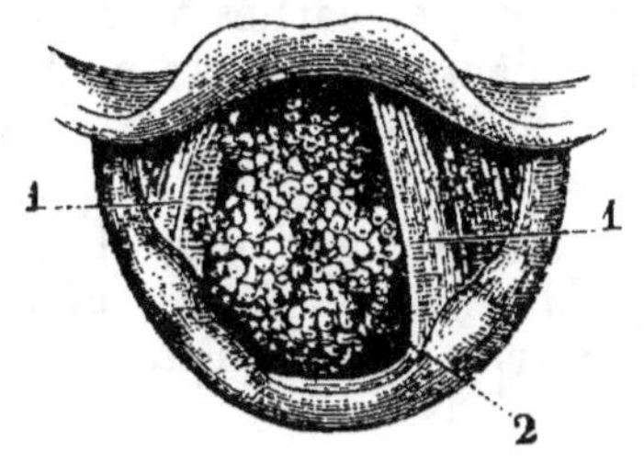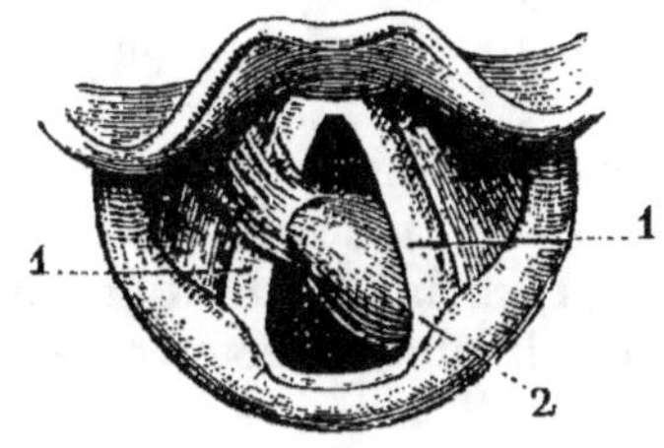

FIG. 46.

Cordes vocales, 1, 1, et polypes du larynx, 2, 2.

2° Le cartilage aryténoïde est encore uni à l'**épiglotte** par deux replis membraneux (*replis ary-épiglottiques*) dont le squelette est formé par quelques filaments fibreux.

MUSCLES DU LARYNX.

Nous ne dirons rien des **muscles extrinsèques** du larynx ; ils impriment à cet organe des déplacements sur les parties voisines : ce sont les *muscles des régions sus- et sous-hyoïdiennes et du pharynx*.

Les **muscles propres du larynx** sont au nombre de neuf : quatre pairs et un impair, on peut les diviser en deux groupes :

1° Les muscles phonateurs qui tendent et rapprochent les cordes vocales :
- crico-thyroïdien.
- crico-aryténoïdien latéral.
- thyro-aryténoïdien.
- ary-aryténoïdien (impair).

2° Le muscle respirateur qui écarte les cordes vocales et dilate la glotte :
- crico-aryténoïdien postérieur.

Préparation. — Lorsque e arynx a été séparé des parties voisines, les muscles crico-thyroïdien, crico-aryténoïdien postérieur et ary-aryténoïdien se trouvent préparés : pour découvrir les muscles thyro-aryténoïdien et crico-aryténoïdien latéral, il faut enlever une des lames du cartilage thyroïde, ou bien diviser le larynx en deux moitiés par une incision médiane et antéro-postérieure ; aussi convient-il d'avoir deux larynx à sa disposition.

MUSCLES PHONATEURS. — Crico-thyroïdien. — Pair, il s'insère en bas, à la face antérieure et externe du cartilage cricoïde, de chaque côté de la ligne médiane ; de là, ses fibres se portent en rayonnant sur le bord inférieur et les parties voisines du cartilage thyroïde jusqu'à la partie antérieure de sa petite corne.

Séparé de son congénère par un espace triangulaire dans lequel se voit la membrane crico-thyroïdienne antérieure, il est recouvert par la glande thyroïde et par les muscles de la région sous-hyoïdienne, il recouvre le muscle crico-aryténoïdien latéral.

Il fait basculer en avant le cartilage thyroïde sur le cartilage cricoïde, et, par suite, il allonge le diamètre antéro-postérieur du larynx et *tend les cordes vocales* (1).

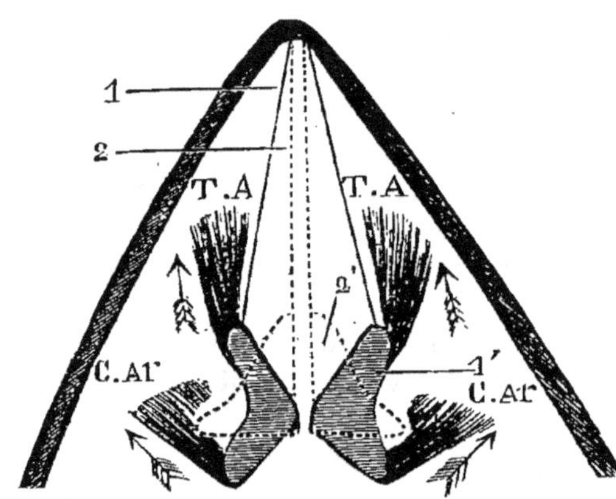

FIG. 47. — Action des muscles crico - aryté- noïdien latéral et thy- ro-aryténoïdien.

C.Ar. Crico-aryténoïdien latéral.

T.A. Thyro-aryténoïdien.

1. Cordes vocales. — 1′. Cartilages aryténoïdes quand les muscles sont relachés (la glotte est ouverte).

2. Cordes vocales. — 2′. Cartilages aryténoïdes quand les muscles sont contractés (la glotte est fermée).

Crico-aryténoïdien latéral. — Pair, recouvert par la lame correspondante du cartilage thyroïde, il naît *du bord supérieur du cartilage cricoïde* au-devant de l'articulation crico-thyroïdienne ; de là, ses fibres se portent en haut et en arrière et vont

(1) A la condition que le cartilage aryténoïde soit fixé ; mais d'ordinaire, c'est le cartilage thyroïde qui est fixé par les muscles crico-thyroïdiens, et ce sont les cartilages aryténoïdes qui se déplacent.

se fixer à la *partie antérieure de l'apophyse musculaire du cartilage aryténoïde*.

Il répond : *en dehors*, au cartilage thyroïde ; *en haut*, au muscle thyro-aryténoïdien, dont il est parfois difficile de le distinguer et dont il partage l'action ; *en dedans*, à la membrane crico-thyroïdienne latérale.

Thyro-aryténoïdien. — Pair, quadrilatéral, il tapisse la face profonde de chacune des lames du cartilage thyroïde (1).

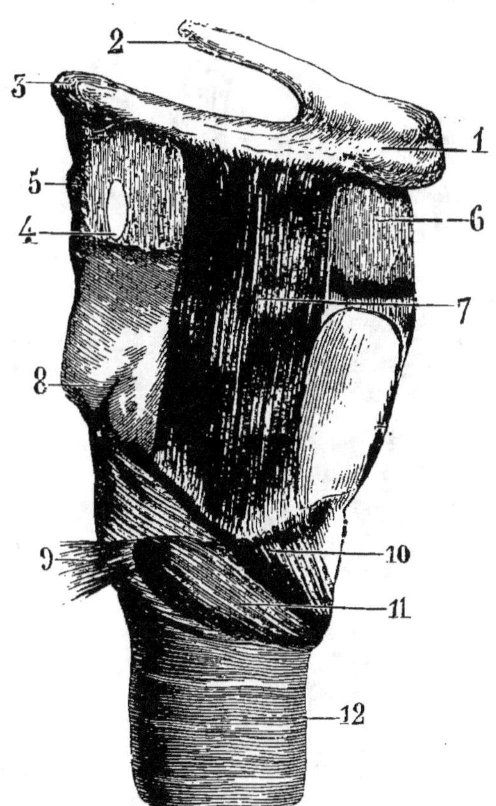

FIG. 48. — Larynx (face latérale).

1. Os hyoïde.
2, 3. Grandes cornes de l'os hyoïde.
4. Perforation que présente la membrane thyro-hyoïdienne et par laquelle pénètrent dans le larynx les vaisseaux et nerfs laryngés supérieurs.
5. Ligament cérato-hyoïdien.
6. Membrane thyro hyoïdienne.
7. Muscle thyro-hyoïdien.
8. Cartilage thyroïde.
9. Faisceau du constricteur inférieur du pharynx s'insérant sur les côtés du cartilage cricoïde.
10, 11. Muscle crico-thyroïdien.
12. Trachée.

Sa partie inférieure répond à la corde vocale inférieure, forme un relief notable et se continue directement avec les faisceaux fibreux de cette corde.

(1) Il est interposé entre ce cartilage d'une part, les cordes vocales et le ventricule du larynx de l'autre.

Il s'insère, en avant, dans les *deux tiers inférieurs de l'angle rentrant du cartilage thyroïde;* de là, ses fibres se portent horizontalement en arrière et en dehors pour se fixer sur le *bord externe*, sur la *face externe du cartilage aryténoïde* et sur son *apophyse vocale* (en même temps que la corde vocale inférieure).

Il répond : *en dehors*, au cartilage, thyroïde dont il est séparé par un peu de tissu cellulaire; *en dedans*, aux cordes vocales et au ventricule du larynx.

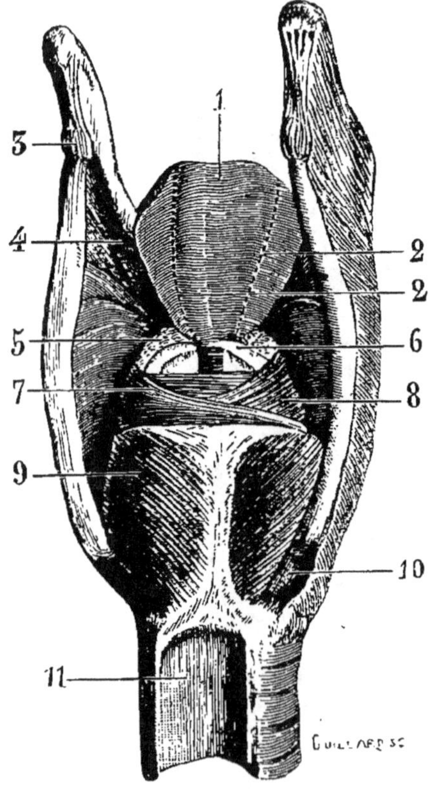

Fig. 49. — Face postérieure du larynx (auquel on a conservé ses muscles et ses ligaments).

1. Face postérieure de l'épiglotte.

2, 2. Lignes ponctuées indiquant les limites du cartilage épiglottique.

3. Ligament cérato-hyoïdien étendu de la grande corne du cartilage thyroïde à la grande corne de l'os hyoïde et possédant un noyau cartilagineux au milieu de ses fibres.

4. Membrane thyro-hyoïdienne.

5, 6. Cartilages corniculés et de Wrisberg.

7, 8. Muscle ary-aryténoïdien dont les fibres présentent une double direction : les plus superficielles sont obliques et se croisent en sautoir, les plus profondes sont transversales.

9. Muscle crico-aryténoïdien postérieur.

10. Articulation des petites cornes du cartilage thyroïde avec les faces latérales du cartilage cricoïde.

11. Face postérieure de la trachée.

Les muscles crico-aryténoïdien latéral et thyro-aryténoïdien sont des *tenseurs des cordes vocales*, car ils impriment aux cartilages aryténoïdes un mouvement de torsion sur leur axe qui porte leur apophyse vocale dans l'adduction, c'est-à-dire en dedans.

De plus le thyro-aryténoïdien se fusionnant avec la corde vocale inférieure peut lui imprimer des variétés de tension toutes spéciales et
très délicates, c'est donc un muscle *phonateur par excellence :* quelques auteurs croient que se sont les fibres musculaires elles-mêmes qui
entrent en vibration.

Ary-aryténoïdien. — Impair, placé derrière les cartilages
aryténoïdes, ce muscle recouvre leur face postérieure et comble
l'intervalle qui les sépare.

Ses fibres présentent deux directions : 1° les plus nombreuses
se portent *transversalement* du bord externe et de la face postérieure du cartilage aryténoïde d'un côté, aux mêmes points du
cartilage aryténoïde du côté opposé ; 2° les autres, moins nombreuses et plus superficielles, sont *obliquement* étendues de la
base du cartilage aryténoïde d'un côté au sommet du cartilage
aryténoïde du côté opposé, et réciproquement ; elles s'entre-croisent donc en sautoir (1).

Recouvert par la muqueuse pharyngée et par quelques grains glanduleux, il recouvre les cartilages aryténoïdes et la membrane fibreuse
qui les sépare.

Le muscle aryténoïdien rapproche, en totalité, les cartilages aryténoïdes et par suite les cordes vocales, c'est donc un tenseur des cordes
vocales (2).

MUSCLE RESPIRATEUR. — **Crico-aryténoïdien postérieur.** —
Pair et situé à la partie postérieure du cartilage cricoïde, il
s'insère sur la facette quadrilatérale que présente, de chaque côté
de la crête médiane, la *face postérieure du cartilage cricoïde ;*
de là, toutes ses fibres s'élèvent pour se fixer à la *partie posté-*
rieure de l'apophyse musculaire du cartilage aryténoïde.

Ces muscles attirent l'apophyse musculaire du cartilage aryténoïde
en dedans et en arrière, et, par suite, l'apophyse vocale est portée en

---

(1) Quelques-unes, au lieu de s'arrêter au sommet de l'aryténoïde, se prolongent dans le repli ary-épiglottique correspondant.

(2) D'après quelques auteurs, ce serait au contraire un muscle dilatateur de la
glotte, car, en raison de l'insertion de ses fibres sur le bord externe du cartilage
aryténoïde, il ferait tourner ces cartilages sur leur axe et, par suite, leurs apophyses
vocales seraient écartées (opinion abandonnée).

dehors ; les deux cordes vocales inférieures sont donc écartées l'une de l'autre, et la glotte est ouverte de façon à permettre l'accès de l'air

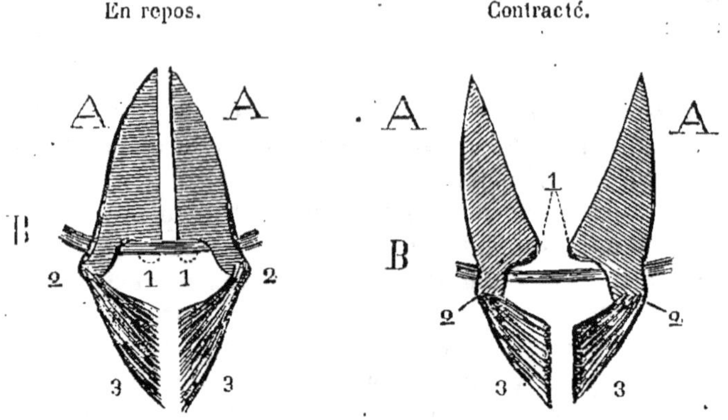

Fig. 50. — Action du muscle crico-aryténoïdien.

A. Cartilages aryténoïdes. — B. Bord du cricoïde. — 1. Apophyse interne. —
— 2. Apophyse externe. — 3. Crico-aryténoïdien postérieur.

dans les poumons : les muscles crico-aryténoïdiens postérieurs sont donc *dilatateurs de la glotte* ou *respirateurs*.

Configuration générale du larynx

Après avoir décrit les diverses parties constituantes du larynx et avant d'aborder l'étude de sa muqueuse, il convient de donner une description générale de la configuration extérieure et intérieure de cet organe.

CONFIGURATION EXTÉRIEURE.—Le larynx présente : *En avant*, un relief sous-cutané très accentué chez l'homme, très peu marqué chez la femme et chez l'enfant ; plus bas, ce relief se continue avec une surface arrondie séparée de la peau par la partie moyenne de la glande thyroïde.

Sur les côtés, le larynx est formé par les deux lames du cartilage thyroïde ; ces lames, planes, quadrilatérales, obliquement dirigées en arrière et en dehors, sont recouvertes par les muscles de la région sous-hyoïdienne et plus bas par les lobes de la glande thyroïde (1).

En arrière, le larynx présente : 1° *au milieu*, une surface arrondie tapissée par la muqueuse du pharynx et constituant la paroi antérieure de cet organe : cette surface est formée par la partie postérieure du cartilage cricoïde revêtu des muscles crico-aryténoïdiens postérieurs, et, plus haut, par les cartilages aryténoïdes et le muscle aryténoïdien ; 2° *de chaque côté*, deux gouttières verticales correspondant à l'intervalle qui sépare le cartilage cricoïde du cartilage thyroïde, et plus en dehors, deux reliefs verticaux formés par les bords postérieurs du cartilage thyroïde.

CONFIGURATION INTERNE. — Elle ne rappelle nullement la conformation extérieure du larynx et présente de haut en bas :

1° Un *orifice* (que l'épiglotte ferme dans certaines circonstances) ;

2° Une *cavité* dite *sus-glottique* ou *vestibule du larynx* ;

3° Une *partie rétrécie* nommée *glotte* ;

4° Une *cavité* placée au-dessous de la glotte (*cavité sous-glottique*) et se continuant directement avec la trachée.

1° L'*orifice* par lequel le larynx s'ouvre dans l'arrière-gorge est triangulaire, à base antérieure et à sommet dirigé en bas et en arrière ; la base de cet orifice est formée par l'épiglotte, ses parois latérales par les replis ary-épiglottiques (2) ; le sommet, dirigé en arrière, est formé par l'intervalle qui sépare les deux cartilages corniculés. Cet orifice livre passage à l'air, il est donc toujours ouvert, sauf au moment de la déglutition où il est fermé par l'épiglotte qui s'abaisse sur lui à la façon d'une soupape et s'oppose ainsi à la pénétration des corps étrangers dans les voies aériennes.

2° Au-dessous se trouve une cavité dite **sus-glottique**, limitée en haut par cet orifice, en bas par la glotte. Cette cavité se trouve

(1) A ce propos, il faut remarquer que la glande thyroïde suit tous les mouvements du larynx. Lors donc que vous voudrez savoir si une tumeur du cou est développée dans la glande thyroïde ou en est indépendante, prenez-la entre les mains et commandez au malade un mouvement de déglutition : si la tumeur s'élève en même temps que le larynx, elle dépend du corps thyroïde ; si elle reste immobile, elle en est indépendante.

(2) Dans certains cas, le tissu cellulaire interposé entre les deux feuillets muqueux de ces replis s'infiltre de sérosité, ce qui constitue l'*œdème de la glotte*, (état pathologique caractérisé par une grande difficulté de l'inspiration avec une facilité relative de l'expiration).

subdivisée en deux portions par les cordes vocales supérieures : l'une, placée au-dessus de ces cordes, a reçu le nom de **vestibule du larynx** (1) ; l'autre, placée en dessous, se nomme **espace interventriculaire** (parce que c'est à ce niveau que s'ouvrent les ventricules du larynx).

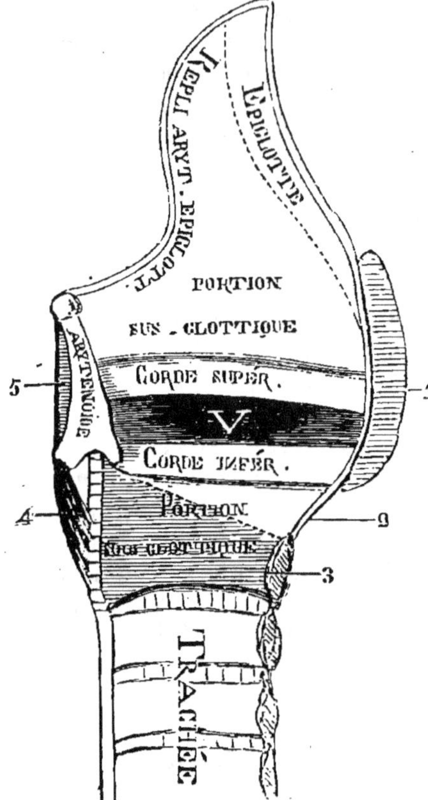

Fig. 51. — Coupe médiane du larynx (fig. schématique).

1. Coupe du cartilage thyroïde.

2. Membrane crico-thyroïdienne.

3. Coupe du cricoïde.

4. Muscle aryténoïdien postérieur.

5. Muscle ary - aryténoïdien.

V. Ventricule du larynx.

On nomme *ventricule du larynx* une dépression en cul-de-sac placée entre les deux cordes vocales d'un même côté (2), ce cul-de-sac se prolonge plus ou moins haut sous la corde vocale supérieure ; ces ventricules sont des cavités de renforcement du son.

(1) Quelques auteurs donnent le nom de vestibule du larynx à toute la cavité sus-glottique.
(2) Il existe donc deux ventricules, l'un droit, l'autre gauche.

La *cavité sus-glottique* est limitée : *en avant,* par l'épi-glotte : au niveau de sa pointe, la muqueuse forme un *bour-relet rougeâtre* qui masque l'insertion antérieure des cordes vocales dans l'angle rentrant du cartilage thyroïde ; *en arrière,* par la partie la plus élevée des cartilages aryténoïdes ; *de cha-que côté,* par les cordes vocales supérieures et, en dehors de ces cordes, par le muscle thyro-aryténoïdien et le cartilage thyroïde.

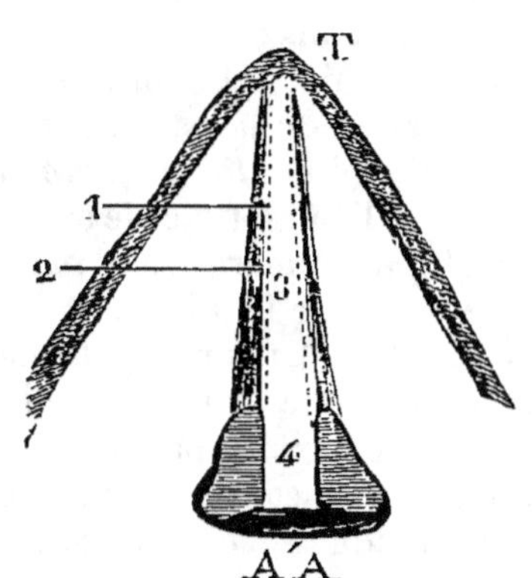

Fig. 52. — Glotte.

1. Corde vocale.

2. Muscle thyro-aryténoïdien.

3. Glotte ligamenteuse.

4. Glotte cartilagineuse.

T. Cartilage thyroïde.

A, A. Muscle ary-aryténoïdien.

3° Au-dessous du vestibule du larynx, se trouve la **glotte**, espace triangulaire limité de chaque côté par les cordes vocales infé-rieures ; la glotte se continue en arrière de ces cordes, et elle est limitée en ce point par les apophyses vocales des cartilages ary-ténoïdes (sur les côtés) et par le muscle ary-aryténoïdien en arrière ; cette seconde glotte est quadrilatérale et porte le nom de *glotte respiratoire* ou *cartilagineuse* (1), par opposition à la première qui porte le nom de *glotte ligamenteuse.*

La glotte antérieure ou ligamenteuse présente dans son degré d'ouverture et dans la tension de ses cordes des variations infi-nies, en rapport avec la respiration et avec la phonation : ainsi, elle se dilate pendant chaque inspiration ; au contraire, elle se resserre pendant l'acte de la parole et la production des sons, et c'est grâce au degré de son resserrement et de la tension de ses cordes, que la voix présente ses modulations.

(1) Chez les enfants, elle est très peu développée en raison du peu de longueur des apophyses vocales à cet âge ; c'est pour cela que chez eux une simple laryn-gite peut déterminer des accès de suffocation (faux croup).

4° Au-dessous de la glotte (cavité sous-glottique), le larynx, formé par le cartilage cricoïde, est cylindrique comme la trachée et présente les caractères de ce tuyau avec lequel il se continue.

Muqueuse du larynx.

La muqueuse du larynx est la continuation des muqueuses de la bouche et du pharynx ; elle tapisse toute la cavité du larynx et se prolonge dans son ventricule.

Dans ce trajet, elle présente plusieurs particularités, ainsi : 1° En passant de la base de la langue sur l'épiglotte elle forme *trois replis* (dits *glosso-épiglottiques*) ; 2° elle forme, de chaque côté, entre l'épiglotte et le cartilage aryténoïde, un *repli dit ary-épiglottique*, remarquable par la laxité du tissu cellulaire qui sépare ses deux feuillets ; 3° au *niveau de la corde vocale infé-rieure*, elle est tellement *mince*, qu'elle laisse voir la couleur nacrée de cette corde ; 4° elle est, dans les divers points de son étendue, criblée par les *orifices de nombreuses glandes en grappe* qui lui sont sous-jacentes.

Cette muqueuse est d'un rose pâle, doublée par un tissu cellulaire, lâche dans certains points, serré dans d'autres (1).

Structure. — Bien étudiée par Coyne qui y a découvert plusieurs particularités intéressantes, cette muqueuse se compose : 1° d'un *derme* ; 2° d'un *revêtement épithélial*.

1° Le *derme* comprend une *membrane limitante* (sous-jacente à l'épi-thélium) et un *tissu réticulé* infiltré de corpuscules lymphatiques qui, au niveau du ventricule, sont agglomérés de manière à former de vé-ritables follicules clos (2). Au niveau du bord libre de la corde vocale inférieure, ces follicules sont remplacés par des *papilles*, surtout très nombreuses dans la moitié antérieure de la corde vocale ; or, les cordes vocales inférieures, surtout dans leur moitié antérieure, sont le point de départ habituel des papillomes (Coyne).

2° L'*épithélium* qui tapisse cette muqueuse est un *épithélium stratifié à cils vibratiles*, sauf sur la face postérieure de l'épiglotte et sur le bord libre des cordes vocales inférieures où il est remplacé par un épithé-lium pavimenteux (3).

(1) Lauth a décrit au-dessous de ce tissu une lame élastique qui formerait, d'après lui, tous les ligaments du larynx.

(2) Ce qui donne à cette muqueuse une certaine analogie avec celle de l'intestin.

(3) Dans lequel Coyne distingue deux couches : l'une, superficielle formée de

Les **glandes** sous-jacentes à la muqueuse sont des *glandes en grappe* disposées en groupes sur la face profonde de l'épiglotte, au-devant des cartilages aryténoïdes, dans les replis ary-épiglottiques, dans le ventricule, etc.

Usages. — *Le larynx est l'organe de la phonation.* — Sa cavité présente, par rapport aux autres parties du tube aérien, une sorte de défilé étroit dont le diamètre peut être diminué ou agrandi, et dont les lèvres peuvent être tendues ou relâchées.

Le mécanisme de la phonation est des plus simples. Après avoir, par l'inspiration, accumulé une certaine quantité d'air dans le thorax, les lèvres de la glotte se tendent, l'orifice glottique se resserre, et, en même temps, grâce à un mouvement d'expiration, l'air contenu dans le thorax est chassé à travers la glotte, dans ce passage il fait vibrer les lèvres de cet orifice et ces vibrations produisent le son.

Les nombreuses variétés que présente le son dépendent du degré de tension des lèvres de la glotte.

Qu'est-ce qui vibre dans les cordes vocales? On admet en général que ce sont ces cordes elles-mêmes, c'est-à-dire les fibres élastiques qui les forment, cependant quelques auteurs croient que ce sont les fibres charnues (thyro-aryténoïdien) qui leur sont sous-jacentes et qui font corps avec elles.

Les parties situées au-dessous et surtout au-dessus de la glotte (telles que vestibule du larynx, cavité buccale, nasale, sinus frontaux, ethmoïdaux, maxillaires) doivent être signalées comme formant un *appareil de résonance et de renforcement du son*; elles ont aussi sur son timbre une influence que l'on peut apprécier dans les cas de maladies (destruction, perforation, inflammation des fosses nasales).

La **voix** consiste dans les modifications imprimées au son par les parties situées au-dessus de la glotte. Nous savons que la voix présente dans son timbre, dans son intensité, sa hauteur, etc., des différences très nombreuses. Disons seulement qu'elle est d'autant plus élevée que les cordes vocales sont plus tendues et plus courtes (elles sont plus courtes chez l'enfant que chez l'adulte, chez la femme que chez l'adulte).

Trachée-artère (τραχύς, âpre).

La trachée est un tuyau résistant, situé dans la partie inférieure du cou et supérieure du thorax. Elle s'étend du larynx aux bronches; sa *limite supérieure* correspond au corps de la sixième vertèbre cervicale, et sa *limite inférieure* au corps de la quatrième vertèbre dorsale.

cellules aplaties, analogues à la lame cornée de l'épiderme; l'autre, profonde, formée par des cellules cylindriques et polygonales.

La trachée a la forme d'un *tube rugueux*, représentant les trois quarts d'un cylindre, dont le quart postérieur est plan ; la partie antérieure est fibro-cartilagineuse, la partie postérieure est musculo-membraneuse.

Son *calibre* est d'environ 22 millimètres de diamètre chez l'homme et 18 millimètres chez la femme (1).

Son *volume* est, du reste, en rapport avec celui des poumons.

Direction. — La trachée est verticalement dirigée. Sa **longueur** est environ de 12 centimètres et peut être divisée en deux parties, l'une *cervicale*, l'autre *thoracique*.

Rapports. — **Portion cervicale**. — Elle forme les trois cinquièmes de la longueur totale de la trachée (Sappey), et répond de haut en bas :

1° *En avant* : sur un premier plan, à l'*isthme du corps thyroïde* qui lui adhère assez intimement et dont les bords supérieur et inférieur sont longés par les artères thyroïdiennes supérieure et inférieure, plus bas, au *plexus veineux sous-thyroïdien*, d'autant plus développé que la respiration est plus gênée (2); sur un second plan, à l'*aponévrose omo-claviculaire* et aux *muscles sterno-hyoïdiens*, séparés l'un de l'autre par un interstice celluleux dans lequel on pénètre pour pratiquer la trachéotomie; sur un troisième plan, à l'*aponévrose cervicale superficielle*, puis à la couche sous-cutanée et à la peau (3).

Tous ces rapports doivent être bien connus en raison de l'opération de la trachéotomie.

Avant de pénétrer dans le thorax, la trachée répond au *creux sus-claviculaire* et, en ce point, elle est assez profonde; il est donc plus facile de l'atteindre vers sa partie supérieure.

2° *Sur les cotés*, la trachée répond aux *lobes du corps thyroïde* et, plus bas, aux *nerfs récurrents* et aux *artères thyroïdiennes inférieures*.

(1) En raison de l'opération de la trachéotomie, il est important de connaître le calibre de ce tuyau aux divers âges.

Ce calibre présente de très nombreuses variétés individuelles.

(2) Dans des cas très exceptionnels, on trouve au-dessous de ce plexus l'*artère thyroïdienne de Neubauer*, qui, née de la convexité de la crosse de l'aorte, gagne le corps thyroïde en s'appliquant sur la partie médiane et antérieure de la trachée.

(3) La veine jugulaire antérieure se trouve à peu près à ce niveau.

3° *En arrière*, elle repose sur l'œsophage (1).

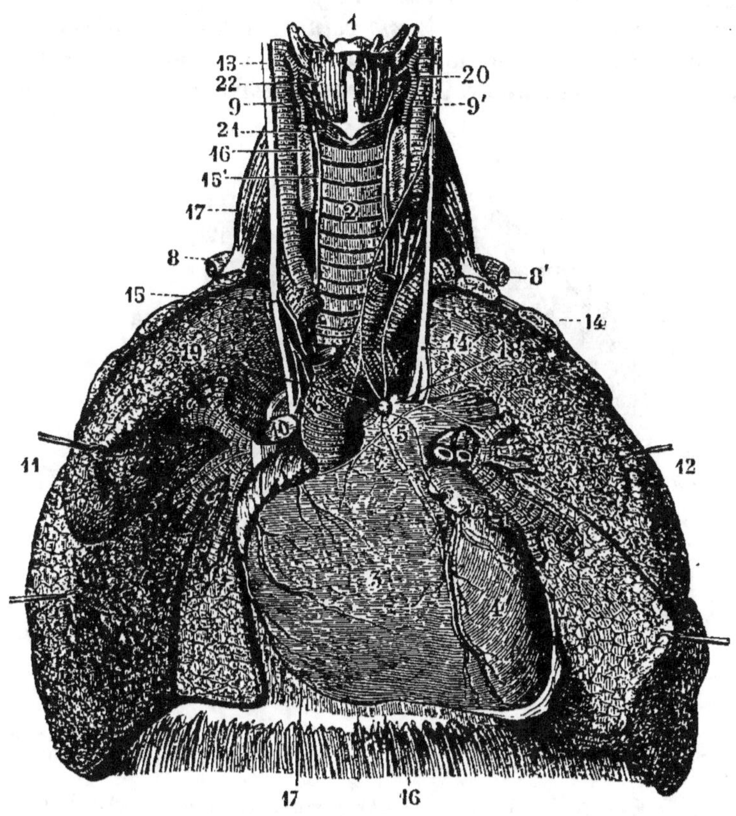

FIG. 53. — Organes thoraciques vus par leur face antérieure après ablation
de la moitié antérieure du thorax.

1. Os hyoïde. — 2. Trachée. — 3. Ventricule droit. — 4. Ventricule gauche. —
5. Artère pulmonaire se divisant en deux branches, la branche gauche est visible, tandis que la branche droite est masquée par l'aorte derrière laquelle
elle passe. — 6. Crosse de l'aorte. — 7. Tronc brachio-céphalique, embrassé
par le nerf récurrent 15' et se divisant en deux artères, l'artère sous-clavière (8)
et l'artère carotide primitive (9). — 10. Veine cave supérieure. — 11, 12. Poumons attirés en dehors. — 13, 14'. Nerf pneumogastrique. — 15, 15. Nerf récurrent. — 16. Corps thyroïde. — 17. Muscle scalène antérieur. — 18. Canal
artériel. — 19. Ganglion de Wrisberg. — 20. Artère thyroïdienne supérieure.
— 21. Muscle crico-thyroïdien. — 22. Muscle thyro-hyoïdien.

(1) Nous ferons remarquer que l'œsophage déborde le bord gauche de la trachée, aussi l'œsophagotomie doit-elle être pratiquée à gauche de la trachée ; de

Portion thoracique. — Elle occupe le médiastin et répond :

1° *En avant*, aux *muscles sterno-hyoïdiens* qui à ce niveau s'insèrent sur le sternum ; au *tronc veineux brachio-céphalique gauche* qui la croise pour former la veine cave supérieure en s'unissant à celui du côté droit ; au *tronc artériel brachio-cépha-*

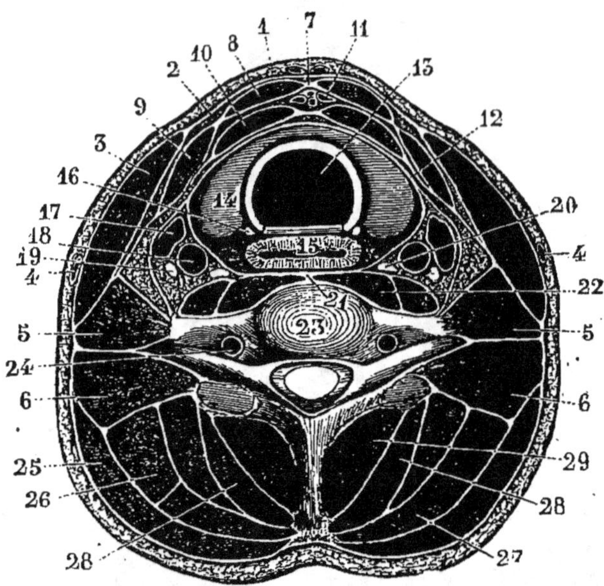

FIG. 54. — Coupe horizontale du cou, au niveau de la sixième vertèbre cervicale destinée à montrer les rapports de la portion cervicale et de la trachée-artère,

1. Peau et *fascia superficialis.* — 2. Aponévrose cervicale superficielle. — 4, 4. Veine jugulaire externe. — 7. Aponévrose omo-claviculaire. — 8. Muscle sterno-hyoïdien. — 9. Muscle omo-hyoïdien — 10. Muscle sterno-thyroïdien. — 11. Veines jugulaires antérieures et thyroïdiennes. — 12. Pseudo-aponévrose cervico-péricardique se dédoublant en deux feuillets pour envelopper les vaisseaux et les nerfs auxquels elle forme une gaine spéciale. — 13. Coupe de la trachée. — 14. Lobes de la glande thyroïde réunis en avant par l'isthme thyroïdien. — 15. Coupe de l'œsophage. — 16 Nerf récurren . — 17. Veine jugulaire interne. — 18. Artère carotide. — 19. Nerf pneumogastrique. — 20. Nerf grand sympathique. — 23. Corps de la sixième vertèbre cervicale, etc.

lique ; à l'artère carotide primitive gauche, et, plus bas, à la *crosse de l'aorte.*

plus, le nerf récurrent gauche se loge dans l'angle formé par la trachée et l'œsophage, tandis que celui du côté droit se trouve placé un peu en arrière de la trachée.

2° *Sur les côtés*, aux *nerfs récurrents* et aux *plèvres* dont elle est séparée par un tissu cellulo-graisseux et de nombreux *ganglions lymphatiques*.

3° *En arrière*, à l'œsophage.

STRUCTURE. — La trachée est formée essentiellement de deux parties : 1° l'une, représentant les trois quarts d'un cercle, se compos ede *cerceaux cartilagineux ;* 2° l'autre, plane, formant le quart postérieur de la trachée, est constituée par une *couche musculaire.*

Dans leur ensemble les parois de la trachée sont constituées par trois cylindres emboîtés l'un dans l'autre : un *cylindre fibro-cartilagineux*, un *cylindre élastique*, et un *cylindre muqueux*, auxquels vient se joindre le *plan musculaire* qui occupe la partie postérieure.

1° Portion cartilagineuse. — Elle se compose de *cerceaux cartilagineux* représentant des anneaux interrompus à leur partie postérieure (1).

Au nombre de 16 à 20, ils présentent : une face antérieure, convexe ; une partie postérieure, plane ; deux bords, l'un supérieur, l'autre inférieur ; ils sont enfermés dans la gaîne fibreuse, et se composent de cartilage hyalin (2).

La *gaîne fibreuse* occupe toute la circonférence de la trachée. Dans ses trois quarts antérieurs, elle se dédouble au niveau de chacun des cerceaux cartilagineux et leur forme une gaîne ou périchondre ; en arrière, elle embrasse le plan musculaire ; en haut, elle se continue avec le périchondre du cartilage cricoïde, et en bas, elle se divise pour former la gaîne fibreuse des bronches.

Elle est constituée par du *tissu fibreux* et par des *fibres élastiques.*

2° Partie postérieure ou membraneuse. — Elle est essentiellement constituée par des *fibres musculaires lisses* qui forment dans leur ensemble un rectangle très allongé, dont les bords se fixent sur les extrémités des cerceaux cartilagineux ; ces fibres

---

(1) Chez les oiseaux, dont la respiration est très active, ces cerceaux sont complets.

(2) Quelques cerceaux présentent une disposition particulière : ainsi, le premier est le plus étendu et s'unit souvent au cartilage cricoïde ; le dernier présente au milieu un angle qui est le vestige de la bifurcation de la trachée. — Quelques-uns de ces cerceaux se divisent à leur extrémité postérieure.

musculaires sont les unes longitudinales, les autres transversales.

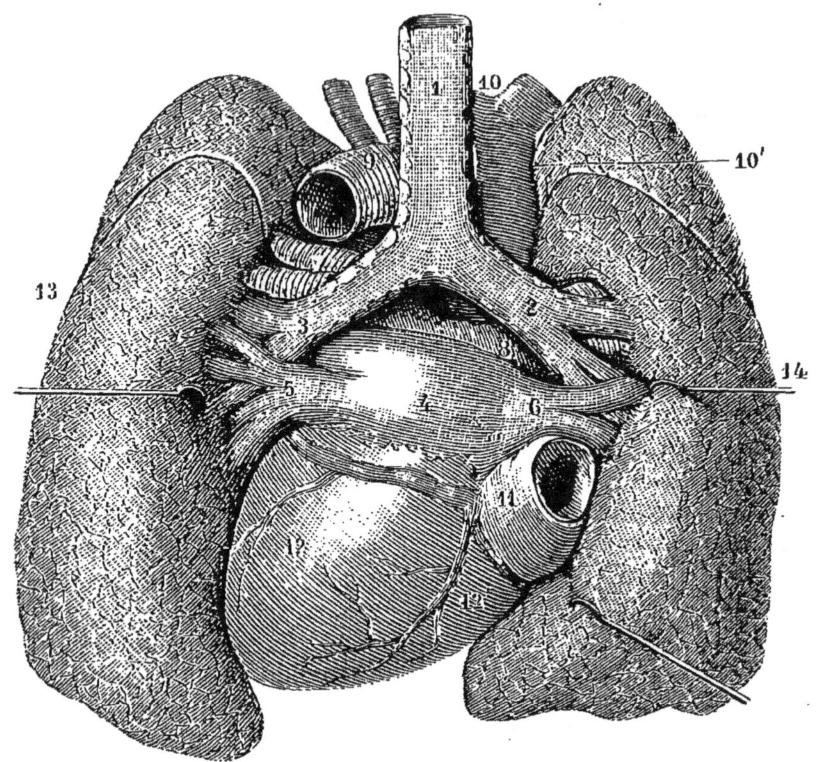

FIG. 55. — Organes thoraciques vus par leur face postérieure.

1. Face postérieure de la trachée. — 2. De la bronche droite. — 3. De la bronche
gauche. — 4. Face postérieure de l'oreillette gauche dans laquelle se rendent
les veines pulmonaires gauches (5) et droites (6). — 7. Branches gauches de
l'artère pulmonaire. — 8. Branches droites de l'artère pulmonaire. — 9. Crosse
de l'aorte, au moment où elle croise la bronche gauche pour s'appliquer sur le
côté gauche de la colonne vertébrale. — 10, 10'. Veine cave supérieure. —
11. Embouchure de la veine cave inférieure dans l'oreillette droite. — 12, 12'. Face
postérieure des ventricules.

Parties communes à toute la trachée.— Nous avons vu que
la gaîne fibreuse forme une gaîne complète à la trachée, il en est
de même des *fibres élastiques* et de la *tunique muqueuse* qu'il
nous reste à décrire.

Les **fibres élastiques** de la trachée sont jaunes et horizontales,

elles forment une gaîne placée en dedans des cerceaux cartilagineux et de la couche musculaire ; grâce à elles, la trachée est
élastique, elle peut s'allonger et se dilater.

La **membrane muqueuse** revêt toute la surface interne de la
trachée. Très mince, transparente, douée d'une sensibilité ex-
quise, elle se compose d'un derme fibreux tapissé par un épithélium cylindrique à cils vibratiles ; elle est très adhérente aux
cerceaux cartilagineux.

Dans le tissu sous-muqueux, se trouvent logées des **glandes**
en grappe, très nombreuses au niveau de la portion membraneuse ; leur volume peut atteindre celui d'une lentille.

Vaisseaux et nerfs. — Les *artères* proviennent des thyroïdiennes inférieures et des bronchiques.

Les *veines* serpentent dans les espaces intercartilagineux et
s'ouvrent dans des veines longitudinales placées dans la portion
membraneuse ; ces dernières se jettent dans les veines thyroïdiennes inférieures et dans la veine azygos.

Les *lymphatiques* affectent la même direction et aboutissent
aux nombreux ganglions groupés autour de la partie inférieure
de la trachée.

Les *nerfs* proviennent du pneumogastrique et du grand sympathique.

Région sous-hyoïdienne.

Cette région, située à la partie antérieure du cou, a la forme d'un
triangle à pointe dirigée en bas.

Elle est **limitée :** *en haut*, par l'os hyoïde et la base de la langue
sur les côtés, par les muscles sterno-mastoïdiens, et, au-dessous de ces
muscles, par le faisceau vasculo-nerveux composé de l'artère carotide
primitive, de la veine jugulaire interne et des nerfs pneumogastrique
et grand sympathique ; *en bas*, elle répond à la fourchette du sternum ;
profondément, elle repose sur la colonne vertébrale dont elle est séparée par l'aponévrose prévertébrale sur laquelle elle glisse par un tissu
cellulaire très lâche.

Anatomie des formes. — Chez l'enfant et la femme, cette région est uniformément arrondie ; au contraire, chez l'homme, le larynx
forme sur la ligne médiane un relief très appréciable, au-dessous de
lui se voit le creux sous-sternal (dépression d'autant plus profonde que
l'on se rapproche davantage du sternum). Sur les côtés, se dessinent les
deux reliefs obliques en haut et en dehors des muscles sterno-mastoï-

diens : ces reliefs limitent en dehors une gouttière dans laquelle on pénètre lorsqu'on veut découvrir l'artère carotide primitive.

Envisagée dans son ensemble, cette région peut être considérée comme formée par *trois plans :*

Premier plan, composé des *parties molles* (peau, couche sous-cutanée, aponévrose superficielle, muscles sterno-hyoïdien, omo-hyoïdien, sterno-thyroïdien et thyro-hyoïdien enfermés par une aponévrose, vaisseaux et nerfs).

Deuxième plan, composé du *canal laryngo-trachéal,* formé de haut en bas par l'os hyoïde, le larynx et la trachée (il convient d'y joindre le corps thyroïde, car il adhère par la face profonde de son isthme aux premiers cerceaux de la trachée).

Troisième plan, constitué par la *portion laryngée du pharynx* et par l'*œsophage.*

Premier plan. — Parties molles.

1° La **peau,** fine, sensible, dépourvue de poils, glisse aisément sur les parties sous-jacentes.

2° La **couche sous-cutanée,** plus ou moins épaisse, suivant l'état d'embonpoint du sujet, est toujours assez mince sur la ligne médiane, mais, latéralement, elle se dédouble en deux feuillets entre lesquels se trouve le peaucier.

3° L'**aponévrose cervicale superficielle** qui, après avoir tapissé la région sous-hyoïdienne, atteint les bords des muscles sterno-mastoïdiens et se dédouble en deux lames pour les envelopper.

4° Au-dessous d'elle, se trouvent les **muscles** au nombre de six (trois de chaque côté), disposés, sur deux plans, à droite et à gauche de la ligne médiane.

Le plan superficiel se compose : en dedans, des muscles sterno-hyoïdiens, et, en dehors, des omo-hyoïdiens.

Les **muscles sterno-hyoïdiens,** très rapprochés en haut, à leur insertion sur l'os hyoïde, s'écartent l'un de l'autre, d'autant plus qu'ils descendent vers le sternum ; leurs bords internes, reliés entre eux par une lame aponévrotique, laissent voir, de haut en bas, lorsque cette lame est enlevée, la membrane thyro-hyoïdienne, l'angle du cartilage thyroïde, la membrane crico-thyroïdienne, le cartilage cricoïde et les deux premiers anneaux de la trachée, l'isthme du corps thyroïde, et au-dessous de cet isthme le plexus veineux sous-thyroïdien, les anneaux et les cerceaux de la trachée (1).

(1) Séparés de la fourchette du sternum, à leur entrée dans la poitrine, par un espace qu'occupe le tronc veineux brachio-céphalique gauche, qui déborde légèrement la fourchette sternale.

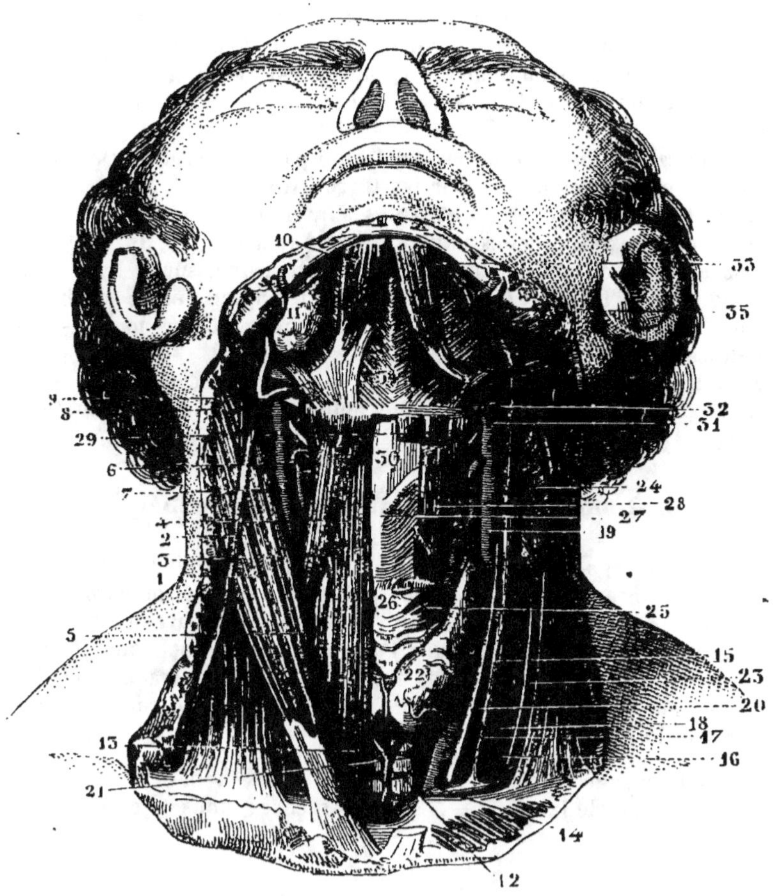

FIG. 56. — Région sous-hyoïdienne.

Côté droit. — Région superficielle. (Richet.)

1. Muscle sterno-mastoïdien avec ses deux faisceaux séparés inférieurement et dans l'intervalle desquels se voit la jugulaire interne — 2. Veine jugulaire externe croisant ce muscle. — 3. Muscle omo-hyoïdien. — 4. Muscle sterno-hyoïdien. — 5. Muscle sterno-thyroïdien. — 6. Artère thyroïdienne supérieure. — 7. Carotide primitive. — 8. Artère linguale dont on n'aperçoit que l'origine à la carotide externe. — 9. Nerf grand hypoglosse. — 10. Muscle digastrique. — 11. Glande sous-maxillaire.

Côté gauche. — Région profonde.

12. Trachée-artère. — 13. Plexus veineux thyroïdien qui se jette dans la veine sous-clavière. — 14. Veine sous-clavière. — 15, 17. Veine jugulaire interne. — 16. Artère sous-clavière. — 18. Artère cervicale ascendante. — 19. Artère carotide primitive. — 20. Nerf pneumogastrique. — 21. Œsophage qui déborde à gauche la trachée. — 22. Lobe gauche du corps thyroïde. — 23. Nerf phrénique

En dehors du muscle sterno-hyoïdien se trouve le *muscle omo-hyoïdien* qui, placé sur le même plan que lui, se fixe en haut sur l'os hyoïde, et en bas, abandonne la région sous-hyoïdienne, passe sous le muscle sterno-mastoïdien et va s'insérer sur le bord supérieur de l'omoplate.

Le *deuxième plan* de muscles est formé par les sterno-thyroïdiens, prolongés jusqu'à l'os hyoïde par les thyro-hyoïdiens.

Les **muscles sterno-thyroïdiens** s'insèrent sur la face profonde du sternum, assez rapprochés l'un de l'autre à leur origine, ils s'écartent à mesure qu'ils se rapprochent du cartilage thyroïde, sur la ligne oblique duquel ils s'insèrent (1) : visibles à leur origine, entre les bords internes des muscles sterno-hyoïdiens, ils s'engagent plus loin au-dessous de ces muscles.

Les muscles **thyro-hyoïdiens** font suite aux précédents, ce sont deux languettes étendues de la ligne oblique du cartilage thyroïde à l'os hyoïde (2).

Deuxième plan. — Canal laryngo-trachéal.

Le canal laryngo-trachéal est situé sur la ligne médiane, au milieu d'une atmosphère celluleuse à larges mailles que Richet compare à une bourse séreuse et qui est destinée à faciliter ses mouvements. Cette mobilité de la trachée peut rendre l'opération de la trachéotomie très laborieuse, si l'on n'a eu soin de fixer solidement la trachée et d'y pratiquer une ouverture large et facile à maintenir en rapport avec l'ouverture de la peau.

Le canal laryngo-trachéal est formé de haut en bas : 1° par l'os hyoïde ; — 2° par le larynx ; — 3° par la trachée ; nous y joindrons le corps thyroïde.

au moment où il croise le scalène antérieur. — 24. Coupe du muscle sterno-mastoïdien. — 25. Muscle crico-thyroïdien. — 26. Membrane crico-thyroïdienne que traverse la petite artère de ce nom. — 27. Angle saillant du cartilage thyroïde. — 28. Muscle thyro-hyoïdien. — 29. Coupe des muscles sterno - et omo-hyoïdiens. — 30. Membrane thyro-hyoïdienne. — 31. Artère carotide externe avec deux de ses branches, la linguale et la faciale. — 32. Nerf grand hypoglosse. — 33. Digastrique. — 34. Muscle mylo-hyoïdien. — 35. Artère et veine faciales.

(1) Ils circonscrivent ainsi un triangle à base supérieure, c'est-à-dire ayant une direction opposée à celle du triangle limité par les bords internes des muscles sterno-hyoïdiens.

(2) Nous renvoyons l'importante description des vaisseaux qui serpentent dans cette couche, après celle du laryngo-trachéal ; alors, dans un résumé rapide des divers plans qui recouvrent la trachée, nous montrerons la voie à suivre pour pratiquer la trachéotomie.

1° **L'os hyoïde** ne présente rien de spécial à signaler.

Il est séparé du cartilage thyroïde par un espace qui diminue dans la flexion de la tête et augmente dans son extension. Cet espace est fermé par la *membrane thyro-hyoïdienne* qui, du bord supérieur du cartilage thyroïde, se fixe en haut, au bord postérieur de la base de l'os hyoïde; au-devant de cette membrane, entre elle, la peau et la face profonde de l'os hyoïde, se trouve une bourse *séreuse* qui, dans des cas rares, est atteinte d'hygroma (1).

Sur les côtés, la membrane thyro-hyoïdienne est traversée par les *artères* et par les *nerfs laryngés supérieurs*.

En arrière; se trouve un peloton cellulo-adipeux qui la sépare de l'épiglotte.

2° Le **larynx** présente, en avant, *l'angle du corps thyroïde* très accentué chez l'homme; nous n'avons pas à décrire la configuration interne du larynx, disons seulement que la *glotte* répond à l'union du tiers supérieur avec les deux tiers inférieurs du cartilage thyroïde : au-dessous de ce cartilage se trouve la *membrane crico-thyroïdienne* recouverte sur les côtés par les muscles crico-thyroïdiens, mais sous-cutanée sur la ligne médiane. Les deux artères crico-thyroïdiennes s'anastomosent au devant de cette membrane. Plus bas, on rencontre la partie médiane du *cartilage cricoïde* sur laquelle il n'y a rien de spécial à signaler (2).

3° La **trachée** fait suite au larynx. Dirigée en bas et en arrière, elle devient d'autant plus profonde qu'elle se rapproche davantage du sternum; or, comme c'est précisément en ce point que se trouvent de très gros vaisseaux, on voit tout l'intérêt qu'il y a à pratiquer la trachéotomie le plus haut possible.

La trachée est très *extensible*, elle s'allonge dans l'extension de la tête et se raccourcit dans sa flexion. Lorsqu'elle a été complètement divisée, ses deux bouts s'écartent l'un de l'autre ; pour obtenir leur réunion, il faut passer un fil au-dessous de l'un des anneaux du bout inférieur et conduire un de ses chefs au-dessus de l'un des anneaux du bout supérieur.

Vaisseaux de la région sous-hyoïdienne. — Les **artères** proviennent : 1° De la *thyroïdienne supérieure*, branche de la carotide externe : elle fournit la *laryngée supérieure*, qui traverse la membrane

(1) Elle se présente alors sous l'aspect d'une tumeur arrondie, lisse, indolente, qui accompagne le larynx dans ses mouvements. Lorsque cet hygroma suppure, la guérison en est difficile; elle ne peut guère être obtenue que par l'extirpation de la bourse séreuse.

(2) Chez l'enfant, la flexibilité du cartilage cricoïde a conduit certains chirurgiens à le sectionner en même temps que les deux premiers cerceaux de la trachée. Mais, chez l'adulte, qu'il soit ou non ossifié, il serait très difficile d'écarter ses deux lèvres.

thyro-hyoïdienne et pénètre dans le larynx, la *laryngée inférieure* ou crico-thyroïdienne qui passe au-devant de la membrane de ce nom ;

2° De la *thyroïdienne inférieure*, branche de la sous-clavière.

L'isthme du corps thyroïde est circonscrit par un cercle artériel que forment les anastomoses par inosculation des deux artères thyroïdiennes.

Il faut remarquer que ces artères peuvent présenter des *anomalies* qui acquièrent ici une importance toute spéciale en raison de la trachéotomie : c'est tantôt une *thyroïdienne moyenne* ou *de eubauer* qui naît de la convexité de l'aorte, s'élève sur la face antérieure de la trachée et atteint le corps thyroïde par sa partie moyenne ; c'est tantôt la carotide primitive gauche qui naît du tronc brachio-céphalique, etc.

Les **veines** forment au-devant de la trachée, au-dessous du corps thyroïde, un plexus très développé, surtout chez l'adulte ; de ce plexus partent deux ordres de veines : les unes se rendent dans la veine jugulaire antérieure superficielle (cette veine est placée dans le tissu cellulaire sous-cutané, à peu près sur la ligne médiane et va se jeter dans la veine jugulaire externe ou dans la veine sous-clavière); les autres aboutissent à la veine jugulaire interne qui se rend dans le tronc veineux brachio-céphalique.

Les *lymphatiques* se rendent dans les ganglions placés au-dessous des sterno-mastoïdiens.

Les **nerfs** sont : les uns superficiels et fournis par la branche cervicale transverse du plexus cervical ; les autres profonds, ils comprennent : 1° des filets, nés de l'anse du grand hypoglosse et destinés aux muscles de la région sous-hyoïdienne ; 2° des nerfs laryngés, supérieurs et inférieurs : le premier traverse la membrane thyro-hyoïdienne, le second, ou nerf récurrent, s'élève le long des parties latérales de la trachée.

TRACHÉOTOMIE. — Les couches que le chirurgien doit traverser pour atteindre la trachée sont : 1° la *peau*; — 2° la *couche sous-cutanée*; — 3° l'*aponévrose*; — 4° l'*interstice qui sépare les muscles sterno-hyoïdiens*; — 5° un *plan formé par l'isthme du corps thyroïde et par les plexus veineux* qui lui sont sous-jacents; — 6° la *trachée*.

Opération. — Le malade est couché sur le dos, un oreiller placé sous le thorax, de façon que la tête puisse être portée dans l'extension ; il est maintenu dans cette position par trois ou quatre aides. Fixant alors la trachée entre le pouce et l'index de sa main gauche, le chirurgien fait une incision sur la ligne médiane (1). Cette incision peut être indifféremment pratiquée de bas en haut ou de haut en bas; on divise successivement la peau, le tissu sous-cutané, l'aponévrose, l'interstice qui sépare les muscles sterno-hyoïdiens, puis on cherche à

____

(1) Que l'on a pu au préalable tracer avec de l'encre.

glisser entre les plexus veineux ; chez l'enfant, leur division est moins dangereuse que chez l'adulte.

La trachée mise à nue, on divise quatre anneaux, on introduit la pince-dilatatrice, puis la canule que l'on maintient en place pendant qu'un aide attache derrière le cou les deux liens fixés aux petites plaques de l'instrument. Souvent alors il faut écouvillonner la trachée pour la débarrasser des fausses membranes qui y sont accumulées : cela fait, on entoure le cou d'une mousseline légère.

Quelques chirurgiens pratiquent d'un seul coup la division des parties molles et de la trachée. Ce mode opératoire peut avoir des avantages lorsque la suffocation est imminente, mais il est moins sûr que le précédent.

Dernièrement on a préconisé la *trachéotomie par la galvanocaustie*. Bien que cette question ne soit pas définitivement jugée, on peut dire que la galvanocaustie peut être utile chez l'adulte en raison du développement que présentent chez lui les plexus veineux, mais, chez l'enfant, elle n'offre pas d'avantages.

Troisième plan. — Œsophage.

Le troisième plan est formé par la portion laryngée du pharynx et par l'œsophage ; il ne présente à signaler, au point de vue de l'anatomie chirurgicale, que les rapports de l'œsophage avec la trachée, l'œsophage débordant la partie latérale gauche de la trachée, de façon à présenter au chirurgien qui veut pratiquer l'œsophagotomie un accès facile sur le côté gauche de la trachée.

BRONCHES.

Les bronches, branches de bifurcation de la trachée, sont au nombre de *deux ;* elles s'étendent de ce tuyau à la face interne des poumons dans lesquels elles pénètrent en se divisant pour constituer les *divisions bronchiques* (qui seront étudiées avec les poumons).

De même que le poumon droit est plus volumineux que le poumon gauche, de même la bronche droite diffère de la bronche gauche par tous ses caractères extérieurs. La bronche droite est plus courte (1 centimètre et demi), plus grosse (1 centimètre et demi), plus horizontale que la bronche gauche qui a une longueur de 5 centimètres, un diamètre de 14 millimètres et qui descend très obliquement vers le poumon gauche.

Rapports. — Les deux bronches ont des rapports qui leur sont communs et d'autres qui leur sont spéciaux.

Rapports communs. — Ce sont ceux qu'elles affectent : 1° avec les *deux branches de l'artère pulmonaire*, situées, en même temps que les *quatre veines pulmonaires*, au-devant d'elles (1) ; 2° avec les *plexus pulmonaires*, qui sont appliqués sur leur paroi postérieure ou membraneuse ; 3° avec les nombreux *ganglions lymphatiques* disséminés sur leur pourtour.

Rapports spéciaux. — La *bronche droite* répond : en avant, à la *veine cave supérieure* ; en arrière, à la *veine azygos* qui se met à cheval sur elle pour s'ouvrir dans la partie postérieure de la veine cave supérieure.

Les rapports spéciaux de la *bronche gauche* sont ceux qu'elle affecte avec la *crosse de l'aorte*, qui se met à cheval sur elle en répondant successivement à ses parties antérieure, supérieure et postérieure.

Structure. — Semblables à la trachée par leur aspect, leur forme et leur structure, les bronches diffèrent entre elles par le nombre de leurs cerceaux : la bronche droite possède 5 à 6 cerceaux cartilagineux, la bronche gauche 7 à 8. — Sous tous les autres rapports leur structure est la même. On y trouve la même gaîne fibreuse, les mêmes fibres élastiques et musculaires et une muqueuse identique.

POUMONS.

Les poumons sont les principaux organes de la respiration ; ils reçoivent de l'air et du sang veineux et rendent de l'acide carbonique et du sang artériel.

Enveloppés par les plèvres (sauf au niveau de leur racine), ils sont au nombre de *deux*, l'un droit, l'autre gauche ; ils occupent la cavité thoracique, séparés l'un de l'autre par les organes du médiastin, et reposent sur le diaphragme.

Leur **volume** présente : 1° des *variétés individuelles* que l'on peut très exactement apprécier par les dimensions du thorax ; 2° des *différences en rapport avec la quantité d'air qu'ils renferment* (2).

(1) Les branches de l'artère pulmonaire étant placées au-dessus des veines pulmonaires.

(2) Chez le nouveau-né qui n'a pas encore respiré, les poumons sont très peu développés.

Deux poumons de capacité ordinaire renferment à la fin de l'inspiration 4 litres de gaz, et à la fin de l'expiration 3 litres et demi : ainsi donc une *respiration ordinaire met en mouvement un demi-litre de gaz* (1).

Le poumon droit est plus volumineux que le poumon gauche.

Poids. — Il faut distinguer au poumon un *poids absolu* et un *poids spécifique*.

Le *poids absolu*, naturellement très variable, a été évalué, en moyenne, chez l'homme, à 1200 grammes ; chez la femme, à 950 grammes ; et chez le fœtus à terme qui n'a pas respiré, à 62 grammes.

Le *poids spécifique* des poumons est de 0,490 ; il est donc inférieur à celui de l'eau. *Le poumon placé dans l'eau surnage;* cette légèreté est due à la présence de l'air dans les vésicules pulmonaires ; en effet, chez l'enfant qui n'a pas respiré le poumon est plus lourd que l'eau, il plonge dans ce liquide (2).

Couleur. — D'un blanc rosé chez l'enfant, *grisâtre* ou *ardoisé* chez l'adulte, le poumon présente à partir de quarante ans une foule de petites taches noirâtres, dues à la présence de granulations pigmentaires qui s'accumulent dans les interstices des lobules.

Consistance et élasticité. — Le poumon est mou, spongieux ; sa consistance se rapproche de celle d'une éponge ; il cède sous la pression du doigt, en produisant une *crépitation* particulière (3), pour reprendre sa forme dès que cesse la pression ; mais. en même temps le poumon est très *résistant;* ainsi par les insuf-

---

(1) D'après quelques auteurs, ces proportions sont trop faibles.

On a cherché à mesurer à l'aide d'un appareil nommé *spiromètre,* la capacité vitale des poumons, c'est-à-dire la quantité d'air qu'ils peuvent mettre en jeu ; pour cela on fait une inspiration forcée et l'on expire cet air dans le spiromètre.

(2) Particularité utilisée depuis très longtemps, sous le nom de *docimasie pulmonaire,* par la médecine légale ; en effet, pour reconnaître si un enfant a respiré ou non, placez ses poumons dans l'eau. Plongent-ils, l'enfant n'a pas respiré ; s'ils surnagent, il est très probable que l'enfant a respiré.

Lorsque les poumons sont hépatisés (*pneumonie*). c'est-à-dire lorsqu'un exsudat inflammatoire remplit leurs vésicules, ils plongent dans l'eau comme les poumons du fœtus.

(3) Due à la déchirure de quelques alvéoles. déchirure produite par le passage de l'air de l'un dans l'autre.

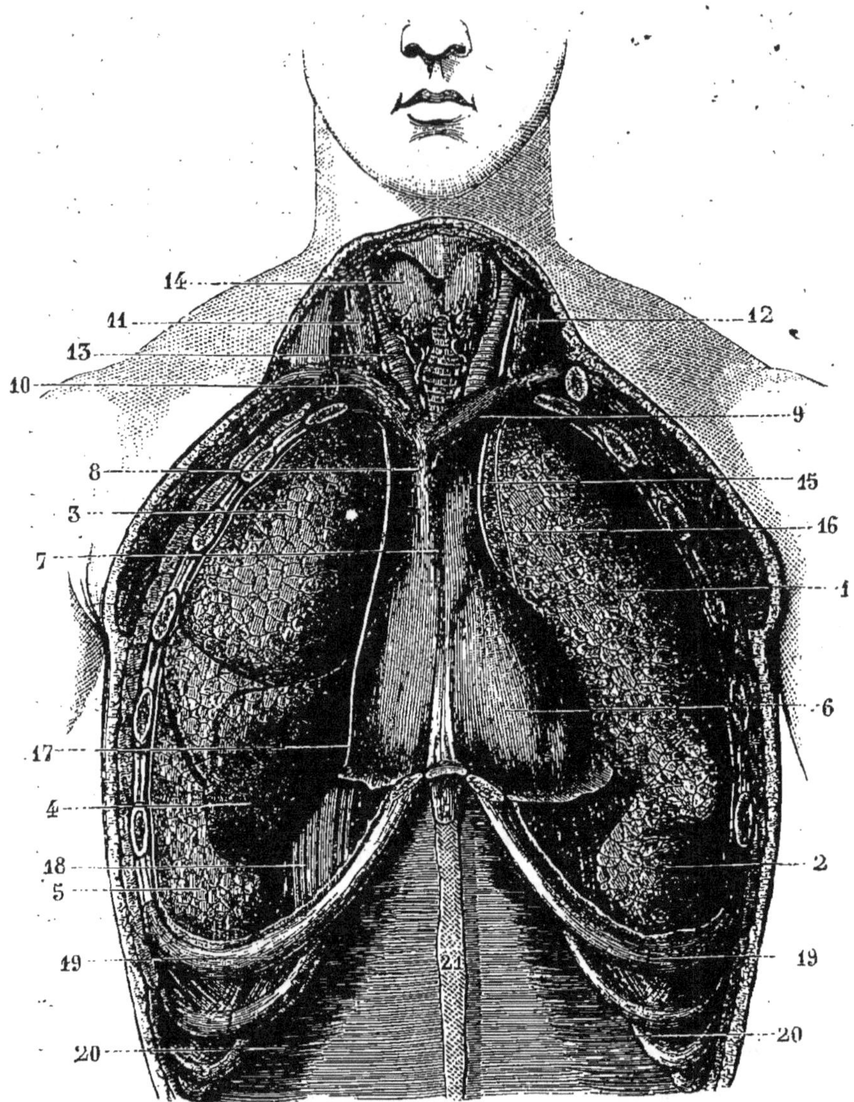

Fig. 57.

1, 2, 3, 4, 5. Poumons. — 6, 7. Cœur enfermé dans le péricarde. — 8. Veine cave supérieure formée par la réunion des deux troncs veineux brachio-céphaliques. — 9, 10. Tronc veineux brachio-céphalique. — 11, 12. Veines jugulaires internes. — 13. Artère carotide primitive. — 14. Corps thyroïde. — 15. Nerf phrénique. — 16, 17. Coupe des plèvres. — 18. Face supérieure du diaphragme. — 19. Côtes. — 20. Muscle transverse de l'abdomen. — 21. Ligne blanche.

flations les plus énergiques, c'est à peine si l'on parvient à faire éclater quelques vésicules.

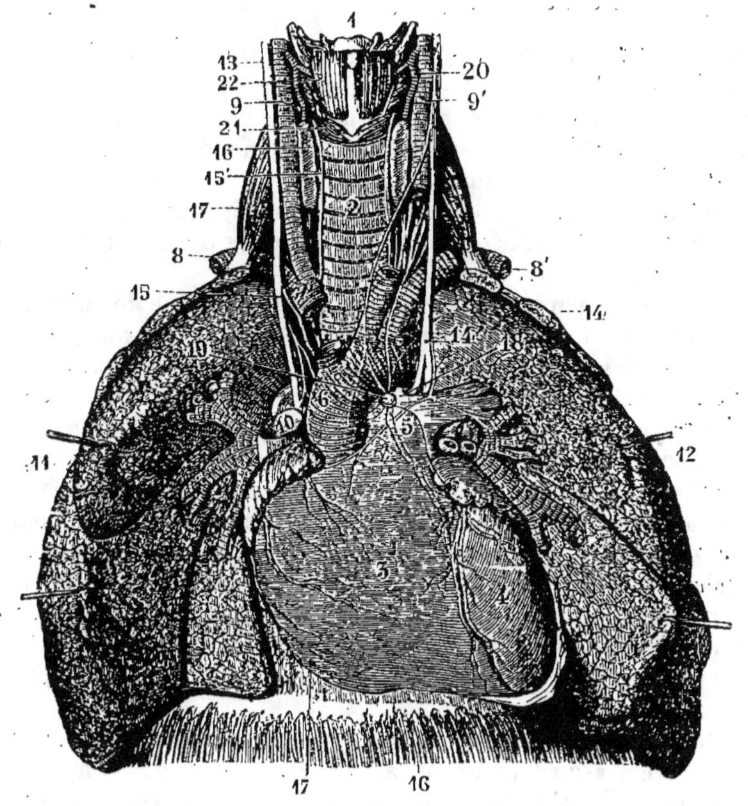

FIG. 58. — Principaux rapports des poumons. (Organes thoraciques vus par leur face antérieure.)

1. Os hyoïde. — 2. Trachée. — 3. Ventricule droit. — 4. Ventricule gauche. — 5. Artère pulmonaire se divisant en deux branches, la branche gauche est visible, tandis que la branche droite est masquée par l'aorte derrière laquelle elle passe. — 6. Crosse de l'aorte. — 7. Tronc brachio céphalique embrassé par le nerf récurrent 15' et se divisant en deux artères, l'artère sous-clavière (8) et l'artère carotide primitive (9). —10. Veine cave supérieure. — 11, 12. Poumons attirés en dehors. — 13, 14'. Nerf pneumogastrique. — 15, 15. Nerf récurrent. — 16. Corps thyroïde. — 17. Muscle scalène antérieur. — 18. Canal artériel. — 19. Ganglion de Wrisberg. — 20. Artère thyroïdienne supérieure.— 21. Muscle crico-thyroïdien. — 22. Muscle thyro-hyoïdien.

Il est aussi très *élastique, et cette élasticité est sa propriété fondamentale*, car elle lui permet de suivre la dilatation du thorax et de revenir sur lui-même lorsque les forces actives de l'inspiration ont cessé d'agir (1).

FORME ET RAPPORTS. — Le poumon a la forme d'un *cone* aplati latéralement et dont la face interne est excavée pour loger le cœur. Cette forme permet de lui considérer *deux faces*, l'une externe, l'autre interne, une *base*, un *sommet*, et deux *bords*, l'un antérieur, l'autre postérieur.

La **face externe** est convexe, lisse ; elle répond aux côtes et aux espaces intercostaux dont elle est séparée par les deux feuillets de la plèvre (2).

Cette face est parcourue par une *scissure*, oblique de haut en bas et d'arrière en avant ; simple pour le *poumon gauche* qu'elle divise en *deux lobes*, elle se bifurque sur le *poumon droit* qu'elle divise en *trois lobes*.

La **face interne**, concave, présente vers sa partie moyenne, à l'union de ses deux tiers antérieurs avec son tiers postérieur, un ensemble de tuyaux et de vaisseaux qui porte le nom de **racine des poumons**. Cette racine est formée : 1° par la *bronche* ; 2° par une *branche de l'artère pulmonaire* placée à sa partie antéro-supérieure ; 3° par *deux veines pulmonaires* placées à sa partie antéro-inférieure ; 4° par des *vaisseaux et ganglions lymphatiques* disséminés sur son pourtour ; 5° enfin par le *plexus pulmonaire* appliqué sur sa partie postérieure. La plèvre enveloppe cette racine.

Cette face interne répond aux *organes contenus dans le médiastin*, c'est-à-dire, en avant, au péricarde et au cœur, au nerf phrénique appliqué sur le péricarde ; en arrière, à la veine azygos ; à gauche, à l'aorte thoracique ; à droite, à la veine cave supérieure, etc.

La **base** est profondément échancrée pour se mouler sur le diaphragme ; elle est limitée par *deux bords :* l'un, interne, con-

---

(1) Si vous ouvrez le thorax d'un cadavre, vous voyez aussitôt le poumon s'affaisser ; cela prouve que, durant la vie, l'élasticité du poumon n'est jamais satisfaite. En ouvrant le thorax vous avez permis à l'air extérieur de presser sur la surface du poumon, et la paroi de cet organe se trouvant ainsi placée entre deux pressions égales, celle de l'air extérieur et celle de l'air logé dans ses vésicules, son élasticité peut se satisfaire.

(2) Ces deux feuillets sont directement appliqués l'un sur l'autre, mais sans adhérer entre eux. Quoi qu'il en soit, en raison de l'absence d'air, le poumon suit la paroi thoracique comme s'il faisait corps avec elle. Lorsque, à la suite d'une perforation

cave, répond à l'angle formé par la fusion du péricarde avec le diaphragme ; l'autre, externe, convexe, est une petite languette qui s'insinue dans l'angle formé par le diaphragme et les côtes, mais habituellement il ne descend pas jusqu'au sinus costo-diaphragmatique (1).

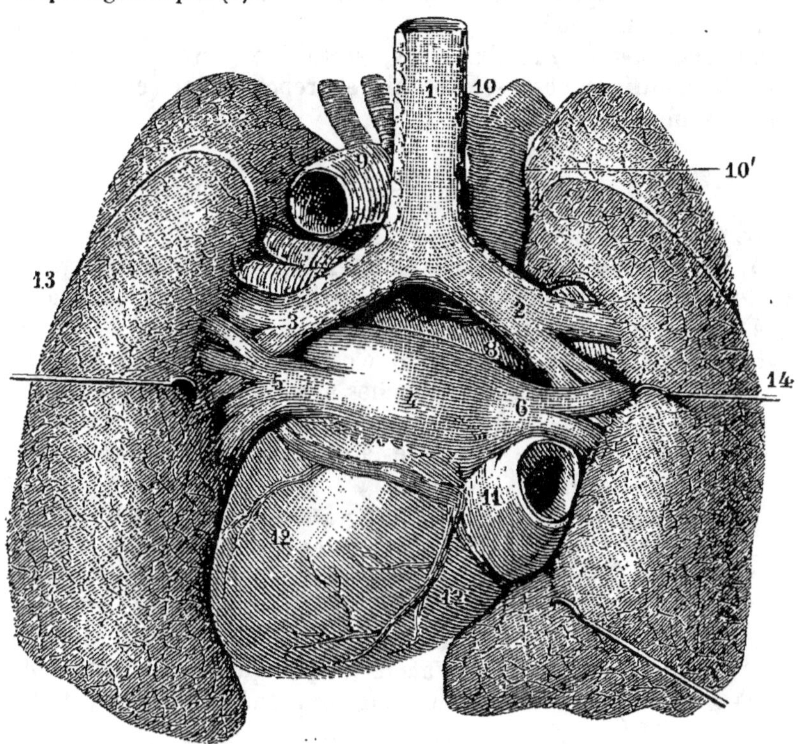

Fig. 59. — Principaux rapports des poumons. (Organes thoraciques vus par leur face postérieure.)

1. Face postérieure de la trachée. — 2. De la bronche droite. — 3. De la bronche gauche. — 4. Face postérieure de l'oreillette gauche dans laquelle se rendent les veines pulmonaires gauches (5) et droites (6). — 7. Branches gauches de l'artère pulmonaire. — 8. Branches droites de l'artère pulmonaire. — 9. Crosse de l'aorte, au moment où elle croise la bronche gauche pour s'appliquer sur le côté gauche de la colonne vertébrale. — 10, 10'. Veine cave supérieure. — 11. Embouchure de la veine cave inférieure dans l'oreillette droite.—12, 12'. Face postérieure des ventricules.

du thorax ou du poumon, l'air s'accumule dans la plèvre, le poumon s'affaisse en raison de son élasticité et ne suit plus le mouvement du thorax.

(1) Il descend plus ou moins bas suivant l'état de dilatation du poumon.

Le **sommet** est arrondi et répond à la première côte qu'il déborde de plus d'un centimètre; il répond, en dedans, à l'artère sous-clavière.

Le **bord antérieur**, très mince, présente : à gauche, une échancrure qui correspond à la pointe du cœur; à droite, deux échancrures moins marquées.

Le **bord postérieur**, plus gros, vertical et arrondi, se loge dans la gouttière costo-vertébrale et répond à la chaîne du grand sympathique.

STRUCTURE DES POUMONS.

Le poumon se compose :

A. De **lobules pulmonaires**, petites cavités pyramidales ayant toutes la même structure et dans lesquelles s'effectuent les échanges gazeux qui constituent la respiration ;

B. De **divisions bronchiques**, c'est-à-dire de tuyaux de plus en plus minces, étendus des bronches aux lobules pulmonaires et servant au passage de l'air qui pénètre dans le lobule et des gaz qui en sortent ;

C. De **vaisseaux** divisés en deux groupes : les uns, destinés à la nutrition des poumons (*vaisseaux bronchiques*), et les autres, apportant aux lobules pulmonaires le sang chargé d'acide carbonique et en ramenant un sang oxygéné (*vaisseaux pulmonaires*).

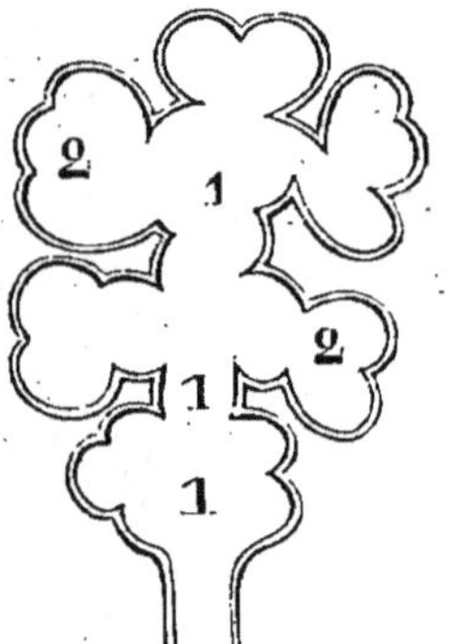

FIG. 60. — Un lobule pulmonaire.
1, 1. Cavité du lobule.
2, 2. Infundibula.

A. LOBULES PULMONAIRES. — Ce sont de petites cavités dont l'ensemble constitue le poumon ; elles ont à peu près la forme de pyramides dont la base correspond à la surface du poumon, et dont le sommet, dirigé vers son centre, se continue avec une division terminale des bronches (1).

(1) Ces lobules se distinguent à la surface du poumon par des sillons celluleux disposés de manière à circonscrire de petits polygones ; en pénétrant dans ces interstices on parvient, chez l'enfant, à séparer les lobules les uns des autres ; mais, chez l'adulte, cette séparation est à peu près impossible.

Leur volume est d'environ 1 centimètre cube.

Le lobule pulmonaire peut être considéré comme une dilata-tion des divisions terminales des bronches ; mais, afin d'offrir aux échanges gazeux une surface plus étendue, la cavité de ce lobule présente : 1° des *cloisons* incomplètes qui circonscrivent des loges nommées *infundibula ;* 2° des *dépressions hémisphériques*, en cul-de-sac, sur toutes les parois de ces infundibula, dépressions désignées sous le nom de *vésicules pulmonaires* (1).

Les **vésicules pulmonaires** n'étant que des dépressions creusées sur les parois du lobule pulmonaire et de ses cloisons, leur structure est la même que celle du lobule ; elles se composent :

1° D'une *membrane fondamentale* , mince , parsemée de noyaux et continue avec la gaîne fibreuse des bronches ;

2° D'un *épithélium* (2).

Dans les parois de ces vésicules se ramifie le *réseau capillaire* formé par les divisions terminales de l'artère pulmonaire et les radi-

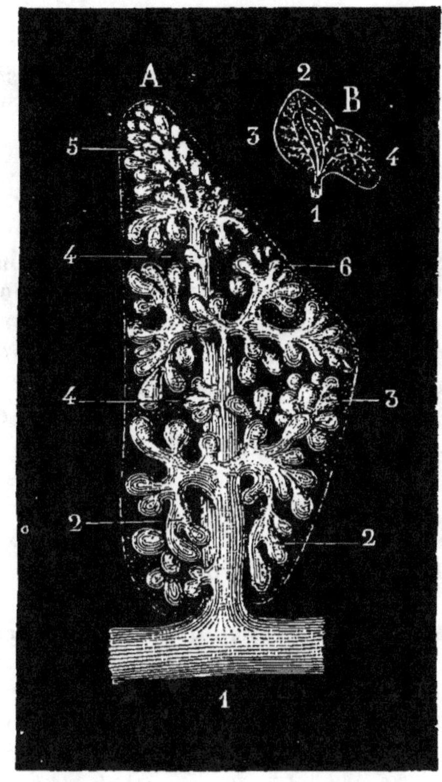

Fig. 61. — Lobule pulmonaire (d'après Robin).

A. Lobule grossi. — 1. Origine du ramuscule bronchique qui se jette dans le lobule. — 2, 3. 6. Groupes de tubes terminés en culs-de-sac arrondis (vésicules). — 4. Vésicules greffées le long du canalicule principal. — 5. Culs-de-sac (vésicules) terminaux des canalicules respirateurs).
B. Lobule de grosseur vraie. — 1. Canalicule. — 2, 3, 4. Parois du lobule.

(1) Tous les auteurs n'admettent pas cette description ; d'après quelques-uns d'entre eux (Robin), chaque division bronchique se terminerait par un cul-de-sac.

(2) Au sujet duquel il existe de nombreuses opinions : les uns n'admettent pas

cules originelles des veines pulmonaires, réseau dont les parois n'ont guère qu'un millième de millimètre d'épaisseur afin de se prêter aux échanges gazeux qui constituent l'hématose.

Les lobules sont séparés les uns des autres par une couche de *tissu conjonctif*, uni à des *fibres élastiques* ; on y trouve aussi des *granulations pigmentaires*, d'autant plus nombreuses que le sujet est plus âgé (1).

B. DIVISIONS BRONCHIQUES. — En pénétrant dans l'épaisseur des poumons, les bronches se divisent et se subdivisent un grand nombre de fois, et finalement se terminent par de petits conduits qui aboutissent aux lobules pulmonaires.

Dans ces divisions successives, *les parois des divisions bronchiques présentent de grandes modifications de structure* ; pour les exposer avec clarté, on peut :

1° Grouper les divisions bronchiques en quatre ordres (1re, 2e, 3e et 4e division bronchique) ;

2° Étudier dans chacun de ces ordres les modifications subies par les diverses parties constituantes des grosses bronches (gaîne fibreuse, cerceaux cartilagineux, fibres musculaires et élastiques, glandes et épithélium).

1° Divisions bronchiques du premier ordre. — Leur structure est la même que celle des bronches, c'est-à-dire qu'elles possèdent une *gaîne fibreuse*, renfermant des *cerceaux cartilagineux* réguliers, des *fibres musculaires* et des *fibres élastiques* disposées sur la partie postérieure de cette gaîne et de ses cerceaux, des *glandes*, et un *épithélium vibratile stratifié*.

2° Divisions bronchiques du deuxième ordre. — La gaîne fibreuse ne renferme plus que des *fragments* de cerceaux cartilagineux irrégulièrement disséminés *sur toute sa circonférence* ; ses fibres musculaires et élastiques forment un *cercle presque complet*, il existe encore des glandes, mais leur épithélium est *vibratile simple* au lieu d'être stratifié.

son existence ; pour d'autres il existe, mais il est interrompu an niveau des parois des capillaires ; ou bien, il présente en ce point des caractères spéciaux ; enfin, pour d'autres, il tapisse tout l'intérieur des vésicules.

(1) On n'est point d'accord sur leur nature : pour les uns, ce sont des molécules charbonneuses, venues du dehors ; pour d'autres, elles proviennent de la matière colorante du sang.

3° **Divisions bronchiques du troisième ordre.** — La gaîne fibreuse *ne renferme plus de noyaux cartilagineux*, les fibres musculaires et élastiques forment un *cylindre complet*, il n'y a plus de glandes et l'épithélium est encore vibratile et simple.

4° **Divisions bronchiques terminales.** — Elles présentent la même structure que les divisions bronchiques du troisième ordre, mais elles en diffèrent en ce que l'*épithélium est devenu pavimenteux* au lieu d'être vibratile.

Vaisseaux du poumon. — Les vaisseaux du poumon sont de deux ordres : les uns sont destinés à la nutrition de l'organe (*vaisseaux bronchiques*), les autres sont destinés à l'hématose (*vaisseaux pulmonaires*).

Vaisseaux bronchiques. — Les *artères bronchiques* accolées à la partie postérieure et inférieure des bronches pénètrent avec elles dans les poumons et les accompagnent dans toute l'étendue de leur distribution. Elles fournissent des vaisseaux à toutes les parties constituantes du poumon, c'est-à-dire à toutes les divisions bronchiques, aux parois de l'artère pulmonaire et des veines pulmonaires (*vasa vasorum*) et au tissu conjonctif.

Les *veines bronchiques* proviennent des *grosses* divisions bronchiques et du tissu conjonctif (1).

C. Vaisseaux pulmonaires. — L'*artère pulmonaire* s'accole, de chaque côté, à la bronche correspondante, pénètre avec elle dans le poumon, se divise comme elle, et l'accompagne dans toute l'étendue de sa distribution pour se rendre au lobule pulmonaire (2).

Elle forme à la périphérie de chaque lobule un réseau dont

(1) On voit que les veines bronchiques ne proviennent pas des dernières divisions bronchiques auxquelles cependant se rendent les artères bronchiques. Cette différence dans l'étendue du champ de distribution des artères bronchiques et de la surface d'origine des veines bronchiques tient à ce que, au niveau des divisions bronchiques terminales, le sang apporté par l'artère bronchique, se trouve tellement rapproché de l'air, qu'il en subit l'influence, de telle sorte qu'il redevient artériel à mesure qu'il perd ce caractère en nourrissant les parois de la bronche ; il doit donc passer dans les veines pulmonaires et non dans les veines bronchiques.

(2) Auquel elle est exclusivement destinée, d'après quelques auteurs, tandis que pour d'autres, elle se distribue aussi aux divisions bronchiques terminales.

les mailles se ramifient dans les parois des vésicules pulmonaires.

Les *veines pulmonaires* proviennent : 1° du réseau capillaire des vésicules pulmonaires ; 2° du réseau capillaire des petites bronches (1).

Nées de cette double origine, les veines pulmonaires se réunissent en rameaux et branches qui, à leur sortie du poumon, forment de chaque côté *deux troncs* qui vont se jeter dans l'oreillette gauche et portent le nom de veines pulmonaires.

Lymphatiques. — Ils sont disposés en deux réseaux, l'un superficiel, l'autre profond.

Le *réseau superficiel*, placé dans le tissu cellulaire souspleural, est très riche et donne naissance à des troncs qui s'enfoncent dans l'épaisseur du poumon.

Le *réseau profond* embrasse le lobule pulmonaire et ses divisions, c'est-à-dire les infundibula et les vésicules pulmonaires, et donne naissance à des troncs qui se joignent aux précédents pour sortir du poumon au niveau de son hile ; là, ils se jettent dans les ganglions pulmonaires placés autour du hile et dans les ganglions bronchiques placés autour des bronches.

Les **nerfs** proviennent du plexus pulmonaire (formé luimême par les nerfs grand sympathique et pneumogastrique) ; appliqués sur les divisions bronchiques, ils pénètrent avec elles dans les poumons et se distribuent à leur tunique muqueuse et musculeuse.

<h3 align="center">Respiration.</h3>

La respiration comprend des phénomènes de deux ordres :

Les uns, *mécaniques*, président à l'entrée de l'air dans les poumons et à son expulsion hors de ces organes.

Les autres, *chimiques*, consistent dans des échanges gazeux entre l'air atmosphérique et les gaz contenus dans le sang, ils ont pour but l'absorption de l'oxygène et l'exhalation de l'acide carbonique.

PHÉNOMÈNES MÉCANIQUES. — La pénétration de l'air dans les poumons et son expulsion au dehors s'effectuent par la dilatation du thorax (*inspiration*) et par son retour à ses dimensions premières (*expiration*).

---

(1) Notons encore que quelques rameaux des artères bronchiques et pulmonaires se distribuent à la plèvre viscérale.

Inspiration. — La pénétration de l'air dans les poumons s'effectue par la dilatation du thorax et, par suite, par celle du poumon qui, grâce au vide qui existe dans la cavité pleurale, suit les parois de la poitrine comme s'il faisait corps avec elle (1).

Au moment de l'inspiration la *poitrine s'agrandit dans tous ses diamètres;* l'agrandissement de ses diamètres transverse et antéro-postérieur se fait par l'élévation des côtes qui sont mises en mouvement par la contraction d'un grand nombre de muscles (muscles inspirateurs); l'agrandissement du diamètre vertical se produit par la contraction du diaphragme (qui efface sa courbure).

Dans les respirations ordinaires l'augmentation de ces divers diamètres s'effectue d'une façon inégale; ce qui a conduit à admettre *trois types respiratoires* (abdominal, costo-inférieur et costo-supérieur).

Dans l'inspiration le *poumon est complètement passif;* grâce à son élasticité et au vide de la cavité pleurale, il suit les parois thoraciques comme s'il faisait corps avec elles.

La dilatation du poumon crée une inégalité de pression entre l'air extérieur et celui qu'il renferme et, comme conséquence, la pénétration de l'air dans sa cavité.

L'expiration est, dans les circonstances ordinaires, un phénomène à peu près passif, elle résulte du retour au repos des tissus élastiques violentés par l'inspiration; mais, dans certains cas, tels que *l'effort,* les *cris,* la *toux,* l'expiration devient un phénomène actif (c'est-à-dire que plusieurs muscles tendent, par leur contraction, à diminuer la capacité du thorax).

Rappelons à cet égard : 1° que dans *l'effort,* une profonde inspiration accumule dans le thorax une notable quantité d'air; que la glotte se ferme de façon à s'opposer à la sortie de cet air; que, par suite, le thorax offre un point d'appui aux muscles en action.

2° Dans la *toux,* qui a pour but d'expulser les mucosités accumulées dans les voies respiratoires, il se produit également une expiration violente. Cette expiration met en mouvement une colonne d'air dont la marche est beaucoup plus rapide au niveau du canal laryngo-trachéal, en raison de son faible diamètre, que dans le poumon, et, la glotte étant ouverte, cette colonne entraîne au dehors les mucosités.

PHÉNOMÈNES CHIMIQUES DE LA RESPIRATION. — Ils consistent dans les échanges gazeux qui s'effectuent, sur la surface interne des poumons, entre l'air et les gaz contenus dans le sang. *L'air abandonne son oxygène et prend en échange de l'acide carbonique.* — On a calculé que la surface respiratoire étalée mesure 200 mètres carrés, et que la masse sanguine qui irrigue cette surface représente deux litres de sang.

(1) Lorsque l'air a pénétré dans la plèvre, le poumon s'affaisse et son ampliation est impossible

Les phénomènes chimiques de la respiration peuvent se résumer ainsi :

1° Nous introduisons en vingt-quatre heures 10 000 litres d'air dans les poumons et nous en expulsons une quantité à peu près égale (un peu moins forte) (1).

2° L'air qui sort des poumons n'est pas semblable à l'air qui y pénètre. L'*air inspiré* renferme beaucoup d'oxygène (sur 100 parties, 79 d'azote, 20,9 d'oxygène) et à peine quelques traces d'acide carbonique. — Au contraire, l'air expiré contient peu d'oxygène (16 pour 100 au lieu de 20,9 pour 100) et une notable quantité d'acide carbonique (4,26 pour 100).

3° Le sang qui pénètre dans les poumons (*sang veineux*) ne présente pas les mêmes caractères que le sang qui en sort (*sang artériel*). — Le sang veineux renferme beaucoup d'acide carbonique et peu d'oxygène (2); le sang artériel, beaucoup plus rouge que le sang veineux, doit cette coloration à une action chimique de l'oxygène sur l'hématoglobine (matière colorante du sang), et aussi à un changement de forme du globule qui s'aplatit et réfracte plus fortement la lumière.

Plèvre (πλευρὰ, côté).

La plèvre est une membrane séreuse, par conséquent un sac sans ouverture, formée par deux feuillets dont l'un tapisse les parois du thorax et dont l'autre enveloppe le poumon (sauf au niveau de sa racine). Il existe *deux plèvres*, l'une pour le poumon droit, l'autre pour le poumon gauche. — L'espace qu'elles laissent entre elles loge le péricarde avec le cœur, l'œsophage, l'aorte, etc.; il porte le nom de *médiastin* (3).

Pour faire comprendre la disposition de la plèvre, il faut, par la pensée, prendre cette membrane dans un point quelconque de son étendue et la ramener à son point de départ, en suivant son trajet : 1° *dans le sens horizontal*, 2° *dans le sens vertical*.

Prenons, je suppose, la plèvre au niveau de la partie moyenne de la paroi thoracique et suivons-la :

1° **Dans le sens horizontal,** *en procédant d'avant en arrière*, nous voyons que la plèvre tapisse la face profonde des côtes et

---

(1) En résumé, on a calculé que nous absorbons en vingt-quatre heures, plus de 500 litres d'oxygène et que nous exhalons plus de 400 litres d'acide carbonique.

(2) On sait que le globule sanguin est le véhicule de l'oxygène, tandis que le sérum est le véhicule de l'acide carbonique.

(3) Nous avons donné dans notre premier volume la description du médiastin.

des espaces intercostaux, recouvre la chaîne du grand sympathique et, arrivée au niveau du corps des vertèbres, se réfléchit d'arrière en avant (*plèvre médiastine*) jusqu'à la racine des poumons; arrêtée par cette racine, elle en tapisse la face postérieure, atteint la face interne du poumon, et revêt toute la portion de cette face interne placée en arrière de la racine, puis le bord postérieur, la face externe du poumon (elle s'enfonce dans la scissure interlobulaire), se réfléchit sur son bord anté-

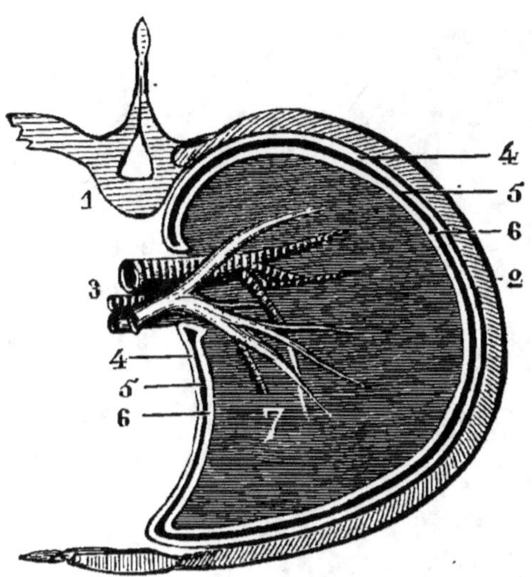

FIG. 62. — Coupe horizontale du poumon et de la plèvre (fig. schématique).

. Vertèbre. — 2. Paroi thoracique. — 3. Racine du poumon. — 4. Plèvre pariétale. — 5. Cavité de la plèvre, dans laquelle se font les épanchements. — 6. Plèvre viscérale, adhérente au poumon. — 7. Poumon.

rieur, tapisse toute la portion de sa face interne placée au devant de la racine, se porte alors transversalement en dedans pour revêtir la face antérieure de cette racine ; changeant encore une fois de direction, la plèvre marche d'arrière en avant (appliquée sur le côté du péricarde), jusqu'à ce qu'elle ait atteint la face postérieure du sternum. A ce niveau, elle se porte, en dehors, sur la paroi thoracique, en recouvrant les vaisseaux et nerfs mammaires internes; elle atteint ainsi la partie moyenne du thorax, d'où nous l'avons supposée partie.

2° Dans le sens vertical, la plèvre s'élève le long de la paroi thoracique, déborde la première côte en formant un cul-de-sac (1), redescend dans le thorax jusqu'à la racine du poumon, revêt la partie supérieure de cette racine, arrive au poumon, tapisse la partie supérieure de sa face interne, coiffe son sommet, revêt sa face externe, se réfléchit sur son bord inférieur, tapisse sa face inférieure, son bord interne, la moitié inférieure de sa face

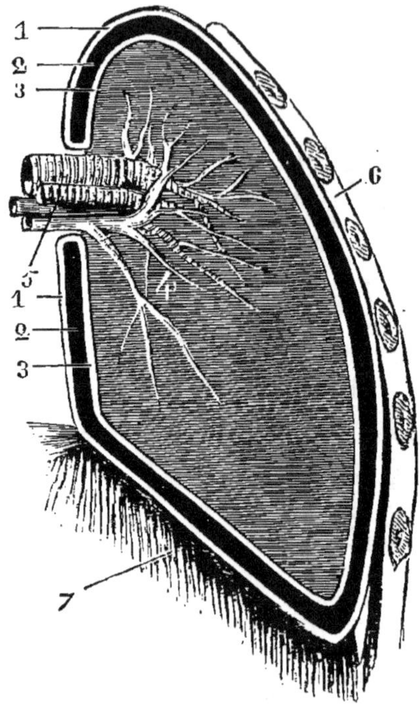

Fig. 63. — Coupe verticale du poumon et de la plèvre (fig. schématique).

1. Plèvre pariétale.

2. Cavité de la plèvre.

3. Plèvre viscérale, adhérente au poumon.

4. Poumon.

5. Racine du poumon.

6. Paroi thoracique.

7. Diaphragme.

interne, et se continue avec cette partie de la plèvre qui descend de la racine du poumon vers le diaphragme (*ligament du poumon*), tapisse le diaphragme jusqu'à ses insertions costales, puis s'élève sur la paroi thoracique jusqu'au point d'où nous l'avons supposée partir.

(1) Qui, chez les gens emphysémateux, fait saillie dans le creux sus-claviculaire.

Il convient de revenir sur plusieurs points de cette description. Ainsi, on a donné des noms spéciaux aux différentes régions de la plèvre : on nomme *plèvre pariétale*, celle qui tapisse les parois thoraciques; *plèvre viscérale*, celle qui tapisse le poumon; *plèvre diaphragmatique*, celle qui recouvre le diaphragme; *plèvre médiastine*, les feuillets qui, de chaque côté, se portent de la colonne vertébrale et du sternum vers la racine du poumon et qui limitent ce vaste espace nommé médiastin.

On doit aussi signaler les **culs-de-sac** ou **sinus** formés par les diverses réflexions des plèvres, ils sont au nombre de cinq : 1° l'un, *antérieur*, formé par la réflexion de la plèvre pariétale, se continuant avec la plèvre médiastine antérieure (1); 2° un *sinus postérieur* formé par la réunion de la plèvre pariétale avec la plèvre médiastine postérieure : ce sinus, à peu près vertical, répond à la partie latérale des corps vertébraux; 3° un *sinus costo-diaphragmatique* formé par la réflexion de la plèvre qui passe du diaphragme sur les côtes (2); 4° enfin nous signalerons le cul-de-sac qui coiffe le sommet du poumon en débordant la première côte; et 5° le sinus *phrénico-péricardique* formé par la réflexion de la plèvre qui passe du péricarde sur le diaphragme.

Structure. — La *surface externe* de la plèvre est doublée de tissu cellulaire et présente, avec les parties qu'elle revêt, une adhérence très inégale; elle est assez lâchement unie aux parois thoraciques et surtout aux organes du médiastin, mais elle est fixée intimement au poumon et au diaphragme.

La *surface interne*, lisse, unie, est toujours en contact avec la surface correspondante du feuillet opposé (3).

La plèvre est formée par une *lame de tissu conjonctif* unie à de nombreuses fibres élastiques et tapissée par une couche d'*épithélium*

---

(1) Ce cul-de-sac est obliquement dirigé en bas et en dehors. Il en résulte qu'en avant et en haut, les culs-de-sac des deux plèvres sont très rapprochés, tandis qu'en avant et en bas ils sont très écartés.

(2) Nous ferons remarquer que le bord inférieur du poumon ne descendant dans ce cul-de-sac que dans les inspirations profondes, les deux feuillets de ce sinus sont habituellement en contact; à l'extérieur, ce sinus répond à une ligne qui descendrait obliquement de l'appendice xiphoïde jusque vers la partie moyenne de la douzième côte, et se continuerait en arrière le long de cette côte.

(3) Elle n'en est séparée que dans les cas d'épanchements liquide ou gazeux. La cavité de la plèvre est donc virtuelle comme celle de toutes les cavités séreuses.

pavimenteux simple. Les *vaisseaux* proviennent des artères bronchiques et intercostales, ils se ramifient dans le tissu cellulaire souspleural. Les *veines* suivent les artères. — Les *nerfs* proviennent du
plexus pulmonaire.

. *Usages.* — La plèvre est destinée à faciliter les glissements qui se
passent sans cesse entre les poumons et les parois du thorax.

CHAPITRE III

APPAREIL GÉNITO-URINAIRE

Les organes génito-urinaires sont habituellement réunis dans une même description, et cela en raison de leur partie terminale (canal de l'urèthre), qui leur est commune.

Les ORGANES URINAIRES comprennent :
A. Les **reins**, organes glanduleux destinés à séparer ou à filtrer l'urine qui est mélangée au sang et qui circule avec lui;
B. Les **uretères**, conduits destinés à transporter l'urine dans la vessie;
C. La **vessie**, réservoir dans lequel s'accumule l'urine et grâce auquel son expulsion est intermittente et volontaire.

Les ORGANES GÉNITAUX comprennent :
Chez l'homme :
A. Les **testicules**, organes sécréteurs du sperme ;
B. Les **canaux déférents**, conduits destinés à transporter le sperme dans les vésicules séminales;
C. Les **vésicules séminales** ou réservoirs du sperme.

L'URÈTHRE, commun aux voies urinaires et aux voies génitales, présente :
1° Un *canal*, étendu de la vessie au méat urinaire, canal qui livre passage à l'urine et au sperme;
2° Un organe musculo-glandulaire, la *prostate*, spécial au sexe masculin, et disposé, à la façon d'un anneau, autour du col de la vessie et de la première portion du canal de l'urèthre;
3° Trois organes érectiles, les *deux corps caverneux* et le *corps spongieux*, sortes de longs cylindres dont le tissu rappelle celui de l'éponge et qui, eux aussi, sont disposés le long de ce canal ;
4° Un organe de copulation, la *verge*, formé par la partie

antérieure du canal de l'urèthre et des trois organes érectiles qui l'entourent.

Chez la femme, la disposition des voies urinaires est semblable à celle de l'homme, mais les organes génitaux sont très dissemblables ; ils comprennent :

1° Les **ovaires**, organes sécréteurs des ovules ;

2° Les **trompes** ou **oviductes**, conduits destinés à transporter l'ovule dans la matrice ;

3° L'**utérus**, réservoir destiné à loger l'ovule, à lui fournir (lorsqu'il est fécondé) les éléments nécessaires à son développement et à l'expulser au dehors lors de sa maturité ;

4° Un organe de copulation, le **vagin**, terminé par la vulve, sur le pourtour de laquelle sont disposés des organes érectiles (clitoris, bulbe du vagin).

L'urèthre de la femme est beaucoup plus court que celui de l'homme.

Reins (νεφρὸς)

Les reins sont deux organes glanduleux préposés à la sécrétion de l'urine : *situés* profondément dans la cavité abdominale, de chaque côté de la colonne vertébrale, ils sont plongés dans une atmosphère cellulo-graisseuse (*capsule adipeuse du rein*) et maintenus dans cette situation par cette capsule et par leurs vaisseaux (1).

Les reins sont au nombre de *deux*, l'un droit, l'autre gauche (2). Le *poids* du rein est de 90 grammes en moyenne ; il a 12 centimètre de long, 6 de large et 3 d'épaisseur.

Sa *couleur* rappelle celle de la chair musculaire ; il est *dur* et friable.

RAPPORTS. — Le rein a la forme d'un *haricot* dont le hile est dirigé en dedans. — Sa *surface*, lisse et unie chez l'adulte, est bosselée chez l'enfant, ce qui indique sa formation par plusieurs lobules.

(1) On observe parfois des déplacements des reins ; ces organes peuvent même devenir flottants dans la cavité abdominale, circonstance qui, jointe aux douleurs assez fréquentes dans ces cas, pourraient faire croire à une production pathologique.

(2) Dans certains cas il n'existe qu'un *seul rein*. Il est alors transversalement étendu au-devant de la colonne vertébrale, il ressemble à un croissant et possède deux uretères ce qui indique qu'il est formé par la fusion des deux reins ; cependant il peut n'y avoir qu'un seul rein.

Cette forme permet de lui considérer *deux faces*, l'une anté-rieure, l'autre postérieure ; *deux bords*, l'un externe, l'autre in-terne, et deux extrémités (supérieure et inférieure).

Face antérieure. — Ses rapports diffèrent pour le rein droit et le rein gauche. A *droite*, elle répond au *côlon ascendant;* plus haut, à la *face inférieure du foie* et à la *deuxième portion du duodénum* (1). — *A gauche*, elle répond au *côlon descendant;* plus haut, à la *grosse tubérosité de l'estomac*, à la *queue du pancréas* et à l'*extrémité inférieure de la rate*.

La **face postérieure**, plus plane que l'antérieure, répond : *en dedans*, au muscle *psoas*, qui la sépare de la colonne vertébrale ; en dehors et en haut, au *diaphragme*, qui la sépare des deux dernières côtes ; plus bas, au *carré d lombes* et aux *branches supérieures du plexus lombaire*.

L'**extrémité supérieure** est coiffée par la capsule surrénale.

Le **bord externe** est convexe.

Le **bord interne**, concave, présente vers sa partie moyenne une profonde échancrure nommée *hile;* ce hile est occupé en avant par la veine rénale, au milieu par l'artère rénale, en arrière par le bassinet, qui se continue en dehors du hile avec l'uretère et du côté du rein avec les calices (petits tubes membraneux qui embrassent les papilles rénales).

STRUCTURE DU REIN.

Lorsqu'on pratique sur le rein *une coupe* parallèle à ses faces, on voit, qu'au point de vue de l'aspect et de la couleur, cet organe présente des différences qui l'ont fait considérer comme étant formé de *deux substances :* l'une, *médullaire*, avoisinant son hile ; l'autre, *corticale*, formant sa périphérie.

La **substance médullaire** est disposée sous la forme de pyra-mides (*pyramides de Malpighi*) dont la base se dirige vers la périphérie de l'organe et dont le sommet fait saillie dans le hile sous la forme d'un bourgeon criblé d'orifices (15 à 20), ce bour-geon porte le nom de *papille rénale* (2).

Ces pyramides sont pâles et présentent un aspect fibreux.

(1) Ce rapport est immédiat, c'est-à-dire sans interposition de péritoine ; il n'est pas extrêmement rare de voir des abcès des reins s'ouvrir dans l'intestin.

(2) Chaque partie rénale est embrassée par un petit calice dans lequel elle verse l'urine.

La **substance corticale** occupe toute la périphérie du rein ; de plus, elle envoie entre les pyramides de la substance médullaire des prolongements nommés *colonnes de Bertin.*

Cette substance corticale est plus rouge, plus foncée que la substance médullaire ; elle présente un aspect grenu dû à une

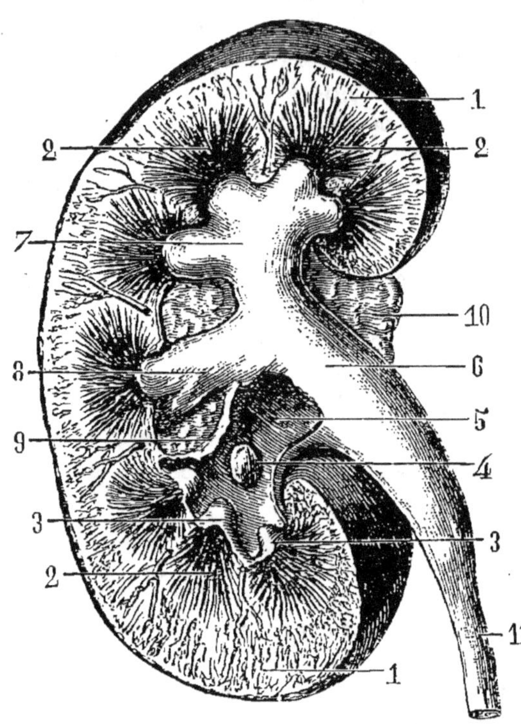

FIG. 64. — Coupe du rein.

1, 1. Substance corticale.

2, 2. Substance médullaire. — Pyramides de Malpighi.

3, 4. Papilles rénales.

5. Grand calice ouvert afin de montrer les papilles rénales qui s'ouvrent dans sa cavité.

6. Bassinet formé par la réunion des grands calices.

7. Grand calice (non ouvert) formé par la réunion de petits calices.

8. Grand calice.

9 Ouverture d'un grand calice.

10. Tissu adipeux occupant le hile du rein.

11. Uretère.

foule de points rouges (*corpuscules de Malpighi*) que séparent des traînées fibreuses qui se continuent avec les fibres de la substance médullaire et qui portent le nom de *pyramides de Ferrein.*

Ainsi donc : 1° les *pyramides de Malpighi*, au nombre de quinze en moyenne, sont les cônes de la substance médullaire.

2° Les *colonnes de Bertin* sont les lames de substance corticale qui séparent entre elles les pyramides de Malpighi.

3° Les *corpuscules de Malpighi* sont les granulations rouges disséminées dans la substance corticale

4° Les *pyramides de Ferrein* sont les traînées fibreuses qui séparent ces granulations.

La substance médullaire est exclusivement formée par les pyramides de Malpighi, tandis que la substance corticale est formée par les colonnes de Bertin, les corpuscules de Malpighi et les pyramides de Ferrein : bien entendu, il existe dans les deux substances de très nombreux vaisseaux.

Histologie. — Tel est l'aspect de l'intérieur du rein ; à l'aide du microscope on pénètre dans les détails intimes de sa structure, et pour nous guider dans sa description nous dirons qu'elle se compose : *d'ampoules ou capsules* (*corpuscules de Malpighi*), dans lesquelles pénètre une artériole qui déverse l'urine dans cette capsule ; et d'un tube, *tube urinifère*, qui, après un trajet très compliqué, la déverse dans le calice par les orifices que présente la *papille rénale*.

Ainsi donc le rein se compose :

1° De *capsules de Malpighi*, laboratoires dans lesquels l'urine se sépare du sang ;

2° De *tubes urinifères*, par lesquels l'urine est portée hors du rein ;

3° De *vaisseaux*, dont les uns (*artères*) apportent aux corpuscules de Malpighi le sang chargé d'urine, et dont les autres (*veines*) ramènent dans la circulation générale le sang débarrassé de cette urine.

Nous allons décrire chacun de ces éléments (1).

1° Les **corpuscules de Malpighi** sont extrèmement nombreux (on en trouve cinq par millimètre cube), exclusivement placés dans la substance corticale ; ils ont la forme d'une *ampoule* présentant *deux orifices* situés aux deux extrémités de son diamètre transverse : l'un de ces orifices livre passage à deux artères, l'une qui y pénètre et l'autre qui en sort ; l'autre orifice se continue avec le tube urinifère.

Cette ampoule est formée par une *paroi* très mince tapissée par un *épithélium pavimenteux*, et renferme un *réseau artériel* intermédiaire à l'artère entrante et à l'artère sortante, et, au milieu de ce réseau, un glomérule (*glomérule rénal*) dont la description sera donnée avec celle des artères du rein, car il n'est autre chose qu'un peloton artériel.

(1) En faisant remarquer que chaque pyramide de substance médullaire entourée de sa substance corticale représente un petit rein.

2° **Les tubes urinifères** s'étendent des corpuscules de Malpighi jusqu'aux orifices que présentent les papilles rénales,

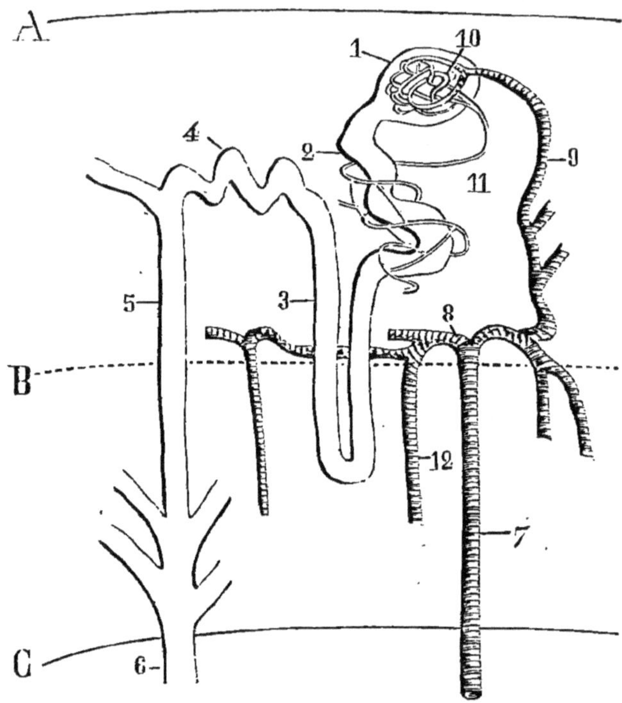

Fig. 65. — Figure schématique destinée à montrer le trajet des tubes urinifères et celui des artères rénales.

A. Ligne correspondant à la surface extérieure du rein. — B. Ligne indiquant le point de séparation de la substance corticale et de la substance médullaire. — C. Ligne correspondant au hile du rein.

1. Capsule de Bowman (point d'origine du tube urinifère). — 2. Canaux contournés. — 3. Canaux en anse de Henle. — 4. Canaux d'union. — 5. Canaux droits. — 6. Canaux excréteurs communs ou papillaires. — 7. Division de l'artère rénale. — 8. Branches de cette artère qui, arrivées au niveau de la base des pyramides de Malpighi, forment des réseaux dont les mailles embrassent les pyramides de Ferrein. — 9. Branche artérielle se rendant dans la capsule de Bowman pour former (10) le glomérule de Malpighi. — 10. Artère qui, après avoir formé le glomérule de Malpighi, sort de la capsule de Bowman et va se ramifier (11) dans les parois du tube urinifère. — 12. Branche artérielle descendant dans la substance médullaire.

leur trajet, très compliqué, les a fait artificiellement diviser en cinq parties, toutes continues entre elles, mais qui paraissent avoir des propriétés distinctes; ces cinq parties sont : 1° les *canaux contournés*; 2° les *canaux en anse de Henle*; 3° les *canaux d'union*; 4° les *canaux droits*; 5° les *canaux excréteurs communs* ou *papillaires*.

1° *Canaux contournés*. — A partir du corpuscule de Malpighi le tube urinifère décrit dans la substance corticale de nombreux replis, son calibre est irrégulier, assez large, il est tapissé par un épithélium trouble, granuleux : cette première partie de son trajet a reçu le nom de *canal contourné*.

2° *Canaux en anse de Henle*. — Puis, le tube urinifère s'amincit, descend verticalement dans l'épaisseur de la substance médullaire et, après un certain trajet, remonte vers la substance corticale en formant une anse; mais, tandis que dans sa portion descendante il est mince, étroit et tapissé par un épithélium clair, dans sa partie ascendante il est plus large et tapissé par un épithélium granuleux : c'est le tube en anse de Henle (1).

3° *Canaux d'union*. — Revenu dans la substance corticale, le tube urinifère décrit quelques sinuosités; son calibre est assez uniforme; il est tapissé par un épithélium clair : c'est le canal d'union.

4° *Canaux droits*. — Plusieurs canaux d'union se réunissent entre eux pour former un tube à peu près rectiligne, d'un calibre uniforme, tapissé par un épithélium clair, d'abord polyédrique, puis cylindrique : ce sont les *canaux droits* qui s'enfoncent dans la substance médullaire.

5° *Canaux excréteurs communs ou papillaires*. — Arrivés au voisinage des papilles, les canaux droits, qui se sont déjà plusieurs fois fusionnés de façon à produire des tubes moins nombreux et plus gros, s'unissent une dernière fois pour constituer des canaux très courts qui vont s'ouvrir dans les orifices que présente la papille. Ils sont tapissés par un épithélium clair.

---

(1) L'existence des anses de Henle n'est pas encore généralement admise et, d'après un certain nombre d'auteurs, la disposition du tube urinifère est beaucoup plus simple : parti du corpuscule de Malpighi, il décrit une foule de sinuosités dans la substance corticale, puis devient rectiligne (ces portions contournées et droites forment la pyramide de Ferrein), et il s'enfonce dans les pyramides de Malpighi. — Supprimez sur notre figure le tube de Henle, faites continuer le canal contourné avec le canal d'union et vous aurez la représentation du tube urinifère telle que le comprennent plusieurs auteurs.

Dans cette description on peut remarquer : 1° que les tubes urinifères décrivent un trajet très étendu ; — 2° qu'à leur origine ils sont
revêtus d'un épithélium granuleux, comparable à celui des glandes,
tandis que vers leur partie terminale ils sont revêtus d'un épithélium
clair comparable à celui qui tapisse les canaux excréteurs. Il est donc
probable que, dans la première partie de leur trajet, les tubes urinifères exercent une action sur l'urine, tandis que dans leur dernière portion ils se bornent à la transmettre au bassinet.

VAISSEAUX DU REIN.

ARTÈRES RÉNALES. — Au niveau du hile, l'artère rénale se
divise en plusieurs branches qui pénètrent dans le rein entre les
papilles, s'élèvent dans les colonnes de Bertin sans se diviser ni
s'anastomoser, et arrivent ainsi jusqu'à la base des pyramides
de Malpighi ; en ce point elles s'infléchissent en forme d'*arcades*
et se divisent en une foule de branches qui s'appliquent sur la
base de la pyramide en formant des mailles qui circonscrivent les
pyramides de Ferrein (1).

Les arcades qui sont appliquées sur la base des pyramides de
Malpighi donnent naissance à deux ordres de rameaux, les uns
ascendants, les autres descendants.

1° Les **rameaux ascendants** s'élèvent dans la substance
corticale et fournissent, à intervalles réguliers, des ramuscules
qui se rendent aux corpuscules de Malpighi.

Ce ramuscule (*vaisseau afférent du corpuscule*) pénètre dans
le corpuscule à l'opposé de sa continuité avec le tube urinifère ;
il se divise aussitôt en 4 ou 5 branches qui s'enroulent sur elles-
mêmes en formant un petit pelotonnement vasculaire dit *glomérule de Malpighi* (2), puis s'infléchissent en anse et se réunissent
en un seul ramuscule (*vaisseau efférent du corpuscule*), qui
sort du corpuscule par le même orifice qui a livré passage au
vaisseau afférent. Le vaisseau efférent est un peu plus petit que
le vaisseau afférent, mais ce n'est pas une veine, *c'est une artère comme lui ;* il va se jeter dans le réseau capillaire du rein
qui se distribue aux tubes urinifères.

(1) A la façon du lien qui entoure une gerbe de blé.
(2) D'après quelques auteurs, ce glomérule est entouré d'une couche d'épithélium.

2° Les **rameaux descendants** se détachent des arcades qui embrassent les pyramides de Malpighi, descendent verticalement dans ces pyramides et se résolvent en capillaires destinés à la substance médullaire : on les nomme *vaisseaux droits* (1).

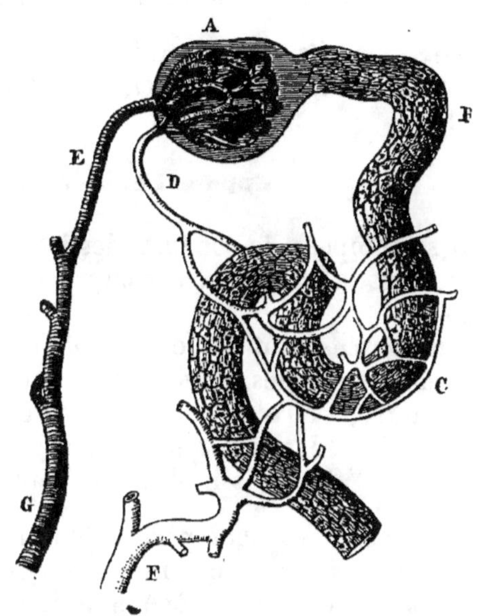

FIG. 66. — Figure schématique montrant la manière dont se fait la sécrétion rénale.

A. Capsule de Bowman contenant un lacis de petites artérioles qui, après s'être divisées et subdivisées, se reconstituent en un tronc unique. Ce tronc perfore la capsule au voisinage de l'orifice d'entrée de l'artère, il contient, lui aussi, du sang artériel, mais du sang débarrassé de l'urine, et il va servir à la nutrition du tube urinifère B, C, D ; plus loin encore ces diverses branches se réunissent en un tronc veineux F.

B. Tube urinifère tapissé d'épithélium. C'est dans ce tube que chemine l'urine qui a transsudé au niveau du peloton d'artérioles (glomérule de Malpighi) contenu dans la capsule de Bowman.

C, D. Réseau d'artérioles qui, après s'être débarrassées de l'urine dans la capsule de Bowman, vont nourrir le tube urinifère.

E. G. Branche de l'artère rénale se rendant à la capsule de Bowman ; le sang qu'elle renferme est chargé d'urine.

F. Branche originelle de la veine rénale.

Les VEINES naissent du réseau capillaire des deux substances (corticale et médullaire) ; de plus, à la surface du rein se voient des étoiles veineuses (*étoiles de Verheyen*), formées de cinq à six branches qui convergent vers un point central où elles se réunissent en formant un tronc qui s'enfonce aussitôt dans la substance du rein ; du reste, toutes ces veines se jettent dans les arcades veineuses, qui correspondent aux arcades artérielles placées autour des pyramides.

(1) Quelques-uns se replient sur eux-mêmes en forme d'anse avant de se diviser en capillaires.

De ces arcades partent des branches qui se réunissent dans le hile pour former la veine rénale.

Lymphatiques. — Ils forment, sous l'enveloppe fibreuse du rein, un réseau dont les troncs traversent le rein, s'unissent aux réseaux profonds et se rendent aux ganglions lombaires.

Nerfs. — Ils viennent du plexus rénal et abordent le rein en même temps que l'artère rénale, autour de laquelle ils s'enlacent (1).

Appareil excréteur du rein.

Il se compose de conduits destinés à transporter l'urine du rein dans la vessie, et il comprend : les *calices*, le *bassinet* et *l'uretère*.

Les **calices** sont de petits cylindres membraneux qui, par une de leurs extrémités, s'implantent sur la base d'un papille, et, par l'autre, s'ouvrent dans une cavité plus grande nommée grand calice. Il existe autant de calices que de papilles, c'est-à-dire 15 à 20, mais il n'y a que trois grands calices.

Bassinet. — Formé par la réunion des trois grands calices, le bassinet est une poche membraneuse, placée dans le hile du rein, en arrière de l'artère et de la veine rénale. Aplati d'avant en arrière, il se continue avec l'uretère.

Uretère. — C'est un tube cylindrique, étendu du bassinet au bas-fond de la vessie. Long de 25 centimètres environ, il descend obliquement en bas et en dedans pour gagner la base du sacrum, là il s'incline en avant et en dedans, atteint le bas-fond de la vessie, s'insinue entre ses tuniques musculaire et muqueuse, et, après un trajet oblique de 2 centimètres, il s'ouvre par un étroit orifice dans la cavité vésicale, aux extrémités de la base du trigone.

Rapports. — Dans la première partie de son trajet, il est accompagné par les vaisseaux spermatiques et recouvert par le péritoine, il longe le psoas et croise les vaisseaux iliaques. Dans le bassin, il croise le canal déférent chez l'homme, la partie su-

---

(1) On peut faire remarquer que le plexus spermatique est une dépendance du plexus rénal.

périeure du vagin chez la femme. Son long trajet, entre les tuniques vésicales, a pour but de prévenir le reflux de l'urine dans sa cavité au moment des contractions de la vessie.

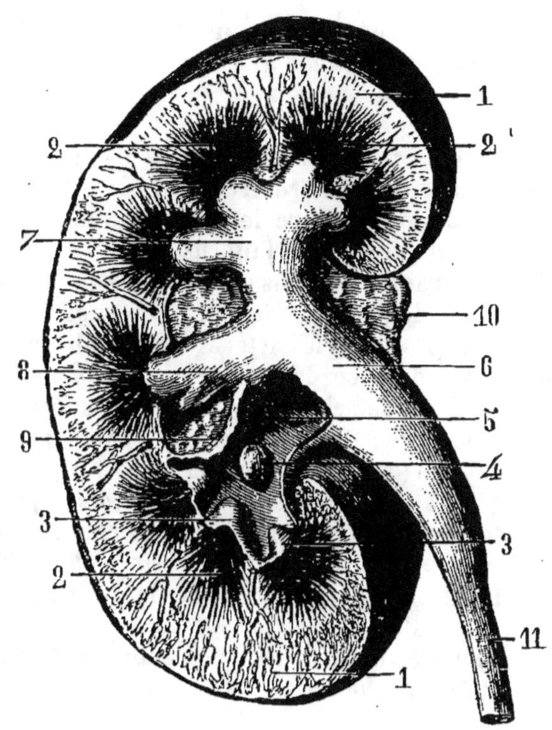

Fig. 67. — Coupe du rein.

1, 1. Substance corticale.

2, 2. Substance médullaire. — Pyramides de Malpighi.

3, 4. Papilles rénales.

5. Grand calice ouvert afin de montrer les papilles rénales qui s'ouvrent dans sa cavité.

6. Bassinet formé par la réunion des grands calices.

7. Grand calice (non ouvert) formé par la réunion des petits calices.

8. Grand calice.

9. Ouverture d'un grand calice.

10. Tissu adipeux occupant le hile du rein.

11. Uretère.

Structure. — Les parois des calices, du bassinet et de l'uretère sont minces et très dilatables (1); elles sont formées par trois tuniques:

1° Une *tunique externe*, fibreuse et très élastique (2);

2° Une *tunique musculaire*, très épaisse, formée par des fibres longitudinales et circulaires (3);

3° Une *tunique muqueuse*, tapissée par un épithélium pavi-

(1) Ainsi qu'on l'observe lorsqu'un calcul s'arrête dans la partie terminale de l'uretère.

(2) A la base des papilles, elle se continue avec la capsule fibreuse du rein.

(3) Ces dernières s'épaississent autour des papilles et forment une sorte de sphincter disposé de façon à les presser et à en expulser l'urine.

menteux, dont les cellules présentent des formes très diverses.

Vessie.

La vessie est une poche musculo-membraneuse située dans le bassin. Elle est destinée à servir de réservoir à l'urine et à l'expulser au dehors.

Situation et moyens de fixité. — Intermédiaire aux uretères et au canal de l'urèthre, la vessie est *située* dans l'excavation du bassin, derrière le pubis, au-devant du rectum chez l'homme, du vagin et de l'utérus chez la femme.

Elle est maintenue dans cette situation : 1° *en haut*, par l'ouraque qui se détache de son extrémité supérieure pour se porter à l'ombilic (1) et par les artères ombilicales oblitérées ; — 2° *en avant*, par deux cordons fibreux, *ligaments antérieurs de la vessie*, qui se détachent de sa partie inférieure pour se fixer derrière le pubis (2) ; — 3° *en bas*, par la prostate et l'urèthre chez l'homme (cette partie est la plus fixe), par le vagin chez la femme ; — 4° *en arrière et sur les côtés*, par le péritoine (3).

Pelotonnée derrière le pubis lorsqu'elle est vide (4), au fur et à mesure de sa distension, la vessie s'élève dans l'abdomen et peut atteindre l'ombilic ou même le dépasser dans certains cas de rétention d'urine (5).

La *capacité* de la vessie présente de nombreuses variétés, elle peut être évaluée à un demi-litre (6).

(1) L'ouraque est un vestige du canal allantoïdien.

(2) Ces cordons passent au-dessus de la prostate et circonscrivent entre le pubis et la vessie un espace quadrilatéral, fermé par une lame fibreuse et traversé par une veine qui va se jeter dans le plexus prostatique.

(3) Grâce à ces nombreux moyens de fixité, les déplacements de la vessie sont rares et ne s'observent guère que chez les femmes. En effet, chez elles la vessie peut déprimer la paroi antérieure du vagin et faire saillie entre les lèvres du vagin sous forme d'une tumeur rougeâtre, *cystocèle vaginale*.

(4) Sur le cadavre, la vessie est tellement raccornie derrière le pubis, qu'au premier abord, on peut se demander où elle est placée.

(5) Il n'existe qu'une seule vessie et elle est parfois asymétrique; dans des cas très rares, sa paroi antérieure fait défaut, c'est ce qui constitue l'*exstrophie de la vessie* qui coexiste habituellement avec l'épispadias.

(6) Cette capacité diminue chez les gens qui, par habitude ou par besoin, vident fréquemment leur vessie; elle augmente chez ceux qui, par habitude ou par difficulté, la vident rarement.

Forme et rapports. — Moyennement distendue, la vessie a la *forme* d'un ovoïde dont le grand axe est dirigé en bas et en arrière, il se confond avec l'axe du détroit supérieur du bassin. La petite extrémité de l'ovoïde est dirigée en haut et en avant, sa grosse extrémité en bas et en arrière.

Cette forme a permis de considérer à la vessie : un *corps* (présentant quatre faces), une *base* et un *sommet*.

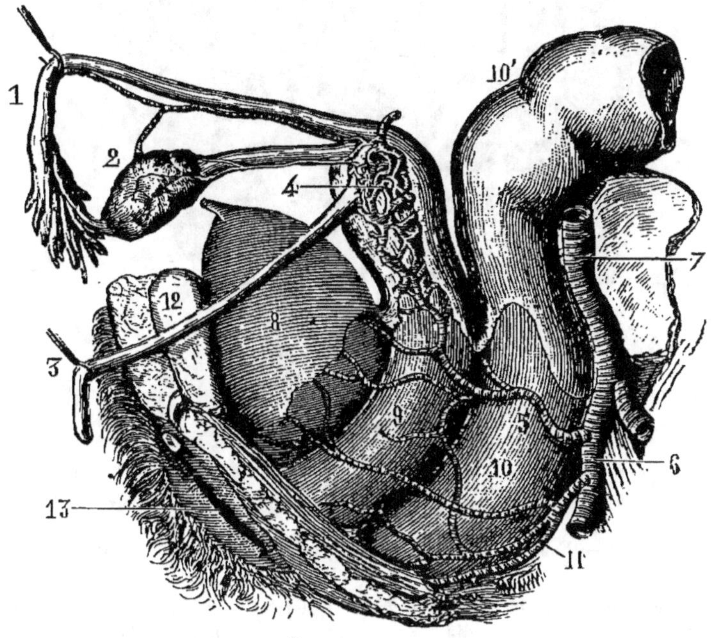

Fig. .68. — Organes pelviens de la femme, vus par côté.

1. Trompe et son pavillon. — 2. Ovaire et son ligament (ils sont renfermés dans l'aileron postérieur du ligament large). — 3. Ligament rond (logé dans l'aileron antérieur du ligament large). — 4. Plexus utéro-ovarien. — 5. Artère utérine. — 6. Artère hypogastrique. — 7. Artère iliaque primitive. — 8. Vessie entourée du péritoine : on a enlevé le péritoine qui forme les ligaments larges. — 9. Vagin. — 10. Rectum. — 11. Artères vaginale et vésicale. — 12. Symphyse du pubis. — 13. Vulve.

Corps. — Face antérieure. — Elle répond au *pubis* dont elle est séparée par un tissu adipeux plus ou moins abondant et par une ou plusieurs veines, et aux *ligaments antérieurs* de la vessie qui, ainsi que nous l'avons vu, vont se fixer au pubis.

A mesure que la vessie se distend, elle s'élève dans l'abdomen et entre en rapport avec la *paroi abdominale antérieure;* ce rapport a lieu sans l'interposition du péritoine qui est refoulé par la distension de la vessie, cependant lorsque cette dis-

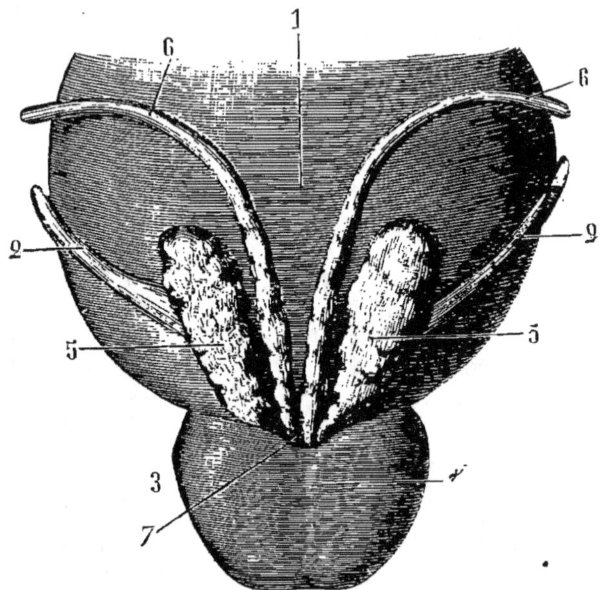

FIG. 69. — Face postérieure de la vessie. — Vésicules séminales et prostate.

1. Face postérieure de la vessie. — 2, 2. Uretères. — 3. Face postérieure de la prostate. — 4. Sillon médian de la face postérieure de la prostate. — 5, 5. Vésicules séminales. — 6, 6. Canaux déférents. — 7. Point de réunion des canaux déférents et des vésicules séminales.

tension est notable, le péritoine forme un petit cul-de-sac au-devant du sommet de la vessie, mais ce cul-de-sac ne descend jamais assez bas pour s'opposer à la ponction de la vessie que l'on pratique dans certains cas de rétention d'urine (1).

(1) Lorsqu'on se trouve en présence d'une rétention d'urine complète dont on n'a pu triompher par aucun procédé de cathétérisme, après s'être assuré par la matité de la région hypogastrique que la vessie est énormément distendue (souvent, du reste, elle se dessine par un relief globuleux), on pourra pratiquer sa ponction à l'aide d'un appareil aspirateur, en enfonçant l'aiguille sur la ligne médiane à 1 centimètre et demi au-dessus du bord supérieur du pubis; c'est certainement la plus merveilleuse application des appareils aspirateurs.

Face postérieure. — Elle est tapissée par le *péritoine* qui la sépare du rectum chez l'homme, et de l'utérus chez la femme le cul-de-sac que forme le péritoine en passant de la vessie sur ces organes, descend plus ou moins bas suivant leur état de plénitude, habituellement quelques anses intestinales se logent dans ce cul-de-sac.

Sur les côtés. — La vessie répond, dans son tiers supérieur, au *péritoine ;* plus bas, elle est croisée par le *canal déférent* et l'*artère ombilicale* oblitérée ; elle répond encore à une certaine quantité de tissu cellulaire qui la sépare de l'aponévrose pelvienne.

Face inférieure. — Ses rapports diffèrent chez l'homme et chez la femme.

1° *Chez l'homme*, elle répond aux *vésicules séminales* et aux *canaux déférents* (placés en dedans de ces vésicules) et à l'*aponévrose prostato-péritonéale* qui les enveloppe pour se fixer sur le cul-de-sac péritonéal vésico-rectal. Derrière ces organes elle répond au rectum (1).

2° *Chez la femme* la vessie répond au *vagin* et au *col de l'utérus* (2).

Sommet. — C'est de lui que se détache l'ouraque, il est tapissé par le péritoine.

SURFACE INTERNE.—Elle est lisse, pâle, grisâtre et parcourue par des plis qui s'effacent par la distension ; elle présente parfois (surtout chez les vieillards dont la prostate hypertrophiée a gêné la miction) des reliefs permanents constitués par l'hypertrophie de la tunique musculaire (*colonnes de la vessie*), ces colonnes circonscrivent naturellement de petites cavités dites *cellules* de la vessie.

La partie inférieure de la vessie présente *trois orifices* disposés aux trois angles d'un triangle : l'un, antérieur, col de la

(1) L'aponévrose pelvienne supérieure et quelques fibres du releveur de l'anus se fixent sur le péritoine de cette face inférieure de la vessie.

(2) Ce rapport nous explique : 1° la production de la *cystocèle vaginale*, par relâchement de la paroi antérieure du vagin ; — 2° la production des *fistules vésico-vaginales*, par destruction de la paroi vésico-vaginale, destruction produite tantôt par la compression que, dans un accouchement laborieux, la tête de l'enfant exerce sur cette paroi qu'elle presse sur le pubis, tantôt par l'extension d'un cancer du col de l'utérus.

vessie, est l'*orifice de l'urèthre*; les deux autres, postérieurs,
sont les *orifices des uretères*. Le triangle, limité par ces orifices,
présente une surface lisse, unie : c'est le *trigone vésical ou de*

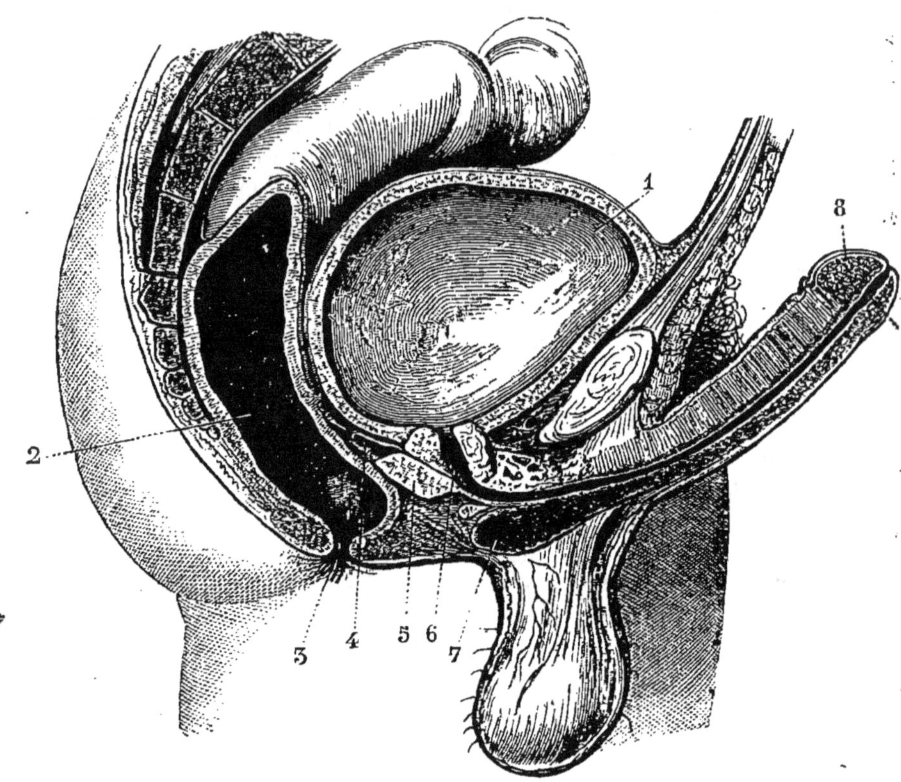

FIG. 70. — Coupe antéro-postérieure du bassin chez l'homme.

1. Vessie. — 2. Rectum. — 3. Anus. — 4. Vésicule séminale. — 5. Prostate. —
6. Portion prostatique de l'urèthre. — 7. Bulbe. — 8. Gland. — 9. Fosse naviculaire.

Lieutaud. En arrière de ce triangle, la partie inférieure de la
vessie est déprimée (*bas-fond de la vessie*), et c'est là que chez
les gens atteints de catarrhe vésical s'accumule l'urine que la
vessie ne peut expulser et que se placent les calculs (1).

(1) Aussi, pour explorer ce bas-fond, faut-il se servir d'une sonde métallique,
à petite courbure (sonde de Mercier ou explorateur de Thompson), qui peut décrire
dans la vessie un cercle complet.

L'orifice antérieur ou **uréthral** correspond au col de la vessie; il est circulaire chez l'enfant, mais, plus tard, il devient transversal et présente deux lèvres, l'une supérieure, l'autre inférieure (1). L'orifice uréthral est véritablement le point le plus déclive de la vessie, sauf chez le vieillard dont le bas-fond est dilaté.

Les *orifices des uretères*, peu visibles et cachés par un petit repli muqueux, sont placés aux deux extrémités de la base du trigone vésical, ils sont reliés entre eux par une petite bande musculaire qui soulève la muqueuse; les uretères cheminent obliquement entre les tuniques de la vessie avant de s'ouvrir dans sa cavité.

Structure.

Les parois de la vessie présentent une épaisseur variable suivant l'état de vacuité ou de distension de cet organe (de un centimètre à un tiers de centimètre); lorsque la miction a été longtemps gênée, ces parois peuvent acquérir une épaisseur considérable.

Elles sont formées par *trois tuniques* qui sont, de dehors en dedans : 1° une tunique séreuse; 2° une tunique musculeuse; 3° une tunique muqueuse.

1° La **tunique séreuse** est incomplète, car le péritoine qui la forme ne tapisse que la face postérieure de la vessie, une partie de ses faces latérales et un peu de sa face antérieure lorsque l'organe est très distendu.

2° La **tunique musculaire** (fibres musculaires lisses), de beaucoup la plus épaisse, est formée par des fibres qui présentent une double direction, les unes sont longitudinales, les autres sont circulaires.

Les fibres longitudinales sont les plus superficielles, elles ne forment pas un plan continu, elles revêtent les faces antérieure et postérieure de l'organe, au niveau de ses faces latérales et se réunissent entre elles en formant des anses. En bas, elles se perdent sur la prostate et sur les ligaments antérieurs de la vessie; sur les côtés, elles se continuent avec les fibres du rectum, et en haut avec les fibres longitudinales de l'ouraque.

(1) On sait combien il est fréquent d'observer chez les vieillards des déformations de cet orifice, en rapport avec l'hypertrophie de la prostate.

Les *fibres circulaires* sont les unes parallèles entre elles, les autres (plus profondes) entre-croisées en réseaux (1). Au niveau du pourtour de l'orifice uréthral (col de la vessie), les fibres circulaires forment un *sphincter* sur la description duquel on est loin de s'entendre : pour les uns, il est indépendant de la vessie et occupe la région prostatique de l'urèthre ; pour d'autres (Sappey), il existe deux sphincters : l'un, superficiel, composé de fibres striées ; l'autre, profond, formé de fibres musculaires lisses (2).

3° Tunique muqueuse, — Séparée de la tunique musculaire par une couche de tissu cellulaire, elle est très mince et se moule exactement sur les reliefs de la tunique musculaire ; elle se compose d'une couche conjonctive tapissée par un *épithélium pavimenteux stratifié* qui présente les mêmes variétés de forme que l'épithélium qui revêt les uretères : au voisinage du col de la vessie, la muqueuse présente quelques *papilles* et quelques *glandes tubuleuses* (3).

Vaisseaux. — Les *artères* viennent de l'hypogastrique, elles sont grêles mais très nombreuses.

Les *veines* suivent le trajet des artères, elles vont se jeter dans des plexus veineux qui entourent le col et le bas-fond de la vessie ; elles sont tributaires du plexus hémorrhoïdal.

Les *lymphatiques* ne sont pas encore bien connus, cependant on admet un double réseau, sous-épithélial et sous-muqueux.

Les *nerfs* proviennent du plexus hypogastrique et des branches antérieures des troisième et quatrième nerfs sacrés ; aussi la vessie est-elle en partie soumise et en partie soustraite à l'influence de la volonté.

Sécrétion urinaire.

Nous avons vu, en étudiant la structure du rein, que le tube urini-

---

(1) Aussi quelques auteurs subdivisent-ils cette couche en couche circulaire et couche réticulée.

(2) On s'est beaucoup occupé, au point de vue du broiement ou de l'extraction des calculs, des dimensions du col de la vessie : on admet que ce col peut, sans se déchirer, être dilaté jusqu'à offrir 1 centimètre et demi de diamètre.

(3) A l'état sain cette muqueuse est imperméable, mais il n'en pas de même lorsqu'elle est altérée (Susini).

fère commence par une capsule et décrit ensuite des flexuosités remarquables par leur longueur et par la nature de l'épithélium qui les revêt, épithélium granuleux au voisinage de la capsule et pavimenteux dans le reste de son étendue.

Nous avons vu encore que l'artère qui pénètre dans la capsule se divise aussitôt en une multitude de branches pelotonnées sur elles-mêmes (*glomérule de Malpighi*), que ces branches se réunissent en un seul tronc pour sortir de la capsule; et que ce tronc (qui est une artère) va nourrir les parois des tubes urinifères voisins.

Il était important de rappeler ces données anatomiques pour expliquer le mécanisme de la sécrétion urinaire.

Le sang contenu dans le pelotonnement artériel qui constitue le glomérule de Malpighi, est (ainsi qu'on le démontre en physiologie) soumis à *une tension plus forte* que le sang renfermé dans tout autre capillaire; or, lorsque la tension augmente dans un point quelconque du système circulatoire, les parois vasculaires laissent filtrer les parties les plus liquides du sang, c'est-à-dire le sérum (1). Ainsi le sérum du sang est filtré au niveau du glomérule et il va parcourir le tube urinifère, mais il faut remarquer que le sérum du sang diffère de l'urine; il est donc certain que les premières parties des tubes urinifères tapissées d'épithélium granuleux agissent sur lui pour lui donner les qualités de l'urine. On ne s'accorde point sur la nature de cette action : 1° pour les uns, elle consiste dans la *résorption* d'une certaine quantité d'eau ; 2° pour d'autres, au contraire, dans la *sécrétion* de certains principes ; 3° pour d'autres encore, dans la *résorption de l'albumine*. Les partisans de cette dernière opinion (M. Duval, etc.) font remarquer que le sérum du sang ne diffère de l'urine que par la présence de l'albumine, tous les autres éléments (urée, etc.) s'y trouvent, il est donc naturel d'admettre que l'albumine de ce sérum est résorbée par l'épithélium granuleux : ce qui semble encore le prouver, c'est que dans le mal de Bright où cet épithélium est malade, l'albumine se montre dans l'urine.

En résumé, la sécrétion de l'urine consiste : 1° dans la *filtration du sérum du sang* au niveau du glomérule; 2° dans la *résorption de son albumine* au niveau de la première partie des tubes urinifères (Mathias Duval).

Composition de l'urine. — L'urine est un liquide limpide, d'un jaune clair, légèrement salé; sa *densité* varie entre 1,015 et 1,030. Sa *quantité* sécrétée en vingt-quatre heures est d'environ 1200 grammes.

Elle se compose d'une *grande quantité d'eau* unie à des *sels*. On conçoit, d'après ce que nous avons dit du mécanisme de sa sécrétion, que la quantité d'urine augmente avec la tension artérielle.

Son principe le plus remarquable est l'*urée*, substance azotée résul-

(1) C'est ce que l'on observe à la suite des oblitérations veineuses

tant de la combustion des albuminoïdes dans l'organisme, sa quantité est d'autant plus grande que l'alimentation est plus azotée ; chez un homme adulte, elle est évaluée à 30 grammes par vingt-quatre heures.

A l'urée sont joints l'*acide urique* (1 gramme en vingt-quatre heures s'augmentant beaucoup dans la diathèse urique), la *créatine*, des sels de soude ou de chaux (phosphates de soude, de chaux, ammoniaco-magnésien). Ces sels sont tenus en suspension par l'acidité de l'urine, aussi se précipitent-ils dans les urines alcalines.

Les *urines sont acides;* cette acidité est due, d'après les uns, au phosphate acide de soude, d'après les autres (Byasson), au phosphate urico-sodique.

EXCRÉTION DE L'URINE. — Au fur et à mesure de sa filtration, l'urine pousse au-devant d'elle le liquide déjà sécrété : sous l'influence de cette *vis à tergo* l'urine suinte par les orifices des papilles rénales, passe dans les calices, dans le bassinet et parcourt l'uretère pour arriver dans la vessie.

La sécrétion de l'urine est continue, elle s'écoulerait donc incessamment au dehors sans la présence de la vessie (1).

L'urine que les uretères versent goutte à goutte dans la vessie, s'accumule dans ce réservoir en raison de la présence, au niveau du col de cet organe, d'un sphincter qui, à la façon de tous les sphincters, se trouve fermé à l'état de repos et cela par le seul fait de son élasticité.

Au fur et à mesure que l'urine s'accumule dans la vessie elle distend ce réservoir (2).

Lorsqu'il existe une certaine quantité d'urine dans la vessie, on éprouve un *besoin d'expulsion* spécial (3) : la vessie entre alors en jeu et la contraction de ses muscles triomphe de la résistance que lui oppose le sphincter, elle est aidée par la contraction des parois abdominales (contraction moins nécessaire pour la miction que pour la défécation). Lorsque la vessie s'est vidée, les quelques gouttes d'urine que renferme l'urèthre sont expulsées par la contraction des muscles groupés sur son pourtour (muscles du périnée, de Wilson, etc.).

(1) Ainsi qu'on l'observe chez les gens atteints de fistules vésicales.

(2) Elle ne peut refluer dans les uretères en raison du trajet oblique que ces conduits parcourent dans l'épaisseur des parois vésicales. De telle sorte que la distension de la vessie applique l'une sur l'autre les parois de la portion vésicale de l'uretère.

(3) Parfois, surtout dans les maladies des voies urinaires ou sous l'influence de l'habitude, ce besoin revient très fréquemment.

D'après quelques auteurs (M. Duval), ce besoin aurait son siège dans la muqueuse prostatique irritée par quelques gouttes d'urine que laisserait échapper le sphincter vésical (en raison de la distension de la vessie).

CHAPITRE IV

ORGANES GÉNITAUX

Les organes génitaux préposés à la perpétuation de l'espèce sont divisés entre l'homme et la femme.

Les organes génitaux de l'homme sécrètent le liquide fécondant et le portent dans les organes génitaux de la femme.

Les organes génitaux de la femme sécrètent l'ovule et, lorsqu'il a été fécondé, président à son développement et à son expulsion.

§ I. — APPAREIL GÉNITAL DE L'HOMME.

Il comprend :

A. Deux glandes nommées *testicules*, affectées à la sécrétion du sperme ;

B. Deux conduits excréteurs, les *canaux déférents*, et deux petits réservoirs, les *vésicules séminales*, qui ont pour but de déverser le sperme dans le canal de l'urèthre ;

C. Un canal excréteur, l'*urèthre*, commun aux voies urinaires et aux voies génitales.

A la description de ces organes se rattache l'étude du *périnée*.

A. — TESTICULE ET SES ENVELOPPES.

§ I. — ENVELOPPES DU TESTICULE.

(Bourses ou scrotum.)

Les enveloppes du testicule désignées sous le nom de *bourses* et, en anatomie chirurgicale, sous celui de *scrotum*, proviennent, en partie, des différentes couches qui forment la paroi abdominale et qui sont refoulées par le testicule lors de sa descente.

Placées entre les cuisses, au-dessous de la verge et au-devant

12.

du périnée, elles sont au nombre de six : 1° La *peau ou scrotum*. — 2° Le *dartos*. — 3° La *couche celluleuse*. — 4° La *tunique érythroïde ou crémaster*. — 5° La *tunique fibreuse commune au testicule et au cordon*. — 6° La *tunique vaginale*.

1° Peau ou scrotum

Elle a la forme d'un sac (*scrotum*, sac de cuir) évasé à sa base chez l'enfant, tandis que chez l'adulte il est un peu rétréci au niveau de sa racine.

Divisée en deux moitiés latérales par une crête ou *raphé* (ῥάπτω, je couds) (1) qui se prolonge sur le périnée et sur la face inférieure de la verge, elle présente : 1° une *couleur plus foncée* que celle des parties voisines; — 2° des *poils*, des *follicules pileux* et des *glandes sébacées;* — 3° une *grande finesse*, comparable à celle de la peau des paupières ; — 4° une grande *extensibilité* (2).

Le scrotum, lâche et distendu chez le vieillard, est au contraire ferme et resserré chez les jeunes sujets et sous l'influence du froid.

Le scrotum seul fournit une enveloppe commune aux deux testicules.

2° Dartos.

Il existe deux dartos, un pour chaque testicule, et, en s'adossant sur la ligne médiane, ils forment une cloison (*cloison des dartos*) que les épanchements respectent souvent.

Le dartos est une *membrane rougeâtre* représentant l'élément musculaire de la peau qui, dans cette région, prend un développement spécial : ses limites supérieures sont assez difficiles à apprécier ; vers la racine des bourses, où il peut être assez facilement séparé du scrotum, on voit qu'il se prolonge, en avant, sur la face inférieure de la verge et, en arrière, sur le périnée ; de chaque côté il s'arrête brusquement.

---

(1) Qui représente la soudure des deux moitiés du scrotum indépendantes à leur origine.

(2) Qui explique, d'une part, la facilité avec laquelle le scrotum peut acquérir de grandes dimensions et, d'une autre part, la surprenante faculté de réparation qu'il présente ; de telle sorte que de vastes pertes de substance, si fréquentes après les infiltrations d'urine, se réparent sans laisser de traces.

Très adhérent au scrotum par sa face externe, il glisse au contraire très aisément sur la couche celluleuse, placée en dedans de lui.

Le dartos possède une *contractilité lente et vermiculaire* qui diffère de la contractilité brusque du scrotum (1).

3° Couche celluleuse.

Intermédiaire au dartos et au crémaster, elle se continue avec la couche celluleuse des régions voisines, et présente une extrême laxité qui permet d'énucléer aisément le testicule et le cordon quand on a divisé le scrotum et le dartos.

4° Tunique érythroïde (ἐρυθρὸς, rouge) ou crémaster.

Le crémaster est constitué par des *faisceaux musculaires rouges* qui ne forment point une enveloppe continue. Depuis la description de Cloquet, ces fibres musculaires ont été considérées comme une émanation des fibres inférieures des muscles petit oblique et transverse entraînées par le testicule lors de sa descente dans les bourses ; mais actuellement on regarde le crémaster comme un muscle propre, formé par *deux faisceaux de fibres :* l'un, *externe*, naît de l'arcade crurale, au-devant du canal inguinal ; l'autre, *interne*, se détache de l'épine du pubis. Plus bas, ces faisceaux s'éparpillent et forment des anses qui descendent jusqu'au-dessous du testicule.

Le crémaster étant composé de fibres musculaires rouges, ses contractions sont rapides et provoquent l'ascension brusque du testicule, ascension bien distincte de ce mouvement vermiculaire de la peau du scrotum qui est dû au dartos.

5° Tunique fibreuse commune.

On donne ce nom à une gaîne fibreuse, mince et transparente, qui renferme le testicule et le cordon, se prolonge dans le canal inguinal, et se continue avec le fascia transversalis dont elle peut être considérée comme une expansion.

Sa face externe est intimement unie aux fibres du crémaster,

---

(1) C'est à lui qu'est due cette tendance au renversement de la peau, en dedans que l'on observe dans les plaies verticales du scrotum et qui s'oppose à leur réunion.

et sa face interne est tapissée par le feuillet pariétal de la tunique vaginale.

6° Tunique vaginale.

C'est une membrane séreuse, dépendante du péritoine, qui est refoulée dans les bourses au moment de la descente du testicule, et qui acquiert son indépendance peu de temps après la naissance (1).

Comme toutes les membranes séreuses, la tunique vaginale représente un sac sans ouverture composé de deux feuillets : l'un, *pariétal*, tapisse la tunique fibreuse ; l'autre, *viscéral*, revêt le testicule, l'épididyme et une partie du cordon, sans que ces organes soient compris dans sa cavité.

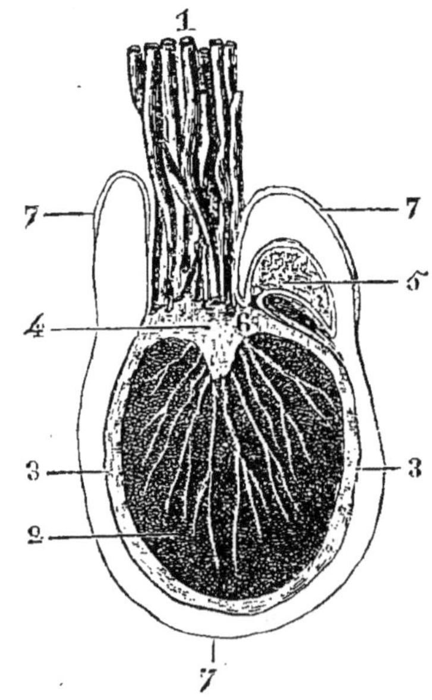

Fig. 71. — Coupe transversale du testicule, de l'épididyme et de la tunique vaginale.

1. Vaisseaux spermatiques.
2. Coupe transversale du testicule.
3. Coupe de la tunique albuginée.
4. Épaississement de la partie supérieure de la tunique albuginée (corps d'Highmore).
5. Coupe du corps de l'épididyme.
6. Cul-de-sac que forme la tunique vaginale en s'engageant entre le bord supérieur du testicule et le corps de l'épididyme.
7, 7, 7. Feuillet pariétal de la tunique vaginale qui, en haut, se réfléchit sur les vaisseaux spermatiques pour se continuer avec le feuillet viscéral.
8. Feuillet viscéral de la tunique vaginale.

La façon dont la tunique vaginale se comporte à l'égard des organes qu'elle tapisse, diffère en dedans et en dehors. *En dedans*, la tunique vaginale revêt la face interne du testicule, remonte à 1 centimètre au-dessus de son bord supérieur, en recou-

(1) Dans quelques cas, la continuité entre la tunique vaginale et le péritoine persiste sous la forme d'un *canal dit vagino-péritonéal*.

vrant le cordon, et se réfléchit pour se continuer avec le feuillet pariétal : elle forme ainsi le *cul-de-sac interne*. — *En dehors*, elle revêt la face externe du testicule et, arrivée vers son bord supérieur, elle se comporte différemment au niveau de la tête, du corps et de la queue de l'épididyme. Au *niveau de la tête et de la queue* elle passe directement du testicule sur l'épididyme (1); *au niveau du corps*, elle continue à revêtir le bord supérieur du testicule ; arrêtée par les vaisseaux testiculaires, elle se réfléchit, tapisse la face inférieure de l'épididyme, son bord inférieur, sa face externe, remonte sur le cordon et l'abandonne pour se continuer avec le feuillet pariétal en formant le *cul-de-sac externe* (2).

Vaisseaux des bourses. — Les *artères* proviennent des *honteuses externes*, branches de la fémorale, et de l'*artère périnéale superficielle*, branche de la honteuse interne.

Les *veines* suivent le trajet des artères.

Les *lymphatiques* se rendent dans les ganglions inguinaux superficiels et internes.

Les *nerfs* sont des branches du plexus lombaire ; quelques-uns proviennent du nerf honteux interne dépendance du plexus sacré.

Testicule (δίδυμος).

Les testicules sont deux organes glanduleux destinés à la sécrétion du sperme.

Logés dans le scrotum, soutenus par lui et par les cordons spermatiques auxquels ils sont comme appendus, les testicules sont, suivant l'état de contraction ou de relâchement des bourses, plus ou moins éloignés des anneaux (3).

Chez le fœtus, les testicules sont enfermés dans la cavité abdominale ; cette situation temporaire peut devenir permanente,

---

(1) De telle sorte que ces portions de l'épididyme ne sont pas tapissées par la tunique vaginale dans les points où elles adhèrent au testicule.

(2) Il suit de là que l'épididyme se trouve séparé du bord supérieur du testicule par un cul-de-sac vaginal.

La tunique vaginale est fréquemment le siège d'un épanchement de sérosité nommé *hydrocèle* et, bien plus rarement, d'une inflammation chronique (*vaginalite*) qui aboutit à la formation de néomembranes et d'un épanchement sanguin (*hématocèle*).

(3) Le testicule gauche descend plus bas que celui du côté droit.

soit d'un seul côté (*monorchidie*), soit des deux côtés (*cryptor-chidie*), et l'on a remarqué que le testicule ne sécrétait du sperme qu'à la condition d'être descendu dans les bourses (1).

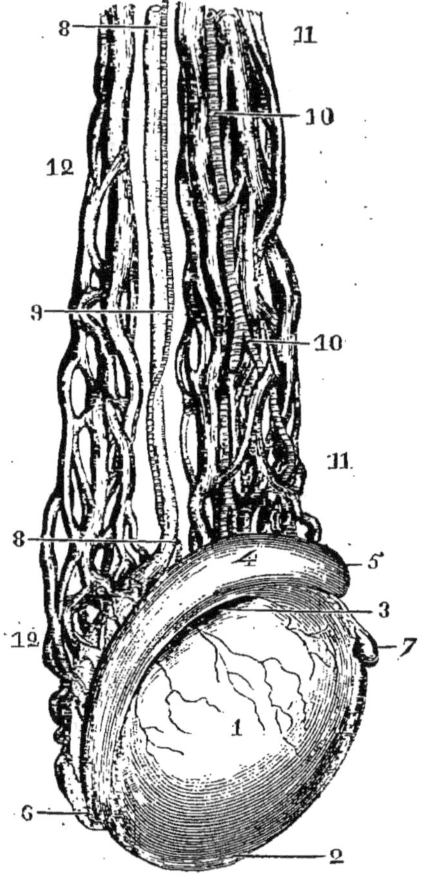

Fig. 72. — Testicule dépouillé de ses enveloppes (Sappey).

(Testicule du côté droit, vu par sa face externe.)

1. Face externe du testicule.

2. Son bord inférieur.

3. Son bord supérieur. On voit que ce bord se fusionne, au niveau de ses extrémités antérieure et postérieure, avec l'épididyme, tandis que sa partie moyenne en est indépendante, il en résulte la formation d'un cul-de-sac dans lequel s'engage la tunique vaginale.

4. Épididyme. Son corps.

5. Son extrémité antérieure ou tête.

6. Son extrémité postérieure ou queue; on voit qu'après avoir adhéré au testicule, elle s'infléchit en dedans pour se continuer avec le canal déférent.

7. Appendice testiculaire.

8, 8. Canal déférent.

9. Artère déférentielle.

10. Artère testiculaire.

11, 11. Veines spermatiques (groupe antérieur).

12, 12. Veines spermatiques (groupe postérieur)

Forme. — Le testicule a la forme d'un *ovoïde* aplati latéralement et dont le grand axe est dirigé en bas et en arrière, ce qui permet de lui considérer *deux faces latérales* lisses, tapissées

(1) On a rencontré le testicule dans le canal inguinal, le pli de l'aine (ces situations anormales sont nommées *ectopie* du testicule). L'absence des testicules est des plus rares.

par la tunique vaginale, un *bord antéro-inférieur*, convexe, et un *bord postéro-supérieur*, à peu près rectiligne.

Ce bord, surmonté par l'épididyme qui empiète un peu sur la face externe, présente : en *avant*, la fusion de la tête de l'épididyme avec le testicule ; au *milieu*, une série de perforation pour le passage des vaisseaux ; et, en *arrière*, une simple adhérence de la queue de l'épididyme avec le testicule.

Le grand diamètre du testicule a environ 5 centimètres, son diamètre antéro-postérieur 3 centimètres, et son diamètre transverse 2 centimètres 1/2.

Son *poids* est d'environ 20 grammes.

Sa *consistance* est assez ferme, un peu élastique, mais partout égale (1).

Il présente à la pression une *sensibilité* toute spéciale qui permet de reconnaître sa position.

STRUCTURE. — Le testicule se compose : A. d'une enveloppe fibreuse ou tunique albuginée ; — B. d'un tissu propre ou *tubes séminifères ;* — C. de vaisseaux et de nerfs.

A. **Tunique albuginée**. — Justement comparée à la sclérotique, elle est blanche, nacrée, sillonnée par des vaisseaux (2). Son épaisseur, d'un millimètre environ, augmente notablement un peu en avant de la partie moyenne du bord supérieur du testicule ; à ce niveau elle présente un renflement prismatique nommé *corps d'Highmore;* de ce corps (qui proémine dans la cavité du testicule) partent une foule de *cloisons* celluleuses qui rayonnent vers la périphérie et divisent l'intérieur du testicule en un certain nombre de loges dans lesquelles se place le tissu propre de l'organe ainsi subdivisé en lobules.

B. La **substance propre du testicule** est une pulpe mollé, jaunâtre, granuleuse, constituée par une infinité de *tubes* repliés sur eux-mêmes et que l'on peut étirer en filaments plus ou moins longs et très caractéristiques.

Ces tubes sont groupés (par les cloisons celluleuses qui se détachent du corps d'Highmore) en *lobules* de forme pyramidale ;

---

(1) Lorsqu'elle présente des inégalités, il faut craindre l'existence de noyaux d'enchondrome ou de cancer, ou encore des foyers tuberculeux.

(2) Qui serpentent dans son épaisseur comme les sinus veineux dans la dure-mère.

la base de ces lobules répond à la périphérie de l'organe et leur sommet est dirigé vers son bord supérieur. Ces lobules, au nombre de *deux à trois cents* (Sappey), sont formés chacun par trois ou quatre tubes séminifères.

Ces tubes commencent par des culs-de-sac ; vers la périphérie du lobule ils sont pelotonnés, mais ils deviennent rectilignes

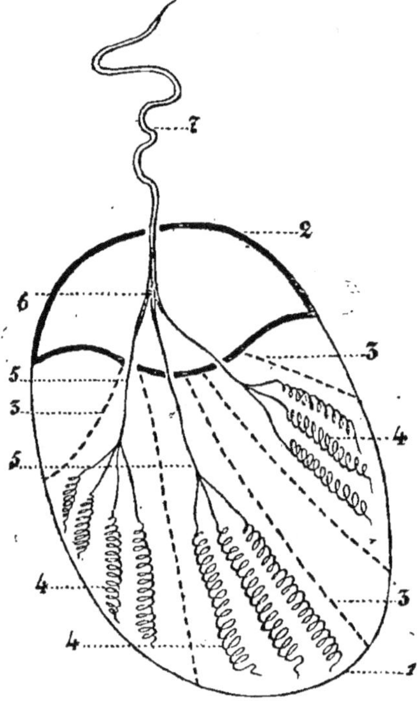

Fig. 73. — Figure schématique représentant une coupe de testicule.

1. Tunique albuginée.

2. Épaississement de la tunique albuginée au niveau du bord supérieur du testicule : cet épaississement, marqué par deux lignes noires, porte le nom de corps d'Highmore.

3, 3. Cloisons celluleuses divisant le testicule en un certain nombre de loges.

4, 4. Tubes séminifères, au nombre de trois à quatre dans chaque lobule et se réunissant entre eux de façon à former un canal excréteur unique (5). Ce canal pénètre dans le corps d'Highmore, s'entrecroise avec les canaux voisins pour former le *rete mirabile* (6), puis il sort du testicule, prend le nom de cône efférent et va former l'épididyme (7).

vers son sommet et se réunissent en un tube unique (*canalicule droit*) qui pénètre dans le corps d'Highmore. — En ce point les canalicules droits s'entre-croisent et s'anastomosent en formant un réseau (*réseau d'Haller* ou *rete mirabile testis*). De ce réseau partent dix ou douze tubes nommés *canaux* ou *cônes efférents*. D'abord droits à leur sortie du corps d'Highmore, ils ne tardent pas à s'infléchir sur eux-mêmes, et, après un trajet de 1 centimètre et demi, ils s'inclinent en arrière, se fusionnent et constituent par leur ensemble la *tête de l'épididyme.*

Structure des tubes séminifères. — Ils sont formés par deux membranes, l'une, périphérique, *fibreuse*, l'autre, profonde, *amorphe*, et par un *épithélium* qui remplit presque complètement la lumière du canal.

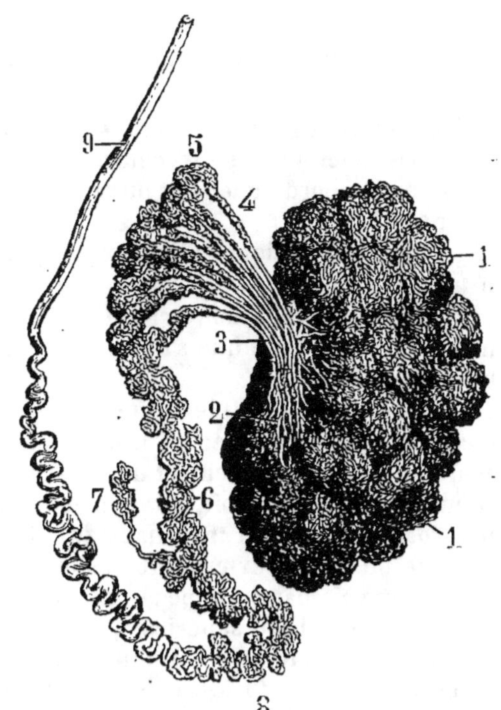

FIG. 74. — Testicule dépouillé de ses enveloppes (d'après Ecker).

1, 1. Testicule dont on a enlevé la tunique albuginée et à la surface duquel se dessinent les lobules.

2. Réseau admirable formé par les tubes séminifères dans l'épaisseur du corps d'Highmore.

3. Cônes efférents formant par leur réunion (4, 5) la tête de l'épididyme.

5. Tête de l'épididyme.

6. Corps de l'épididyme.

7. Vas aberrans.

8. Queue de l'épididyme

9. Canal déférent.

Dans l'intérieur du testicule, cet épithélium est *polygonal*, mais à l'extérieur (canaux efférents et épididyme) il devient *vibratile*; de plus, aux deux premières membranes, viennent, en ce point, se joindre des *fibres musculaires lisses*.

C. Vaisseaux et nerfs. — Les *artères* proviennent de l'artère spermatique, elles perforent la tunique albuginée au niveau de la partie moyenne du bord supérieur du testicule, et se divisent en rameaux dont les uns serpentent dans l'épaisseur même de cette tunique, tandis que les autres suivent ses cloisons pour se rendre dans la pulpe séminale. — L'*artère déférentielle* fournit aussi des rameaux à l'épididyme et au testicule.

Les *veines* se jettent dans les veines spermatiques, quelques-unes aboutissent aux veines funiculaires.

Les *vaisseaux lymphatiques* sont très nombreux ; ils aboutissent aux ganglions lombaires (1).

Les *nerfs* proviennent du plexus spermatique.

Épididyme (ἐπί, sur, δίδυμος, testicule).

L'épididyme est un gros tube séminifère formé par la réunion des cônes efférents, il est couché à la façon du cimier d'un casque sur le bord supérieur du testicule et s'étend de-cet organe au canal déférent.

Allongé, prismatique, flexueux, l'épididyme a été subdivisé en trois portions :

1° Une *tête*, légèrement arrondie, fusionnée avec le testicule, puisque c'est par elle que s'effectue la continuité entre ces deux organes ;

2° Un *corps*, libre et légèrement aplati, de façon à présenter deux faces, l'une supérieure, libre, l'autre inférieure, concave, séparée du bord supérieur et de la face externe du testicule par un cul-de-sac de la tunique vaginale ; en se réunissant, ces deux faces forment un bord tranchant qui descend jusqu'à la partie moyenne de la face externe du testicule ; en dedans, ce corps répond aux vaisseaux qui pénètrent dans le testicule par la partie moyenne de son bord supérieur ;

3° Une *queue*, simplement adhérente à la partie la plus reculée du bord supérieur du testicule. A partir de ce point l'épididyme se continue avec le canal déférent (2).

La *consistance* de l'épididyme est légèrement inférieure à celle du testicule ; elle est uniforme (3).

---

(1) Il faut remarquer qu'aucun d'eux ne se rend aux ganglions de l'aine qui sont les aboutissants des lymphatiques du scrotum.

(2) Au lieu d'être couché sur le bord supérieur du testicule, l'épididyme peut occuper un tout autre point et surtout son bord antérieur ; cette *inversion* de l'épididyme est importante à connaître, car dans l'hydrocèle, le testicule est toujours fixé dans un point correspondant à son épididyme. Du reste, lorsqu'on veut ponctionner une hydrocèle, on n'a qu'à rechercher une chose, à savoir, une région transparente.

(3) A la suite des épididymites blennorrhagiques l'épididyme reste longtemps dur et bosselé : les *tubercules* des organes génitaux débutent habituellement par cet organe et s'y présentent sous l'aspect de noyaux durs et arrondis faciles à distinguer de l'induration blennorrhagique par la notion des antécédents et par ʼévolution de la maladie, puisque les noyaux tuberculeux se ramollissent et suppurent, tandis que l'induration blennorrhagique se résorbe graduellement.

Structure. — L'épididyme est revêtu par la tunique vaginale, sauf au niveau des parties adhérentes de sa tête et de sa queue. Possède-t-il une tunique albuginée comparable à celle du testicule ? Niée par quelques auteurs, elle est admise par d'autres.

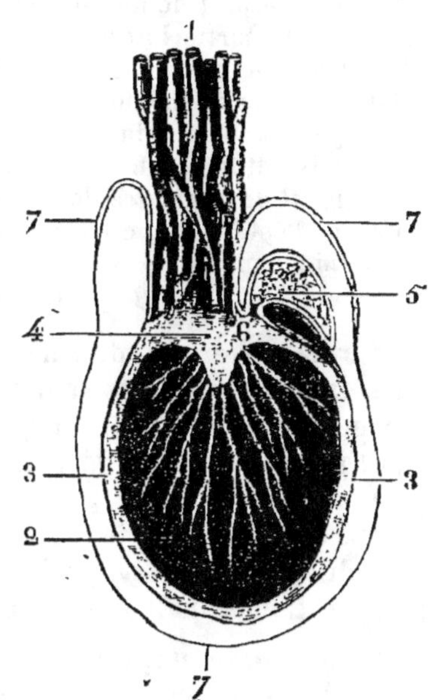

FIG. 75. — Coupe transversale du testicule, de l'épididyme et de la tunique vaginale.

1. Vaisseaux spermatiques.

2. Coupe transversale du testicule.

3. Coupe de la tunique albuginée.

4. Épaississement de la partie supérieure de la tunique albuginée (corps d'Highmore).

5. Coupe du corps de l'épididyme.

6. Cul-de-sac que forme la tunique vaginale en s'engageant entre le bord supérieur du testicule et le corps de l'épididyme.

7, 7, 7. Feuillet pariétal de la tunique vaginale qui, en haut, se réfléchit sur les vaisseaux spermatiques pour se continuer avec le feuillet viscéral.

8. Feuillet viscéral de la tunique vaginale.

L'épididyme, dépouillé de ses enveloppes, se présente sous l'aspect d'un *cordon* tellement replié sur lui-même que, déployé, il a une longueur de 6 mètres. Il est formé par les cônes efférents ; à leur sortie du corps d'Highmore ces cônes sont d'abord rectilignes, mais ils s'infléchissent bientôt, s'inclinent en arrière et se jettent les uns dans les autres de façon à constituer un canal unique qui va se continuer avec le canal déférent dont il représente l'origine.

Ses parois se composent de *fibres musculaires lisses*, tapissées intérieurement par un *épithélium* cylindrique vibratile.

Nous avons décrit les *vaisseaux et nerfs* de l'épididyme en même temps que ceux du testicule.

Appendices testiculaires. — Sous ce nom, on décrit les vestiges de certains *organes transitoires* qui restent appendus à l'épididyme et au testicule, ce sont :

1° Les *vas aberrans*, petits culs-de-sac, allongés, au nombre de deux à trois, suspendus à la queue de l'épididyme et communiquant avec son canal, l'un d'eux peut présenter une longueur de plusieurs centimètres (vas aberrans de Haller).

2° Le *corps de Giraldès*, formé par la réunion de petits tubes ramifiés, ayant l'aspect de noyaux jaunâtres ; il est situé dans le tissu cellulaire sur la partie interne de la tête de l'épididyme.

3° L'*hydatide non pédiculée*, petite masse molle et blanchâtre, creuse et tapissée d'un épithélium vibratile ; elle est placée près de la tête de l'épididyme et communique souvent avec elle.

Ces trois petits organes sont des vestiges du corps de Wolff.

4° L'*hydatide pédiculée de Morgagni*, petit prolongement appendu à la tête de l'épididyme, creusé d'une cavité, mais ne communiquant pas avec l'épididyme.

B. — CANAL DÉFÉRENT.

Le canal déférent, destiné à transporter le sperme des testicules dans les vésicules séminales, s'étend de la queue de l'épididyme (qu'il continue) jusqu'à la base de la prostate, où il s'unit au sommet de la vésicule séminale pour constituer le *canal éjaculateur*.

Dans ce long trajet il parcourt trois régions, ce qui a conduit à lui distinguer *trois portions* : — 1° testiculaire ou funiculaire, — 2° inguinale, — 3° abdominale.

1° Portion testiculaire ou funiculaire. — A partir de la queue de l'épididyme, le canal déférent se porte en avant le long du bord supérieur du testicule, et parallèlement au bord interne de l'épididyme dont il est séparé par les vaisseaux et les nerfs du testicule ; puis il monte, occupe la partie postérieure du cordon et gagne, par un trajet vertical, l'orifice externe du canal inguinal.

2° Portion inguinale. — Le canal déférent parcourt le canal inguinal dans toute son étendue (1).

3° Portion abdominale. — Arrivé au niveau de l'orifice profond du trajet inguinal, le canal déférent se coude brusquement pour se porter en dedans et en bas ; il se met ainsi à cheval sur la courbe à concavité supérieure et externe que décrit en ce point l'artère épigastrique ; de là, il chemine vers la vessie, d'abord appliqué sur le côté de cet organe, puis sur sa face postérieure ; il converge alors vers son congénère avec lequel il circonscrit

(1) Dans la hernie inguinale ordinaire, il est placé en bas et en dedans de l'intestin.

un espace triangulaire à pointe dirigée en avant ; les deux canaux déférents sont placés en dedans des vésicules séminales

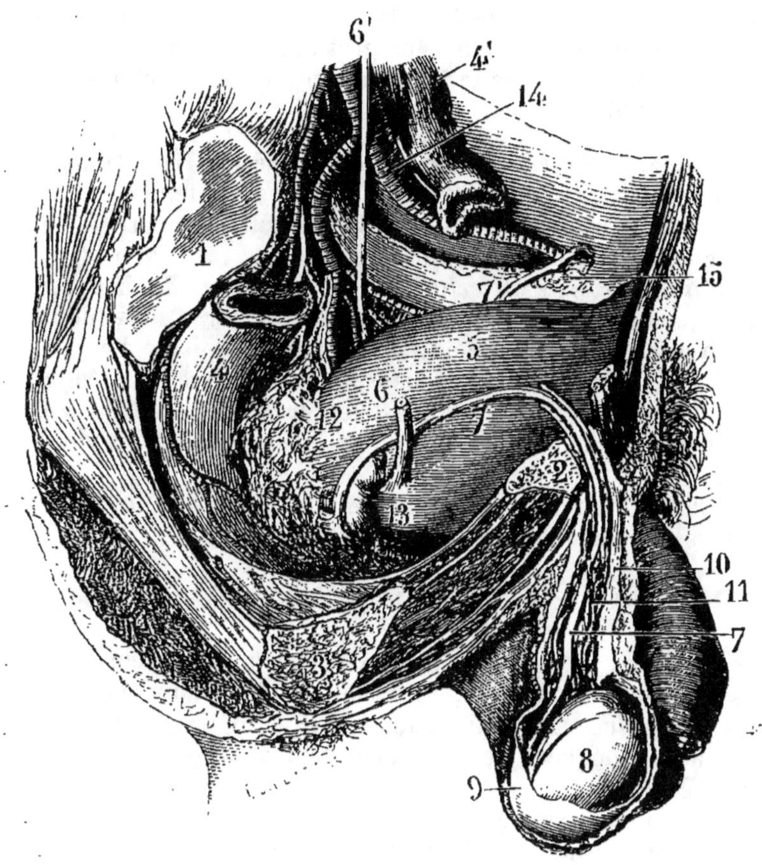

Fig. 76. — Canal déférent et veines spermatiques.

1. Sacrum. — 2. Pubis. — 3. Coupe de l'ischion. — 4. Rectum. — 5. Vessie. — 6. Uretère coupé. — 7. Canal déférent, étendu du testicule jusqu'à la partie interne et inférieure des vésicules séminales (13). — 8. Testicule. — 9, 10. Gaîne fibreuse commune au testicule et au cordon. — 11. Éléments du cordon spermatique. — 12. Plexus nerveux hypogastrique. — 13. Vésicule séminale. — 14. Artère iliaque primitive gauche. — 15. Veine iliaque primitive gauche.

Après s'être accolé à son congénère, le canal déférent s'unit au conduit excréteur de la vésicule séminale correspondante et, de cette fusion, résulte le *canal éjaculateur*.

Long de 50 centimètres, le canal déférent possède une *dureté* spéciale et très caractéristique qui le fait distinguer aisément des autres éléments du cordon. Parfaitement cylindrique dans sa portion scrotale, il devient plus gros et *bombé* dans sa portion abdominale, surtout vers sa terminaison où ses bosselures forment une véritable *ampoule*.

Structure. — Le canal déférent est formé par *trois tuniques* superposées ; ces tuniques sont très épaisses, de telle sorte que le diamètre du canal étant de 2 à 3 millimètres, sa cavité n'est guère que de un tiers de millimètre.

La *tunique externe* est *celluleuse ;* la moyenne, de beaucoup la plus épaisse, est *musculeuse*, formée de fibres longitudinales et circulaires ; la troisième est *muqueuse*, tapissée d'un épithélium cylindrique. Cette muqueuse blanche, lisse, plissée longitudinalement, devient rugueuse et aréolaire au niveau de l'ampoule ; dans ce point elle présente quelques glandes tubuleuses.

Les *artères* viennent de la déférentielle. — Les *veines* se rendent dans les plexus vésicaux et pampiniformes.

Vésicules séminales.

Les vésicules séminales sont deux poches membraneuses destinées à recevoir le sperme ; elles sont ovoïdes, mamelonnées et aplaties, à grand axe obliquement dirigé en bas et en avant, cet axe a une longueur de 5 centimètres, leur largeur est de 1 à 2 centimètres.

Logées entre la vessie et le rectum, derrière la prostate, elles présentent à considérer : deux *faces*, l'une antérieure, l'autre postérieure ; une *base*, un *sommet* et *deux bords*.

Leur *face antérieure* répond au bas-fond de la vessie.

Leur *face postérieure* s'applique sur le rectum et n'en est séparée que par l'aponévrose prostato-péritonéale de Denonvilliers qui les enveloppe en partie avant d'aller se fixer sur le cul-de-sac péritonéal recto-vésical (1).

Leur *base* dirigée en arrière répond au cul-de-sac péritonéal recto-vésical.

(1) Ce rapport explique l'écoulement de sperme, qui chez les gens atteints de spermatorrhée, se produit souvent pendant la défécation et qui, résulte de la pression exercée par les matières fécales sur les vésicules séminales.

Leur *sommet* répond à la prostate : de ce sommet part un conduit qui les relie au canal déférent.

Leur *bord interne*, côtoyé par le canal déférent, est séparé du bord correspondant de la vésicule opposée par un espace triangulaire à pointe dirigée en avant.

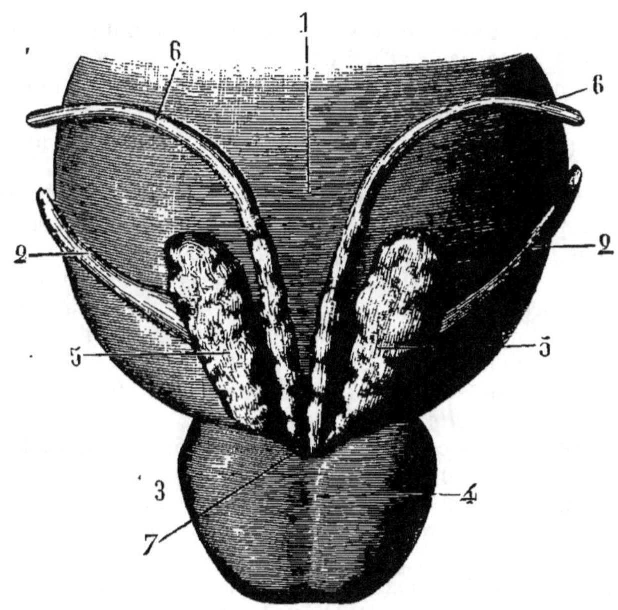

Fɪɢ. 77. — Face postérieure de la vessie. — Vésicules séminales et prostate.

1. Face postérieure de la vessie. — 2, 2. Uretères. — 3. Face postérieure de la prostate. — 4. Sillon médian de la face postérieure de la prostate. — 5, 5. Vésicules séminales. — 6, 6. Canaux déférents. — 7. Point de réunion des canaux déférents et des vésicules séminales.

Conformation intérieure. — Les vésicules séminales ne sont pas un réservoir semblable à la vésicule biliaire ; elles sont formées par un *tube enroulé sur lui-même* et, sur une coupe, elles présentent l'aspect d'une agglomération de cellules ; cet aspect résulte de la réflexion d'un canal qui, déployé, peut avoir 15 centimètres de longueur. Les vésicules séminales sont donc un diverticulum du canal déférent.

Leur **structure** est la même que celle du canal déférent.

Leurs *artères* proviennent des vésicules inférieures. Leurs *veines* se rendent dans les plexus voisins et leurs *lympathiques* dans les ganglions pelviens. Les *nerfs* proviennent du plexus hypogastrique.

Cordon spermatique.

On donne le nom de *cordon spermatique* à l'ensemble des organes qui se rendent au testicule et qui en partent.

Ce cordon commence au niveau de l'orifice externe du trajet inguinal et se termine à la partie supérieure du testicule.

Il se compose : 1° du canal déférent ; — 2° des artères qui se rendent au testicule ; — 3° des veines spermatiques qui en proviennent ; — 4° des lymphatiques ; — 5° des nerfs ; — 6° du tissu cellulaire ; — 7° des enveloppes. Bien que la plupart de ces organes nous soient déjà connus, nous allons dire quelques mots de chacun d'eux.

Le **canal déférent** (1) est facile à trouver au milieu des autres éléments du cordon ; en effet, en saisissant cette région entre deux doigts, on sent rouler un cordon dur, cylindrique, que l'on a comparé à la corde métallique d'un violon (2).

Les **artères du cordon** sont au nombre de trois : les artères *spermatique, déférentielle* et *funiculaire.*

L'*artère spermatique* est remarquable par sa longueur qui est en rapport avec la migration du testicule ; cette artère, placée au-devant du canal déférent et au milieu d'un groupe de veines spermatiques, se divise en deux branches qui se rendent l'une à l'épididyme, l'autre au testicule.

L'*artère déférentielle*, branche de la vésicale postérieure, plus directement en rapport avec le canal déférent, se termine vers le testicule, en s'anastomosant avec une branche de la spermatique.

L'*artère funiculaire*, née de l'épigastrique, s'épuise dans les éléments du cordon.

Ces artères présentent, au point de vue chirurgical, des particularités dignes de remarque : 1° Elles *s'anastomosent entre elles*, de telle sorte que l'atrophie du testicule n'est pas la conséquence forcée de l'oblitération de l'une d'elles.

2° Lorsqu'on pratique la *castration*, on peut lier en masse tous les éléments du cordon, mais alors le fil à ligature est très long à tomber, de plus, l'hémorrhagie peut provenir du défaut de compression d'une des artères occupant le centre du cordon. — Un autre procédé con-

---

(1) Destiné, comme on sait, à transporter le sperme du testicule dans les vésicules séminales.

(2) L'inflammation de ce canal, nommée *funiculite*, complique parfois la blennorhagie, le canal est alors beaucoup plus gros et très sensible.

Il peut être aussi envahi par des *tubercules* disséminés sous forme de noyaux.

siste à chercher les artères et à les lier isolément; cette recherche est
un peu difficile; or, après la section, le cordon se rétracte fortement,
de telle sorte que si une artère continue à donner, il faut remonter
très haut pour la trouver. Le mieux est, soit, à l'exemple de Labbé, de
saisir le cordon avec une pince à'artères (au-dessus des ligatures) qu'on
laisse vingt-quatre heures en place; soit, à l'exemple de Tillaux, de
diviser avec un corps mousse le cordon en quatre parties que l'on lie
isolément.

Veines spermatiques. — Nées du testicule et de l'épididyme,
elles forment un plexus d'où partent une foule de branches qui se divisent en deux groupes, les unes sont placées au-devant du canal déférent et les autres en arrière.

Ces veines, remarquables par leur nombre et leurs flexuosités, sont
exposées, surtout celles du côté gauche, à devenir variqueuses, ce qui
constitue le *varicocèle*. Elles donnent alors au toucher la sensation d'un
paquet de vers (1).

Les *lymphatiques* ne présentent rien à signaler, ils se dirigent vers
les ganglions lombaires.

Les *nerfs* proviennent les uns du *grand sympathique*, ils accompagnent les artères; les autres proviennent des branches génitales du
plexus lombaire.

Tous ces éléments sont séparés les uns des autres par du *tissu cellulaire*, mélangé à quelques *fibres musculaires lisses*. Ils sont entourés
1° par la *gaîne fibreuse* commune au testicule et au cordon, gaîne qui se
prolonge jusqu'à l'orifice externe du canal inguinal pour se continuer
avec l'aponévrose d'enveloppe du muscle grand oblique; 2° par les
autres enveloppes du scrotum.

Si, maintenant, nous étudions les rapports réciproques de ces divers
éléments, nous voyons que le canal déférent occupe le centre du cordon, ayant au devant de lui l'artère spermatique et le groupe antérieur
des veines spermatiques (c'est le plus volumineux), et derrière lui l'artère déférentielle avec le groupe postérieur des veines spermatiques.

C. — URÈTHRE.

L'urèthre est un canal musculo-membraneux étendu du col de
la vessie à l'extrémité de la verge. Il est préposé à l'expulsion de
l'urine et du sperme.

A son origine, l'urèthre *s'engage* dans l'épaisseur de la *prostate*
qu'il traverse obliquement de haut en bas et d'arrière en avant,
puis il pénètre dans l'*aponévrose périnéale moyenne* en se diri-

(1) Le varicocèle est douloureux ou indolent; dans le premier cas seulement,
il faut songer à l'opérer.

geant encore dans le même sens ; après l'avoir traversée il se place
au centre d'un organe spongieux et vasculaire qui a la forme
d'un cylindre terminé à chacune de ses extrémités par un renflement (*corps spongieux*).

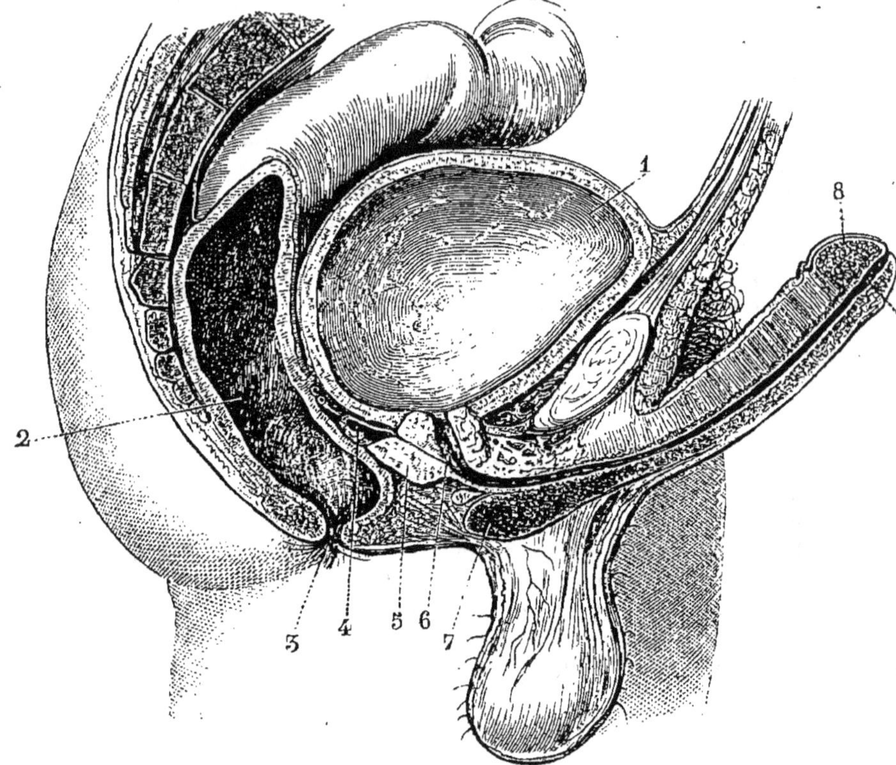

FIG. 78. — Coupe antéro-postérieure du bassin chez l'homme.

1. Vessie. — 2. Rectum. — 3. Anus. — 4. Vésicule séminale. — 5. Prostate. —
6. Portion prostatique de l'urètère. — 7. Bulbe. — 8. Gland. — 9. Fosse naviculaire.

On peut donc considérer à l'urèthre trois portions : A. une
portion prostatique; B. une *portion membraneuse*; C. une
portion spongieuse.

Direction. — A son origine, c'est-à-dire au niveau du col de la
vessie, l'urèthre se trouve placé à 3 centimètres en arrière du

pubis et sur un plan horizontal passant à l'union des deux tiers supérieurs du pubis avec son tiers inférieur.

De là, il se dirige en bas et en avant et s'engage (1) sous le bord inférieur de l'arcade pubienne, dont il est séparé par une distance variable, mais qui peut être évaluée à 2 centimètres; à partir de ce point il remonte au-devant du pubis dont il est séparé par une distance d'un centimètre et demi. — Dès lors, l'urêthre s'engage dans la verge et n'a plus d'autre direction que celle qu'on lui imprime. Dans l'état de flaccidité de la verge, il s'incline en bas, tandis que dans l'érection il s'élève vers l'abdomen.

Il résulte de là que : 1° L'urèthre présente deux parties, l'une fixe, l'autre mobile ;

2° Que sa partie fixe décrit une courbe à concavité supérieure qui embrasse le pubis ;

3° Que dans l'érection il ne décrit qu'une courbe qui est la continuation de sa courbure fixe, tandis que dans l'état de repos il a la forme d'une *S* italique.

Longueur. — Elle est très diversement appréciée, ce qui tient sans doute aux variétés individuelles, aux différences dans les procédés de mensuration, et aussi à ce que l'urèthre présente des variations de longueur en rapport avec l'âge (2).

Sappey, Malgaigne, lui donnent comme longueur moyenne 16 centimètres; mais plusieurs auteurs trouvent que ce chiffre est trop faible (3).

---

(1) Après avoir traversé la prostate et l'aponévrose moyenne.

(2) Chez le vieillard, l'hypertrophie de la prostate augmente notablement là longueur de cette partie du canal.

(3) Tillaux fait remarquer que, malgré les critiques de Malgaigne, les fabricants continuent à donner aux sondes une longueur de 30 à 33 centimètres. Du reste, en raison des variétés individuelles et de l'augmentation de longueur qu'imprime à ce canal l'hypertrophie de la prostate, il y a plus d'intérêt à se servir d'une sonde un peu trop longue que d'une sonde trop courte. Quant à l'inconvénient qui résulterait d'une sonde trop longue, lorsque cette sonde doit être laissée à demeure, je dirai que : il faut, s'il est possible de l'introduire, ne laisser à demeure qu'une sonde en caoutchouc, car cette sonde est inaltérable et son extrémité est trop flexible pour irriter la vessie.

Pour apprécier la longueur de l'urèthre, il n'y a qu'à pratiquer le cathétérisme lorsque la vessie contient de l'urine : dès que l'œil de la sonde a franchi le col vésical l'urine s'échappe et la longueur de l'urèthre est mesurée par la distance qui sépare l'œil de la sonde du point de cet instrument qui correspond au méat.

Calibre. — Les parois de l'urèthre sont en contact l'une avec l'autre (sur une coupe, la lumière du canal a la forme d'une fente transversale) ; elles ne s'écartent que lors du passage de l'urine, du sperme ou de l'introduction d'une bougie.

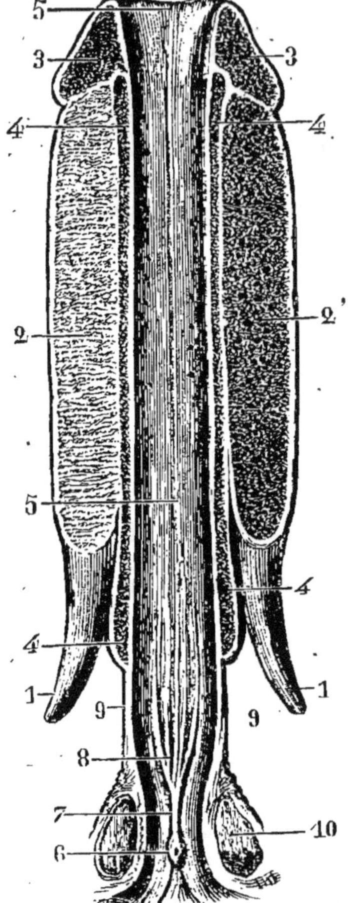

Fig. 79. — Canal de l'urèthre ouvert dans sa partie supérieure et étalé.

1, 1. Racines des corps caverneux, détachées de la face interne de l'arcade pubienne sur laquelle elles sont appliquées.

2, 2'. Corps caverneux séparés par une section verticale pratiquée sur la face dorsale de la verge, à côté de la cloison qui est restée sur la moitié gauche de la figure.

3, 3. Gland formé par l'extrémité antérieure renflée du corps spongieux.

4, 4. Corps spongieux formant une gaîne au canal de l'urèthre. En arrière, entre les racines des corps caverneux, cette gaîne se renfle et forme le bulbe de l'urèthre.

5, 5. Portion spongieuse de l'urèthre.

6. Verumontanum.

7, 8. Crête et freins du verumontanum.

9. Portion membraneuse de l'urèthre.

10. Prostate et portion prostatique de l'urèthre.

Mais ces parois sont *très dilatables*, et ce n'est qu'à l'aide d'injections solidifiables poussées dans le canal que l'on a pu apprécier les variétés de calibre que présentent ses diverses régions.

Le *méat* est la partie du canal la plus étroite et la moins dilatable (1).

(1) On est parfois obligé de l'inciser pour introduire les gros instruments de lithotritie.

Derrière le méat se trouve une légère dilatation nommée *fosse naviculaire*; puis, dans toute la région spongieuse, le canal de l'urèthre est à peu près uniforme, mais, arrivé *au niveau du bulbe du corps spongieux* l'urèthre se dilate ; plus haut encore, dans la *portion membraneuse*, il se rétrécit et n'est guère dilatable (1).

Dans *la région prostatique*, l'urèthre se dilate vers sa partie moyenne et se rétrécit légèrement à ses extrémités ; son orifice vésical est fermé (2).

Nous allons maintenant étudier les trois portions de l'urèthre avec les organes ou tissus qui les enveloppent :

A. *Portion prostatique* ;

B. *Portion membraneuse*;

C. *Portion spongieuse*; puis nous décrirons la *muqueuse uréthrale* qui tapisse tout le canal sans présenter la moindre modification en rapport avec les différences profondes qui distinguent les enveloppes extérieures de ce canal.

A. — Portion prostatique de l'urèthre.

PROSTATE.

La première portion de l'urèthre est embrassée par la prostate qui doit être décrite ici.

PROSTATE (προστάτης, défenseur). — La prostate est un organe glandulo-musculaire qui entoure le col de la vessie et la première portion de l'urèthre; on l'a comparée à une *châtaigne* dont la base serait dirigée en haut et en arrière et la pointe en bas et en avant.

Cette forme permet de lui considérer une *base* dirigée en haut et obliquement coupée aux dépens de la face antérieure, un *sommet* ou bec dirigé en bas et en avant, une *face antérieure*, deux *faces latérales*, et une *face postérieure* (3).

Le *volume* de là prostate varie beaucoup suivant l'âge ; à peine

---

(1) Cette double circonstance constitue la principale difficulté du cathétérisme ; en effet, si le bec de la sonde n'est pas dirigé précisément dans l'axe de la portion membraneuse, il déprime le bulbe et butte sous la face inférieure de la portion membraneuse.

(2) De telle sorte que pour faire pénétrer une injection dans la vessie il est indispensable de la conduire par une sonde dont l'œil a franchi le col vésical.

(3) La partie postérieure de la prostate est divisée en deux lobes par un sillon médian et vertical ; de plus, chez le vieillard, la prostate s'élève souvent entre ces deux lobes en formant un troisième lobe nommé luette.

marquée chez l'enfant, elle atteint, chez l'adulte, le volume
d'une noix, et chez le vieillard elle augmente encore de volume,

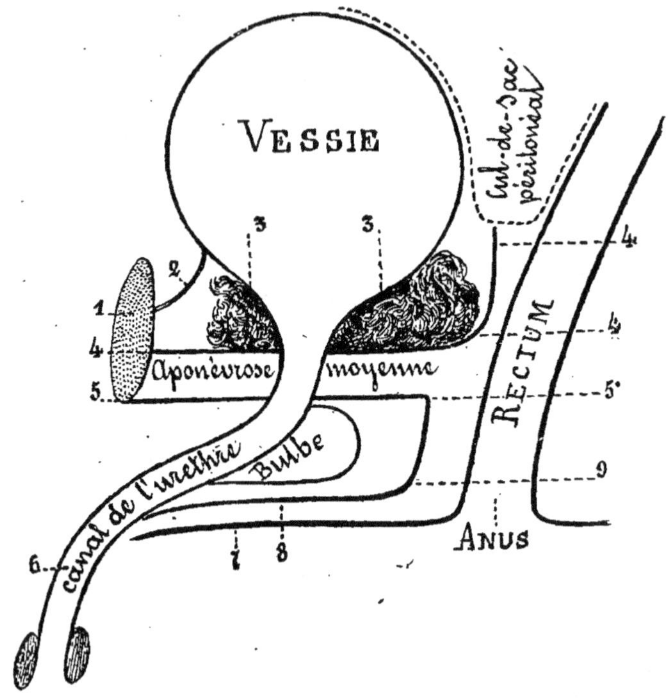

Fig. 80. — Figure schématique représentant une coupe antéro-postérieure
de la partie inférieure du bassin.

1. Symphyse du pubis. — 2. Ligament antérieur de la vessie. — 3, 3. Prostate. — 4. Feuillet supérieur de l'aponévrose moyenne du périnée (on voit qu'il se relève en arrière pour se placer entre la prostate et le rectum et s'insérer sur le cul-de-sac péritonéal vésico-rectal). — 5. Feuillet inférieur de l'aponévrose moyenne du périnée; il s'infléchit derrière le bulbe pour se continuer avec l'aponévrose périnéale superficielle. — 6. Canal de l'urèthre. — 7. Tégument. — 8. Aponévrose périnéale superficielle. — 9. Continuation du feuillet inférieur de l'aponévrose moyenne avec l'aponévrose superficielle.

au point d'acquérir souvent des dimensions considérables (œuf
de poule), souvent aussi cette hypertrophie s'effectue d'une façon
irrégulière (1).

(1) On ne saurait trop insister sur l'extrême importance que présente cette hypertrophie de la prostate au point de vue des fonctions urinaires du vieillard ;

Rapports. — La prostate est enfermée dans une sorte de coque membraneuse (souvent nommée *loge prostatique*) (1), entourée d'un lacis veineux très développé dans la vieillesse.

Sa *face antérieure*, légèrement arrondie (2), répond à un *plexus veineux* dit de Santorini, aux *ligaments antérieurs de la vessie* et à la lame fibreuse qui les unit ; elle est séparée du pubis par une certaine quantité de tissu cellulo-graisseux.

Ses *faces latérales* répondent à l'*aponévrose latérale de la prostate*, renfermant un *large plexus veineux* (plexus latéral de la prostate, voy. *Périnée*) et, en dehors de cette aponévrose, au muscle *releveur de l'anus* qui se fixe sur sa face externe.

Sa *face postérieure* (inférieure ou rectale) est très obliquement dirigée en bas et en avant ; elle présente un sillon médian et repose sur la face antérieure du rectum, dont elle est séparée par l'*aponévrose prostato-péritonéale* (3).

La *base* reçoit en avant le *col de la vessie*, et en arrière l'extrémité des *vésicules séminales* et les *canaux éjaculateurs* qui leur font suite et qui, après un certain trajet dans l'épaisseur de la prostate, s'ouvrent dans la partie postérieure du canal de l'urèthre.

Le *sommet* ou *bec de la prostate*, obliquement dirigé en bas et en avant, repose sur l'aponévrose moyenne du périnée qui la sépare du bulbe (4).

Conformation intérieure. — La prostate est traversée par le canal de l'urèthre et par les canaux éjaculateurs. Ces canaux, situés en arrière de l'urèthre, s'ouvrent dans sa paroi postérieure.

Le *canal de l'urèthre* traverse la prostate obliquement de haut en bas et d'avant en arrière (5). A ce niveau, le canal est légè-

---

c'est elle qui, modifiant la forme du col de la vessie et gênant sa dilatibilité, entraîne les rétentions d'urine et les catarrhes vésicaux si fréquents dans la vieillesse.

(1) Elle sera exposée avec détail dans l'article consacré au périnée.

(2) Notons qu'il est difficile de séparer nettement la prostate des parties voisines.

(3) Continuation du feuillet supérieur de l'aponévrose moyenne du périnée, qui va se fixer sur le cul-de-sac péritonéal recto-vésical.

Ce rapport de la prostate avec le rectum permet d'explorer la prostate par le toucher rectal et explique l'ouverture des abcès prostatiques dans le rectum.

(4) Entre ce bec et le bulbe se trouvent les glandes de Méry.

(5) C'est-à-dire que très rapproché en haut de sa face antérieure, en bas il se rapproche de sa face postérieure.

rement dilaté dans sa partie moyenne et rétréci à. ses extrémités (1).

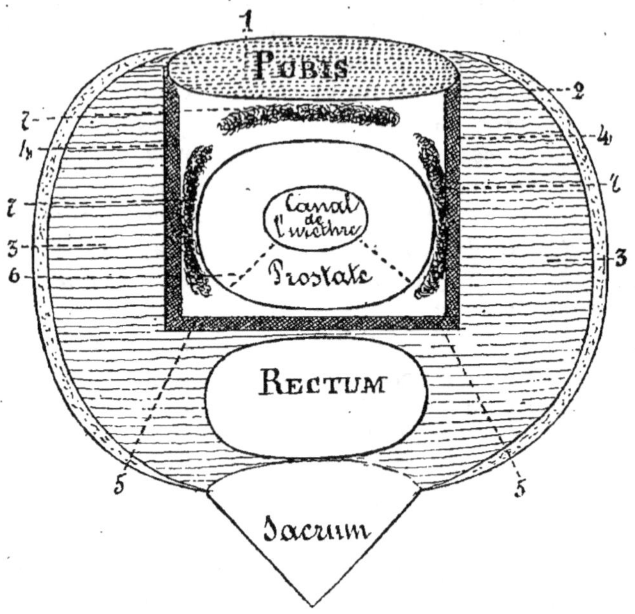

FIG. 81. — Figure schématique représentant une coupe horizontale
de la portion prostatique de l'urèthre.

1. Coupe horizontale du pubis. — 2. Coupe de la ceinture osseuse du bassin. —
3, 3. Lignes indiquant le trajet des fibres du releveur de l'anus. — 4, 4. Aponévroses latérales de la prostate. — 5, 5. Aponévrose postérieure de la prostate (ou prostato-péritonéale). Cette aponévrose continue le feuillet supérieur de l'aponévrose moyenne, elle s'élève entre la prostate et le rectum pour se fixer sur le cul-de-sac péritonéal recto-vésical. — 6. Rayons obliques postérieurs de la prostate, indiquant le sens dans lequel on divise cette glande dans l'opération de la taille bilatérale. — 7, 7, 7. Plexus veineux disposés autour de la prostate.

La longueur de la portion prostatique de l'urèthre est d'environ 3 centimètres (2).

Dans cette région, la paroi postérieure du canal de l'urèthre présente sur la ligne médiane une crête nommée *verumontanum*, crête perforée à son sommet, pour conduire dans un

(1) C'est-à-dire au niveau du col de la vessie et du sommet de la prostate.
(2) Mais elle augmente beaucoup avec l'hypertrophie de la prostate.

petit cul-de-sac nommé *utricule prostatique* et présentant, de chaque côté, les orifices des canaux éjaculateurs ; ses extrémités se prolongent sous forme de reliefs nommés *freins* (1).

La médecine opératoire a le plus grand intérêt à connaître les divers diamètres de la prostate, c'est-à-dire la distance qui sépare l'axe de la portion prostatique de l'urèthre et du col de la vessie de la périphérie de la prostate, car dans les tailles périnéales (presque exclusivement employées), c'est par l'incision de la prostate et du col de la vessie que l'on crée une voie au calcul.

Les dimensions données par Senn et généralement adoptées, sont :

Rayon transverse, 2 centimètres ;

Rayon médian postérieur, 15 à 18 millimètres ;

Rayon oblique en bas et en dehors, 22 à 25 millimètres.

C'est donc dans ce dernier sens que doit être divisée la prostate, et c'est ce que l'on obtient avec le lithotome double de Charrière (2).

Structure. — La prostate est formée par un tissu dense (plus dense chez les vieillards qu'à tout autre âge), assez ferme, blanchâtre, tissu qui se compose de *fibres musculaires lisses* et de *glandes en grappe*.

Les *glandes*, au nombre de 20 à 30, sont disséminées sur tout le pourtour du canal, mais elles sont beaucoup plus nombreuses

---

(1) La longueur et surtout les déviations que l'hypertrophie de la prostate imprime à cette partie du canal de l'urèthre rendent souvent, chez le vieillard, le cathétérisme fort difficile, et la règle à suivre dans ce cas, est, suivant moi, de se servir : 1° d'une sonde en caoutchouc dont la flexibilité se prête à toutes les déviations du canal ; 2° si elle ne peut pénétrer, d'employer une sonde en gomme à béquille et présentant en outre, à quelques centimètres de son extrémité, une seconde courbure beaucoup moins accentuée : 3° En cas d'insuccès, on peut recourir à la sonde métallique à grande courbure. 4° En dernier ressort on a la ponction hypogastrique avec l'appareil aspirateur.

(2) En effet, la prostate étant enveloppée de plexus veineux, il y a un grand intérêt à ne pas sortir de ses limites, les lésions de ces veines (d'autant plus développées que le sujet est plus âgé) exposant à la phlébite et à l'infection purulente ; or, par l'incision oblique en bas et en dehors on peut obtenir 2 fois 22 millimètres, c'est-à-dire 4 centimètres et demi, ce qui est habituellement suffisant, mais ne l'est pas toujours. Richet professe qu'il est impossible de pratiquer la taille uréthrale sans dépasser les limites de la prostate, et qu'il vaut mieux la dépasser franchement que de s'exposer à la déchirer ; d'autres chirurgiens préfèrent concasser la pierre que de faire une incision de plus de 4 centimètres. Il m'est arrivé trois fois de faire des incisions de plus de 5 centimètres pour l'extraction de pierres extrêmement dures, et les opérés ont rapidement guéri : il est vrai que c'étaient des vieillards à prostates volumineuses, et par conséquent mon incision n'avait probablement pas dépassé les limites de la prostate : chez l'un d'eux il y eut une hémorrhagie abondante.

sur sa paroi postérieure ; elles s'ouvrent dans le canal de l'urèthre par de petits orifices groupés, pour la plupart, autour du verumontanum ; ces glandes sécrètent le suc prostatique et renferment souvent de petites concrétions calculeuses.

Les *fibres musculaires lisses* forment une masse infiniment plus épaisse sur la partie de la glande postérieure au canal que sur la partie antérieure.

Muscle de Wilson. — C'est ici qu'il convient de décrire un ensemble de fibres musculaires striées, placées sur la paroi antérieure de la prostate, entre le col vésical et la symphyse du pubis et au-dessous des ligaments antérieurs de la vessie ; ces fibres, que l'on désigne habituellement sous le nom de *muscle de Wilson* et que Sappey nomme *muscle strié de la prostate*, forment dans leur ensemble une gouttière à concavité dirigée en arrière et en bas, c'est-à-dire vers la prostate; elles sont destinées à projeter (au moment de l'éjaculation) le sperme dans la portion membraneuse de l'urèthre.

Vaisseaux. — Les *artères* proviennent des hémorroïdales moyennes et des vésicales.

Les *veines* aboutissent aux nombreux plexus qui entourent la prostate.

Les *lymphatiques*, découverts par Sappey, sont très nombreux et se jettent dans les ganglions pelviens.

Les *nerfs* proviennent du plexus hypogastrique.

Fonctions. — La prostate sécrète un *liquide opalin*, visqueux, transparent, qui est émis avant l'éjaculation lorsque les organes génitaux sont vivement excités, il paraît être destiné à lubrifier les parois du canal.

B. — Portion membraneuse de l'urèthre.

Intermédiaire à la portion prostatique et à la portion spongieuse; c'est la plus courte des trois parties de l'urèthre, elle ne mesure guère qu'un centimètre et demi (1).

En grande partie logée dans l'épaisseur de l'aponévrose périnéale moyenne, elle décrit une courbe à concavité antérieure ;

---

(1) Et c'est la seule dont les dimensions soient constantes, puisque la portion prostatique s'allonge dans la vieillesse et que la portion spongieuse présente une longueur variable suivant l'état de flaccidité ou d'érection de la verge.

située à 2 centimètres en arrière de la symphyse du pubis, elle répond au prolongement de l'axe vertical de cette symphyse.

Entourée de toutes parts par l'*aponévrose moyenne* et le *muscle de Guthrie* (compris entre ses deux lames), elle répond : *en avant*, à du tissu fibreux, des plexus veineux et aux fibres du muscle de Wilson ; *en arrière*, au bulbe de l'urèthre qui s'avance notablement sous elle et dont elle est séparée par des fibres du muscle de Guthrie et par les deux glandes de Méry.

C. — **Portion spongieuse.**

Beaucoup plus longue que les précédentes, elle mesure 12 centimètres en moyenne.

Dans cette troisième portion de son trajet, l'urèthre est enveloppé d'une gaîne cylindrique, spongieuse et vasculaire nommée corps spongieux ; à ce niveau, il fait partie de la verge.

Le CORPS SPONGIEUX se compose de trois parties :

1° D'un renflement, nommé *bulbe*, placé à la partie postérieure et inférieure de l'urèthre ;

2° D'une *gaîne spongieuse* qui entoure l'urèthre ;

3° D'un renflement nommé *gland*, placé à la partie antérieure et supérieure du canal.

Nous allons étudier ces trois parties du corps spongieux.

1° **Bulbe**. — C'est un renflement spongieux et vasculaire placé sous l'urèthre, dans le point où ce canal vient de traverser la portion membraneuse, c'est-à-dire au niveau du périnée.

Il a la forme d'un ovoïde, à grosse extrémité dirigée en arrière et à petite extrémité dirigée en avant ; son axe est oblique en haut et en avant ; son *volume* varie suivant les âges, ainsi chez le vieillard il est beaucoup plus développé que chez l'adulte.

Sa *face inférieure* présente un sillon médian (1) ; elle est tapissée, ainsi que sa base, par les muscles bulbo-caverneux, et répond, plus bas, à l'aponévrose périnéale inférieure. — Sa *face supérieure* répond, en avant, à la portion spongieuse de l'urèthre, et, en arrière, à sa portion membraneuse, dont elle est sépa-

---

(1) Cette face inférieure, obliquement dirigée en bas et en avant, s'éloigne du rectum qui est obliquement dirigé en sens inverse ; c'est elle que l'on divise dans les tailles de Dupuytren et de Nélaton ; pour l'atteindre on s'insinue dans l'intervalle qui sépare le bulbe du rectum ; il est alors facile de sentir à travers elle la cannelure du cathéter placé dans l'urèthre.

rée par le feuillet inférieur de l'aponévrose moyenne (dans lequel elle est enclavée), par quelques fibres du muscle de Guthrie et par les glandes de Méry.

Sa *base* répond au rectum dont elle est séparée par un intervalle de près de 2 centimètres chez l'adulte et de 12 millimètres chez le vieillard (1).

Glandes de Méry ou de Cowper. — Ce sont deux petites glandes en grappe, du volume d'un pois, placées de chaque côté de la ligne médiane, dans l'épaisseur du muscle de Guthrie, entre le bulbe et la portion membraneuse de l'urèthre. Ces glandes, bien étudiées par Gubler, ont une couleur blanchâtre; elles sont entourées d'une capsule fibreuse qui les sépare des fibres musculaires.

Leur *conduit excréteur* pénètre dans le bulbe, et après un certain trajet s'ouvre dans la portion spongieuse de l'urèthre.

2° Portion moyenne du corps spongieux. — Intermédiaire au bulbe et au gland, elle a la forme d'une gaîne cylindrique entourant le canal de l'urèthre et formant avec lui la verge; ce canal n'occupe pas son centre, il est beaucoup plus rapproché de sa face supérieure.

Cette partie du corps spongieux est logée dans la gouttière inférieure que forment par leur adossement les deux corps caverneux.

3° Gland. — C'est le renflement antérieur du corps spongieux, on l'a comparé à un gland ou à une cloche dont la base embrasse l'extrémité des corps caverneux. Sa surface extérieure est tapissée par une muqueuse rougeâtre et humide chez les gens dont le prépuce est long, blanchâtre et sèche chez les autres.

Sa *base* forme un relief très accentué sur la face dorsale et sur les côtés, tandis qu'en bas il n'existe pas, et il est remplacé par un relief médian nommé *frein de la verge*. La face supérieure du gland est entourée de papilles auxquelles il doit sa sensibilité spéciale ; elle est beaucoup plus étendue que sa face inférieure qui est parcourue par le filet. — A son sommet se voit un orifice ou fente verticale nommée *méat urinaire* (2). Sur le pour-

---

(1) C'est entre le bulbe et le rectum que l'on pénètre pour atteindre la portion membraneuse de l'urèthre dans la taille prérectale.

(2) Il est parfois très étroit et doit être débridé pour l'introduction des instruments de lithotritie.

tour de la couronne du gland se trouvent des glandes sébacées, dites *glandes de Tyson*, qui sécrètent, en plus ou moins grande abondance, une matière blanchâtre.

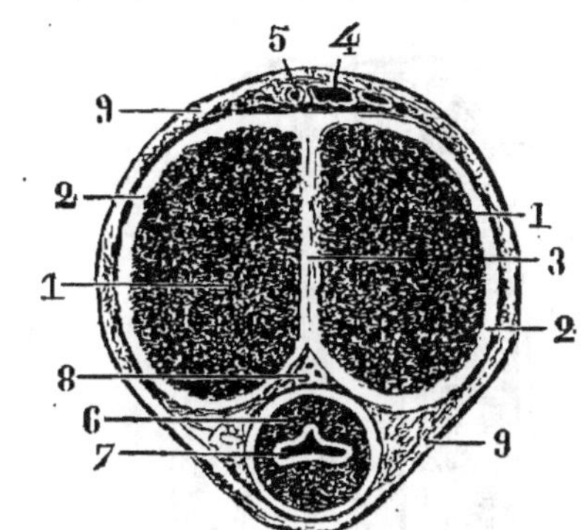

Fig. 82. — Coupe transversale de la verge.

1. Coupe du corps caverneux.
2. Tunique albuginée du corps caverneux.
3. Cloison du corps caverneux.
4. Veine dorsale de la verge, placée entre les deux artères dorsales de la verge (5).
6. Coupe du corps spongieux de l'urèthre circulairement disposé autour de son canal.
7. Canal de l'urèthre.
8. Vaisseaux placés dans l'angle rentrant du corps caverneux. — 9. Téguments de la verge.

Structure du corps spongieux. — C'est la même que celle des corps caverneux et nous renvoyons à leur étude. Les seules particularités qu'elle présente sont : 1º la finesse de ses mailles ; — 2º sa division en deux parties par une cloison fibreuse médiane, très marquée au niveau du bulbe, et se continuant en avant avec le frein pour former autour du méat une sorte d'anneau fibro-élastique.

Parties communes aux trois portions du canal de l'urèthre.

Le canal de l'urèthre se trouve, dans toute son étendue, circonscrit par trois gaînes dont l'uniformité contraste avec les différences profondes que présentent les parties extérieures de ce canal.

Ce sont : 1º une membrane muqueuse ; 2º une couche celluleuse ; 3º une couche musculeuse.

Nous avons déjà étudié le *calibre* de l'urèthre, les différences qu'il présente dans les divers points de son étendue, sa dilatabilité ; nous avons dit que cette cavité est virtuelle et que, sur des coupes, elle se présente sous l'aspect d'une fente linéaire, verticale au niveau du gland, transversale dans la portion spongieuse, radiée dans la portion membraneuse, triangulaire dans la région prostatique (1).

Muqueuse uréthraie. — Elle commence au niveau du méat, et elle se continue avec la muqueuse vésicale. Chemin faisant,

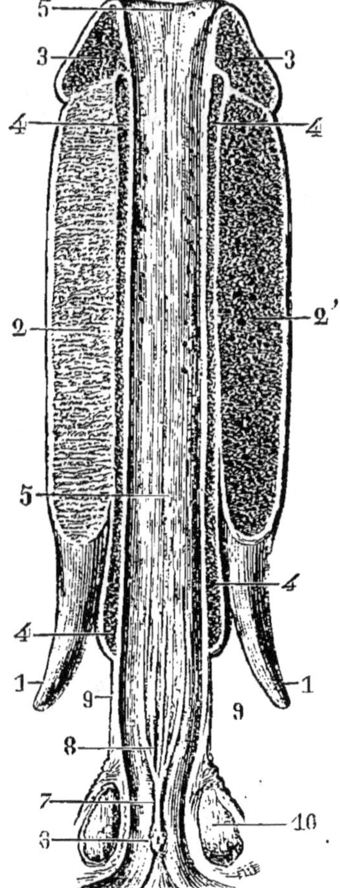

Fig. 83. — Canal de l'urèthre ouvert dans sa partie supérieure et étalé.

1, 1. Racines du corps caverneux détachées de la face interne de l'arcade pubienne sur laquelle elles sont appliquées.

2, 2'. Corps caverneux séparés par une section verticale pratiquée sur la face dorsale de la verge, à côté de la cloison qui est restée sur la moitié gauche de la figure.

3, 3. Gland formé par l'extrémité antérieure renflée du corps spongieux.

4, 4. Corps spongieux formant une gaîne au canal de l'urèthre. En arrière, entre les racines du corps caverneux, cette gaîne se renfle et forme le bulbe de l'urèthre.

5, 5. Portion spongieuse de l'urèthre.

6. Verumontanum.

7, 8. Crête et freins du verumontannm.

9. Portion membraneuse de l'urèthre.

10. Prostate et portion prostatique de l'urèthre.

elle se fusionne avec la muqueuse qui tapisse les canaux éjaculateurs et les glandes de Méry (2).

(1) Par suite du pli que forme la muqueuse en ce point.
(2) Ainsi s'explique le développement, dans le cours de la blennorrhagie, de l'inflammation du canal déférent et du testicule, et celle des glandes de Méry, qui

Cette muqueuse, mince, adhérente aux couches sous-jacentes, a une couleur rosée, de plus en plus pâle à mesure que l'on s'éloigne du méat. Elle présente des *replis* et des *orifices*.

Replis. — Les uns s'effacent par la distension du canal, les autres sont permanents ; ces derniers, disséminés çà et là plutôt sur sa paroi supérieure que sur sa paroi inférieure, sont peu développés, sauf l'un d'eux qui a été désigné sous le nom de *valvule de Guérin*. Cette valvule, placée sur la paroi supérieure du canal à 1 centimètre 1/2 en arrière du méat, a son bord libre dirigé en avant ; elle limite ainsi, sur la paroi supérieure du canal, un cul-de-sac ayant environ un demi-centimètre de profondeur (1).

Orifices. — Ils sont très nombreux et comprennent :

1° Les lacunes ou dépressions en cul-de-sac nommées *sinus de Morgagni* et distinguées d'après leur volume en *foramina* et *foraminula :* ces lacunes se rencontrent surtout dans la paroi supérieure de la portion spongieuse ;

2° Les orifices des *glandes* dites de Littre, surtout nombreuses dans la portion membraneuse ;

3° Les deux orifices des *glandes de Méry*, qui s'ouvrent sur la paroi inférieure de la portion spongieuse (2) ;

4° Les orifices des *glandes prostatiques* groupées sur le pourtour du verumontanum ;

5° Les orifices des *deux canaux éjaculateurs*, placés de chaque côté du verumontanum ;

6° L'*utricule prostatique* (encore nommé *utérus mâle*), petit cul-de-sac de 1 centimètre de profondeur, placé dans le verumontanum et s'ouvrant à son sommet.

Structure. — La muqueuse est formée par un derme très riche en fibres élastiques(3); elle présente, surtout vers sa partie

forment alors sous le périnée une petite tumeur : cette tumeur pourrait aisément être confondue avec une tumeur urinaire, si elle n'était placée à côté de la ligne médiane, tandis que les tumeurs urinaires occupent précisément cette ligne.

(1) Les bougies à extrémités pointues ou olivaires s'arrêtent assez fréquemment dans ce cul-de-sac. Au lieu d'insister, il faut les retirer et diriger leur bec vers la paroi inférieure du canal.

(2) C'est probablement à l'inflammation de quelques-unes de ces glandes qu'est due la persistance de la goutte militaire chez des gens dont le canal n'est pas rétréci et qui ne commettent aucun écart de régime.

(3) A la suite de blennorrhagies cette élasticité disparaît souvent.

antérieure, des *papilles* assez nombreuses, et elle est tapissée par un épithélium pavimenteux en avant, cylindrique et stratifié en arrière; dans l'utricule prostatique l'épithélium est vibratile.

Couche celluleuse. — Elle est lâche, c'est dans son épaisseur que se logent les glandes de Littre, et elle renferme dans ses portions membraneuse et spongieuse une véritable trame caverneuse qui explique la facilité avec laquelle un cathétérisme un peu trop brusque fait saigner le canal (1).

Couche musculeuse.— Une couche de fibres musculaires lisses tapisse toute la longueur de l'uréthre ; elle est surtout très développée au niveau de la portion membraneuse où elle est entourée par les fibres striées du muscle de Guthrie dont il est assez difficile de la séparer (2).

Nous avons également signalé les fibres musculaires striées qui (sous les noms de muscle de Wilson, orbiculaire de l'uréthre, muscle strié de la prostate) occupent la paroi antérieure de la portion prostatique du canal (3).

Verge ou pénis.

La verge, organe de la copulation, se détache du périnée, au dessous de la symphyse du pubis, et se termine par une extrémité renflée, nommée gland.

La verge se présente sous deux états (flaccidité et érection) en rapport avec ses deux fonctions distinctes.

1° Dans l'*état de flaccidité*, elle sert à l'*émission de l'urine;* elle est alors peu développée, arrondie, molle, et pend au devant du scrotum.

2° Dans l'*état d'érection*, elle sert à l'*émission du sperme;* elle est alors volumineuse, triangulaire à angles mousses, rigide et s'élève au devant de l'abdomen (4).

(1) Dans la blennorrhagie chronique cette couche s'épaissit, devient fibroïde et se rétracte de façon à diminuer le calibre du canal.

(2) Aussi est-ce ordinairement en ce point qu'ont lieu les spasmes de l'urèthre qui s'opposent à la pénétration des bougies.

(3) Quant au *verumontanum* il est formé par une petite masse de fibres élastiques et de fibres musculaires lisses, reposant sur un tissu caverneux.

(4) On peut faire remarquer la fâcheuse influence que les variations de volume de la verge exercent sur la cicatrisation de ses plaies.

On distingue à la verge une *racine*, un *corps* ou partie moyenne, et une extrémité antérieure ou *gland*.

Structure. — La verge est formée, ainsi qu'on peut s'en assurer aisément sur une coupe transversale : A. par deux *enveloppes*, l'une cutanée, l'autre fibreuse ; B. par les deux *corps caverneux* et par la *portion spongieuse de l'urèthre* (1).

A. Enveloppes. — Elles sont au nombre de deux, l'une cutanée, l'autre fibreuse.

1° L'*enveloppe cutanée*, ou **fourreau de la verge**, se continue en arrière avec la peau des parties voisines ; en avant, elle devient libre à partir de la couronne du gland et forme un repli nommé *prépuce*.

La peau de la verge est mince, fine, noirâtre, à peu près glabre et très mobile sur les parties profondes, ce qui lui permet de se prêter aux variations de volume de cet organe ; sur sa partie inférieure se trouve un raphé médian qui se continue avec celui du scrotum.

Le **prépuce** est formé par l'extrémité libre de cette peau ; il constitue au gland une enveloppe protectrice et présente de grandes variétés dans ses dimensions et dans celles de son orifice. Parfois cet orifice est tellement étroit que le gland est constamment recouvert par le prépuce (c'est le *phimosis* congénital) ; dans d'autres cas, au contraire, il est toujours placé en arrière de la couronne du gland, de telle sorte que le prépuce n'existe pour ainsi dire pas : entre ces deux extrêmes se rencontrent tous les intermédiaires.

Le prépuce est formé, à l'extérieur par la peau, à l'intérieur par une muqueuse (2) ; le tissu cellulaire qui réunit ces deux lames présente une grande laxité.

En se repliant derrière la couronne du gland, pour se continuer avec la muqueuse qui le revêt, la muqueuse préputiale forme un cul-de-sac (*rainure préputiale*) dans lequel s'accumule une matière blanchâtre (*segma*), mélange de détritus épithéliaux et de matières sébacées sécrétées par les *glandes de Tysou* dont nous avons déjà signalé la présence en ce point. En bas et sur la ligne médiane elle forme un petit repli nommé *frein*.

(1) Par la partie moyenne et la partie antérieure de cette portion spongieuse, car le bulbe ne fait pas partie de la verge.

(2) Qui se continue avec la peau au niveau du bord libre du prépuce.

Couche celluleuse. — Au-dessous de la peau se trouve une couche celluleuse à mailles très lâches et toujours dépourvue de graisse; dans cette couche se rencontrent de nombreuses veines (1) et le *ligament suspenseur* de la verge. Ce ligament s'insère, en haut, au-devant de la symphyse du pubis, et, en bas, se divise pour se fixer sur la gaîne fibreuse de la verge, de chaque côté de la ligne médiane; ce ligament est élastique.

2° La *gaîne fibreuse* est une sorte de tuyau fibreux; elle se continue en arrière avec l'aponévrose périnéale inférieure et se termine en avant, sur les corps caverneux, au voisinage de la couronne du gland.

B. Corps caverneux. — Les corps caverneux sont des corps spongieux et vasculaires ayant la forme de *cylindres* fermés à leurs extrémités; écartés à leur origine où ils occupent le périnée (*racines des corps caverneux*), ils sont juxtaposés à la façon des deux canons d'un fusil double à leur partie antérieure qui occupe la verge; on peut donc leur considérer deux parties, l'une périnéale, l'autre pénienne.

1° *Portion périnéale.* — Les racines des corps caverneux commencent en arrière au niveau de la face interne de l'ischion par une extrémité arrondie; elles s'élèvent ensuite contre la face interne de la branche ascendante de l'ischion et descendante du pubis; arrivées au niveau de la symphyse du pubis, elles se juxtaposent.

2° *Portion pénienne.* — A partir de la symphyse du pubis, les deux corps caverneux sont adossés, ils occupent la face dorsale de la verge et se terminent par une extrémité arrondie qui s'enfonce dans la cavité formée par la base du gland.

Rapports. — 1° Dans leur *portion périnéale*, les racines des corps caverneux sont logées dans l'étage inférieur du périnée; elles répondent : en dehors, à l'arcade pubienne; en dedans, au muscle-ischio-caverneux; en haut, à l'aponévrose moyenne du périnée; en bas, à son aponévrose inférieure. Elles sont séparées l'une de l'autre par tout le triangle périnéal, dont le centre est occupé par le bulbe.

2° Dans leur *portion pénienne*, les corps caverneux sont juxtaposés et circonscrivent deux gouttières : l'une, supérieure, loge

<hr>

(1) D'après quelques auteurs, une couche élastique continuation du dartos.

l'artère et la veine dorsales de la verge ; l'autre, inférieure, plus étendue, loge le corps spongieux de la verge.

Structure. — Les corps caverneux sont formés par une *coque fibreuse* ou *albuginée*, renfermant un tissu spongieux, c'est-à-dire une quantité innombrable de *cavités* incomplètement séparées par des cloisons élastiques.

1° La *tunique albuginée*, blanche, résistante, se compose de tissu fibreux uni à de nombreuses fibres élastiques.

2° Les *cloisons* ou *trabécules* qui limitent les aréoles sont essentiellement formées par des fibres élastiques et des fibres musculaires lisses ; elles sont tapissées par un épithélium pavimenteux.

3° Les *aréoles* renferment une quantité de sang variable suivant l'état de flaccidité ou d'érection ; les cavités centrales sont beaucoup plus volumineuses que les cavités périphériques.

Les aréoles de ces tissus érectiles jouent le rôle de *capillaires*, c'est-à-dire qu'elles reçoivent des artérioles et donnent naissance à des veinules.

La manière dont les artères s'ouvrent dans les cavités du corps érectile n'est pas encore parfaitement connue, on admet qu'elle s'effectue de plusieurs façons. 1° Les unes s'ouvrent directement dans les petites aréoles périphériques. — 2° D'autres s'élargissent en forme d'entonnoir pour s'ouvrir dans les grandes aréoles centrales. — 3° D'autres se termineraient par un bouquet de branches contournées en spirale ou en tire-bouchon (*artères hélicinées*); ce dernier mode de terminaison est très controversé, mais on s'accorde à reconnaître que la tunique moyenne des artères qui se rendent dans le tissu érectile est très épaisse.

Les *veines* partent des mailles de ces cavités et vont se rendre dans les troncs voisins placés en dehors des organes érectiles.

Vaisseaux et nerfs. — Les **artères** des corps spongieux et caverneux sont fournies par l'artère honteuse interne; ce sont : 1° l'artère bulbeuse; — 2° l'artère caverneuse; — 3° l'artère dorsale de la verge.

1° L'*artère bulbeuse ou transverse du périnée* se détache de la honteuse interne un peu au-dessus de l'ischion, se dirige transversalement en dedans, entre les deux lames de l'aponévrose périnéale moyenne, atteint le bulbe et pénètre dans son épaisseur, où elle se divise en branches dont les unes se dirigent en avant et les autres en arrière.

Plus loin, l'artère honteuse interne se divise en deux branches terminales : l'artère caverneuse et l'artère dorsale de la verge.

2° *L'artère caverneuse* pénètre dans la racine des corps caverneux par sa partie supérieure et interne et s'y distribue.

3° *L'artère dorsale de la verge* chemine au-dessus de la racine des corps caverneux, passe au-dessous de la symphyse du pubis, s'accole à sa congénère dont elle est d'abord séparée par le ligament suspenseur de la verge, et toutes deux cheminent dans la gouttière supérieure formée par l'adossement des deux corps caverneux ; elles se terminent dans le gland et, chemin faisant, fournissent des rameaux qui contournent les corps caverneux pour se rendre, les uns dans ces corps, les autres dans le corps spongieux (1).

Les **veines** de la verge sont nombreuses et développées. Parties du gland, des corps spongieux et caverneux, elles se rendent, en décrivant d'élégantes arcades, à la *veine dorsale de la verge* qui parcourt d'avant en arrière la face dorsale de la verge, traverse le ligament suspenseur, et passe au-dessous de la symphyse pubienne pour se jeter dans les plexus veineux placés au devant de la prostate.

Les veines qui émanent du bulbe et des racines des corps caverneux se rendent, en partie dans la veine honteuse interne, en partie dans les plexus prostatiques et uréthraux.

Les **vaisseaux lymphatiques** sont très nombreux ; ils forment à la surface du gland, du prépuce et sur la muqueuse uréthrale, de très riches réseaux qui convergent tous vers un ou deux troncs placés, comme la veine dorsale, sur la face supérieure des corps caverneux (2).

Ce tronc ou ces troncs arrivés au-devant du ligament suspenseur de la verge s'écartent l'un de l'autre pour atteindre les *ganglions inguinaux* supérieurs et superficiels correspondants.

Les **nerfs** proviennent du honteux interne et accompagnent les vaisseaux.

______

(1) Les téguments de la verge reçoivent quelques ramuscules des artères honteuses externes, branches de la fémorale.

(2) Lorsqu'il est enflammé, ainsi que cela se présente assez souvent dans la blennorrhagie, il se dessine sous l'aspect d'un cordon dur et douloureux.

Périnée (περί, autour, ναός, temple).

On désigne sous le nom de *périnée* l'ensemble des parties molles qui ferment inférieurement le bassin et en forment le plancher.

Le périnée est traversé, en avant, par le canal de l'urèthre, et, en arrière, par le rectum (chez la femme on y trouve encore le vagin). On le divise en *deux parties* : l'une antérieure, en rapport avec les voies urinaires ; l'autre postérieure, en rapport avec les voies digestives : une ligne transversalement étendue d'un ischion à l'autre (*ligne biischiatique*) les sépare ; nous étudierons donc :

A. La *région périnéale antérieure* ou *périnée* proprement dit ;

B. La *région périnéale postérieure* ou *creux ischio-rectal*.

A. — Région périnéale antérieure.

Le périnée a une forme triangulaire. Son *sommet*, dirigé en haut et en avant, répond à la symphyse du pubis ; sa *base*, placée en arrière, répond à la ligne biischiatique ; ses *côtés* sont formés par les branches descendantes du pubis et ascendantes de l'ischion (1).

Superposition et structure des plans. — 1° La *peau* ;

2° Le *fascia superficialis* ou couche sous-cutanée ;

3° L'*aponévrose périnéale superficielle* ;

4° Une première *loge* (étage inférieur du périnée) renfermant, au milieu, le bulbe de l'urèthre avec les muscles bulbo-caverneux ; sur les côtés, les racines du corps caverneux avec les muscles ischio-caverneux ; en arrière, les muscles transverses ;

5° L'*aponévrose périnéale moyenne*, formée par deux feuillets fibreux que sépare une couche musculaire (muscle de Guthrie) ;

6° Une *seconde loge*, étage supérieur du périnée, subdivisée en trois loges distinctes : l'une médiane qui renferme la prostate et le muscle de Wilson, les deux autres latérales occupées par le muscle releveur de l'anus ;

7° L'*aponévrose pelvienne supérieure* ;

8° La *couche celluleuse sous-péritonéale* ;

9° Le *péritoine*.

1° La **peau** est assez mince, surtout en arrière ; pourvue de poils, elle présente un raphé ou épaississement médian.

2° La **couche sous-cutanée** peut se subdiviser en *deux lamelles* :

(1) Pour étudier le périnée, il faut que le sujet soit placé sur le dos, le siège rapproché du bord de la table, les jambes fléchies sur les cuisses, les cuisses fléchies sur le bassin, écartées l'une de l'autre et maintenues dans cette position.

14.

l'une, superficielle, se prolonge dans les régions voisines; l'autre, profonde, se comporte de même; elle se prolonge en arrière dans le creux ischio-rectal en recevant les fibres antérieures du sphincter anal, sur les côtés elle se continue avec le tissu cellulaire des cuisses.

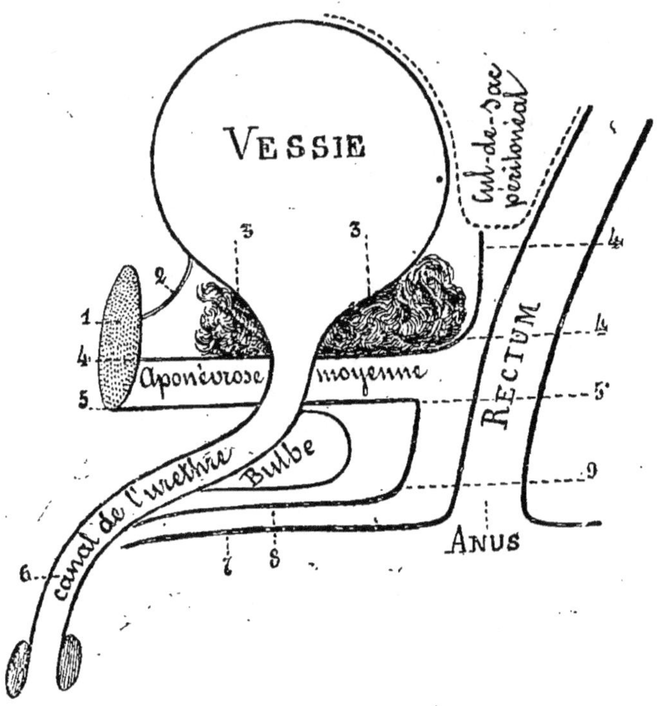

FIG. 84. — Figure schématique représentant une coupe antéro-postérieure de la partie inférieure du bassin.

1. Symphyse du pubis — 2. Ligament antérieur de la vessie. — 3, 3. Prostate. — 4. Feuillet supérieur de l'aponévrose moyenne du périnée (on voit qu'il se relève en arrière pour se placer entre la prostate et le rectum et s'insérer sur le cul-de-sac péritonéal vésico-rectal). — 5. Feuillet inférieur de l'aponévrose moyenne du périnée: il s'infléchit derrière le bulbe pour se continuer avec l'aponévrose périnéale superficielle. — 6. Canal de l'urèthre. — 7. Tégument. — 8. Aponévrose périnéale superficielle. — 9. Continuation du feuillet inférieur de l'aponévrose moyenne avec l'aponévrose superficielle.

Entre ces deux lames se trouve logée une quantité de *graisse* très variable, mais dont l'épaisseur augmente la difficulté de la taille, surtout de la taille prérectale; on y trouve aussi l'artère périnéale superficielle et le nerf qui l'accompagne.

3° **L'aponévrose périnéale superficielle**, mince et celluleuse, a une forme triangulaire ; elle se continue en avant avec la *gaîne fibreuse*

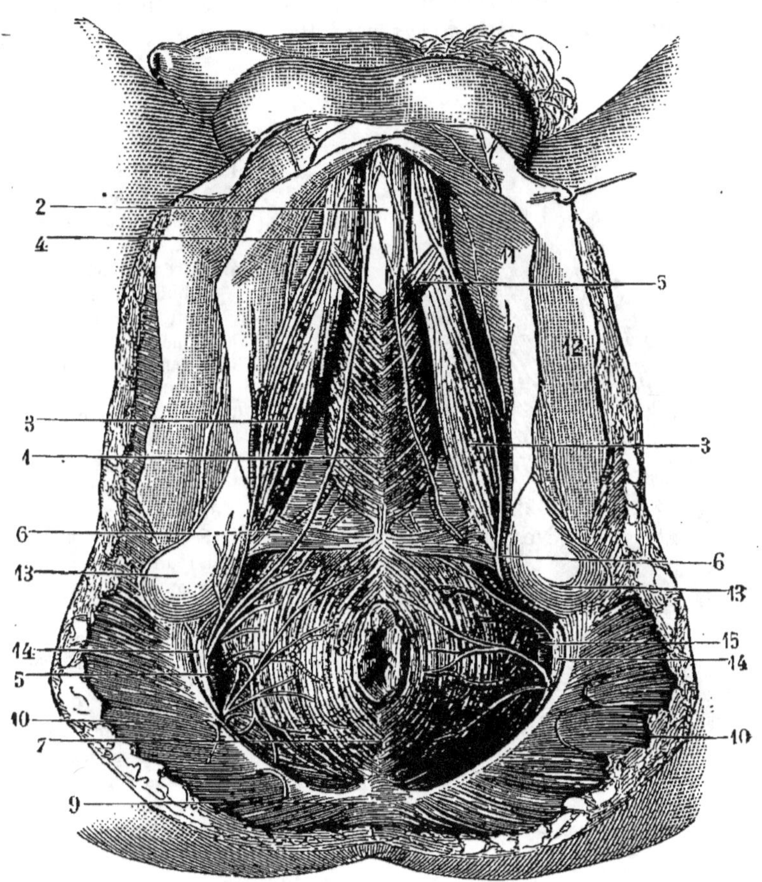

Fig. 85. — Périnée.

1. Muscles bulbo-caverneux. — 2. Urèthre. — 3, 3'. Muscles ischio-caverneux. — 4. Corps caverneux. — 5. Muscle de Houston. — 6. Muscle transverse superficiel. — 7. Sphincter de l'anus. — 8. Anus. — 9. Coccyx. — 10. Muscle grand fessier. — 11. Aponévrose périnéale superficielle. — 12. Couche sous-cutanée. — 13. Ischion. — 14. Nerf honteux interne. — 15. Artère honteuse interne.

de la verge ; sur les côtés, elle se fixe à la lèvre antérieure de l'arcade pubienne ; en arrière, au niveau de la ligne biischiatique ; au lieu de se prolonger dans le creux ischio-rectal, elle se réfléchit de bas en haut et se continue, comme nous le verrons dans un instant, avec le feuillet inférieur de l'aponévrose moyenne.

4° **Loge périnéale inférieure.** — Au-dessus de cette aponévrose se trouve une **loge** fermée : *en bas*, par cette aponévrose ; *en haut*, par

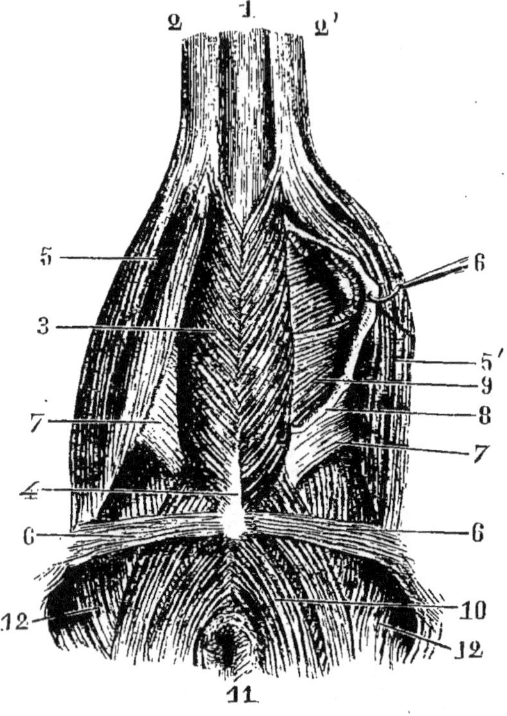

Fig. 86. — Muscles du périnée.

1. Corps spongieux.
2, 2'. Corps caverneux.
3. Muscle bulbo-caverneux.
4. Extrémité postérieure du bulbo-caverneux se fixant sur le raphé périnéal.
5, 5'. Muscle ischio-caverneux.
6. Muscle transverse superficiel du périnée.
7. Feuillet inférieur de l'aponévrose moyenne du périnée.
8. Échancrure pratiquée au feuillet inférieur de l'aponévrose moyenne du périnée pour montrer le muscle de Guthrie placé au-dessus de lui.
9. Muscle de Guthrie ou transverse profond placé entre les deux feuillets de l'aponévrose moyenne.
10. Sphincter de l'anus. — 11. Anus. — 12, 12. Releveur de l'anus.

l'aponévrose moyenne ; *sur les côtés*, par la face interne des branches descendantes du pubis et ascendantes de l'ischion ; *en arrière*, par la fusion des aponévroses périnéales inférieure et moyenne ; *en avant*, cette loge se prolonge sur la verge sous la forme d'une *gaîne fibreuse* qui l'entoure jusqu'à la racine du gland où elle se fixe.

Cette loge renferme : 1° au milieu, le *bulbe*, d'autant plus volumineux que le sujet est plus âgé ; tapissé en bas, par les muscles *bulbo-caverneux*, le bulbe est placé lui-même sous le canal de l'urèthre, qu'il ne tarde pas à envelopper ; 2° sur les côtés, les *racines des corps caverneux* appliqués sur la face interne des branches de l'arcade pubienne et revêtues dans leur partie libre par les muscles ischio-caverneux ;

3° En arrière, les *muscles transverses superficiels* (1).

Ces organes sont donc disposés en deux triangles, dont l'aire est occupée par du tissu cellulo-graisseux traversé par l'artère bulbeuse ou transverse du périnée.

Cette loge se continue, en avant, autour de la verge, puisque la gaîne fibreuse de la verge est une expansion de l'aponévrose périnéale inférieure, et elle renferme ainsi tout l'appareil de l érection (bulbe, corps caverneux, muscles bulbo et ischio-caverneux).

5° **L'aponévrose moyenne du périnée.** — Elle a reçu plusieurs dénominations (ligament de Carcassonne, ligament suspenseur de l'urèthre, etc.); c'est elle qui, par son épaisseur (1 centimètre) et par sa résistance, forme réellement le plancher du bassin. Perforée à son centre pour livrer passage à l'urèthre, elle se compose en réalité de *deux feuillets fibreux* séparés par une *couche musculaire.*

Le *feuillet inférieur* de l'aponévrose moyenne du périnée (2) est triangulaire, son sommet correspond au ligament sous-pubien, ses côtés se fixent sur les branches de l'arcade pubienne, sa base s'avance jusqu'au voisinage du rectum, mais à ce niveau elle s'infléchit en bas, tapisse le bord postérieur des muscles transverses et se fusionne avec la base du triangle de l'aponévrose périnéale superficielle que nous avons vue se réfléchir en haut (3); ce feuillet recouvre tous les organes contenus dans la loge périnéale inférieure, et il est recouvert par une couche musculaire que nous allons décrire (4).

Le *feuillet supérieur* de l'aponévrose moyenne a la même forme et les mêmes insertions que le feuillet inférieur; mais en arrière, au lieu de s'infléchir en bas, il se relève, s'interpose entre la prostate et le rectum, et, sous le nom d'*aponévrose prostato-péritonéale*, se prolonge jusqu'au cul-de-sac péritonéal qui sépare la vessie du rectum.

Entre ces deux feuillets se trouve : 1° un plan musculaire (*muscle de Guthrie*) dont les fibres partent de l'urèthre comme centre, s'irradient en divers sens pour se fixer sur la face interne des branches ischio-pubiennes; —2° les *deux petites glandes de Mery ou de Cooper;* — 3° l'*artère honteuse interne* (et le nerf du même nom) qui longe la

----

(1) Petites languettes charnues transversalement étendues de la face interne des ischions jusqu'au raphé fibreux du périnée. Ce *raphé*, placé en arrière du bulbe, est l'aboutissant des fibres des muscles bulbo-caverneux, transverses et sphincter anal.

(2) Formant la paroi supérieure de la loge inférieure du périnée.

(3) Ainsi se trouve constituée la loge périnéale inférieure dans laquelle se font les infiltrations urineuses résultant de la perforation de la portion spongieuse de l'urèthre; enfermée dans cette loge, l'urine ne se propage pas du côté du rectum; elle distend la partie antérieure du périnée, gagne la gaîne fibreuse de la verge, le scrotum, puis, sortant de la loge au niveau du ligament suspenseur, atteint le pubis et les parois de l'abdomen.

(4) On peut même remarquer que le bulbe est en quelque sorte enchâssé dans son épaisseur.

branche ischio-pubienne et donne naissance à *l'artère bulbeuse* qui s'en détache à peu près à angle droit.

6° **Étage supérieur du périnée** (loge périnéale supérieure). — Au-dessus de l'aponévrose moyenne, entre elle et l'aponévrose supérieure, se trouve un espace subdivisé en *trois loges secondaires* par deux lames aponévrotiques verticales et antéro-postérieures, nommées aponévroses *latérales pubio-rectales :* l'une, médiane, renferme la prostate, les plexus veineux qui l'entourent et le muscle de Wilson ; les autres, latérales, renferment les releveurs de l'anus. Nous allons décrire : A. les aponévroses pubio-rectales ; — B. la loge de la prostate ; — C. les releveurs.

A. Les *aponévroses pubio-rectales* ou *latérales* sont deux plans fibreux verticalement placés de chaque côté de la prostate, ils sont quadrilatéraux, leur bord antérieur se fixe sur la face postérieure du pubis, leur bord inférieur se fixe à angle droit sur l'aponévrose moyenne, leur bord supérieur se continue avec l'aponévrose pelvienne supérieure, leur bord postérieur se prolonge sur les côtés du rectum ; leur face interne est adossée à la prostate, et en avant au muscle de Wilson; leur face externe donne insertion aux fibres du releveur de l'anus.

B. **Loge prostatique.** — La prostate est circonscrite par une série de plans aponévrotiques qui lui forment une véritable loge. Cette loge est constituée : 1° *en haut* et en avant, par les ligaments antérieurs de la vessie qui se prolongent sur la prostate pour se fixer sur le pubis (1) ; — 2° *en avant*, par la face postérieure du pubis ; — 3° *en bas*, par l'aponévrose moyenne ; — 4° *de chaque côté*, par les aponévroses latérales ; —5° *en arrière*, par l'aponévrose prostato-péritonéale (2). Outre la prostate et le canal de l'urèthre qui la traverse, cette loge renferme encore : 1° le *muscle de Wilson*, petite languette musculaire appliquée sur la partie antérieure du canal et pouvant jouer un certain rôle dans la contraction spasmodique de l'urèthre ; 2° de nombreuses *veines* disposées en *trois plexus :* l'un, *antérieur* ou de Santorini, placé derrière le pubis, reçoit la veine dorsale de la verge et les veines antérieures de la vessie ; les autres occupent les côtés de la prostate et présentent, chez le vieillard, un développement considérable.

C. Le *muscle releveur de l'anus*, véritable diaphragme à concavité supérieure, occupe l'espace compris entre les parois du bassin, d'une part, le rectum et la prostate, de l'autre : nous le décrirons avec le creux ischio-rectal.

7° **L'aponévrose pelvienne supérieure** (*fascia pelvia*) tapisse la face supérieure du releveur, elle se fixe en dedans sur le rectum et sur l'aponévrose latérale de la prostate.

(1) La vessie s'enfonce dans la partie supérieure de la prostate.
(2) Qui n'est autre chose que le prolongement du feuillet supérieur de l'aponévrose moyenne.

8° Au-dessus d'elle se trouve une couche de *tissu cellulo-graisseux*, plus ou moins abondant, qui la sépare du **péritoine**.

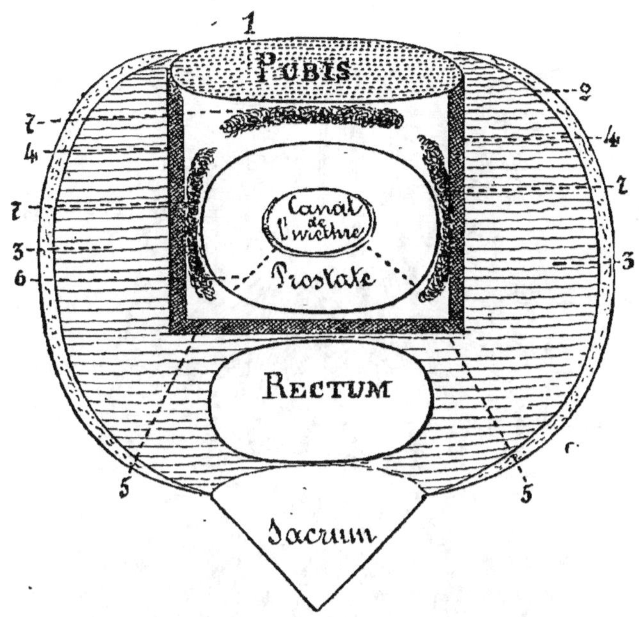

FIG. 87. — Figure schématique représentant une coupe horizontale de la portion prostatique de l'urèthre.

1. Coupe horizontale du pubis. — 2. Coupe de la ceinture osseuse du bassin. — 3, 3. Lignes indiquant le trajet des fibres du releveur de l'anus. — 4, 4. Aponévrose latérale de la prostate. — 5, 5. Aponévrose postérieure de la prostate (ou prostato-péritonéale). Cette aponévrose continue le feuillet supérieur de l'aponévrose moyenne, elle s'élève entre la prostate et le rectum pour se fixer sur le cul-de-sac péritonéal recto-vésical. — 6, 6. Rayon oblique postérieur de la prostate, indiquant le sens dans lequel on divise cette glande dans l'opération de la taille latérale. — 7, 7, 7. Plexus veineux disposés autour de la prostate.

B. — Région périnéale postérieure ou anale.

Elle comprend ces parties molles du bassin situées en arrière de la ligne biischiatique, et elle est largement perforée par l'anus. — Moins régulière que le périnée, elle est limitée : en avant, par la ligne biischiatique ; sur les côtés, par les muscles grands fessiers et les grands ligaments sacro-sciatiques ; en arrière, par la pointe du coccyx.

Superposition des plans. — 1° La *peau*, très fine au voisinage de l'anus (*marge de l'anus*), présente à ce niveau une foule de plis radiés (1).

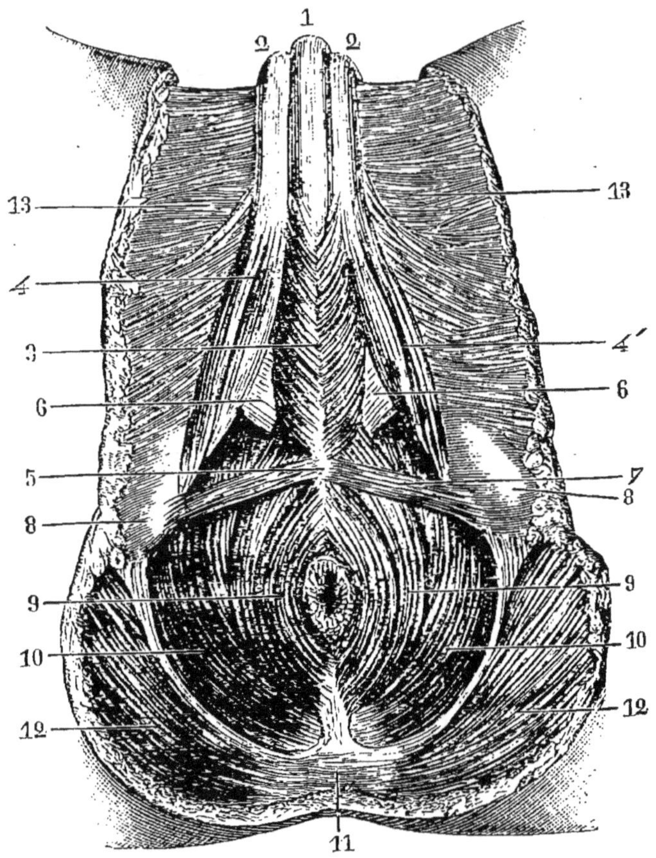

FIG. 88. — Périnée.

1. Corps spongieux. — 2, 2'. Corps caverneux. — 3. Muscle bulbo-caverneux. — 4, 4'. Muscle ischio-caverneux. — 5. Raphé périnéal. — 6. Aponévrose moyenne dont on a enlevé la partie postérieure afin de laisser voir les fibres antérieures du muscle releveur de l'anus. — 7. Muscle transverse superficiel. — 8. Tubérosité de l'ischion. — 9. Anus. — 10. Face inférieure du releveur de l'anus. — 11. Coccyx. — 12. Muscle grand fessier. — 13. Parties molles et aponévrose périnéale superficielle déjetée en dehors.

(1) Elle est un lieu d'élection pour les plaques muqueuses et les condylomes syphilitiques.

2° La *couche sous-cutanée* renferme le sphincter externe de l'anus. Ce muscle, de forme elliptique, circonscrit l'anus, son extrémité antérieure se fixe sur le raphé périnéal, son extrémité postérieure sur le coccyx.

3° La *couche sous-cutanée* présente une très grande épaisseur, elle comble tout l'espace désigné sous le nom de creux ischio-rectal inférieur et elle est traversée par les artères hémorrhoïdales inférieures qui se portent de l'artère honteuse interne (accolée à la fac einterne de l'ischion) à la partie terminale du rectum.

4° Le *muscle releveur de l'anus*, compris entre deux aponévroses.

5° Une certaine quantité de *tissu cellulo-graisseux*, interposé entre ce muscle et le péritoine.

6° Le *péritoine*.

Mais ce n'est pas par une simple énumération des couches qui la composent que l'on peut se faire une juste idée de cette région. Elle comprend, *de chaque côté*, tout l'espace qui sépare le rectum des parois du bassin. Cet espace, occupé par une grande quantité de tissu cellulo-graisseux, se trouve subdivisé en *deux loges* par le muscle releveur de l'anus, obliquement étendu des parois du bassin à l'extrémité inférieure du rectum; ces deux loges portent le nom de creux ischio-rectal : l'une *inférieure*, placée au-dessous du releveur, a la forme d'un triangle à base inférieure; l'autre, *supérieure*, placée au-dessus de ce muscle, a la forme d'un triangle à base supérieure. Nous allons donc étudier :

A. Le muscle releveur de l'anus;

B. Le creux ischio-rectal inférieur;

C. Le creux ischio-rectal supérieur.

A. **Muscle releveur de l'anus.** — Ce muscle ressemble à un diaphragme à concavité supérieure (1); renfermé entre deux lames aponévrotiques, il naît d'une arcade fibreuse transversalement placée sur la face interne de l'obturateur interne à l'union de son tiers supérieur avec ses deux tiers inférieurs. De là, toutes ses fibres se dirigent en bas et en dedans, les unes s'insèrent sur l'*aponévrose latérale de la prostate*, les autres se fixent sur les *côtés du rectum* et sur le *raphé* ano-coccygien.

B. **Creux ischio-rectal inférieur.** — Cet espace a la forme d'un cône aplati transversalement, à grand diamètre antéro-postérieur, et à volume variable suivant l'état de relâchement ou de contraction du releveur. — Sa *base*, formée par les téguments, est limitée : en dedans, par

(1) Avec le diaphragme et les muscles abdominaux, il forme la poche musculaire dans laquelle sont logés les organes abdominaux, poche contractile qui presse sur ces organes dans la défécation, la miction, l'accouchement.

le sphincter interne, en dehors, par le bord inférieur du muscle grand fessier et par le grand ligament sacro-sciatique; en avant, par le muscle transverse superficiel (derrière lequel se fusionnent les aponévroses périnéales inférieure et moyenne); — sa *paroi interne*, mobile, est formée par le muscle releveur; — sa *paroi externe*, par l'ischion et le muscle obturateur interne tapissé par un feuillet aponévrotique; — son *sommet* résulte de la fusion à angle aigu des deux aponévroses.

Cet espace est occupé par du *tissu cellulo-graisseux* (1).

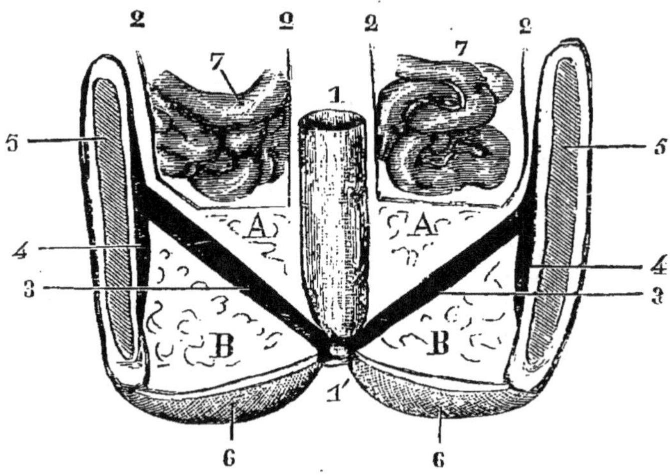

Fig. 89. — Région périnéale postérieure ou anale (figure schématique).

A. Creux ischio-rectal supérieur. — B. Creux ischio-rectal inférieur.
1. Rectum. — 1'. Anus. — 2. Peritoine. — 3. Releveur de l'anus. — 4. Muscle obturateur interne. — 5. Ischion. — 6. Grand fessier recouvert par la peau. — 7. Intestins.

Le **creux ischio-rectal supérieur** placé au-dessus du releveur est également triangulaire, à base dirigée en haut, sa *paroi interne* est formée par le rectum, sa *paroi externe* par le muscle releveur, *sa base* par

(1) Lorsque la suppuration détruit ce tissu, la cicatrisation en est rendue difficile par l'impossibilité du rapprochement des parois et par la mobilité de la paroi interne, elle ne s'obtient que par la reproduction du tissu cellulaire ou par l'incision de la paroi interne et l'application des lambeaux sur la paroi externe. (Voy. *Fistules à l'anus*.)

le péritoine, son *sommet*, dirigé en bas, par la fusion des deux parois. Ses *dimensions* varient suivant l'état de relâchement ou de contrac-

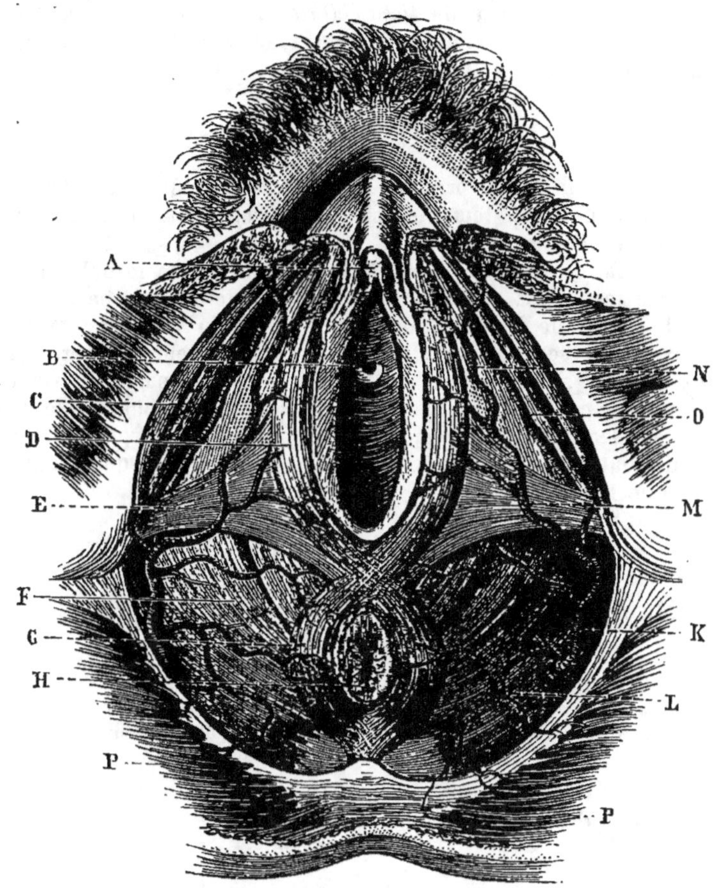

FIG. 90. — Périnée chez la femme.

A. Clitoris. — B. Méat urinaire. — C. Muscle ischio-caverneux. — D. Muscle constricteur du vagin. — E. Muscle transverse du périnée. — F. Muscle releveur de l'anus. — G. Sphincter anal. — H. Anus. — K. Artère honteuse interne. — L. Branches hémorrhoïdales. — M. Artère superficielle du périnée. — N. Artère bulbeuse du vagin. — O. Artère caverneuse ou clitoridienne. — P, P. Muscles grands fessiers.

tion du releveur ; il est beaucoup moins étendu en avant qu'en arrière, ce qui tient, d'une part, à ce que, en avant, le péritoine descend notablement entre la vessie et le rectum, tandis qu'en arrière il s'élève beaucoup, et, d'autre part, à ce que le plan formé par le releveur s'incline en sens inverse, c'est-à-dire de la prostate vers le coccyx.

Ce creux est occupé par du *tissu cellulo-graisseux* qui se continue avec celui qui remplit la fosse iliaque, et, chez la femme, avec celui des ligaments larges.

Périnée chez la femme.

Le périnée de la femme présente à peu près les mêmes couches que celui de l'homme, mais leur disposition est profondément modifiée par la présence de la vulve et du vagin.

Pour s'en faire une idée, il suffit de se représenter le bulbe divisé en deux parties égales par la vulve; on voit alors que chacune des moitiés du bulbe de l'urèthre devient le bulbe du vagin, les muscles bulbo-caverneux se sont transformés en constricteur du vagin, les glandes de Méry sont devenues les glandes vulvo-vaginales, le triangle ischio-bulbaire est presque effacé, de telle sorte que le bulbe et le constricteur sur lequel il est appliqué sont rapprochés du corps caverneux.

Faut-il ajouter que les aponévroses périnéales sont presque rudimentaires et que la prostate n'existe pas (1)?

MUSCLES DU PÉRINÉE.

Les muscles du périnée se divisent en deux groupes :

A. Muscles de la région périnéale antérieure (ou génito-urinaire)...............
- Ischio-caverneux.
- Bulbo-caverneux.
- Transverse superficiel du périnée.
- Transverse profond du périnée (muscle de Guthrie).

B. Muscles de la région périnéale postérieure (ano-coc-cygienne)...............
- Sphincter de l'anus.
- Releveur de l'anus.
- Ischio-coccygien.

A. — MUSCLES DE LA RÉGION PÉRINÉALE ANTÉRIEURE.

Ischio-caverneux.

Muscle pair, allongé, disposé autour de la racine des corps caverneux qu'il enveloppe dans une sorte de gaîne musculo-aponévrotique.

(1) Il serait inutile d'entrer dans plus de détails, puisque les infiltrations d'urine n'existent pas chez la femme et que la taille ne se pratique pas chez elle comme chez l'homme.

Il *s'insère*, en arrière, à la *face interne de l'ischion*; de là, ses fibres se portent en avant ; elles atteignent la racine corres-

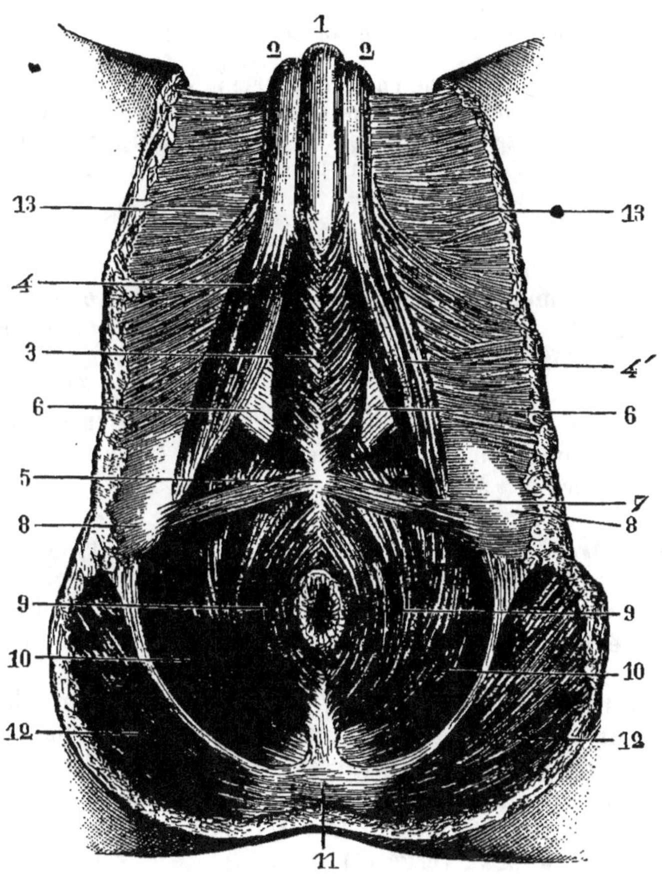

Fig. 91. — Périnée.

1. Corps spongieux. — 2, 2'. Corps caverneux. — 3. Muscle bulbo-caverneux. — 4, 4'. Muscle ischio-caverneux. — 5. Raphé périnéal. — 6. Aponévrose moyenne dont on a enlevé la partie postérieure afin de laisser voir les fibres antérieures du muscle releveur de l'anus. — 7. Muscle transverse superficiel. — 8. Tubérosité de l'ischion. — 9. Anus. — 10. Face inférieure du releveur de l'anus. — 11. Coccyx. — 12. Muscle grand fessier. — 13. Parties molles et aponévrose périnéale superficielle déjetée en dehors.

pondante du corps caverneux, tapissent sa partie inférieure et interne et se terminent par une lame aponévrotique qui se fusionne avec l'enveloppe fibreuse de cette racine (1). Souvent quelques-unes de ses fibres antérieures se prolongent sur le dos de la verge pour concourir à la formation du muscle de Houston, qui est une dépendance du muscle bulbo-caverneux.

Fonction. — Ce muscle, en se contractant, comprime la racine du corps caverneux contre la branche ascendante de l'ischion, et par conséquent refoule le sang qu'elle contient vers les parties antérieures du corps caverneux, c'est-à-dire dans la verge. Les muscles ischio-caverneux concourent donc à l'*érection*.

Bulbo-caverneux.

Les deux muscles bulbo-caverneux peuvent être considérés comme ne formant qu'un seul et même muscle, penniforme, couché sous la face inférieure du bulbe et bifurqué à sa partie antérieure.

Il **s'insère** au *raphé périnéal* et à une *lame fibreuse médiane* qui se prolonge sur la face inférieure du bulbe; de là, ses fibres se portent, à la manière des barbes d'une plume, en avant et en dehors.

1° Les *premières*, après avoir tapissé les faces inférieure et latérales du bulbe, se rejoignent sur sa face supérieure.

2° Les *moyennes*, après avoir recouvert la demi-circonférence inférieure du bulbe, se fixent sur l'aponévrose moyenne du périnée.

3° Les fibres musculaires *plus antérieures*, c'est-à-dire placées au-dessous de la symphyse du pubis, se séparent de manière à former *deux faisceaux distincts;* elles se portent en avant et en dehors, contournent les faces latérales des corps caverneux et se réunissent sur le dos de la verge en passant au-dessus de la veine dorsale de la verge (2).

Le bulbo-caverneux reçoit souvent des *faisceaux surnuméraires,* ils proviennent du sphincter de l'anus, du transverse superficiel et de l'ischion.

Rapports. — *En bas,* à l'aponévrose périnéale superficielle; *en haut,* au bulbe et à la portion spongieuse de l'urèthre; *sur les côtés,* à

---

(1) La gaîne de cette racine est complétée en dehors par la branche ascendante de l'ischion.

(2) Elles sont souvent unies en ce point à quelques fibres de l'ischio-caverneux et constituent le *muscle de Houston.*

l'ischio-caverneux dont il est séparé par un espace triangulaire, *triangle ischio-bulbaire* à base postérieure.

Fonctions. — Il comprime le bulbe et la partie périnéale de la portion spongieuse de l'urèthre, il sert ainsi à l'expulsion des dernières gouttes d'urine et de sperme ; de plus, il concourt puissamment à l'érection en refoulant vers la verge le sang contenu dans le bulbe et en s'opposant à son reflux par la compression qu'il exerce sur la veine dorsale de la verge.

Transverse superficiel.

Ce muscle, pair, est transversalement étendu de l'ischion au raphé périnéal ; il s'insère, *en dehors*, sur la *face interne de l'ischion*, immédiatement au-dessus et en arrière de l'ischio-caverneux ; de là, ses fibres se portent directement en dedans et se fixent, après-avoir subi une sorte de torsion, sur le raphé fibreux du périnée ; quelques-unes se continuent directement avec le muscle du côté opposé, et d'autres avec le sphincter de l'anus.

Ce muscle présente d'assez grandes variétés, en rapport avec le développement musculaire et l'adjonction de faisceaux provenant des parties voisines.

Il forme le bord postérieur du triangle ischio-bulbaire ; enfermé dans la jonction de l'aponévrose périnéale superficielle avec le feuillet inférieur de l'aponévrose moyenne, il est transversalement placé au devant du rectum.

Il comprime la face antérieure du rectum, tend les aponévroses du périnée et fournit ainsi un point d'appui au bulbe.

Transverse profond ou muscle de Guthrie.

Placé entre les deux feuillets de l'aponévrose moyenne du périnée, ce muscle s'irradie du pourtour de la portion membraneuse de l'urèthre jusqu'à la face interne de l'arcade pubienne sur laquelle il se fixe, entre les insertions des deux feuillets de l'aponévrose moyenne.

Ses fibres présentent des directions différentes qui en ont fait admettre *trois couches* souvent peu distinctes. — Son bord antérieur se rapproche de la symphyse du pubis et son bord postérieur du transverse superficiel.

Dans l'épaisseur de ses fibres se trouvent logées, de chaque côté de la ligne médiane, les *glandes de Cowper* ou de *Méry*, et, en dehors, près de la branche ascendante du pubis, *l'artère honteuse interne;* de plus, on y trouve, surtout vers sa partie antérieure, de *nombreuses veines.*

Placé entre les deux feuillets de l'aponévrose moyenne, il fixe la portion membraneuse de l'urèthre, comprime les glandes de Cooper et les veines qu'il renferme.

B. — Muscles de la région périnéale postérieure (ano-coccygienne).

Sphincter de l'anus.

L'extrémité inférieure du rectum est entourée par des fibres musculaires rouges qui lui forment un anneau de 2 centimètres de hauteur et de près de 1 centimètre d'épaisseur, ces fibres constituent le sphincter de l'anus.

Les *fibres superficielles* de cet anneau (*sphincter sous-cutané*) sont disposées en *ellipse à grand diamètre antéro-postérieur;* elles s'insèrent en arrière à la *peau* qui correspond au coccyx, et à la *pointe de cet os* par l'intermédiaire d'un raphé dit anococcygien; en avant elles se fixent à la face profonde de la peau et au *raphé fibreux du périnée* (1).

Les *fibres profondes* forment autour du rectum un *cercle complet* et se continuent, en haut, avec le releveur de l'anus; on a donc pu, avec raison, considérer ces deux muscles comme formant un entonnoir dont le releveur représenterait la partie évasée et dont le sphincter formerait le goulot.

Placé dans le tissu cellulaire sous-cutané, ce muscle *ferme l'anus.*

Releveur de l'anus.

Ce muscle, semblable à un entonnoir dont la concavité serait dirigée en haut, constitue la paroi inférieure de la cavité abdominale, de la même manière que le diaphragme forme sa paroi supérieure.

---

(1) Qui est ainsi le point de jonction du sphincter, des transverses superficiels et des bulbo-caverneux; souvent quelques fibres du sphincter se continuent avec celles de ces muscles.

Il **s'insère** sur les côtés de l'excavation du bassin, c'est-à-dire :
1° en avant, à la *face postérieure du pubis*, à côté de la symphyse ; 2° en arrière, à la *face interne de l'épine sciatique ;*
3° entre ces deux points osseux, à une *arcade aponévrotique* appliquée sur la face profonde de l'obturateur interne.

De là, toutes ses fibres se portent obliquement en bas et en dedans ; les plus reculées passent en arrière du rectum et se rendent à la *pointe du coccyx* et au *raphé ano-coccygien ;* les moyennes s'insèrent sur les *côtés du rectum* et se continuent avec le sphincter ; les antérieures s'insèrent sur la face externe de l'*aponévrose latérale de la prostate.*

Ce muscle est compris entre deux aponévroses ; sa face supérieure est recouverte par du tissu cellulaire qui le sépare de la vessie et du rectum ; sa face inférieure est également en rapport avec du tissu cellulaire qui le sépare de l'obturateur interne et de l'ischion. (Voy. *Creux ischio-rectal.*)

On a rattaché à ce muscle plusieurs petites bandelettes musculaires, inconstantes, qui se portent vers le bulbe et vers la portion membraneuse de l'urèthre (faisceaux *ano-bulbaires* et *ano-uréthraux*). Nous ferons remarquer, à ce propos, que les muscles du périnée présentent dans leur disposition des variétés bien plus nombreuses que tous les autres muscles.

Action. — Ainsi que son nom l'indique, le releveur élève l'anus ; il dilate le sphincter et concourt d'autant plus efficacement à la défécation qu'il diminue la capacité de l'abdomen.

Ischio-coccygien.

Ce muscle, qui semble n'être autre chose que la prolongation du releveur, recouvre la face interne du petit ligament sacro-sciatique et s'étend de l'épine sciatique au coccyx.

ORGANES GÉNITAUX DE LA FEMME.

OVAIRES.

Les ovaires sont deux organes ovoïdes, aplatis, qui renferment les ovules (1).

---

(1) On les nommait volontiers jadis *testes muliebres,* en raison de leur analogie avec les testicules.

Situation. — Logés dans *l'aileron postérieur du ligament large*, de chaque côté de l'utérus, ils occupent l'excavation pelvienne (1).

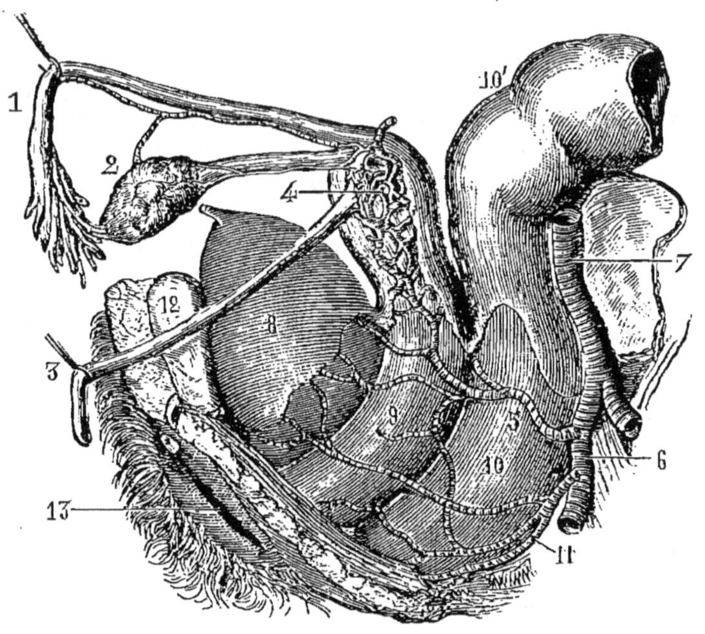

FIG. 92. — Organes pelviens de la femme, vus par côté.

1. Trompe et son pavillon. — 2. Ovaire et son ligament (ils sont renfermés dans l'aileron postérieur du ligament large). — 3. Ligament rond (logé dans l'aileron antérieur du ligament large). — 4. Plexus utéro-ovarien. — 5. Artère utérine. — 6. Artère hypogastrique. — 7. Artère iliaque primitive. — 8. Vessie entourée du péritoine. On a enlevé le péritoine qui forme les ligaments larges. — 9. Vagin. — 10. Rectum. — 11. Artères vaginale et vésicale. — 12. Symphyse du pubis. — 13. Vulve.

Ils sont maintenus dans cette situation :

1° En dehors, par le *ligament large ;* 2° en dedans, par le *ligament de l'ovaire*, cordon long de 3 à 4 centimètres, étendu de

(1) Chez l'embryon, ils occupent la région lombaire et, pendant la grossesse, ils suivent l'utérus dans l'abdomen.

l'extrémité interne de l'ovaire à la face postérieure de l'utérus (1) ; 3° par le *ligament rond postérieur ou lombaire :* Rouget a décrit sous ce nom, une nappe de fibres musculaires lisses, qui naît du fascia sous-péritonéal, au-dessous du détroit supérieur, et, suivant le trajet des vaisseaux ovariques, remonte avec eux dans le ligament large pour rayonner vers l'utérus, vers l'ovaire et vers le pavillon de la trompe.

Forme et dimensions. — L'ovaire ressemble à une *amande*; son diamètre transversal a 4 centimètres, son diamètre vertical 2 centimètres, et son diamètre antéro-postérieur 1 centimètre. On lui considère *deux faces, deux bords* et *deux extrémités.*

Faces. — Lisses, unies et rosées jusqu'à la puberté, elles deviennent ensuite de plus en plus rugueuses et crevassées par le fait de la rupture des vésicules de de Graaf. — La *face antérieure*, dirigée en haut, répond à la trompe. — La *face postérieure* regarde en bas et en arrière.

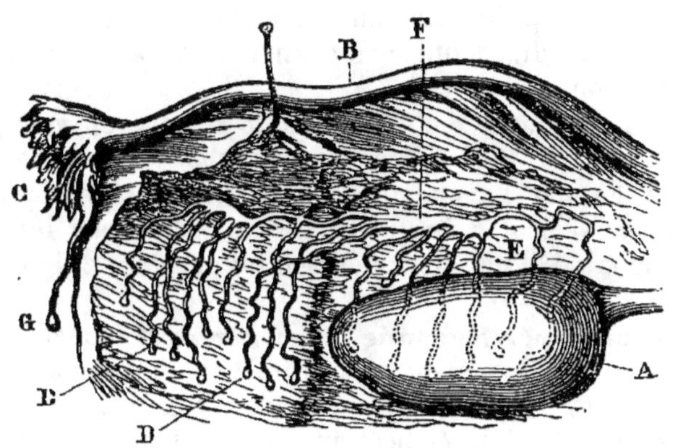

Fig. 93. — Trompe et ovaire.

A. Ovaire. — B. Trompe utérine. — C. Pavillon de la trompe. — D, E, F. Organe de Rosenmüller formé par la réunion de petits canalinules. — G. Petit kyste appendu à la trompe.

Le *bord supérieur* est libre et convexe. — Le *bord inférieur* est droit ; il reçoit les vaisseaux de l'organe, d'où le nom de *hile de l'ovaire;* il donne insertion vers l'*extrémité interne* au ligament

(1) Et logé dans l'aileron postérieur du ligament large.

de l'ovaire, vers l'*extrémité externe* au ligament de la trompe, et dans toute sa longueur au ligament rond.

STRUCTURE. — L'ovaire consiste en un parenchyme ou *stroma* dans lequel sont logées les *vésicules de de Graaf* (ou ovisacs) et les *ovules*, il présente à sa surface les *corps jaunes* résultant de la rupture des ovisacs.

Sur une coupe, on voit que l'ovaire se compose : 1° d'une *enveloppe épithéliale*, — 2° d'un tissu propre ou *stroma* présentant des aspects différents qui l'ont fait distinguer en *portion corticale* ou *ovigène* et en *portion médullaire* ou *bulbe*.

Nous étudierons : A. le parenchyme ou stroma ; — B. les vésicules de de Graaf et les ovules ; — C. les corps jaunes.

A. — Parenchyme ou stroma.

Le stroma de l'ovaire est entouré d'une *couche épithéliale*, longtemps considérée comme un dédoublement de l'aileron postérieur du ligament large dans lequel est logé l'ovaire ; mais les cellules de cette couche épithéliale sont petites et cylindriques et, par conséquent, très différentes des grandes cellules plates de l'épithélium péritonéal.

Lorsqu'on pratique une coupe sur le stroma, on voit qu'il est *blanc et ferme* à sa périphérie, *rouge et spongieux* à son centre : ainsi que Sappey l'a constaté, sa portion périphérique seule renferme des vésicules de de Graaf ; on peut donc lui décrire deux portions : 1° l'une périphérique ou *ovigène ;* 2° l'autre centrale ou *bulbeuse*.

1° La **couche périphérique** ou **ovigène** est blanche, ferme, très mince, car elle n'a qu'un millimètre d'épaisseur : elle est formée par des fibres conjonctives ou fusiformes au milieu desquelles sont disséminés les *ovisacs*, dont le nombre a été évalué par Sappey à 300 000 par ovaire (1).

2° Le **bulbe** de l'ovaire, placé dans la partie centrale de l'organe, en forme la presque totalité ; il est rouge, spongieux, constitué par un entre-croisement de fibres conjonctives et de fibres musculaires lisses au milieu desquelles serpentent un grand nombre de *vaisseaux* artériels et veineux ; il ne renferme aucun ovisac.

____

(1) Sur l'ovaire du fœtus on trouve déjà tous ces ovisacs, mais leur nombre diminue à partir de la puberté et ils disparaissent chez les vieilles femmes.

Vaisseaux et nerfs. — Les **artères** sont les ovariques et les utéro-ovariques qui se détachent directement de l'aorte et de

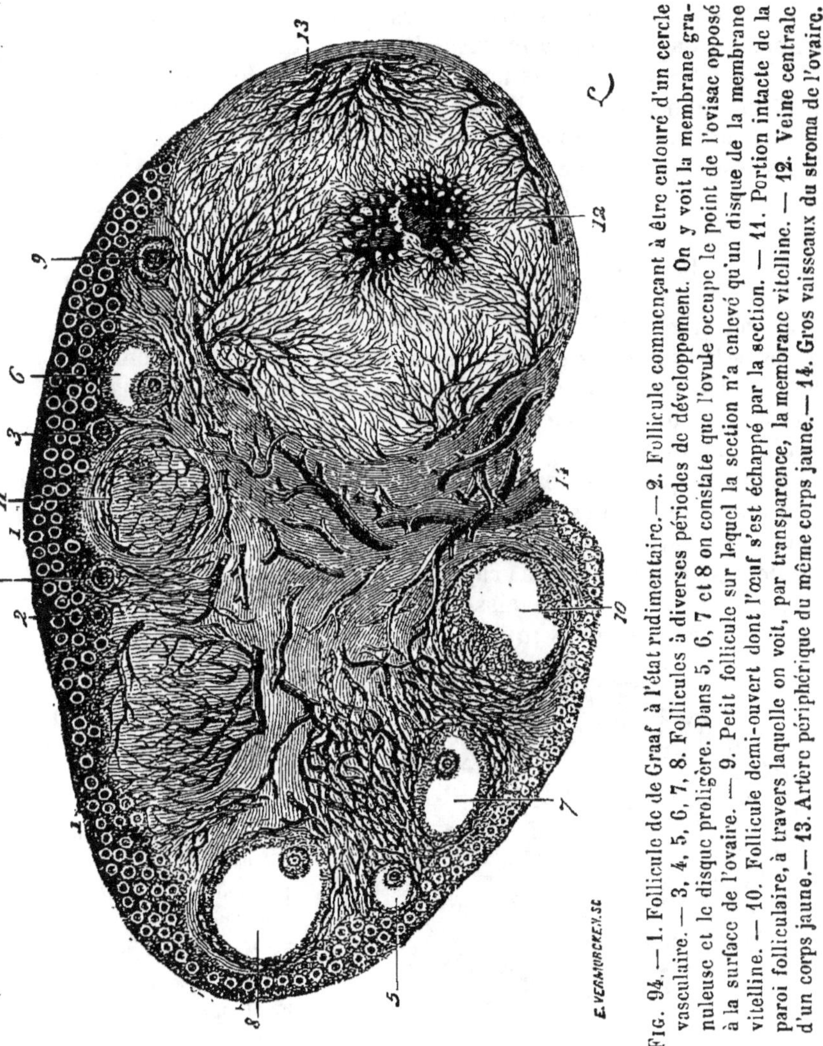

FIG. 94. — 1. Follicule de de Graaf à l'état rudimentaire. — 2. Follicule commençant à être entouré d'un cercle vasculaire. — 3, 4, 5, 6, 7, 8. Follicules à diverses périodes de développement. On y voit la membrane granuleuse et le disque proligère. Dans 5, 6, 7 et 8 on constate que l'ovule occupe le point de l'ovisac opposé à la surface de l'ovaire. — 9. Petit follicule sur lequel la section n'a enlevé qu'un disque de la membrane vitelline. — 10. Follicule demi-ouvert dont l'œuf s'est échappé par la section. — 11. Portion intacte de la paroi folliculaire, à travers laquelle on voit, par transparence, la membrane vitelline. — 12. Veine centrale d'un corps jaune. — 13. Artère périphérique du même corps jaune. — 14. Gros vaisseaux du stroma de l'ovaire.

l'artère rénale. Ces artères présentent dans le bulbe de l'ovaire la forme hélicinée ou en tire-bouchon.

Les **veines**, très flexueuses, se jettent dans le *plexus pampi-*

niforme placé au-dessous de l'ovaire et qui donne naissance aux veines ovariennes.

Il faut remarquer que ces artères et ces veines plongées au milieu de fibres musculaires lisses peuvent être considérées comme formant un *organe érectile*.

Les **lymphatiques**, très nombreux, naissent plus particulièrement autour des ovisacs ; ils sortent par le hile de l'organe et aboutissent aux ganglions lombaires.

Les **nerfs** proviennent du plexus ovarique et accompagnent les artères dans leur distribution.

B. — Vésicules de de Graaf ou ovisacs.

Les vésicules de de Graaf ou ovisacs sont, comme nous l'avons vu, de *petites cavités closes* disséminées en quantité innombrable (300 000 pour Sappey, 30 000 pour Henle) dans la partie superficielle ou ovigène du stroma de l'ovaire ; *chacune d'elles contient un ovule.*

Jusqu'à la puberté, les ovisacs ne se modifient guère, mais à cette époque quelques-uns s'accroissent. Chaque mois l'un d'eux parvient à maturité complète et se rompt pour livrer passage à l'ovule. Au moment de sa rupture, son diamètre est de 1 à 2 centimètres. Quand il a laissé échapper son contenu, il se rétracte et forme le *corps jaune.*

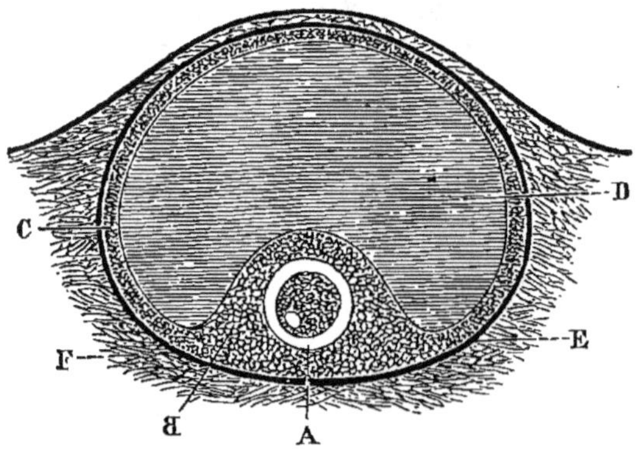

FIG. 95. — Œuf dans la vésicule de de Graaf.

A. Œuf.

B. Cumulus proligère.

C. Membrane granuleuse.

D. Cavité de la vésicule de de Graaf.

E. Membrane propre à l'ovisac.

F. Stroma de l'ovaire.

La vésicule de de Graaf se compose : 1° d'une *capsule d'enveloppe* ; 2° d'une *couche épithéliale*, membrane granuleuse ; 3° d'un *contenu liquide* ; 4° de l'ovule.

1° La *capsule d'enveloppe* est une membrane mince, transparente, adhérente au stroma de l'ovaire ; elle est formée par des fibres conjonctives au milieu desquelles se ramifient de nombreux vaisseaux.

2° La *couche épithéliale* ou *membrane granuleuse* est une couche de cellules arrondies et à noyaux qui tapisse la face interne de la capsule d'enveloppe. Sur un point (qui répond à la partie la plus profonde du follicule), ces cellules s'accumulent et forment le *disque* ou *cumulus proligère* qui contient l'*ovule*.

3° Le *contenu* est un liquide analogue au plasma du sang.

4° **Ovule.** — L'ovule, destiné à produire un nouvel être, a été découvert par de Baër en 1827. C'est une petite cellule sphérique de 0^{mm},2 de diamètre.

Placé au centre du disque proligère, il se compose : 1° d'une enveloppe ou *membrane vitelline ;* 2° d'un liquide granuleux, le *vitellus ;* 3° d'un noyau, *vésicule germinative* renfermant un nucléole nommé *tache germinative.*

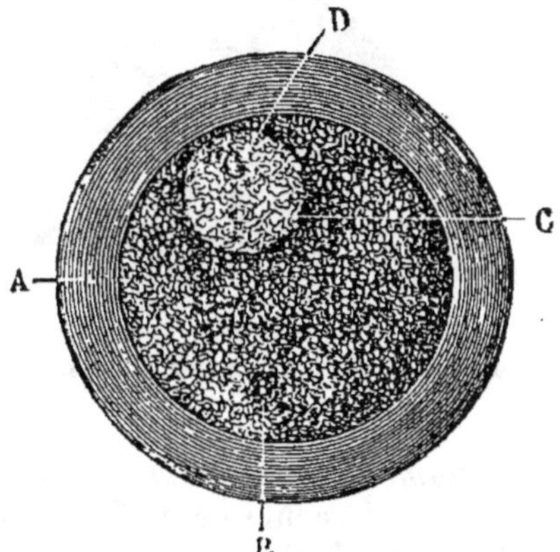

FIG. 96. — Œuf humain.

A. Membrane vitelline ou zone transparente.

B. Vitellus.

C. Vésicule germinative.

D. Tache germinative.

1° La *membrane vitelline* est élastique, résistante, amorphe.

2° Le *vitellus* (jaune d'œuf) est un liquide granuleux, jaunâtre, visqueux, renfermant des gouttelettes de graisse et une substance albuminoïde.

3° La *vésicule germinative* (vésicule de Purkinje) n'occupe pas le centre de l'ovule, c'est un noyau sphérique renfermant un liquide transparent comme le cristal.

4° Ce noyau ou vésicule germinative renferme lui-même un

nucléole arrondi et brillant, nommé *tache germinative* ou *de Wagner*.

Ponte de l'ovule.

Depuis la puberté, c'est-à-dire depuis l'âge de treize ans, en moyenne, jusqu'à la ménopause, c'est-à-dire jusqu'à l'âge de quarante-cinq à cinquante ans, il se produit chaque mois, dans le système génital de la femme un travail spécial nommé **menstruation**; son caractère principal consiste dans la *déhiscence* (ou rupture) *d'une vésicule de de Graaf*, et dans la chute ou *ponte d'un ovule* qui abandonne cette vésicule pour se rendre dans l'utérus en traversant la trompe.

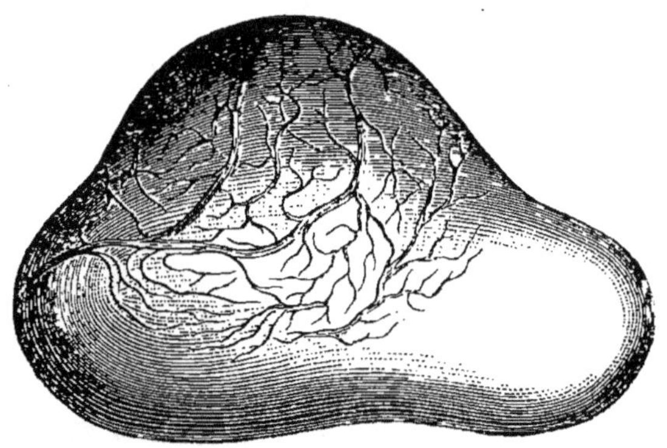

FIG. 97. — Ovaire présentant une vésicule de de Graaf à son plus grand développement et peu de temps avant sa rupture. (Tarnier et Chantreuil.)

Phénomènes qui accompagnent la déhiscence de l'ovisac. — Lorsqu'une vésicule de de Graaf doit arriver à maturité, il se produit dans l'ovaire, la trompe et l'utérus une congestion sanguine considérable caractérisée par un écoulement sanguin (*menstrues, règles*). En même temps le liquide contenu dans la cavité de l'ovisac est sécrété en plus grande abondance, de telle sorte que l'ovisac augmente de volume et forme, à la surface de l'ovaire, un relief considérable ; les vaisseaux qui rampent dans ses parois se développent d'une façon très notable; la paroi de l'ovisac s'amincit graduellement du côté de sa surface libre, les vaisseaux disparaissent en ce point, et bientôt cette paroi devient tellement mince qu'elle se rompt (en ce moment, le dia-

mètre de la vésicule de de Graaf est, en moyenne, de 1 centimètre et demi) (1).

La rupture 'de la vésicule de de Graaf permet la *sortie de
l'ovule* qui tombe dans la trompe en entraînant avec lui le disque
proligère.

Comment l'ovule tombe-t-il dans la trompe ? D'après certains
auteurs, le pavillon étant appliqué sur l'ovaire par le fait de la
contraction des fibres musculaires lisses qui existent à ce niveau

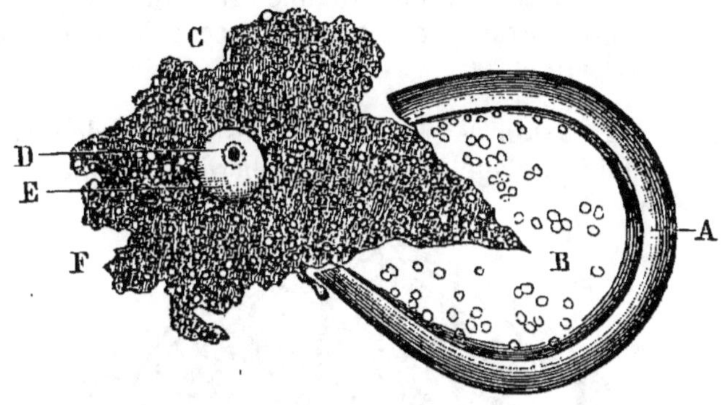

FIG. 98. — Rupture de la vésicule de de Graaf et issue de l'œuf.

A. Vésicule. — B, C, F. Granulations de la membrane granuleuse et du disque
proligère. — E. Ovule. — D. Vésicule germinative.

et qui unissent l'ovaire à la trompe, l'ovule serait projeté dans
la trompe par une sorte d'éjaculation ; pour d'autres, l'ovule
glisserait dans la trompe par le seul fait des lois de la pesanteur, etc.

Arrivé dans la trompe, l'ovule parcourt ce conduit et arrive
dans la cavité utérine après un laps de temps que l'on a évalué
à douze ou quatorze jours. Cette migration de l'ovule a été attribuée aux cils vibratiles qui tapissent l'intérieur de la trompe.

On admet que la *rupture de l'ovisac* s'effectue vers la *fin des
règles ;* elle a lieu en moyenne tous les *vingt-sept jours* et se
passe tantôt dans un ovaire, tantôt dans l'autre.

(1) Cette rupture a-t-elle lieu sous l'influence d'un léger mouvement, de l'érection du bulbe de l'ovaire gonflé par le sang, ou encore par le seul fait de l'accumulation du liquide dans la vésicule ? Ces diverses opinions ont été soutenues.

C. — **Corps jaunes.**

On donne ce nom à une petite masse de couleur jaunâtre qui résulte de la rupture d'une vésicule de de Graaf et du travail de cicatrisation consécutif à cette rupture.

La durée de l'évolution du corps jaune est de neuf semaines environ ; il laisse après lui une petite cicatrice jaunâtre qui ne s'efface complètement qu'après plusieurs mois. — Lorsqu'il y a eu grossesse, l'évolution du corps jaune est beaucoup plus lente, et ce n'est que plusieurs semaines après l'accouchement que s'effectue sa cicatrisation.

Mode de formation. — Lorsque la vésicule de de Graff s'est rompue et a livré passage à l'ovule, les bords de la plaie se rap-

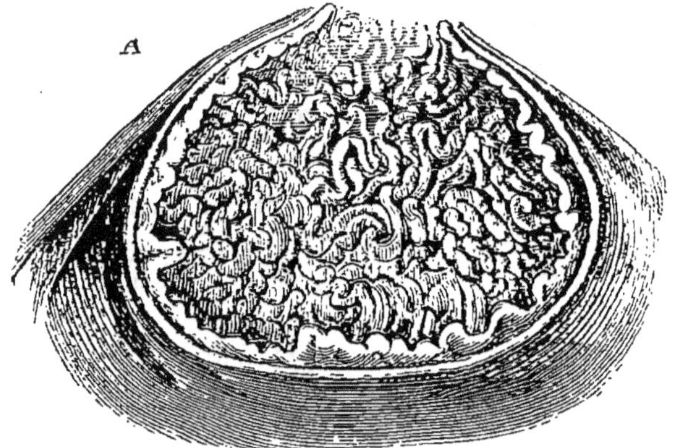

Fig. 99. — Corps jaune de la menstruation.

prochent, la membrane de la vésicule s'hypertrophie, se plisse, et, au bout de trois semaines environ, l'ovisac rompu se présente sous l'aspect d'une petite *tumeur jaunâtre*, arrondie, faisant saillie à la surface de l'ovaire.

Cette *couleur jaune* a été attribuée à la présence d'un caillot sanguin qui serait emprisonné par la rétraction des lèvres de la plaie ; mais cette opinion n'est pas universellement acceptée ; il n'en est pas de même de l'hypertrophie de la paroi, celle-ci est incontestable. Le corps jaune se compose d'une grande quantité de substance amorphe, de graisse et de cellules à noyaux.

Vers la quatrième semaine, le corps jaune entre dans une voie de *régression*, il diminue de volume en subissant la dégénérescence graisseuse et la résorption des parties dégénérées. Vers la neuvième semaine, le corps jaune n'est plus représenté que par une petite cicatrice.

Lorsqu'il y a **grossesse**, l'évolution du corps jaune est toute différente, son accroissement beaucoup plus lent et ses dimensions beaucoup plus grandes. Il atteint son maximum de développement vers le quarantième jour, il reste stationnaire jusqu'à la fin du troisième mois, et ne se cicatrise que plusieurs semaines après l'accouchement.

Contrairement à l'opinion ancienne, qui considérait les corps jaunes comme un signe de grossesse ou tout au moins de rapprochement sexuel, on sait aujourd'hui qu'ils en sont indépendants et *se rattachent exclusivement à la menstruation* (1).

Trompe de Fallope (utérine ou oviducte).

Les trompes utérines, destinées à transporter l'ovule dans l'utérus, sont deux tubes logés dans l'aileron moyen des ligaments larges et transversalement étendus de l'utérus jusque sur les côtés de l'excavation du petit bassin.

L'oviducte présente une *longueur* de près de 12 centimètres. Il commence dans la cavité utérine par un orifice étroit, se loge ensuite dans l'aileron supérieur ou moyen du ligament, large et se termine par un orifice évasé et frangé, fixé à l'ovaire par une de ses franges.

On a comparé l'oviducte à une trompe de chasse déployée et on lui a considéré trois portions : 1° l'une *intra-utérine* logée dans l'épaisseur des parois de l'utérus ; — 2° l'autre *libre* ou *corps de la trompe;* — 3° un *pavillon.*

1° La *portion intra-utérine* commence par un orifice de 1 millimètre de diamètre. Cet orifice est situé au sommet de l'infundibulum que présentent les angles latéraux de la cavité utérine.

---

(1) D'après plusieurs auteurs, l'ovisac posséderait deux feuillets : l'un externe, fibreux ; l'autre interne, granuleux. Ce dernier seul concourrait à la formation du corps jaune.

2° Le *corps de l'oviducte* se détache de l'angle supérieur de l'utérus et se place dans l'aileron moyen du ligament large. A peu près rectiligne à son origine, il décrit de nombreuses flexuosités vers son extrémité externe. Très étroit vers l'utérus, il s'élargit de plus en plus vers son extrémité externe.

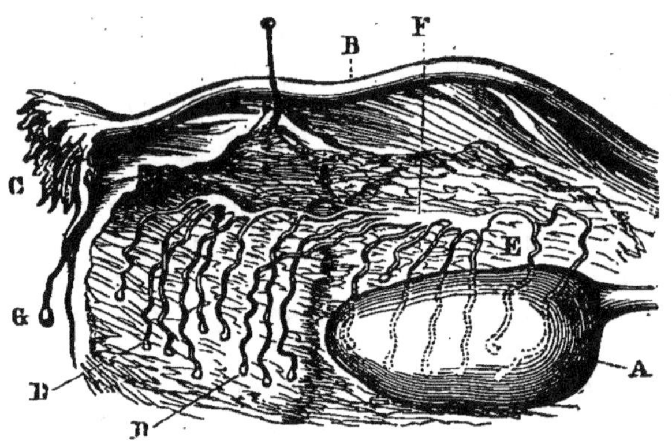

Fɪɢ. 100. — Trompe de Fallope et ovaire.

A. Ovaire. — B. Trompe utérine. — C. Pavillon de la trompe. — D. Cul-de-sac des tubes. — E. Canalicules allant jusqu'à l'ovaire. — F. Canal vers lequel les tubes convergent. — G. Petit kyste appendu à la trompe.

3° Le *pavillon*, incliné en arrière vers l'ovaire, est évasé et dentelé ; ses dentelures, très différentes de forme et de dimensions, portent le nom de franges ; l'une d'elles, plus longue que les autres, se fixe à l'extrémité externe de l'ovaire.

Tapissées par le péritoine du ligament large dans toute leur surface externe, ces *franges* sont revêtues intérieurement par la muqueuse de la trompe ; au niveau de leur bord libre les deux membranes séreuse et muqueuse se fusionnent : la cavité de la trompe s'ouvre donc directement dans la cavité péritonéale (1).

La surface externe de la trompe est lisse et unie ; dans sa première portion elle est rectiligne et dure de façon à donner au

(1) C'est un exemple unique de l'ouverture d'une cavité muqueuse dans une cavité séreuse ; elle explique les morts brusques observées parfois à la suite d'injections poussées dans la cavité utérine.

toucher la même sensation que le canal déférent; dans sa portion externe elle est plus molle.

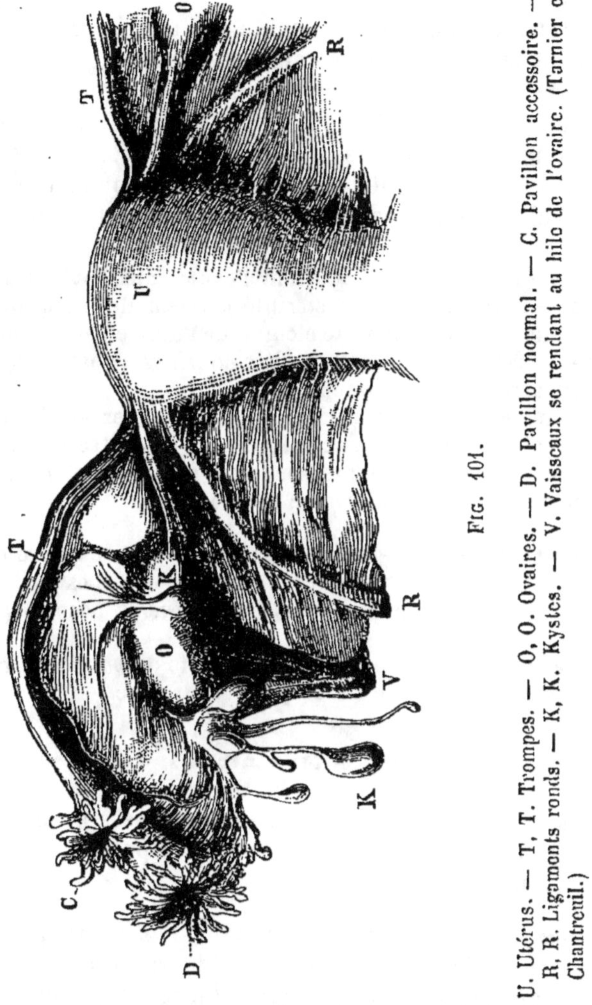

Fig. 101.

U. Utérus. — T, T. Trompes. — O, O. Ovaires. — D. Pavillon normal. — C. Pavillon accessoire. — R, R. Ligaments ronds. — K, K. Kystes. — V. Vaisseaux se rendant au hile de l'ovaire. (Tarnier et Chantreuil.)

Structure. — La trompe est formée par *trois tuniques* superposées (séreuse, musculeuse et muqueuse).

1° La *tunique séreuse* formée par l'aileron moyen du ligament large est assez lâche vers l'utérus, plus adhérente vers le pavillon; elle ne tapisse que les trois quarts supérieurs de la circonférence de la trompe.

2° La *tunique musculeuse* se compose de fibres musculaires dont les plus superficielles sont longitudinales et les plus profondes circulaires.

3° La *tunique muqueuse* présente des plis longitudinaux qui transforment la cavité de la trompe en petites rigoles capillaires dirigées vers l'utérus. Cette muqueuse se continue, d'une part, avec la muqueuse de l'utérus, et, d'autre part, au niveau des franges du pavillon, avec le péritoine. Elle est tapissée par un *épithélium vibratile* dont les cils sont probablement destinés à diriger l'ovule vers l'utérus, car elles présentent cette direction.

Usages. — Les trompes conduisent l'ovule dans l'utérus, cette destination est prouvée : 1° par la stérilité des femelles dont on a lié les trompes ou dont le pavillon a été éloigné de l'ovaire par des adhérences anormales ; — 2° par les *grossesses extra-utérines* se produisant lorsque l'ovule s'est arrêté dans la trompe.

Le pavillon de la trompe a pour but d'embrasser la vésicule de de Graaf au moment de la délivrance. Rouget a démontré que c'était aux fibres musculaires des ligaments lombaires qu'est dévolue la fonction d'appliquer le pavillon de la trompe sur l'ovaire.

Vaisseaux et nerfs. — Les *artères* proviennent de l'utéro-ovarique. Les *veines* se jettent dans le plexus de ce nom. Les *lymphatiques* aboutissent aux ganglions lombaires, et les *nerfs* accompagnent les artères.

Richard a signalé l'existence assez fréquente de *pavillons accessoires* insérés sur la partie externe du corps de la trompe.

Utérus ou matrice.

L'utérus est un organe creux à parois épaisses et musculaires, dans lequel l'œuf fécondé s'arrête, se développe, et par lequel le fœtus est expulsé au dehors.

Situation. — L'utérus est situé dans l'excavation du bassin, entre la vessie et le rectum, au-dessus du vagin qui l'embrasse, au-dessous de l'intestin qui repose sur lui, et entre les ligaments larges qui le soutiennent. Mais cette situation varie suivant les âges et pendant la grossesse.

L'utérus à la **forme** d'une gourde aplatie d'avant en arrière ; il présente à l'union de son tiers inférieur avec ses deux tiers supérieurs un étranglement nommé *isthme ;* sa partie la plus large (placée au-dessus de l'étranglement ou isthme) se nomme *corps;* sa partie la plus étroite (placée au-dessous de l'étrangle-ment) se nomme *col.*

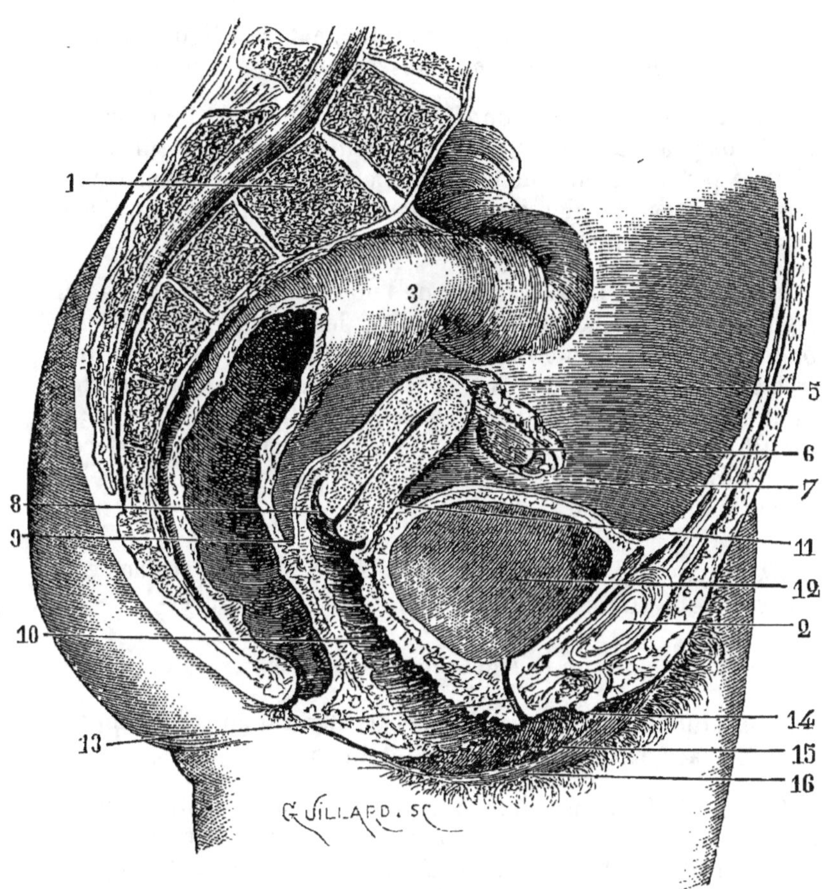

FIG. 102. — Situation, direction et rapports de l'utérus.

1. Coupe du sacrum. — 2. Symphyse du pubis. — 3. Rectum. — 4. Utérus. — 5. Trompe utérine. — 6. Ovaire. — 7. Ligament rond. — 8. Lèvre postérieure du col de l'utérus. — 9. Cul-de-sac péritonéal utéro-rectal; on voit qu'il ta-pisse le quart supérieur de la paroi postérieure du vagin. — 10. Vagin. — 11. Cul-de-sac péritonéal utéro-vésical. — 12. Cavité vésicale. — 13. Canal de l'urèthre. — 14. Clitoris. — 15. Petites lèvres. — 16. Grandes lèvres.

Direction. — L'*axe* de l'utérus est obliquement dirigé en bas et en arrière, de manière à se confondre avec celui du détroit supérieur; il forme avec l'axe du vagin un angle obtus ouvert en avant (1).

L'axe de l'utérus n'est pas absolument rectiligne, il décrit une *légère courbe à concavité antérieure* (2).

Volume. — Peu développé jusqu'à la puberté, l'utérus s'accroît jusqu'à l'âge adulte et s'atrophie dans la vieillesse. A chaque période menstruelle il augmente de volume pour revenir ensuite à ses premières dimensions. Après chaque grossesse il reste plus volumineux.

Longueur. — L'axe vertical de l'utérus a 63 millimètres chez les nullipares et 68 millimètres chez les multipares. — Sa *largeur* est de 45 millimètres chez les nullipares et de 47 millimètres chez les multipares. Le corps représente un peu plus de la moitié de la longueur totale chez les nullipares, mais chez les multipares il représente beaucoup plus que la longueur de cette moitié totale, car il s'allonge de 8 à 10 millimètres, tandis que le col reste le même.

RAPPORTS. — L'utérus présente à étudier : A. une surface extérieure; — B. une surface interne; — C. sa structure.

A. — Surface extérieure.

Nous étudierons successivement la configuration et les rapports de la surface extérieure du corps et du col.

CORPS. — Il a la forme d'un triangle de 3 centimètres de haut sur 4 centimètres de large (du moins vers sa partie supérieure); on lui considère *deux faces*, l'une antérieure et l'autre postérieure, *deux bords* latéraux, *un fond*, *deux angles supérieurs* et une extrémité inférieure qui s'unit au *col.*

(1) Mais cette direction varie suivant l'état de vacuité ou de plénitude de la vessie; en outre, les *déviations* permanentes de l'utérus sont communes : tantôt le fond de l'utérus se porte en arrière et son col en avant (*rétroversion*), ou bien c'est l'inverse (*antéversion*).

(2) Cette courbure est surtout très accentuée chez le fœtus; mais, d'après Sappey, elle dépend de l'état de réplétion ou de vacuité de la vessie, sur laquelle l'utérus ne fait que se mouler. — Dans certains cas, cet axe présente d'importantes déformations, le corps s'infléchit sur le col, soit en avant (*antéflexion*), soit en arrière (*rétroflexion*), soit sur le côté (*latéroflexion*).

1° **La face antérieure** lisse, convexe et triangulaire répond à la face postérieure de la vessie dont elle est séparée par le péritoine, qui descend même sur le col en formant le *cul-de-sac vésico-utérin*.

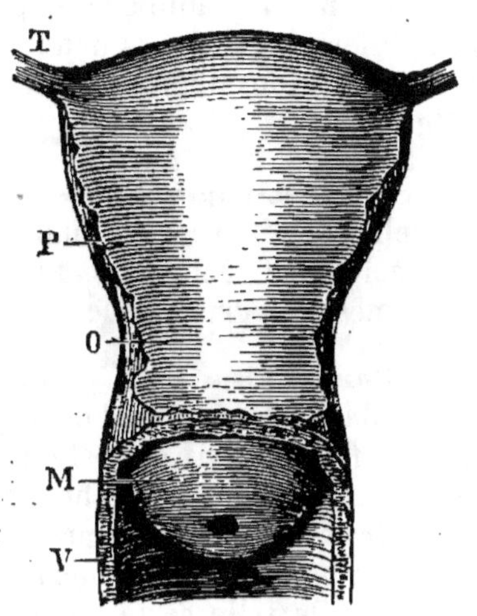

Fig. 103.— Utérus d'une femme vierge, vu par sa face antérieure.

M. Portion vaginale du col.

O. Isthme utérin séparant le corps du col.

P. Corps de l'utérus.

T. Trompes.

V. Vagin.

2° **La face postérieure** est également lisse, triangulaire, mais plus convexe que la face antérieure ; elle répond au rectum, dont elle est séparée par le péritoine qui descend beaucoup plus bas qu'en avant, car il tapisse le quart supérieur du vagin et forme le *cul-de-sac recto-vaginal* (1).

3° **Les bords** répondent aux ligaments larges et aux vaisseaux compris entre leurs deux feuillets.

4° **Le fond** de l'utérus est la partie la plus volumineuse de cet organe ; très légèrement convexe dans le sens transversal, il répond à l'intestin, dont il est séparé par le péritoine ; il s'incline en avant lorsque la vessie est vide, et en arrière lorsqu'elle est pleine.

5° **Les angles supérieurs**, placés à l'union du fond avec les bords, donnent insertion au ligament rond, à la trompe et au ligament de l'ovaire.

6° **L'extrémité inférieure** se continue avec la dépression circulaire ou isthme de l'utérus qui la sépare du col.

(1) Quelques anses intestinales se logent dans le cul-de-sac, lorsque la vessie est vide.

Col. — Le col est la partie de l'utérus située au-dessous de l'isthme, qui le sépare du corps de l'utérus ; renflé dans sa partie moyenne à la façon d'un barillet, il a 1 et demi à 3 centimètres de long et 2 centimètres et demi de large.

Le vagin s'implante sur le pourtour du col à l'union de son tiers inférieur avec ses deux tiers supérieurs, et le divise ainsi en deux portions, l'une vaginale, l'autre sous-vaginale ou *museau de tanche*.

Portion sus-vaginale. — Elle répond, *en avant*, à la vessie, dont elle est séparée : en haut, par le péritoine ; *en bas*, par du tissu cellulaire lâche ; *en arrière et sur les côtés* elle présente les mêmes rapports que le corps.

Portion vaginale ou museau de tanche. — La portion du col, saillante dans le fond du vagin, a reçu le nom de museau de tanche (1) ; elle fait dans le vagin une saillie de 1 centimètre environ, moins marquée chez les femmes qui ont eu des enfants. Son extrémité inférieure présente *deux lèvres*, l'une antérieure et l'autre postérieure (l'antérieure descend plus bas que la postérieure). De telle sorte que l'orifice du col regarde légèrement en arrière.

Ces lèvres, lisses, arrondies, présentent vers les commissures des traces de *déchirures* chez les femmes qui ont eu des enfants ; elles circonscrivent un *orifice* en forme de fente transversale (2) ; cet orifice et ses lèvres donnent au toucher la sensation d'une dépression limitée par deux reliefs assez fermes.

B. — Surface interne.

L'utérus est creusé d'une cavité, plutôt virtuelle que réelle, dont le grand diamètre a 5 1/2 centimètres de longueur (en moyenne) : cette cavité doit être étudiée dans le corps, dans le col et dans l'isthme.

Cavité du corps. — Elle a une forme triangulaire et présente deux faces, trois bords et trois angles.

Les *deux faces* sont planes et presque juxtaposées.

---

(1) En raison de sa ressemblance avec la bouche de ce poisson ; dans le langage clinique, on la désigne simplement sous le nom de col.

(2) Cette forme varie d'ailleurs suivant que la femme a eu ou non des enfants.

Les *bords* sont, l'un supérieur, étendu de l'orifice d'une trompe à celui du côté opposé ; les deux autres sont latéraux, curvilignes ; chez les multipares ces bords sont légèrement convexes en dedans.

Des trois *angles*, les deux supérieurs présentent les *orifices des trompes* (1) ; l'angle inférieur correspond à l'*isthme de l'utérus*.

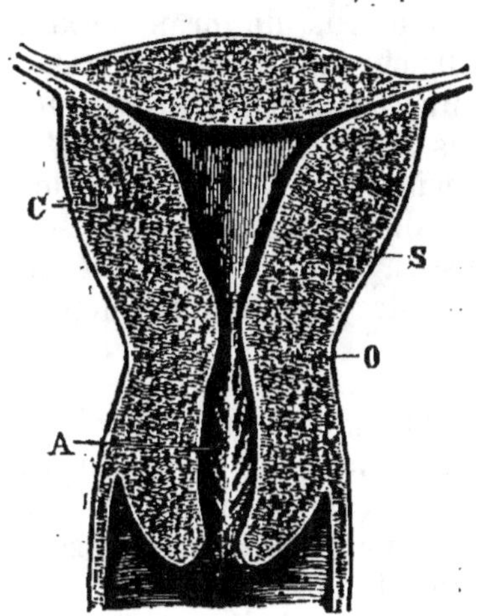

FIG. 104. — Coupe transversale d'un utérus nullipare.

A. Cavité du col et arbre de vie.

C. Cavité du corps.

O. Isthme séparant le col du corps.

S. Tissu propre.

Cavité du col. — Elle est cylindroïde, renflée à sa partie moyenne, aplatie d'avant en arrière ; ses parois, antérieure et postérieure, sont remarquables par la présence d'une *colonne verticale* d'où partent des *colonnes latérales ;* il en résulte une série de reliefs que l'on a comparés à un arbre (*arbre de vie*)(2). L'orifice inférieur du col a été décrit avec le museau de tanche.

Isthme de l'utérus. — Sorte de détroit qui fait communiquer la cavité du corps avec celle du col, cet isthme a environ un demi-centimètre de longueur (dans la mensuration on le confond avec le corps) ; son diamètre est à peu près celui d'une sonde de

(1) Tellement étroits qu'ils permettent à peine l'introduction d'une soie de sanglier.

(2) Les deux colonnes verticales ne se correspondent pas exactement, ce qui permet leur emboîtement réciproque, lorsque les parois du col sont appliquées l'une sur l'autre.

femme : après la ménopause il se rétrécit et s'oblitère fréquemment.

Les *parois de l'utérus ont une épaisseur* que l'on peut, en moyenne, évaluer à 1 centimètre.

Ligaments de l'utérus.

L'utérus, de forme pyramidale, repose par son sommet sur le plancher du bassin ; il est maintenu en équilibre dans cette situation par *huit ligaments*, quatre de chaque côté, ce sont : les *ligaments larges*, les *ligaments ronds*, les *ligaments postétérieurs* (utéro-sacrés) et les *ligaments antérieurs* (vésico-utérins). Tous ces ligaments se composent : 1º de fibres musculaires lisses, s'irradiant de l'utérus vers divers points des parois abdominales ; 2º d'une enveloppe péritonéale.

LIGAMENTS LARGES. — Ce sont deux cloisons formées par le péritoine et transversalement étendues des bords de l'utérus aux parois latérales de l'excavation du bassin (1) ; leur forme quadrilatérale permet de leur considérer *deux faces* et *quatre bords :*

1º Leur **bord interne** se fixe à la lèvre antérieure du bord latéral de l'utérus (2), ou plutôt les deux feuillets du ligament large se dédoublent en ce point pour renfermer l'utérus.

2º Leur **bord externe** correspond aux parois de l'excavation pelvienne, il se dédouble pour tapisser ces parois.

3º Leur **bord supérieur** est très remarquable par sa subdivision en *trois reliefs* ou *ailerons :* l'un, antérieur, renferme le ligament rond ; le deuxième, moyen, est le plus élevé et renferme la trompe ; le troisième, postérieur, renferme l'ovaire et son ligament.

4º Le **bord inférieur** repose sur le plancher pelvien, c'est-à-dire sur l'aponévrose pelvienne supérieure ; en ce point, les deux feuillets qui constituent le ligament large s'écartent pour se porter l'un en avant, l'autre en arrière.

Entre les deux feuillets du ligament large se trouvent non seulement les organes dont nous avons signalé la présence dans

---

(1) En réalité, ils ne constituent qu'un seul ligament qui renferme l'utérus dans le dédoublement de ses feuillets et divise l'excavation du bassin en deux loges : l'une, antérieure, pour la vessie ; l'autre, postérieure, pour le rectum.

(2) De telle sorte que les ligaments larges sont placés sur le même plan que la face antérieure de l'utérus.

les ailerons (ligament rond, trompe et ovaire), mais encore un grand nombre de *fibres musculaires*, des *vaisseaux* et du *tissu cellulaire*.

1° Les *fibres musculaires lisses* découvertes par Rouget, forment deux plans, très minces, l'un antérieur, l'autre postérieur; intimement unies aux feuillets séreux correspondants et continus aux fibres musculaires de l'utérus, ces fibres s'entre-croisent en divers sens.

2° *Vaisseaux*. — Les *artères* proviennent de l'utérine et de l'utéro-ovarienne, elles forment sur les côtés de l'utérus un plexus assez développé. — Les *veines* sont remarquables par leur nombre, leur volume, leur disposition flexueuse; elles forment sur les côtés de l'utérus et au-dessous de l'ovaire un vaste plexus nommé *utéro-ovarien* (1).

3° *Tissu cellulaire*. — Tous ces éléments sont plongés dans une assez grande quantité de tissu cellulaire. Très épaisse surtout vers la base du ligament, cette couche celluleuse communique avec celle de la fosse iliaque, ce qui explique la propagation des abcès d'une région dans l'autre; elle se continue également avec les couches celluleuses qui entourent la vessie et le rectum.

LIGAMENTS RONDS. — Ce sont deux cordons arrondis, du volume d'une plume de corbeau; ils s'insèrent sur les bords latéraux de l'utérus, un peu au-devant et au-dessous de la trompe, se placent dans l'aileron antérieur du ligament large, et s'avancent obliquement en avant et en dehors, vers l'orifice profond du trajet inguinal. Ils traversent ce trajet et leurs fibres s'éparpillent dans le tissu cellulaire des parties voisines (épine du pubis, grandes lèvres, etc.).

Ces ligaments se composent de *fibres musculaires lisses* provenant de la matrice et de quelques fibres musculaires striées que Rouget considère comme une émanation du muscle transverse : ces fibres sont entourées par le *péritoine* de l'aileron antérieur.

Chez le fœtus, le péritoine accompagne le ligament rond dans

____

(1) Ces veines peuvent se dilater, devenir variqueuses, c'est ce que l'on a nommé *varicocèle ovarien* (Devaltz). D'après Richet, un certain nombre d'hématocèles péri- ou rétro-utérines seraient produites par la dilatation de ce plexus.

16.

le trajet inguinal en formant un diverticulum nommé *canal de Nuck*; ce cul-de-sac disparaît après la naissance et il est remplacé par une fossette (*fossette inguinale externe*).

Au centre du ligament rond se trouve une *artère* provenant de l'épigastrique; elle est entourée par plusieurs *veines* qui peuvent devenir variqueuses pendant la grossesse.

LIGAMENTS POSTÉRIEURS OU UTÉRO-SACRÉS. — Ces ligaments s'étendent de la partie inférieure et postérieure du corps de l'utérus à la partie moyenne, latérale et antérieure du sacrum, et forment deux replis semi-lunaires qui embrassent le rectum dans leur concavité.

Ils sont constitués par un repli du péritoine enveloppant quelques fibres musculaires lisses.

LIGAMENTS ANTÉRIEURS OU VÉSICO-UTÉRINS. — Analogues aux précédents, mais à peu près rudimentaires; ils sont formés par des replis du péritoine doublés de fibres musculaires lisses, et s'étendent de la vessie à l'utérus.

Usages. — Les ligaments de l'utérus sont destinés à maintenir cet organe dans un équilibre dont il tend à s'écarter: 1° en vertu de sa position (puisque sa partie la plus lourde est dirigée en haut); 2° par le fait des mouvements des organes voisins.

Il est intéressant de déterminer la part qui revient dans ce rôle aux différents ligaments. Richet a reconnu que les *ligaments larges* s'opposent surtout à la *déviation latérale* de l'utérus et un peu moins à la déviation antérieure et postérieure.

Les *ligaments utéro-sacrés* ont pour mission spéciale de *suspendre le col utérin* et, par conséquent, de maintenir la matrice à la hauteur qu'elle occupe dans le bassin, ils empêchent également la matrice de presser en avant la vessie (1).

C. — **Structure.**

Les parois de l'utérus ont, en moyenne, 1 centimètre d'épaisseur, elles sont formées par trois tuniques superposées: 1° une tunique séreuse ou péritonéale, — 2° une tunique musculeuse, — 3° une tunique muqueuse.

1° **Tunique péritonéale.** — Le péritoine tapisse la face antérieure de l'utérus, sauf son quart inférieur, revêt son fond, toute

____

(1) Lorsqu'on veut abaisser l'utérus vers la vulve, ces ligaments se tendent, et par leur section on peut immédiatement obtenir un abaissement considérable.

sa face postérieure, descend même sur le vagin ; au niveau de ses bords, les deux feuillets du péritoine qui ont tapissé ses faces se réunissent pour former les ligaments larges.

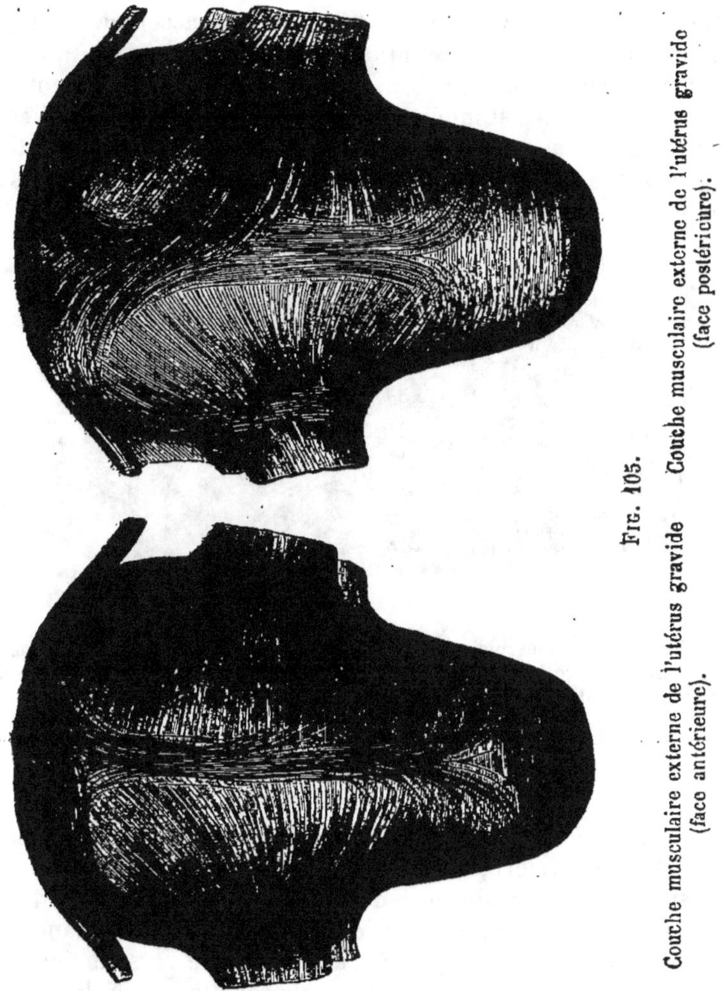

Assez adhérent sur la ligne médiane, le péritoine l'est moins sur les côtés. Lorsque la matrice se développe, elle écarte les feuillets du ligament large.

2° **Tunique musculaire**. — La tunique musculaire, ou tissu propre de l'utérus, se présente sous l'aspect d'un tissu grisâtre, très ferme, criant sous le scalpel comme du tissu fibreux ; on ne peut étudier la disposition de ses fibres que dans l'état de grossesse.

Hélie, dont la description est généralement acceptée, distingue trois couches dans cette tunique musculaire (externe, moyenne et interne). Mais il ne faut pas croire que ces couches soient parfaitement distinctes et indépendantes les unes des autres, elles se relient entre elles par de nombreux faisceaux de communication.

La *couche externe* se compose de fibres longitudinales et circulaires.

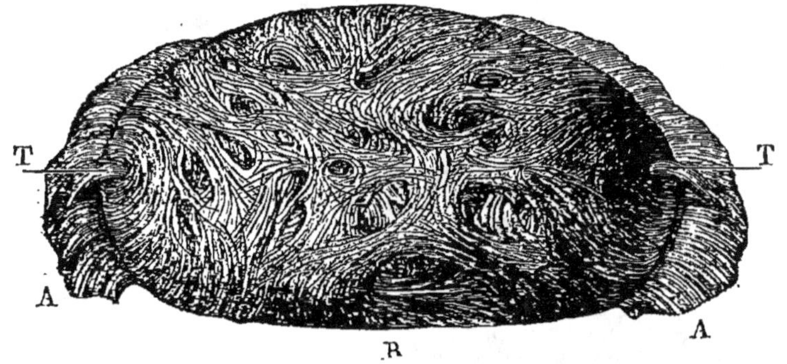

Fig. 106.— Couche musculaire moyenne de l'utérus gravide (fond de l'organe sur lequel était inséré le placenta). — Les faisceaux entre-croisés forment autour des vaisseaux des anses ou des anneaux qui les étreignent.

A, A. Couche superficielle disséquée. — T, T. Trompes. — R. Faisceaux appartenant à la couche interne.

Les *fibres longitudinales* forment une bande médiane qui commence, en arrière, à l'union du col avec le corps ; elle s'élève sur la face postérieure de l'utérus et, arrivée sur la face antérieure, elle se divise en trois portions, l'une médiane, les autres latérales ; celles-ci se portent en partie vers le ligament rond, et en partie vers les fibres transversales avec lesquelles elles se confondent.

Les *fibres transversales* forment la masse principale de la couche externe, quelques-unes se confondent avec les fibres longitudinales, mais la plupart passent directement d'un côté à l'autre, en formant des anneaux autour des vaisseaux qui pénétrent dans l'utérus ; d'autres encore se continuent au dehors avec le ligament rond, la trompe et le ligament de l'ovaire.

Les fibres du col sont généralement transversales.

Couche moyenne. — Très remarquable par le grand nombre de vaisseaux qui serpentent dans son épaisseur, cette couche se compose de fibres entre-croisées de manière à circonscrire de larges canaux dans lesquels serpentent des artères et des veines. Mais, tandis que ces artères sont libres dans ces canaux, les veines, réduites à leur couche épithéliale, représentent de véritables sinus.

Cette couche moyenne manque dans le col.

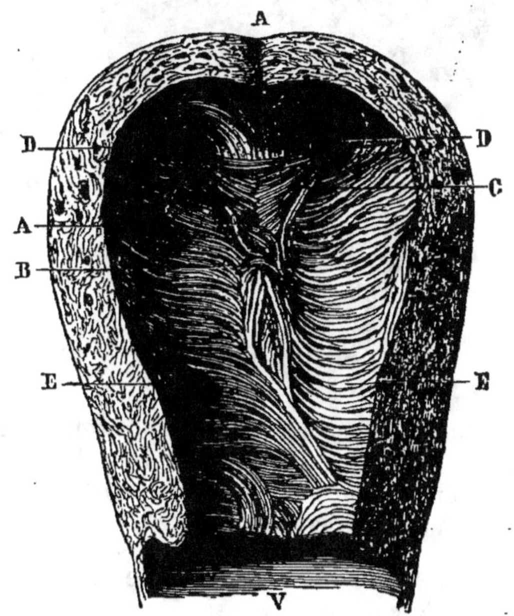

Fig. 107. — Couche musculaire interne (paroi antérieure).

A. Coupe des parois utérines.

B. Faisceau triangulaire.

C. Fibres se rendant aux trompes.

D, D. Orifices des trompes.

E. Fibres transversales.

V. Vagin.

Couche interne. — C'est la reproduction de la couche externe, c'est-à-dire qu'elle se compose : 1° de *fibres transversales* disposées en cercle et formant des sphincters au niveau de l'isthme de l'utérus et des orifices des trompes ; 2° de *fibres longitudinales* tapissant les faces antérieure et postérieure de la cavité utérine.

Dans le col, ces fibres longitudinales présentent la disposition arborescente dont nous avons parlé et qui constitue *l'arbre de vie.*

Tout le tissu musculaire de l'utérus se compose de fibres musculaires lisses, fusiformes, à noyau allongé, très longues et unies entre elles par du tissu conjonctif embryonnaire.

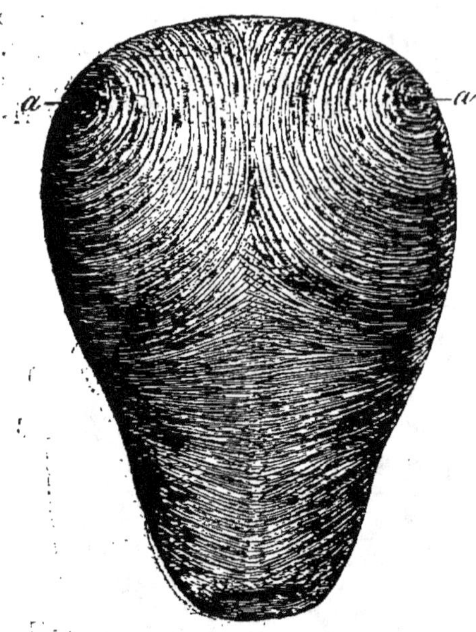

Fig. 108. — Couche musculaire interne de l'utérus gravide.

(Figure indiquant la disposition des fibres musculaires de cette couche autour de l'orifice interne des trompes.)

a, a. Orifice interne des trompes.

Le développement que présente cette couche musculaire pendant la grossesse tient, à la fois, à l'accroissement du volume des éléments musculaires déjà existants et à la formation de fibres musculaires nouvelles.

3° **Tunique muqueuse.** — Elle doit être étudiée dans le corps et dans le col.

1° La *muqueuse du corps* est d'un blanc grisâtre ou rosé; elle adhère directement à la couche musculaire, c'est-à-dire sans l'intermédiaire de tissu cellulaire (1).

Son épaisseur, qui est de 1 millimètre environ, devient trois fois plus grande au moment des règles.

Elle se compose de deux couches : 1° d'une couche d'*épithé-*

____

(1) C'est ce qui avait fait autrefois élever des doutes sur son existence.

lium cylindrique; 2° d'une couche fondamentale formée par du *tissu cellulaire embryonnaire*, au milieu duquel sont disséminées des *glandes en tube*, analogues à celles de l'intestin, et de nombreux *vaisseaux*.

2° La *muqueuse du col*, plus blanche et plus ferme que celle du corps, présente un épaississement notable au niveau des reliefs de l'arbre de vie; elle est garnie, dans sa partie inférieure, d'une foule de papilles fusiformes. On y trouve aussi des vésicules sphériques, transparentes, nommées *œufs de Naboth*, mais bien à tort, car ce ne sont que des follicules mucipares distendus par le mucus, à la suite de l'oblitération de leur canal excréteur.

Vaisseaux et nerfs. — Les **artères** proviennent : 1° de l'artère *utérine*, branche de l'hypogastrique ; cette artère serpente sur les côtés du vagin, pénètre dans l'épaisseur des ligaments larges au niveau de la partie moyenne du col, et se divise en nombreux rameaux remarquables par leur volume, l'épaisseur de leurs parois et leur forme en tire-bouchon, ils s'anastomosent avec l'artère utéro-ovarienne ;

2° De l'artère *utéro-ovarienne*, remarquable par son petit calibre et par la longueur de son trajet (ce qui est en rapport avec les migrations de l'ovaire); elle se distribue à l'ovaire et à l'utérus en formant vers l'angle supérieur de la matrice un bouquet de quinze à dix-huit branches contournées (1).

Veines. — Elles forment, dans les parois de l'utérus, de larges canaux (*sinus*) anastomosés entre eux (2).

Ces veines sont réduites à leur tunique épithéliale. De plus, outre ces sinus, on rencontre d'autres veines contournées en tire-bouchon comme les artères.

Toutes ces veines sortent de l'utérus au niveau de ses bords latéraux et vont se jeter dans de larges plexus placés entre les ligaments larges et désignés sous le nom de *plexus pampiniformes*. De ces plexus partent les veines honteuses internes, les veines utérines et les veines ovariennes.

Les **lymphatiques** du col se rendent dans les ganglions pelviens et ceux du corps dans les ganglions lombaires.

---

(1) Huguier a signalé l'existence autour de l'isthme de l'utérus d'un cercle artériel formé par les anastomoses des artères d'un côté avec celles du côté opposé.

(2) Elles occupent surtout la couche moyenne désignée par Rouget sous le nom de *corps spongieux*.

Les **nerfs**, difficiles à démontrer tant ils sont fins, sont accolés aux divisions des artères utérines et utéro-ovariennes, ils proviennent du grand sympathique par les plexus hypogastriques

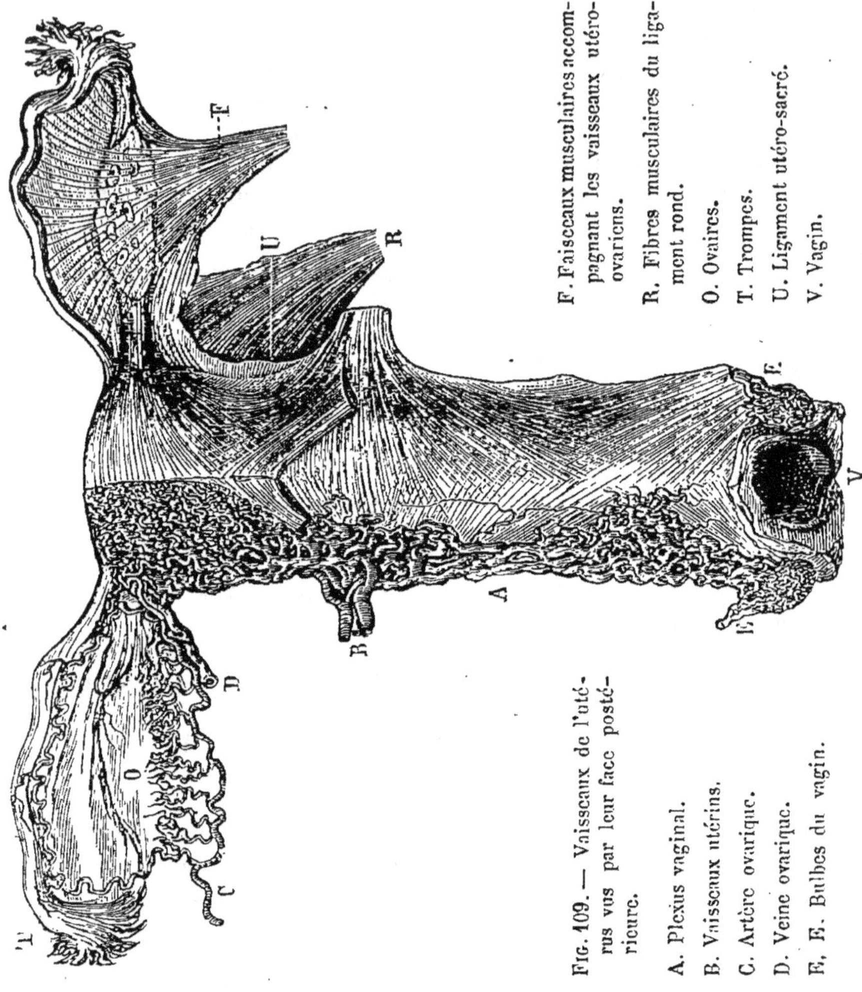

Fig. 109. — Vaisseaux de l'utérus vus par leur face postérieure.

A. Plexus vaginal.
B. Vaisseaux utérins.
C. Artère ovarique.
D. Veine ovarique.
E, E. Bulbes du vagin.

F. Faisceaux musculaires accompagnant les vaisseaux utéro-ovariens.
R. Fibres musculaires du ligament rond.
O. Ovaires.
T. Trompes.
U. Ligament utéro-sacré.
V. Vagin.

et sacrés, et présentent sur leur trajet de petits ganglions microscopiques.

Bien que pendant longtemps l'insensibilité du col ait fait croire à l'absence de nerfs dans cette partie de l'utérus, leur existence a été démontrée d'une façon incontestable.

Modifications de l'utérus pendant la menstruation.

A chaque époque menstruelle l'utérus devient le siège d'une *congestion* qui augmente son volume et surtout celui de sa muqueuse. Cette muqueuse devient rougeâtre, épaisse et, se trouvant à l'étroit dans la cavité utérine, elle se plisse sur elle-même, ce qui lui donne un aspect

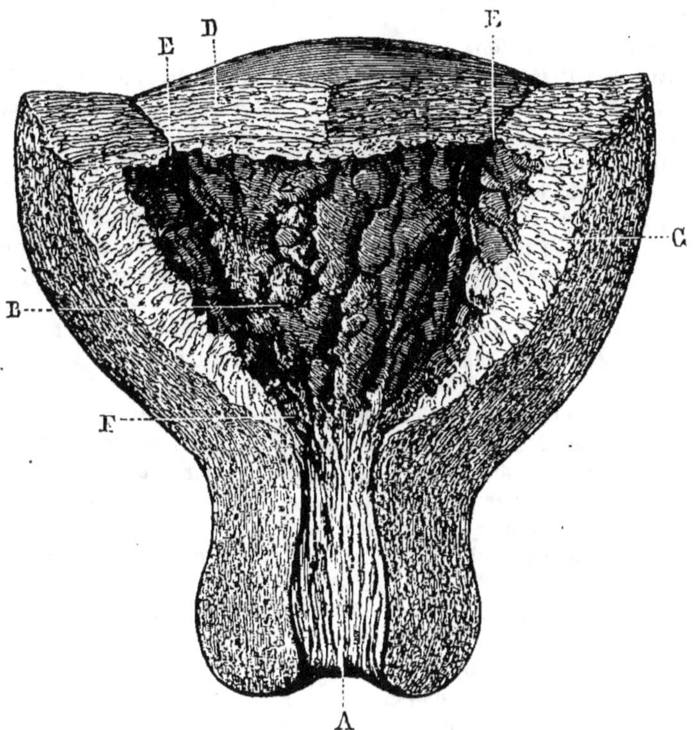

FIG. 110. — Utérus ouvert pour montrer l'hypertrophie de la muqueuse à l'époque des règles.

A. Muqueuse du col. — B. Muqueuse du corps très boursouflée. — C. Coupe de la muqueuse. — D. Tissu propre. — E, F. Muqueuse diminuant d'épaisseur au niveau du col et de l'orifice des trompes.

tomenteux. Les *veines* sont gorgées et se dessinent sous l'aspect de réseaux très apparents entre lesquels se voient les orifices des glandules ; plus tard ces veines se rompent et donnent lieu à l'écoulement menstruel qui entraîne avec lui l'épithélium de la muqueuse.

Ces modifications sont surtout très prononcées au niveau de la muqueuse qui tapisse le fond de l'utérus, elles le sont beaucoup moins sur la muqueuse du col (1).

Modifications de l'utérus dans la grossesse.

Pendant la grossesse, l'utérus éprouve :

A. Une *augmentation considérable dans son volume, sa masse et sa capacité* ;

B. Des *changements dans sa structure.*

A. L'**augmentation de volume** de l'utérus tient à la fois à la distension de sa cavité par le développement du fœtus et à l'hypertrophie de ses parois.

On a calculé qu'à la fin de la grossesse le *volume* de l'utérus était à peu près cinquante fois plus grand qu'à l'état de repos, sa *capacité* s'élève de 2 à 3 centimètres cubes (état de repos) jusqu'à 6 litres et même davantage (fin de la grossesse); enfin son *poids* varie autour de 1280 grammes, tandis qu'avant la conception il est, en moyenne, de 50 grammes.

Cette augmentation de volume entraîne naturellement des changements dans la *forme* et les *rapports* de l'utérus; il devient *ovoïde* (au lieu de rester triangulaire), vers le *troisième mois* il sort de l'excavation pelvienne et s'élève au-dessus de la symphyse du pubis; vers le *cinquième mois* il atteint l'ombilic et, continuant à s'élever dans la cavité abdominale, il arrive vers le *neuvième mois* à dépasser l'ombilic de quatre ou cinq travers de doigt; souvent, vers les quinze derniers jours de la grossesse, il s'abaisse légèrement.

L'utérus gravide est habituellement *incliné à droite*, ce que l'on attribue soit à la présence, à gauche, de l'S iliaque souvent pleine de matières, soit à l'habitude de se servir du bras droit, de se coucher du côté droit, etc.

A mesure que l'utérus augmente de volume, ses parois *s'hypertrophient* et s'épaississent (sauf dans les derniers mois de la grossesse où elles s'amincissent), en même temps elles deviennent *souples*, se moulent sur les diverses parties du fœtus et lui permettent d'exécuter ces mouvements dont la mère a conscience et que l'on sent parfaitement à travers les parois abdominales.

Le *col de l'utérus* présente aussi dans la grossesse des modifications importantes mais très différentes de celles du corps de l'utérus : ainsi il n'augmente guère de volume, il ne change pas de longueur avant les quinze derniers jours de la grossesse (Stoltz), mais à partir de cette époque il s'évase de haut en bas de manière à se confondre avec la cavité du corps, et dans les derniers jours il ne forme avec elle qu'une

____

(1) Les veines de la muqueuse du col ne se rompent pas ; le sang menstruel provient donc en entier de la cavité du corps de l'utérus.

seule cavité ovoïde dans laquelle on ne peut distinguer ce qui appartient au corps ou au col ; cette cavité présente inférieurement un orifice à bords amincis et effacés. — Lorsque le travail de l'accouchement commence, cet orifice s'agrandit graduellement jusqu'à ce qu'il atteigne une dilatation suffisante au passage du fœtus.

L'effacement du col se trouve préparé par le *ramollissement* de cet organe qui commence peu de temps après la conception et se continue jusqu'à la fin de la grossesse : ce ramollissement ayant lieu de bas en haut, il en résulte que la cavité du col devient de plus en plus perméable. A sept mois, le doigt peut pénétrer dans la moitié inférieure du col, plus tard il arrive jusqu'à l'orifice interne ; c'est, du moins, ce qui a lieu chez les multipares, car chez les primipares l'orifice du col reste habituellement fermé jusqu'à la fin de la grossesse.

B. Changement de structure. — Pendant la grossesse, l'utérus éprouve dans sa structure des modifications profondes qui portent sur tous ses éléments, c'est-à-dire sur sa tunique musculaire, ses vaisseaux et sa tunique muqueuse (1).

Tunique musculaire. — Cette tunique présente une hypertrophie considérable produite à la fois par le *développement des éléments musculaires déjà existants* et par la *production d'éléments musculaires nouveaux :* ainsi les fibres musculaires (fibres-cellules), déjà existantes, deviennent huit à dix fois plus longues et quatre à cinq fois plus larges ; de plus il se forme un certain nombre de fibres musculaires nouvelles. Cette néoformation a surtout lieu pendant les premiers mois de la grossesse et porte plus particulièrement sur la couche interne ; elle est à peine appréciable sur le col.

De plus, les fibres musculaires de l'utérus présentent un changement dans leur structure, changement qui consiste dans leur *striation ;* ce qui les rapproche des fibres volontaires.

Hélie (de Nantes) a donné de la disposition des fibres musculaires de l'utérus gravide une description qui est devenue classique ; il en distingue *trois couches* : externe, moyenne et interne ; en ayant déjà donné la description, nous n'en dirons que quelques mots.

1° *Couche externe.* — Elle est formée par des fibres dirigées en deux sens différents. Les unes, de beaucoup les plus nombreuses, sont *transversales* et se continuent avec les fibres musculaires des trompes et des ligaments larges. Les autres sont *longitudinales* et disposées en deux faisceaux verticaux placés l'un sur la face antérieure de l'utérus et l'autre sur sa face postérieure. Ces faisceaux verticaux se continuent de chaque côté, surtout au niveau de leur origine et de leur terminaison, avec les fibres transversales.

(1) La tunique séreuse ne se modifie pas ; il est probable que ce sont les ligaments larges qui se dédoublent de façon à s'étaler sur l'utérus.

2° La *couche musculaire moyenne* est remarquable par le grand nombre de *sinus veineux* logés dans ses mailles; les fibres qui la composent n'ont pas de direction déterminée, elles s'entre-croisent en tous sens (1). C'est d'ailleurs par une transition insensible que l'on passe de la couche externe à la couche moyenne.

Le trait le plus saillant de cette couche moyenne consiste dans la gaîne musculaire qu'elle fournit aux nombreux sinus veineux logés dans son épaisseur, ce qui transforme cette couche musculaire en une véritable *trame érectile*.

3° *Couche interne.* — Elle est disposée en *deux plans triangulaires* appliqués l'un sur la paroi antérieure de l'organe, l'autre sur sa paroi postérieure; la base de ces triangles correspond au fond de l'utérus et leur pointe s'arrête au niveau du col; ses angles supérieurs forment autour de l'orifice des trompes des anneaux concentriques et présentent une disposition semblable au niveau du col.

Dans la cavité du col les fibres musculaires internes forment des faisceaux verticaux dont l'ensemble constitue *l'arbre de vie*.

Muqueuse. — La muqueuse utérine acquiert, pendant la grossesse, un développement considérable ; elle prend alors le nom de *membrane caduque*, et son étude sera mieux placée dans le chapitre consacré à l'embryologie.

Vaisseaux. — Les vaisseaux de l'utérus participent à l'accroissement considérable des autres éléments de cet organe; les *artères utérines* et *ovariennes* doublent ou triplent de volume (tout en conservant leur disposition hélicinée) et forment d'énormes réseaux. — Les *veines* présentent un développement analogue : ainsi les veines ovariques atteignent le calibre des veines iliaques (Jacquemier), les veines utérines forment, dans l'épaisseur de la matrice, un ensemble de larges canaux nommés *sinus utérins;* ces sinus sont très développés dans les points qui correspondent à l'insertion du placenta et présentent à ce niveau des bourgeons qui s'enfoncent dans la caduque et vont former les *veines utéro-placentaires*.

Les veines logées dans l'épaisseur des parois utérines sont réduites à une tunique interne, le tissu musculaire dans lequel elles sont plongées et auquel elles adhèrent forme leur tunique externe; elles sont dépourvues de valvules.

Les *lymphatiques* présentent, eux aussi, un développement considérable; il en est de même des *nerfs*, mais, pour certains anatomistes, cette augmentation ne consiste que dans une hypertrophie de leur névrilème.

(1) On ne trouve point dans le col une couche musculaire moyenne comparable à celle du corps de la matrice.

Vagin.

Le vagin est un canal musculo-membraneux étendu de l'utérus à la vulve, c'est l'organe de la copulation, il est destiné à recevoir la verge et à servir de passage au fœtus.

Sa *longueur*, très difficile à apprécier d'une façon absolue, en raison de la dépressibilité du périnée et de la *mobilité de l'utérus*, est évaluée à 7 centimètres par Velpeau, à 8 centimètres par Richer, à 10 centimètres par Sappey, et à 12 centimètres par Cazeaux. Sa paroi antérieure est plus courte que la paroi postérieure de 1 centimètre environ (1); du reste, cette longueur est variable : chez certaines femmes elle n'est que de 4 à 5 centimètres. Chez les négresses, le vagin est plus long que chez les Européennes.

Direction. — Le vagin décrit une courbe à concavité antérieure et supérieure comme l'axe du petit bassin (2).

La paroi postérieure du vagin est plus longue et plus courbe que sa paroi antérieure.

Forme. — Le vagin a la forme d'un canal aplati d'avant en arrière et dont les deux parois sont juxtaposées, ainsi, sur une coupe, le vagin se présente sous l'aspect d'une fente transversale.

Le *calibre* du vagin est très difficile à apprécier en raison de l'extensibilité de ses parois ; le vagin est moins dilatable vers la vulve que vers l'utérus (3).

Le vagin présente à étudier *deux surfaces*, l'une externe, l'autre interne, une *extrémité supérieure* et un *orifice inférieur*.

Surface externe. — On lui considère *deux faces*, l'une antérieure, l'autre postérieure, et *deux bords*.

1° La *face antérieure* répond, de haut en bas, à la face pos-

---

(1) Il en résulte que le toucher arrive facilement sur la lèvre antérieure, et que pour atteindre la lèvre postérieure, il faut parfois déprimer le périnée à l'aide des doigts placés dans la rainure interfessière ou abaisser l'utérus, soit en touchant la femme debout, soit en déprimant l'hypogastre.

(2) Le bec du spéculum doit donc être présenté d'avant en arrière, comme si l'on voulait l'enfoncer dans le sacrum ; la vulve franchie, il faut abaisser son manche.

(3) Rappelons que le vagin livre passage à la tête du fœtus et qu'il permet l'introduction de la main de l'accoucheur.

térieure de la vessie, à laquelle l'unit du tissu cellulaire (1).

Plus bas, le vagin répond à l'urèthre qui lui adhère d'une façon intime.

2° La *face postérieure* est d'abord tapissée par le péritoine qui revêt son cinquième supérieur en formant un cul-de-sac qui la sépare du rectum (*cul-de-sac recto-vaginal*) (2).

Plus bas, la face postérieure du vagin s'accole au rectum pour former la cloison recto-vaginale. Très mince en haut, cette cloison devient graduellement plus large et les deux organes sont séparés en bas par un espace triangulaire de 3 à 4 centimètres, étendu de la vulve à l'anus : c'est le périnée de la femme.

3° Les *bords* du vagin répondent à la partie inférieure des ligaments larges, aux nombreux vaisseaux qu'ils renferment, et plus bas à l'aponévrose pelvienne, aux muscles releveurs de l'anus ; plus bas encore, aux bulbes du vagin, aux racines du clitoris et au constricteur du vagin.

Surface interne. — Elle présente sur chacune de ses faces une série de rides transversales, et ces rides s'épaississent sur la ligne médiane, de façon à former *deux colonnes*, l'une antérieure, l'autre postérieure.

La colonne antérieure se termine, en avant, par un *tubercule* saillant, au-dessus duquel s'ouvre l'urèthre et qui guide le cathétérisme.

L'extrémité supérieure du vagin embrasse le col de l'utérus sur lequel elle s'insère à l'union de son tiers moyen avec son tiers inférieur. En se repliant du vagin sur le col, la muqueuse forme deux culs-de-sac distingués en antérieur et postérieur (3).

Orifice vaginal. — Il se continue avec la vulve ; circonscrit par le bulbe du vagin, la racine correspondante du clitoris et le constricteur du vagin, il présente, en avant, le méat urinaire et le tubercule antérieur.

(1) Ce rapport explique la production de fistules vésico-vaginales par destruction de cette cloison, lorsque la tête du fœtus la comprime trop fortement sur le pubis. Elle rend compte de la *cystocèle vaginale* dans laquelle la vessie déprime la paroi antérieure du vagin, et se montre entre les grandes lèvres sous l'aspect d'une tumeur rougeâtre et dépressible.

(2) Ce rapport explique le développement de péritonites par l'application sur ce point de caustiques destinés au corps de l'utérus, et le relief formé, dans le vagin, par des tumeurs développées dans ce cul-de-sac (hématocèle rétro-utérine, etc.).

(3) Ce dernier est le plus profond.

STRUCTURE. — Les parois du vagin, très extensibles, sont formées par trois tuniques superposées :

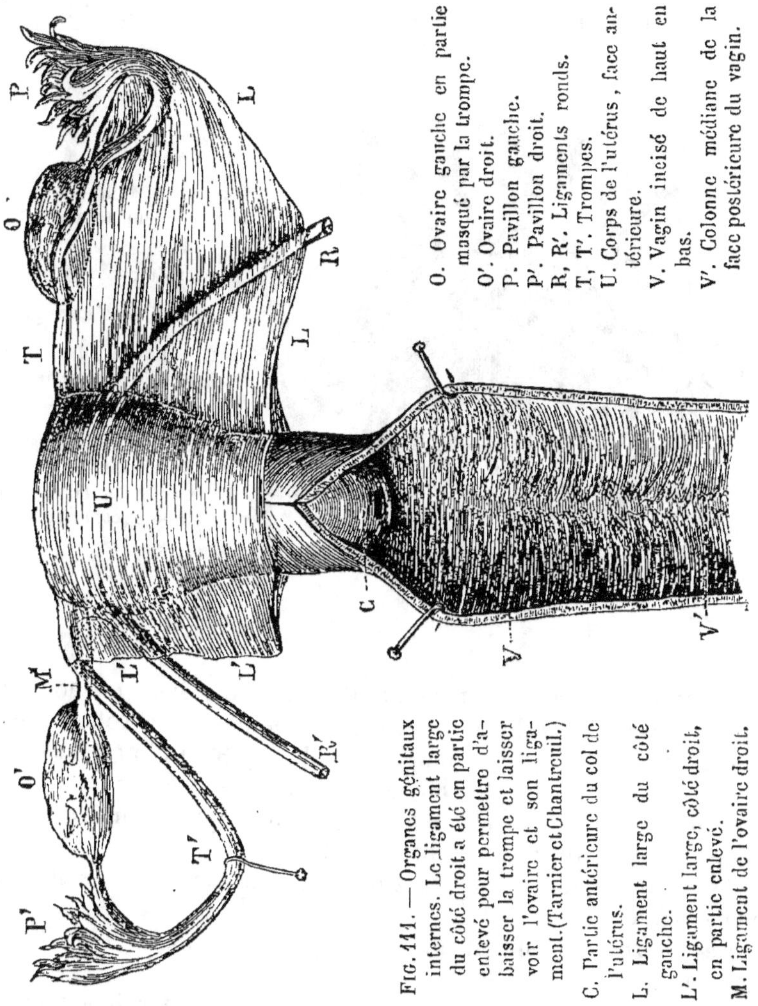

FIG. 111. — Organes génitaux internes. Le ligament large du côté droit a été en partie enlevé pour permettre d'a-baisser la trompe et laisser voir l'ovaire et son liga-ment. (Tarnier et Chantreuil.)

C. Partie antérieure du col de l'utérus.
L. Ligament large du côté gauche.
L'. Ligament large, côté droit, en partie enlevé.
M. Ligament de l'ovaire droit.
O. Ovaire gauche en partie masqué par la trompe.
O'. Ovaire droit.
P. Pavillon gauche.
P'. Pavillon droit.
R, R'. Ligaments ronds.
T, T'. Trompes.
U. Corps de l'utérus, face an-térieure.
V. Vagin incisé de haut en bas.
V'. Colonne médiane de la face postérieure du vagin.

1° Une *tunique externe*, composée de fibres conjonctives et
élastiques;

2° Une *tunique moyenne*, composée de fibres musculaires qui
se continuent, en haut, avec celles de l'utérus, se fixent, en
avant, aux branches ischio-pubiennes, et sur les côtés, s'entre-

croisent en divers sens, en circonscrivant des canaux occupés par de nombreuses veines;

3º Une *tunique muqueuse*, d'un rouge violacé ; elle est tapissée d'un épithélium pavimenteux et hérissée de papilles.

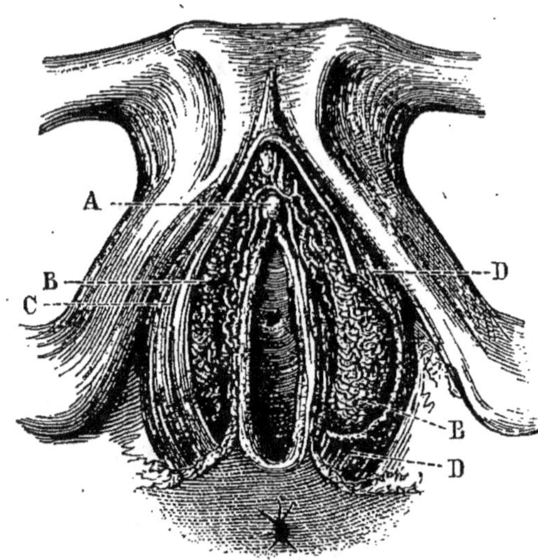

FIG. 112. — Bulb du vagin.

A. Clitoris.

B, B. Bulbes du vagin.

C. Moitié droite du muscle constricteur du vagin.

D, D. Moitié gauche de ce muscle échancrée pour laisser voir le bulbe correspondant.

A l'entrée du vagin se trouvent deux organes érectiles nommés **bulbes du vagin** ; chacun d'eux a été comparé par Kobelt à une petite sangsue gorgée et longue de plus de 3 centimètres.

Leur extrémité la plus large est dirigée en arrière et en bas ; leur partie la plus étroite est dirigée en avant et en haut, elle répond à l'urèthre et au clitoris (1).

Les bulbes sont compris entre la muqueuse et le muscle constricteur (2).

Les *artères* viennent de la vaginale, branche de l'hypogastrique.

Les *veines* vont se jeter dans les plexus placés sur les côtés du vagin.

(1) A ce niveau, les deux bulbes se fusionnent, aussi sont-ils considérés par quelques auteurs comme ne formant qu'un seul et même organe qui circonscrit les deux tiers supérieurs de l'orifice vaginal.

(2) Rouget a comparé les parois du vagin à un tissu spongieux et érectile.

Les *lymphatiques* se rendent dans les ganglions pelviens (1).
Les *nerfs* proviennent du plexus hypogastrique.

PARTIES GÉNITALES EXTERNES DE LA FEMME.

Elles se présentent, lorsque les cuisses sont rapprochées, sous
l'aspect d'une saillie cunéiforme (*cuneus*, coin), large en haut, où
elle répond au mont de Vénus, étroite en bas, où elle se continue jusqu'à l'anus. L'ensemble des parties qui les constituent
porte le nom de **vulve**.

La vulve est une fente linéaire et verticale, limitée par des replis ou *lèvres;* elle possède un organe érectile ou *clitoris,* c'est
sur elle que s'ouvre le méat urinaire, elle est séparée du vagin
par la membrane hymen qui ferme le conduit.

Nous décrirons le *mont de Vénus,* les *grandes lèvres,* les
petites lèvres, le *clitoris,* le *vestibule,* le *méat urinaire,* l'*hymen*
et les *caroncules myrtiformes,* l'*orifice vulvaire* et la *fosse naviculaire.*

Mont de Vénus.

C'est une éminence triangulaire, placée au-dessus de la vulve.
Couverte de poils, elle est formée par une grande quantité de
tissu cellulo-adipeux, mélangé de fibres élastiques.

Grandes lèvres.

Au nombre de deux, elles se présentent sous l'aspect de deux
replis verticaux, séparés par la fente vulvaire.

Elles se réunissent en haut, en formant la **commissure antérieure**, et, en bas, en formant la **commissure postérieure**;
celle-ci, voisine de l'anus, est désignée sous le nom de **fourchette**. Elle est mince, délicate et se déchire au premier accouchement.

Leur *face externe,* couverte de poils, est séparée de la cuisse
par le pli génito-crural.

Leur *face interne,* muqueuse et rosée, est adossée à celle du
côté opposé.

(1) Sauf ceux qui proviennent du quart inférieur du vagin et qui se réunissent
à ceux de la vulve pour se jeter dans les ganglions du pli de l'aine.

17.

Leur *bord antérieur* est libre; leur *bord postérieur* est adhérent et se continue avec les parties molles des régions voisines.

Structure. — En procédant de dehors en dedans, les grandes lèvres se composent : 1° de la peau recouverte de poils; 2° de

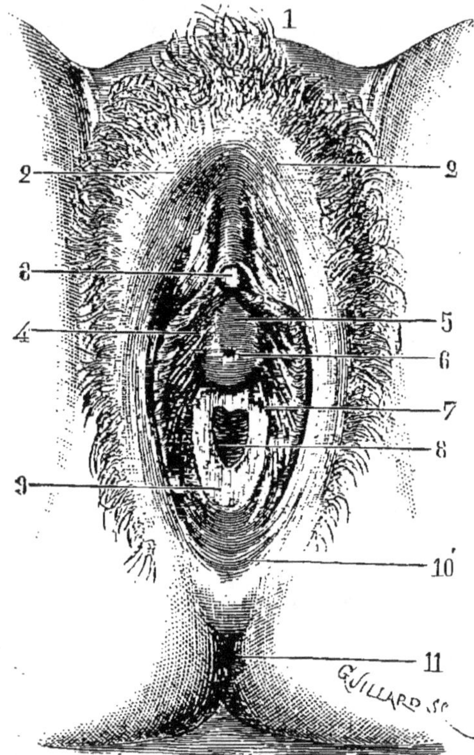

Fig. 113. — Vulve chez la femme vierge.

1. Mont de Vénus.

2, 2. Face interne des grandes lèvres.

3. Clitoris.

4. Face interne des petites lèvres.

5. Vestibule.

6. Méat urinaire.

7. Orifice de la glande vulvo-vaginale.

8. Orifice du vagin, rétréci par la membrane hymen (9).

9. Membrane hymen.

10. Fourchette.

11. Anus.

fibres musculaires lisses, analogues au *dartos* ; 3° d'une couche de tissu cellulo-adipeux; 4° d'un *sac élastique* à grosse extrémité inférieure et occupé par du tissu cellulo-adipeux; 5° de la muqueuse.

Petites lèvres ou nymphes.

Placées en dedans des grandes lèvres, les nymphes sont deux replis muqueux étendus du clitoris vers la partie moyenne des grandes lèvres. Leur extrémité supérieure se bifurque pour envelopper le clitoris en formant au-dessus de lui un relief saillant nommé *prépuce* (1).

Elles sont formées par un repli muqueux, par du tissu conjonctif, des fibres élastiques et de nombreuses glandes sébacées.

Clitoris.

C'est un organe érectile comparable aux corps caverneux de l'homme.

Il naît par deux racines, placées en dehors du bulbe du vagin et accolées aux branches ischio-pubiennes, leur réunion, au-dessous de la symphyse du pubis, constitue le clitoris. Celui-ci, après un certain trajet vertical, se recourbe brusquement pour se terminer par une extrémité libre nommée *gland du clitoris* (2).

Le clitoris est attaché à la symphyse par des fibres élastiques nommées *ligaments suspenseurs du clitoris.*

Sa structure est la même que celle des corps caverneux.

Vestibule.

C'est une surface muqueuse, lisse, triangulaire, placée entre les petites lèvres, au-dessous du clitoris, au-dessus du méat urinaire.

Méat urinaire.

Le méat urinaire est un orifice circulaire placé sur la partie antérieure du vagin, derrière le vestibule et immédiatement au-dessus du tubercule antérieur (3).

---

(1) Les petites lèvres sont relativement très développées chez le fœtus et chez les petites filles : elles acquièrent d'énormes proportions chez les femmes boschimanes (tablier des Hottentotes).

(2) La longueur du clitoris est très variable : relativement très développé chez le fœtus et dans l'enfance, il acquiert chez certaines femmes des dimensions considérables, qui ont fait croire à l'hermaphrodisme.

(3) Grâce à ces rapports, on peut sonder la femme sans la découvrir; pour cela, on introduit l'index dans le vagin, sa face palmaire dirigée vers la paroi antérieure de ce conduit, et on le retire lentement, jusqu'à ce qu'on soit arrivé sur le tubercule antérieur, il suffit alors de faire glisser la sonde sur la pulpe de ce doigt pour arriver au méat. Si ce procédé ne réussit pas, cherchez le clitoris, puis glissez votre doigt de haut en bas sur la partie moyenne du vestibule, et la première inégalité que vous rencontrez indique le méat urinaire.

Hymen et caroncules myrtiformes.

L'hymen est une membrane placée entre la vulve et le vagin et percée d'un orifice, en général circulaire.

Très obliquement dirigé en bas et en arrière, l'hymen a généralement la forme d'un croissant ; son bord adhérent est convexe et se fixe au point de jonction de la vulve et du vagin ; son bord libre, concave et mince, circonscrit un orifice dont les dimensions sont très variables : jusqu'à la puberté le diamètre de cet orifice est celui d'une plume d'oie, et plus tard du petit doigt. — Sa *face inférieure* est rose pâle, sa *face supérieure* est d'un rouge vermeil.

Du reste, l'hymen présente d'assez nombreuses *variétés* qui se rapportent à quatre types :

1° L'*hymen semi-lunaire* ou en croissant qui est le plus ordinaire ;

2° L'*hymen annulaire*, qui ressemble à un diaphragme percé à son centre d'un et parfois de plusieurs orifices ;

3° L'*hymen bilabé*, qui présente deux lèvres limitant une ouverture verticale ;

4° L'*hymen frangé*, dont le bord libre présente des festons qui pourraient faire croire à une déchirure.

Dans quelques cas, l'*hymen est imperforé*, ce qui détermine la rétention des règles et, par suite, des accidents sérieux. Chez certaines femmes, il existe deux hymens placés l'un au devant de l'autre.

L'*hymen se déchire au moment du premier coït ;* sa déchirure peut être occasionnée par d'autres causes matérielles, par contre, cette membrane peut offrir une résistance anormale qui nécessite une intervention chirurgicale.

Structure. — L'hymen est un repli formé, en avant, par la muqueuse vulvaire, et en arrière, par la muqueuse vaginale ; entre elles se trouvent du tissu cellulaire, des fibres musculaires lisses, des vaisseaux et des nerfs.

Caroncules myrtiformes. — La déchirure de l'hymen est accompagnée d'une légère effusion de sang ; ses lambeaux se rétractent, s'épaississent et forment de petits *tubercules charnus* très variables dans leur nombre et leur dimension, ils sont désignés sous le nom de caroncules myrtiformes.

Orifice vulvaire. — Fosse naviculaire.

Limitée par les grandes lèvres, cet orifice a la forme d'un entonnoir évasé, à grande circonférence extérieure ; il présente, inférieurement, entre l'hymen et la fourchette, un enfoncement nommé *fosse naviculaire*.

Glandes de la vulve.

Ce sont des glandes sudoripares, — des glandes sébacées, — des follicules mucipares, et des glandes vulvo-vaginales.

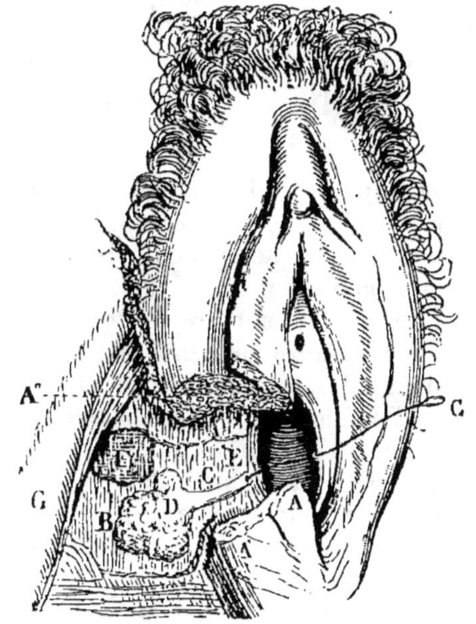

Fig. 114. — Glande vulvo-vaginale du côté droit. (La grande et la petite lèvre, le constricteur du vagin et le bulbe ont été en partie enlevés pour laisser voir la glande.)

A, A. Section de la grande lèvre et de la petite lèvre.

B. Glande vulvo-vaginale.

C. Conduit excréteur.

C'. Stylet engagé dans le conduit excréteur.

D. Extrémité glandulaire du conduit excréteur.

E. Extrémité libre du même conduit.

F. Section du bulbe du vagin.

G. Branche ascendante de l'ischion.

1° Les *glandes sudoripares* sont situées sur·le mont de Vénus et sur la face externe des grandes lèvres.

2° Les *glandes sébacées* s'observent dans les mêmes points, elles se rencontrent en très grand nombre sur la face interne des grandes lèvres et sur toutes les petites lèvres.

3° Les *follicules mucipares*, dont l'existence a été niée par quelques auteurs, se trouvent, d'après Huguier, à l'entrée du vagin, sur le vestibule et autour du méat urinaire.

4° Les *glandes vulvo-vaginales ou de Bartholin* sont des fol-

.licules mucipares groupés de manière à former deux glandes, placées sur les parties latérales de la vulve, au-dessus de l'hymen, l'une à droite, l'autre à gauche.

Elles ressemblent à une amande d'abricot, et donnent naissance à un conduit excréteur de près de 2 centimètres de long, ce conduit s'ouvre dans l'angle rentrant formé par l'hymen et la vulve. Ces glandes, de même que les glandes sébacées, sécrètent un liquide filant, onctueux, destiné à lubrifier les parties génitales.

MAMELLE.

Région mammaire. '

Les mamelles sont deux glandes en grappe placées sur la partie antérieure de la poitrine et préposées à la sécrétion du lait.

Situation. — Les mamelles sont placées de chaque côté du sternum dans l'espace compris entre la deuxième et la septième côte. — Elles descendent plus ou moins bas, suivant leur développement et leur fermeté.

Elles sont au nombre de *deux* dans l'espèce humaine (1).

Leur **volume** présente de grandes variétés; les unes sont individuelles, les autres se rattachent à l'âge. Rudimentaires dans l'enfance, les mamelles augmentent considérablement de volume à l'époque de la puberté et surtout pendant la grossesse, elles s'atrophient dans la vieillesse (2).

Il existe souvent une *inégalité* dans le volume des deux mamelles, et c'est habituellement la mamelle gauche qui est la plus développée.

La **consistance** des mamelles est également très variable, elle

(1) On a signalé des *anomalies* caractérisées par la présence de mamelles supplémentaires au nombre de trois ou quatre.

Le nombre des mamelles est en rapport avec celui des petits; ainsi chez le chien, chez le porc il existe une douzaine de mamelles.

(2) Il faut noter que chez l'enfant qui vient de naître les mamelles peuvent présenter un certain développement ; elles peuvent même sécréter un liquide lactescent.

Chez quelques garçons, les mamelles prennent, au moment de la puberté, un développement notable, elles deviennent sensibles, puis elles s'atrophient d'une façon définitive.

est en général assez ferme dans la jeunesse, elle diminue après l'allaitement et surtout dans la vieillesse.

La **forme** de la mamelle est celle d'une demi-sphère, d'une pyramide ou d'un cône dont la base est appliquée sur la poitrine et dont la pointe consiste en une saillie occupant à peu près le centre de la région mammaire. Cette saillie rugueuse, nommée *mamelon*, s'érige sous l'influence des excitations; elle présente dans sa forme, son volume et son relief des différences très importantes au point de vue de l'allaitement (1). Le mamelon est entouré par une zone circulaire, rosée chez les jeunes filles et brune pendant la grossesse, c'est l'*aréole* qui est parsemée de petits reliefs glanduleux (2).

La mamelle est *mobile* sur la paroi thoracique, c'est-à-dire sur le grand pectoral, et cette mobilité à une certaine importance au point vue chirurgical; en effet, lorsque le cancer, dépassant les limites de la glande, atteint le grand pectoral, la glande devient immobile.

Le mot mamelle s'applique exclusivement à la glande, mais dans le langage ordinaire les mots de mamelle et de région mammaire sont employés indifféremment.

La mamelle est une dépendance de la peau et elle est enfermée dans un dédoublement de la couche sous-cutanée. La région mammaire se compose des plans suivants :

1° La peau;

2° La couche sous-cutanée;

3° La glande mammaire;

4° Une couche celluleuse;

5° L'aponévrose du muscle grand pectoral et le muscle grand pectoral.

1° La **peau** de la mamelle présente des caractères différents au centre de la région où elle recouvre le mamelon et son aréole et à la périphérie.

Sur la *périphérie* elle est blanche, fine, souple et très douce; pendant la grossesse elle est sillonnée de grosses veines bleuâtres (3).

---

(1) Le mamelon est souvent trop peu saillant pour pouvoir être saisi par le nourrisson, inconvénient que l'on cherche à corriger par l'application de bouts de sein.

(2) La couleur brune de l'aréole et le développement de ses glandes constituent un bon signe de grossesse.

(3) C'est encore ce que l'on observe dans les encéphaloïdes de la mamelle.

Après l'accouchement, elle présente souvent des vergetures semblables à celles de la peau de l'abdomen et qui résultent, comme elles, d'éraillures du derme produites par distension (1).

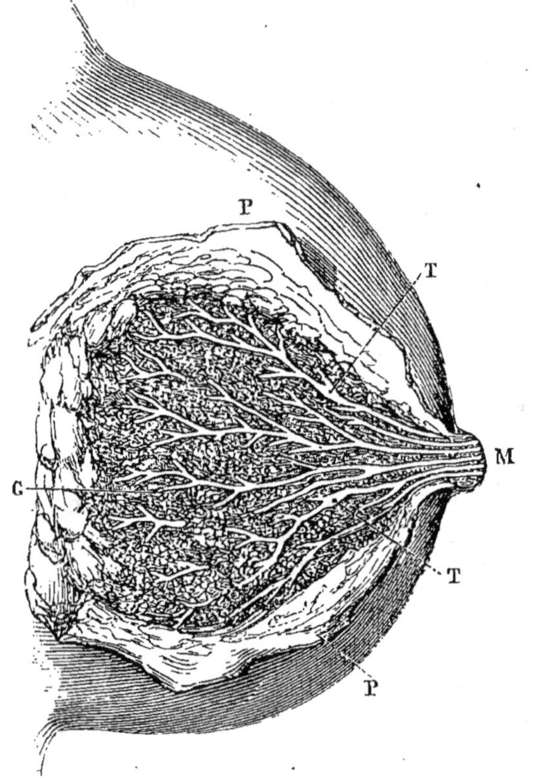

Fig. 115. — Glande mammaire.

(Tarnier et Chantreuil.)

M. Mamelon.
T. Sinus lactifère.
C. Canalicule.
P. Peau.

Au niveau du *mamelon* et de l'*aréole*, la peau présente un aspect spécial.

(1) Dans le cas de squirrhe, la peau perd sa souplesse, elle ne glisse plus sur les parties sous-jacentes ; elle peut même présenter un aspect spécial, sur lequel Nélaton a fixé l'attention, et qui consiste dans l'impossibilité de la plisser entre deux doigts. Elle rappelle alors la peau d'orange.

Le squirrhe de la peau peut encore se présenter, sous l'aspect de traînées dures et blanchâtres, d'une induration en masse (squirrhe en cuirasse), soit sous la forme de noyaux d'induration, ou de bourgeons rouges et durs ; c'est souvent sous cette dernière forme que se manifeste la récidive du cancer après son extirpation.

L'aréole se présente sous l'aspect d'un cercle rosé ou brun de 3 à 4 centimètres de diamètre, surmonté à son centre par le mamelon.

La peau de l'aréole présente comme caractères spéciaux : 1° sa couleur rosée ou brune, dont nous avons déjà parlé ; — 2° sa grande finesse et son adhérence aux parties profondes ; — 3° la présence d'une douzaine de petits tubercules (dits *de Montgomery*) formés par l'agglomération de glandes sébacées auxquelles est annexé un petit conduit galactophore (1).

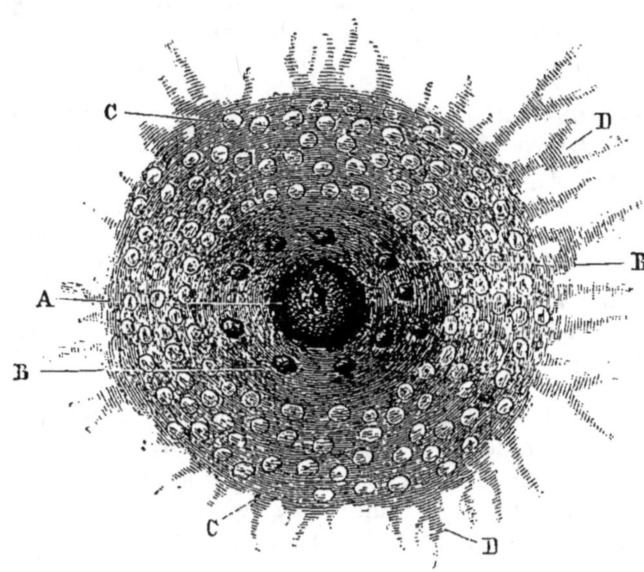

Fᴳ. 116. — Modifications de la mamelle pendant la grossesse.

A. Mamelon. — B. Tubercules de Montgomery. — C. Taches de l'aréole mouchetée, avec point noir au centre représentant l'orifice d'une glande sébacée. — D. Vergetures.

Au-dessous de la peau de l'aréole se trouve une couche circulaire de fibres *musculaires lisses*, et au-dessous d'elle la glande mammaire qui n'est point, comme dans le reste de la région, séparée de la peau par une couche cellulo-graisseuse.

Le **mamelon** se présente sous l'aspect d'une saillie conique

(1) De telle sorte que, pendant l'allaitement, on peut par la pression de ces tubercules faire sourdre quelques gouttes de lait.

de 1 à 1 1/2 centimètre émergeant du centre de l'aréole. — Son volume et sa forme offrent de grandes variétés dont nous avons déjà signalé l'importance au point de vue de l'allaitement (1).

Au niveau de ce mamelon la peau est également très fine et elle présente : 1° de nombreuses papilles entre lesquelles se voient les orifices des glandes sébacées; — 2° les orifices des conduits galactophores par lesquels sort le lait.

Au-dessous de la peau du mamelon se trouvent de nombreux faisceaux de · fibres conjonctives, élastiques et musculaires lisses (2), au milieu desquelles sont logés quinze à vingt conduits galactophores qui traversent le mamelon pour s'ouvrir à son sommet.

2° *Couche cellulo-graisseuse sous-cutanée.* — Au-dessous de la peau se trouve une couche cellulo- graisseuse, beaucoup plus épaisse sur la périphérie de la glande que sur son centre, elle s'arrête au niveau de l'aréole et de son mamelon.

Cette couche donne à la mamelle sa souplesse et son aspect arrondi; elle est très variable dans son épaisseur et peut induire en erreur sur les dimensions réelles de la glande (3).

Cette couche envoie des prolongements entre les lobes de la mamelle (4).

3° La **glande mammaire** est une glande en grappe préposée à la sécrétion du lait; son volume est, comme nous l'avons vu, très variable; elle a plutôt la forme d'une masse circulaire, aplatie et légèrement saillante vers son centre que celle d'une pyramide ou d'un cône, et c'est au tissu sous-cutané qu'est due la forme générale du sein.

Sa *consistance* doit être l'objet d'une étude spéciale, car c'est par un changement dans cette consistance que se traduisent, à leur début, les tumeurs de cet organe.

(1) Il faut encore remarquer que le cancer du sein détermine fréquemment la rétraction de ce mamelon.

(2) C'est elle qui, sous l'influence de titillations, rend le mamelon dur et saillant, phénomènes très différents de l'érection des organes génitaux, car le mamelon ne possède pas de tissu érectile.

(3) En effet, certaines femmes, dont les mamelles sont très volumineuses, n'ont en réalité qu'une fort petite glande, et, malgré les apparences, sont de pauvres nourrices, tandis que d'autres, moins riches d'aspect, ont beaucoup plus de lait.

(4) On sait qu'après la grossesse elle est fréquemment le siège d'abcès dits sous-cutanés.

La mamelle est souple, légèrement élastique, et présente une consistance assez régulière, bien qu'en la saisissant entre deux doigts, on puisse constater quelques inégalités se rattachant à la façon dont un des lobes a été saisi. Lors donc qu'on veut apprécier la consistance de la mamelle, il faut, suivant le conseil de Velpeau, appliquer, d'une main, la mamelle sur la poitrine, et, de l'autre main, explorer, d'avant en arrière, la consistance de ses diverses parties. On se tiendra en garde contre le relief formé parfois par les côtés (1).

La glande mammaire est formée par un certain nombre de **lobes** complètement indépendants les uns des autres ; leur nombre varie de quinze à vingt ; ces lobes sont séparés les uns des autres par du tissu cellulo-graisseux ; chacun d'eux représente une *grappe*, c'est-à-dire qu'il est formé par la réunion d'un certain nombre de lobules ayant la même structure.

Ces *lobules* se composent d'une série de culs-de-sac ou *acini* dont les conduits excréteurs se réunissent les uns aux autres pour se terminer dans un conduit galactophore commun à tout un lobe.

Il existe donc autant de conduits galactophores que de lobes (c'est-à-dire de quinze à vingt). Tous ces conduits se dirigent vers le mamelon ; au niveau de l'aréole ils présentent une dilatation fusiforme nommée *sinus*, puis ils se rétrécissent et s'ouvrent au sommet du mamelon, par un orifice très étroit. Ces conduits ne s'anastomosent pas entre eux.

Structure. — Les acini sont formés par une paroi propre, homogène, granuleuse, tapissée intérieurement par un épithélium pavimenteux.

Les conduits galactophores se composent de *trois couches* : l'une, externe, formée de fibres élastiques ; la seconde, moyenne, composée de fibres musculaires lisses, et la troisième, interne, composée d'une couche d'épithélium cylindrique.

4° Au-dessous de la mamelle se trouve une nouvelle **couche cellulaire**, extrêmement lâche, qui la sépare de l'aponévrose du grand pectoral. En raison de sa laxité, cette couche a été comparée à une bourse séreuse.

(1) Lorsque l'on constate l'existence d'un point induré, si ce point est mobile, bien détaché des parties voisines, surtout s'il date de longtemps, on a lieu de croire à une tumeur bénigne ; dans le cas contraire, il est à craindre que ce ne soit un cancer.

Elle se prolonge en haut vers la clavicule (d'où le nom de *ligament suspenseur de la mamelle* que lui a donné Giraldès, mais bien à tort, car elle ne soutient nullement la mamelle).

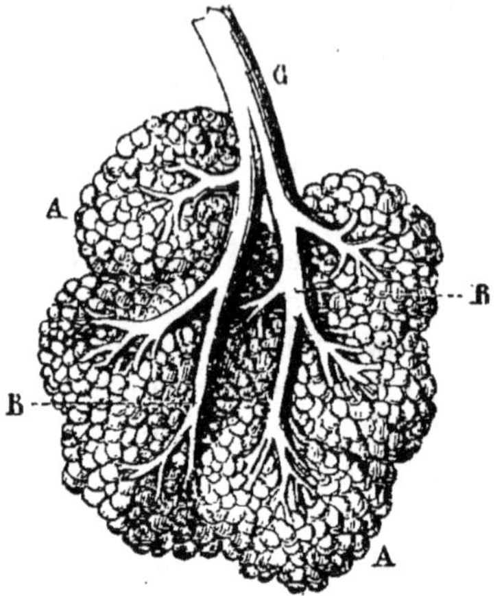

FIG. 117. — Quelques lobules d'un lobe mammaire. (Cazeaux.)

A, A. Acini.

B, B. Canalicules.

C. Canal formé par la réunion de plusieurs canalicules.

Cette couche est le résultat du dédoublement de la couche sous-cutanée dont la lame superficielle passe au devant de la mamelle, tandis que sa lame profonde passe en arrière. Grâce à elle, l'extirpation de la glande est très facile ; lorsqu'elle a été envahie, ainsi que l'aponévrose du grand pectoral, l'extirpation, sans être contre-indiquée, devient beaucoup plus laborieuse.

VAISSEAUX. — Les **artères** de la mamelle proviennent, en dedans, de la mammaire interne (branche de la sous-clavière) ; en dehors, de la mammaire externe ou thoracique inférieure (branche de l'axillaire), et enfin, au milieu, des intercostales aortiques.

Les *veines* suivent le trajet des artères ; de plus, il existe un riche réseau veineux sous-cutané, dont le développement, ainsi que celui de tout le système vasculaire de la glande, est bien remarquable pendant la grossesse.

Les *lymphatiques* sont disposés sur deux plans : les uns sont superficiels et appartiennent à la peau ; les autres sont profonds et appartiennent à la glande.

Les lymphatiques superficiels forment sur l'aréole et le mamelon un réseau extrêmement riche d'où partent des troncs qui se rendent aux ganglions axillaires (1).

____

(1) Probablement il en est d'autres qui se rendent dans la glande mammaire en suivant les conduits galactophores ; d'après Sappey et Nélaton, un grand nombre

Les lymphatiques profonds forment dans l'épaisseur de la glande un réseau dont les mailles entourent les grains glanduleux ; les troncs formés par leur union suivent le trajet des conduits galactophores, et se dirigent vers l'aréole où ils forment un plexus sous-aréolaire dont les troncs efférents se rendent aux ganglions axillaires.

Les *nerfs* de la mamelle proviennent du plexus brachial et des nerfs intercostaux.

Fonctions. — La mamelle est préposée à la sécrétion du lait. — Cette sécrétion n'a lieu qu'à une époque parfaitement déterminée, à la fin de la grossesse et après l'accouchement ; elle se prolonge un ou deux ans, si la femme allaite, sans cela elle se tarit très promptement.

La formation du lait résulte de la fonte des éléments cellulaires qui tapissent les acini et leurs conduits excréteurs ; dans les premières heures qui suivent l'accouchement, la fonte des éléments cellulaires n'est pas complète et le lait présente des caractères spéciaux (*colostrum*). Lorsque le lait est parfaitement formé, il se compose de deux éléments : 1° d'une partie liquide analogue au sérum du sang ; 2° d'une partie solide représentée par des globules pleins de graisse. Par le repos, ces deux éléments se séparent, les globules montent à la surface (crème) et la partie liquide reste au fond (1).

La quantité de lait sécrété en vingt-quatre heures est très variable ; elle peut être évaluée, en moyenne, à un litre et demi. Mais cette quantité est modifiée par une foule d'influences : ainsi, une alimentation convenable, très riche en féculents (pain, pommes de terre, haricots), l'augmente notablement ; elle est, au contraire, diminuée par les inquiétudes, les chagrins, la grossesse, etc. — De plus, chose remarquable, une foule de substances passent dans le lait ; on en profite pour faire prendre du mercure à un enfant syphilitique, etc.

Composition chimique du lait. — Le lait se compose (d'après Mathias Duval) :

Eau...............................	900 grammes.
Beurre......	30
Caséine..........	28
Sucre de lait....................	45
Phosphates......................	2,50

Le lait présente, comme l'œuf, un aliment complet.

d'abcès du sein auraient pour point de départ des lymphangites occasionnées par les gerçures du mamelon et de l'aréole.

(1) On peut encore obtenir cette séparation par le battage, et c'est ainsi que l'on prépare le beurre.

CHAPITRE V

GLANDES VASCULAIRES SANGUINES ET ORGANES LYMPHOÏDES.

On décrit sous le nom de glandes vasculaires sanguines et d'organes lymphoïdes des organes qui se rapprochent des glandes par leur structure, mais s'en distinguent par l'absence de conduits excréteurs.

Ces glandes comprennent : le *corps thyroïde*, le *thymus*, la *rate*, les *capsules surrénales*, la *glande pituitaire* et les *éléments lymphoïdes*.

Les éléments lymphoïdes se présentent sous trois formes :

1° Une forme diffuse, *infiltration lymphoïde;*

2° Une forme circonscrite, *follicules clos (amygdales);*

3° Une forme agminée, *plaques de Peyer* et *ganglions lymphatiques, amygdales.*

A ces organes on peut joindre la *glande coccygienne* de Luschka et le *ganglion intercarotidien* que l'on a comparés aux *cœurs périphériques* des vertébrés.

Corps thyroïde.

Le corps thyroïde est une glande vasculaire sanguine placée dans le cou, au devant des premiers cerceaux de la trachée.

Il est maintenu dans cette situation par son adhérence à la trachée et au larynx, cette adhérence a lieu par des faisceaux fibreux que l'on a considérés comme formant *trois ligaments :* 1° Un *ligament médian* qui de la face postérieure de l'isthme du corps thyroïde va se fixer sur les cartilages cricoïde et thyroïde. — 2° Deux *ligaments latéraux* qui de la face postérieure des lobes du corps thyroïde vont se fixer sur les premiers cerceaux de la trachée.

Volume. — Extrêmement variable suivant les individus, les âges et le sexe.

Les *variétés individuelles* sont très accentuées; d'une autre part, le volume du corps thyroïde paraît être plus grand chez le fœtus et l'enfant que chez l'adulte; enfin chez la femme le corps thyroïde est plus développé que chez l'homme et la différence est encore plus notable qu'elle ne le paraît, car, chez elle, le larynx forme un relief moins accentué que chez l'homme (1).

Le corps thyroïde présente, en moyenne, un diamètre transverse de 5 à 6 centimètres; quant à ses dimensions antéropostérieures, elles sont très minimes au niveau de sa partie moyenne et un peu plus grandes sur les côtés.

Son *poids* est de 30 grammes environ.

La **forme** du corps thyroïde est assez généralement comparée à celle d'un croissant à concavité supérieure, croissant dont le bord inférieur serait également échancré sur sa partie moyenne. Il se compose de deux masses latérales nommées *lobes du corps thyroïde*, et d'une partie moyenne, étroite et aplatie, qui réunit ces lobes et que l'on appelle *isthme du corps thyroïde*.

1° Les *lobes* du corps thyroïde, placés de chaque côté de la trachée, ont, en moyenne, 7 centimètres de hauteur, ils sont appliqués sur les côtés de la trachée et du larynx et leur adhèrent par ces faisceaux fibreux que l'on a désignés sous le nom de *ligaments latéraux* (2).

2° L'*isthme* du corps thyroïde, aplati d'avant en arrière, n'a guère qu'un centimètre et demi de hauteur. Placé au devant des premiers cerceaux de la trachée, il relie entre eux les deux lobes du corps thyroïde.

On voit assez fréquemment se détacher de son bord supérieur une languette triangulaire qui s'élève au devant du larynx, c'est la *pyramide de Lalouette*, très variable dans son existence, sa forme, son origine, sa longueur et sa direction.

Rapports. — On peut considérer au corps thyroïde *deux*

(1) On sait combien il est fréquent d'observer l'hypertrophie du corps thyroïde, (désignée sous le nom de *goître*); elle est épidémique dans certaines contrées.

(2) En raison de cette adhérence, la glande thyroïde fait corps avec la trachée et le larynx et les suit dans tous leurs mouvements; lors donc que l'on veut savoir si une tumeur du cou est développée aux dépens du corps thyroïde ou en est indépendante, il suffit de faire exécuter au malade un mouvement de déglutition : si la tumeur se déplace en même temps que le larynx, elle est probablement formée aux dépens du corps thyroïde; reste-t-elle immobile, elle en est indépendante.

faces (l'une antérieure, l'autre postérieure) et *quatre bords* (supérieur, inférieur et latéraux ou postérieurs).

La *face antérieure* est lisse, légèrement convexe ; immédiatement recouverte par les muscles sterno-thyroïdiens et sternohyoïdiens ainsi que par l'aponévrose qui les enveloppe, elle répond plus superficiellement au tissu cellulaire sous-cutané, à la veine jugulaire antérieure placée dans ce tissu, et, sur les côtés, aux muscles sterno-mastoïdiens.

La *face postérieure* est fortement concave, de manière à se mouler sur la trachée dont elle recouvre les trois ou quatre premiers cerceaux ; de cette face se détache le faisceau fibreux dit ligament médian qui va s'insérer sur le cartilage cricoïde (1).

Le *bord supérieur* du corps thyroïde présente la forme d'un croissant ; sa partie moyenne, d'où se détache fréquemment la *pyramide de Lalouette*, répond au bord inférieur du cartilage cricoïde, puis, de chaque côté, ce bord s'élève, se porte en arrière et croise le cartilage cricoïde, le muscle crico-thyroïdien antérieur, et le cartilage thyroïde dont il est séparé par le muscle constricteur inférieur du pharynx. — Ce bord est longé par les artères thyroïdiennes supérieures.

Le *bord inférieur* est bien moins excavé que le bord supérieur, il est souvent à peu près rectiligne ; longé par les artères thyroïdiennes inférieures, il est séparé du bord supérieur du sternum par un intervalle qui mesure 2 centimètres chez l'adulte et un centimètre et demi chez l'enfant (Sappey). Cet intervalle augmente dans l'extension de la tête ; il est occupé par du tissu cellulaire dans lequel serpentent les nombreuses veines sousthyroïdiennes ; c'est en ce point que se pratique la trachéotomie.

Les *bords latéraux* ou *postérieurs* sont plutôt des faces que des bords ; très épais, dirigés en arrière, ils répondent, en procédant de dedans en dehors, aux nerfs récurrents, aux parois latérales de l'œsophage et à l'artère carotide primitive (2).

____

(1) Sur les côtés de la trachée, la face postérieure des lobes présente des rapports importants qui sont donnés en même temps que les rapports des bords latéraux.

(2) Ces rapports expliquent la gêne qu'apportent à la respiration et à la déglutition certains goîtres très développés ; ils justifient la conduite de certains chirurgiens qui ont voulu, mais en vain, remédier à ces accidents par la section des muscles sterno-mastoïdiens ; enfin, c'est à la compression des artères carotides par le goître que l'on a attribué le *crétinisme* si fréquent chez les goîtreux.

Structure. — Le corps thyroïde se compose d'une charpente connective et d'éléments glandulaires logés dans les mailles de cette trame.

La *charpente* connective est représentée : 1° par une *enveloppe fibreuse*, mince, dont la surface externe est unie aux organes voisins par un tissu cellulaire très lâche (sauf en certains points où il s'épaissit pour former les ligaments que nous avons décrits); 2° par une multitude infinie de *cloisons*, lames, lamelles et filaments, qui se détachent de la face profonde de cette enveloppe, naissent les unes des autres, s'entre-croisent et circonscrivent des *mailles* dans lesquelles se logent les vésicules thyroïdiennes.

L'*élément glandulaire* est représenté par des *vésicules closes*, très petites et comparables à celles qui composent les follicules clos de l'intestin (1). Elles sont formées par une *paroi* très mince et amorphe, tapissée intérieurement par un *épithélium polygonal ;* la cavité de la vésicule est occupée par une *substance colloïde* (2).

Vaisseaux. — Les *artères* du corps thyroïde sont remarquables par leur développement qui atteint presque celui des artères cérébrales, elles sont au nombre de quatre : *deux thyroïdiennes supérieures* qui proviennent de la carotide externe, et *deux thyroïdiennes inférieures* qui naissent de la sous-clavière, auxquelles vient parfois se joindre la thyroïdienne moyenne ou de Neubauër. En s'anastomosant entre elles, ces artères entourent le corps thyroïde d'un *cercle artériel* (3).

Les *veines* sont également très nombreuses et très volumineuses ; les unes sont ascendantes (*veines thyroïdiennes supérieures*), elles aboutissent à la veine faciale ; d'autres sont transversales (*veines thyroïdiennes moyennes*) et se jettent dans la veine jugulaire interne, d'autres, enfin, au nombre de quatre à cinq, se détachent du bord inférieur de la glande (*veines thyroïdiennes inférieures*), forment au-dessous d'elle le volumineux plexus sous-thyroïdien et se déversent dans le tronc veineux brachio-céphalique gauche.

(1) Ces vésicules sont groupées en certain nombre dans une enveloppe et forment une granulation glandulaire.

(2) Qui existe en grande quantité dans les corps thyroïdes atteints de goître.

(3) Les branches nées de ce cercle artériel se rendraient à des parties circonscrites du corps thyroïde, qui se trouverait ainsi composé de petits départements sans communication les uns avec les autres.

Les *lymphatiques*, peu nombreux, se rendent dans de petits ganglions placés autour du corps thyroïde.

Les *nerfs* proviennent du ganglion cervical moyen du grand sympathique et arrivent à la glande en s'appuyant sur l'artère thyroïdienne inférieure.

Thymus.

Le thymus est une glande vasculaire sanguine, dont l'*existence transitoire* s'étend du premier mois de la vie fœtale jusqu'à la puberté.

Situation. — Le thymus occupe la partie supérieure du thorax et la partie inférieure du cou, il est situé derrière le sternum et déborde son échancrure supérieure pour s'avancer dans le creux sus-sternal.

Il est mou, pulpeux, rosé chez le fœtus, grisâtre chez l'enfant.

Son **volume** présente, suivant l'âge, de grandes différences. Il se montre vers le troisième mois de la vie fœtale, s'accroît jusqu'à la deuxième année, reste quelque temps stationnaire, puis décroît jusqu'à l'époque de la puberté ; très réduit pendant cette période de l'existence, il continue encore à décroître et l'on n'en trouve plus que des vestiges chez l'adulte et à plus forte raison chez le vieillard.

Sa **forme** est très irrégulière, il se compose de deux moitiés latérales, souvent inégalement développées ; ces deux parties se réunissent sur la ligne médiane, mais la manière dont s'effectue leur fusion présente d'assez nombreuses variétés, qui expliquent les différences d'aspect du thymus.

Sappey le compare à un *segment d'ovoïde* et lui considère *deux faces*, l'une antérieure, l'autre postérieure; *deux bords*, l'un droit, l'autre gauche, et *deux extrémités*, l'une supérieure, l'autre inférieure.

Sa **face antérieure**, convexe, répond, sur la ligne médiane, au sternum et aux muscles qui s'y insèrent (sterno-hyoïdiens et sterno-thyroïdiens), et, sur les côtés, aux plèvres et aux articulations sterno-claviculaires.

Sa **face postérieure**, concave, répond, en bas, au péricarde, et, plus haut, au tronc brachio-céphalique et à l'artère carotide primitive gauche.

Son **bord gauche** répond au nerf phrénique, à la crosse de l'aorte et à l'artère carotide primitive gauche.

Son **bord droit** répond au nerf phrénique et à la veine cave supérieure.

Son **extrémité inférieure** se prolonge sur la face antérieure du péricarde et descend jusque vers la quatrième côte.

Son **extrémité supérieure** dépasse le bord supérieur du sternum, placé entre la trachée et les muscles sterno-hyoïdien et thyroïdien, elle est séparée du corps thyroïde par un intervalle de 1 millimètre en moyenne.

Structure. — Le thymus se compose d'une enveloppe fibreuse, et d'un parenchyme.

L'*enveloppe fibreuse* entoure le thymus, elle est plus marquée sur sa face antérieure et sur ses bords que sur sa face postérieure. Par sa surface externe elle se fusionne avec le péricarde et l'aponévrose cervico-péricardique. De sa face profonde se détachent des cloisons celluleuses qui divisent le thymus en *lobes* et *lobules*. De plus, le thymus se compose de *deux moitiés* complètement indépendantes l'une de l'autre.

Le *parenchyme glandulaire* présente une structure semblable à celle des follicules clos, ces follicules sont groupés autour de deux canaux fermés occupant le centre des deux parties latérales dont se compose le thymus. Sur une coupe, on voit sourdre un suc laiteux qui représente le contenu des vésicules thymiques.

Vaisseaux. — Les *artères* du thymus sont nombreuses, mais assez grêles; elles proviennent des mammaires internes, diaphragmatiques, thyroïdiennes inférieures et péricardiques.

Les *veines* suivent le trajet des artères.

L'existence des *lymphatiques* n'est pas démontrée et les *nerfs* ne sont pas mieux connus (Sappey).

Rate (σπλήν, rate).

La rate est un organe très vasculaire (glande vasculaire sanguine) placé dans l'hypochondre gauche, au-dessous du diaphragme, à gauche de l'estomac. Elle est fixée dans sa position par des replis du péritoine et par les vaisseaux qui lui appartiennent (1).

Elle a la forme d'un ovoïde légèrement aplati, et elle mesure

____

(1) Les déplacements de la rate ne sont pas très rares.

12 centimètres de long, 8 centimètres de large et 3 centimètres d'épaisseur (1).

Elle a une *couleur* lie de vin; sa surface est lisse, unie, en raison du péritoine qui la recouvre. Lorsqu'on l'incise, on voit qu'elle est composée par une coque renfermant une sorte de bouillie rougeâtre (*pulpe splénique*) logée dans une trame aréolaire, au milieu de laquelle serpentent des divisions artérielles et veineuses et de petites granulations blanchâtres disséminées sur le trajet des artères (*glomérules de Malpighi*).

Rapports. — On considère à la rate deux faces, deux extrémités et une circonférence.

Sa *face externe*, convexe, lisse, répond au diaphragme qui la sépare des trois ou quatre dernières côtes.

Sa *face interne*, concave, est divisée en deux parties par une crête saillante qui s'élève à l'union du tiers postérieur avec les deux tiers antérieurs de cette face; au devant de cette crête se voit la série des orifices des vaisseaux qui pénètrent dans la rate ou qui en sortent (*hile de la rate*). En arrière de la crête, la face interne de la rate répond au rein gauche, et en avant, à la grosse tubérosité de l'estomac (2).

Ses *bords* sont souvent échancrés, vestige de la division de la rate en plusieurs rates surnuméraires.

Son *extrémité supérieure* répond au diaphragme, auquel l'unit un repli du péritoine.

Son *extrémité inférieure* répond au coude que forme le côlon transverse en s'unissant au côlon descendant.

Structure.

La rate se compose :

A. D'une *enveloppe séreuse* qui lui permet de glisser sur les organes voisins;

B. D'une *enveloppe fibreuse* qui forme sa charpente et la divise en une foule d'aréoles;

C. D'une *pulpe* logée dans les aréoles ;

---

(1) Ces dimensions sont sujettes à de grandes variations qui dépendent de la quantité de sang que renferme la rate ; on sait que dans les fièvres intermittentes et les fièvres graves la rate acquiert un volume considérable.

(2) A laquelle la rattachent les vaisseaux courts et l'épiploon gastro-splénique ; lorsque l'estomac est distendu, la rate est directement appliquée sur sa grosse tubérosité.

D. De *vaisseaux* dont les parois et la terminaison offrent uue disposition particulière.

A. Enveloppe séreuse. — Elle est formée par le péritoine (1).

B. Enveloppe fibreuse. — Elle forme la charpente de la rate et se compose : 1° d'une *coque* qui entoure toute la rate ; 2° de *gaînes cylindriques* formées par la réflexion de cette coque autour des vaisseaux qui pénètrent dans la rate par son hile ; 3° de *cloisons* très nombreuses qui se portent de la coque sur les gaînes fibreuses et divisent la rate en une foule d'aréoles dans lesquelles se loge la pulpe splénique.

Cette tunique (capsule de Malpighi) se compose de tissu fibreux uni à de nombreuses fibres élastiques ; chez l'homme on n'y trouve pas de fibres musculaires lisses.

C. Pulpe splénique. — Elle se compose : 1° d'un réseau connectif ; 2° d'éléments cellulaires ; 3° de capillaires.

1° Le *réseau connectif* est extrêmement délicat, c'est une trame conjonctive dont les mailles se fixent sur les parois des aréoles qui renferment la pulpe et se continuent avec le tissu conjonctif réticulaire qui enveloppe les dernières divisions vasculaires et les corpuscules de Malpighi.

2° Les *éléments cellulaires* logés dans cette trame sont des globules analogues les uns aux globules lymphatiques, les autres aux globules rouges, des cellules ressemblant à l'épithélium des capillaires veineux, des granulations, des noyaux libres, etc.

3° Les *capillaires* seront étudiés avec les vaisseaux.

D. Vaisseaux. — L'**artère splénique**, remarquable par ses flexuosités et par l'épaisseur de sa tunique musculaire, se divise, au niveau du hile de la rate, en sept ou huit branches qui pénètrent dans cet organe et s'y distribuent à des territoires distincts

(1) Le feuillet antérieur de l'épiploon gastro-splénique tapisse la portion de la face interne de la rate placée au devant du hile, son bord antérieur, sa face externe, et, au niveau du bord postérieur se réfléchit pour tapisser l'hypochondre gauche. Le feuillet postérieur de cet épiploon tapisse la face interne de la rate en arrière du hile et, arrivé au bord postérieur, se continue avec le péritoine qui revêt le pancréas et forme la paroi postérieure de l'arrière-cavité des épiploons.

Il en résulte la formation de deux replis, l'un qui l'unit à la grosse tubérosité de l'estomac (épiploon gastro-splénique), l'autre au diaphragme (phrénico-splénique).

et indépendants les uns des autres : elles sont acompagnées par les veines et logées dans la même gaîne fibreuse ; mais, lorsqu'elles n'ont plus que 0^{mm},02 de diamètre, les artères se divisent en un *faisceau d'artérioles* et leur tunique externe prend la texture du *tissu réticulaire*, elle s'infiltre de globules lymphatiques ; çà et là, cette infiltration devient plus abondante et produit des renflements nommés *corpuscules de Malpighi* (1), plus loin encore, le capillaire artériel se continue avec le réticulum de la pulpe.

2° Les **veines** commencent aussi dans la pulpe splénique par des capillaires formés d'une tunique externe fibrillaire et d'une tunique interne, épithéliale ; les cellules de cet épithélium, dites *cellules spléniques*, présentent un aspect spécial, elles sont fusiformes et leur noyau est proéminent, mais le trait le plus caractéristique de ces capillaires veineux consiste dans l'existence de *lacunes* par lesquelles ils communiquent directement avec la pulpe.

Ces capillaires en se réunissant les uns aux autres, produisent des branches qui se logent dans les mêmes gaînes que les artères, les accompagnent et forment au niveau du hile, quatre ou cinq branches dont la réunion constitue la veine splénique.

Comment les capillaires artériels communiquent-ils avec les capillaires veineux ? On a formulé deux opinions principales sur ce point encore mal résolu.

1re opinion. — Le sang serait versé par les artères dans le réseau de la pulpe splénique et s'y creuserait des trajets particuliers qui le conduiraient dans les capillaires veineux (Müller, Frey).

2e opinion. — Le sang passerait directement des artères dans les veines, comme cela a lieu dans le tissu caverneux (Schultze, Billroth).

Le **système lymphatique** de la rate comprend les parois des petites artérioles infiltrées de globules blancs, les corpuscules de Malpighi, quelques lymphatiques profonds, dont l'existence est douteuse, et un réseau lymphatique superficiel assez développé.

(1) Ces corpuscules, dont la texture est la même que celle des follicules clos de l'intestin, n'ont pas de paroi propre, comme on l'a cru longtemps ; mais leur trame présente vers leur périphérie une texture plus serrée qui les distingue du réseau de la pulpe.

Les **nerfs** proviennent du plexus solaire, ils sont accolés à l'artère splénique, mais leur mode de terminaison est peu connu.

Capsules surrénales.

Les capsules surrénales sont des glandes vasculaires sanguines qui coiffent l'extrémité supérieure des reins, à la façon d'un bonnet phrygien, dont elles ont la forme.

Ces capsules présentent une **situation** parfaitement fixe et ne suivent pas le rein dans ses déplacements, que ces déplacements soient congénitaux ou accidentels. Elles doivent cette fixité à leur enveloppe fibreuse, à leurs vaisseaux et à leurs nerfs.

Leur **forme** rappelle celle d'un bonnet phrygien ou d'un casque aplati, ce qui permet de leur considérer deux *faces*, deux *bords*, une *base* et un *sommet*. Leur surface est habituellement lisse, mais elle est parfois mamelonnée, et ces mamelons sont le vestige de l'indépendance des diverses parties qui les constituent; les lignes de démarcation sont parfois tellement nettes que la capsule surrénale se trouve subdivisée en plusieurs capsules.

Leur *volume* est variable et il est relativement plus considérable chez le fœtus que chez l'adulte (1).

Rapports. — Leur *face antérieure*, légèrement convexe, est constamment parcourue par un sillon oblique en bas et en dedans. Cette face présente des rapports différents à droite et à gauche : *à droite*, elle répond à la fossette la plus reculée de la face inférieure du lobe droit du foie *(fossette surrénale); à gauche*, elle répond à la grosse tubérosité de l'estomac, à la rate et à la queue du pancréas.

Leur *face postérieure*, à peu près plane, répond aux piliers du diaphragme.

Leur *base*, concave, se moule sur l'extrémité supérieure du rein.

Leur *sommet*, pointu, est incliné en dedans.

Leur *bord externe* est fortement convexe.

Leur *bord interne* est, au contraire, concave.

Structure. — Lorsqu'on pratique une coupe sur une capsule

(1) De telle sorte que les fonctions de ces capsules semblent se rattacher à la vie embryonnaire ; mais, en réalité, ces fonctions sont inconnues.

surrénale, on voit qu'elle se compose, comme le rein, de deux substances, l'une périphérique ou corticale, l'autre centrale ou médullaire.

La *substance corticale* qui forme la partie la plus considérable de la glande présente une épaisseur qui varie de 1 à 2 millimètres ; elle est d'un brun jaunâtre et sa consistance est assez ferme.

La *substance médullaire*, entourée de toutes parts par la substance corticale, s'altère très rapidement après la mort et présente, en raison de sa grande vascularité, un aspect noirâtre et une consistance pulpeuse.

Les capsules surrénales sont formées par une *charpente fibreuse* et par des *éléments glandulaires* logés dans les mailles de cette charpente.

La *charpente* se compose d'une enveloppe fibreuse qui entoure toute la glande et qui envoie dans son épaisseur des prolongements qui la cloisonnent et la subdivisent en loges diversement configurées ; ces loges sont cylindriques et allongées dans la substance corticale, mais dans la substance médullaire, les loges disparaissent et sont remplacées par un système de trabécules très déliées (1).

L'*élément glandulaire* est représenté par des cellules à noyau (souvent infiltrées de graisse); suivant les dimensions des mailles du réseau qui les contient, ces cellules sont isolées ou groupées en nombre variable (2).

Vaisseaux. — Les *artères* qui se rendent aux capsules surrénales sont très nombreuses ; désignées sous le nom d'artères, capsulaires, elles sont distinguées en capsulaires supérieures, moyennes et inférieures, et se divisent en quinze ou vingt branches avant d'aborder la glande. — Les *capsulaires supérieures* proviennent de l'artère diaphragmatique inférieure ; les *capsulaires moyennes* se détachent directement de l'aorte, et les *capsulaires inférieures* sont fournies par l'artère rénale. Leurs divisions forment dans la substance corticale de petits glomérules assez remarquables, puis elles se perdent dans la substance médullaire:

(1) On rencontre des trabécules semblables dans les grandes loges cylindriques de la substance corticale.

(2) D'après Luschka, quelques-unes d'entre elles présenteraient la structure des cellules nerveuses ganglionnaires.

Les *veines* sont moins nombreuses et plus volumineuses que les artères. Parmi elles, il en est une, plus considérable, qui se détache de la substance médullaire de la capsule, sort par son hile et se rend, à droite, dans la veine cave inférieure et, à gauche, dans la veine rénale.

Les *lymphatiques* y sont inconnus (Sappey).

Les *nerfs*, très remarquables par leur nombre (trente-trois pour une glande, Kölliker), proviennent pour la plupart du ganglion semi-lunaire, quelques-uns se détachent du pneumogastrique. Leur mode de terminaison est inconnu.

Péritoine.

Le péritoine est une membrane séreuse, sorte de toile membraneuse qui tapisse, d'une part, les parois abdominales et, de l'autre, les viscères renfermés dans cette cavité.

Avant de le décrire, nous allons en donner une **idée générale**. Supposons la cavité abdominale vide et tapissée dans toute son étendue par un voile membraneux, souple et mobile, ce voile est partout continu à lui-même comme les parois d'une sphère, mais on peut artificiellement le subdiviser en quatre portions : 1° l'une, *antérieure*, tapisse la paroi antérieure de l'abdomen ; 2° l'autre, *postérieure*, tapisse sa face postérieure ; 3° la troisième, *supérieure*, revêt le diaphragme, et, 4° la quatrième, *inférieure*, tapisse le bassin.

Étudions en détail chacune de ces portions.

1° La **portion antérieure**, en tapissant la paroi antérieure de l'abdomen, rencontre divers organes qui de l'ombilic se portent vers le foie (veine ombilicale), vers la vessie (ouraque) et vers le bassin (artères épigastriques); elle est soulevée par chacun d'eux, et cela plus ou moins, suivant que ces cordons s'écartent plus ou moins de la paroi abdominale.

2° **Portion postérieure**. — Sur la paroi postérieure de l'abdomen se trouvent appliqués deux organes (reins, pancréas) ; le péritoine tapisse à peu près leur face antérieure; mais, chose remarquable, d'autres organes, tels que l'estomac, l'intestin, etc., refoulent d'arrière en avant le feuillet postérieur du péritoine, s'en enveloppent comme le représente la figure 118, et s'en forment des replis qui les rattachent à la paroi abdominale; ces replis portent le nom de *mésos*.

3° **Portion supérieure**. — Elle tapisse la face inférieure du diaphragme et ne présente rien de spécial dans sa disposition.

4° **Portion inférieure.**— Elle repose sur les organes contenus dans le bassin (rectum, vessie, utérus), forme entre eux des culs-de-sac, etc.

Vous comprenez ainsi comment les organes abdominaux refoulent le péritoine et comment, bien que plus ou moins entourés par un de ses feuillets (les uns dans les neuf dixièmes de leur circonférence), ils ne sont pas, comme on le dit, enfermés dans sa cavité; ils sont, en réalité, placés en dehors d'elle. Toutefois, et cette restriction faite, il faut se conformer au langage usuel.

Quant à la cavité péritonéale, elle existe, mais elle est *virtuelle*, c'est-à-dire que les parois internes de la sphère à laquelle nous avons comparé le péritoine, sont partout en contact (et cela grâce à l'élasticité des intestins et de la paroi abdominale), prêtes à se développer lorsqu'un liquide s'épanche entre elles.

Pour la clarté de la description, nous diviserons, par un plan horizontal passant au niveau de l'ombilic, le péritoine en deux portions : l'une *supérieure* ou *sus-ombilicale*, l'autre *inférieure* ou *sous-ombilicale*.

A. — **Portion inférieure ou sous-ombilicale.**

Paroi abdominale. — A partir de l'ombilic, le péritoine descend en tapissant la paroi antérieure de l'abdomen, et il présente dans ce point une série de *reliefs* et de dépressions ou *fossettes*.

1° C'est d'abord un *relief médian* formé par l'*ouraque* qui s'étend de l'ombilic au sommet de la vessie ; — 2° plus en dehors et de chaque côté, le *relief de l'artère ombilicale oblitérée*, qui se dégage de l'hypogastrique pour gagner obliquement l'ombilic ; — 3° plus en dehors encore, le *relief formé par l'artère épigastrique* qui naît de l'iliaque externe et s'élève vers le muscle droit.

Ces trois reliefs circonscrivent naturellement trois *dépressions* ou *fossettes*.

La *fossette inguinale externe* est située en dehors de l'artère épigastrique et correspond précisément à l'orifice profond du trajet inguinal.

La *fossette moyenne* est limitée, en dehors, par l'artère épigastrique, en dedans, par l'artère ombilicale ; elle répond à la partie moyenne du trajet inguinal dont elle est séparée par le *fascia transversalis*.

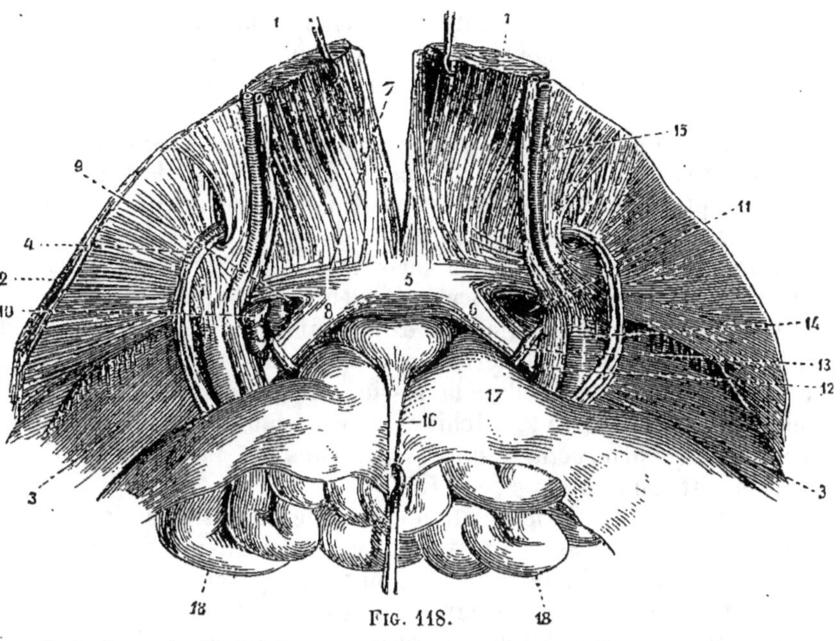

Fig. 118.

(Cette figure est destinée à montrer l'orifice profond des trajets inguinal et crural,
lorsqu'on décolle le péritoine qui tapisse leur face abdominale.) (Richet.) .

1. Muscles droits. — 2. Muscles transverses de l'abdomen. — 3. Muscle psoas
iliaque s'engageant sous la partie externe de l'arcade crurale. — 4. Le cordon
pénétrant dans l'anneau inguinal profond : on a détaché le péritoine qui tapisse normalement cet orifice et le cordon. — 15. Vaisseaux épigastriques mis
à découvert par le décollement du péritoine : on voit la façon dont ils entourent la partie interne de l'anneau inguinal; par conséquent, dans la hernie inguinale ordinaire, les vaisseaux épigastriques seront situés en dedans des viscères, tandis que dans la hernie directe (qui est beaucoup plus rare) ils répondent au côté externe des vaisseaux. —5, 6. Symphyse pubienne et branche
du pubis. — 16. L'ouraque s'insérant au sommet de la vessie. — 17. *Le péri-*
toine décollé et renversé. Lorsqu'il est appliqué sur la paroi abdominale antérieure, il se moule sur ses saillies et ses dépressions. Il en résulte trois
fossettes importantes en ce sens que c'est par elles que s'effectuent les hernies. La première correspond à l'orifice profond du trajet inguinal, elle est
limitée en dedans par les vaisseaux épigastriques; la deuxième est située en
dedans des vaisseaux épigastriques; la troisième entre les artères ombilicales
oblitérées, qui ne sont pas représentées ici, et l'ouraque. — 18. Intestin
grêle. — 9. Entrée de l'entonnoir crural dans lequel s'engagent les viscères
pour former la hernie crurale. — 10. Ganglion lymphatique oblitérant cet orifice.
— 11. Entrée de l'entonnoir crural débarrassé du ganglion et surtout d'une
lame cellulo-fibreuse à perforations nombreuses désignée sous le nom de *septum*
crurale. On voit que cet anneau est limité : en haut par l'arcade crurale; en
dedans (7), par le ligament de Gimbernat, portion réfléchie de cette arcade; en
bas, par la branche horizontale du pubis; en dehors (12) par la veine fémorale. — 12. Veine fémorale. — 13. Veine obturatrice. — 14. Artère fémorale.

La *fossette interne* est limitée : en dehors, par l'artère ombilicale ; en dedans, par l'ouraque ; elle répond, à travers le *fascia transversalis*, à l'orifice externe du trajet inguinal (1).

Bassin. — Le péritoine plonge ensuite dans le **bassin** où il rencontre la *vessie* et forme au devant d'elle un cul-de-sac qui descend plus ou moins bas suivant l'état de vacuité ou de distension de cet organe (2).

Il tapisse une partie de sa face antérieure et de ses faces latérales, son sommet, sa face postérieure, et puis se comporte différemment chez l'homme et chez la femme.

A. *Chez l'homme*, le péritoine tapisse une partie plus ou moins grande du bas-fond de la vessie, atteint presque les vésicules séminales et se réfléchit sur le rectum en formant un cul-de-sac (*vésico-rectal*) qui descend plus ou moins bas suivant la distension de la vessie (3).

B. *Chez la femme*, le péritoine passe de la vessie sur la face antérieure de l'utérus et reste étranger au vagin ; il tapisse la face antérieure de l'utérus, son sommet, sa paroi postérieure, descend sur la paroi postérieure du vagin dont il tapisse le quart supérieur, et se réfléchit sur le rectum en formant le cul-de-sac *utéro-rectal*.

Sur les côtés de l'utérus, le péritoine se porte transversalement vers les parois du bassin et forme ainsi, à droite et à gauche de l'utérus, deux larges replis, quadrilatéraux et verticaux, nommés *ligaments larges;* le bord supérieur de ces ligaments présente trois reliefs en rapport avec la présence entre leurs deux feuillets du ligament rond, de la trompe et de l'ovaire.

C'est au niveau du pavillon de la trompe que, par une exception unique, le péritoine se continue avec la muqueuse qui tapisse l'intérieur de la trompe ; ainsi donc le pavillon de la trompe fait communiquer la cavité péritonéale avec la cavité utérine (voy. *Ligaments larges*).

Au niveau du rectum, le péritoine se comporte de la même

(1) Chez le fœtus, le péritoine se prolonge dans le canal inguinal pour envelopper le testicule en formant la tunique vaginale : chez la femme, il se prolonge sur le ligament rond en formant le canal de Nuck.

(2) Question importante au point de vue de la ponction de la vessie, voy. *Rapports de la vessie*.

(3) De chaque côté du cul-de-sac, se voient, surtout lorsque la vessie est vide, deux replis semi-lunaires et vésico-rectaux, formés par le péritoine qui se porte de la vessie sur les côtés du rectum.

façon dans les deux sexes; en bas (1), il tapisse la face antérieure
du rectum, plus haut il revêt à la fois sa face antérieure et ses

FIG. 119. — Coupe ver-
ticale et antéro-posté-
rieure de l'abdomen. —
Trajet du péritoine
dans les régions épi-
gastrique et hypogas-
trique (chez la femme).
(Tarnier et Chantreuil.)

A. Péritoine pariétal de
la région hypogastri-
que.
B. Péritoine passant de la
paroi abdominale sur la
vessie.
C. Enveloppe séreuse de
l'utérus.
D. Cul-de-sac recto-vagi-
nal.
E. S iliaque.
F. Péritoine remontant
vers le mésentère.
G. Enveloppe séreuse de
l'intestin grêle.
H. Continuité du mésen-
tère avec le mésocôlon
transverse.
I. Feuillet inférieur du
mésocôlon transverse.
K. Péritoine pariétal de
la région épigastrique.
L. Péritoine tapissant la
surface inférieure du
diaphragme.
M. Péritoine tapissant la
face convexe du foie.

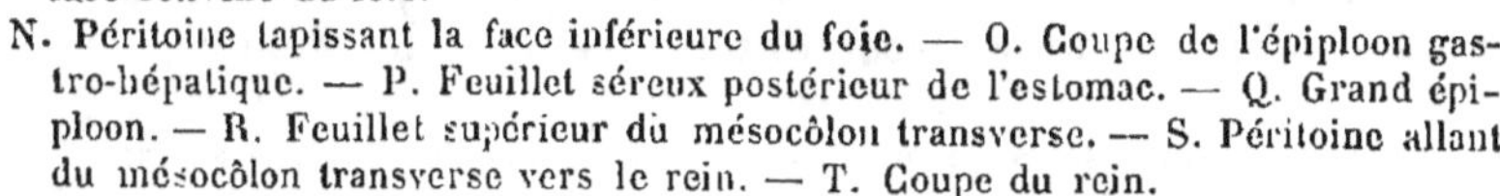

N. Péritoine tapissant la face inférieure du foie. — O. Coupe de l'épiploon gastro-hépatique. — P. Feuillet séreux postérieur de l'estomac. — Q. Grand épiploon. — R. Feuillet supérieur du mésocôlon transverse. — S. Péritoine allant
du mésocôlon transverse vers le rein. — T. Coupe du rein.

faces latérales, plus haut encore il l'entoure d'une façon complète,
sauf, en arrière, où il s'adosse à lui-même de façon à former un

(1) C'est-à-dire à 6 ou 7 centimètres au-dessus de l'anus.

repli ou *mésorectum;* les feuillets qui le forment arrivent à la paroi postérieure de l'abdomen et s'écartent alors pour se porter l'un à droite, l'autre à gauche.

Arrivé à la **paroi postérieure de l'abdomen,** le péritoine se comporte différemment sur la *partie moyenne* de cette région postérieure et sur *ses côtés.*

1° Sur la **partie moyenne,** il s'élève au devant de l'angle sacro-vertébral et des vertèbres lombaires; mais arrivé au niveau d'une ligne obliquement étendue de la partie latérale gauche de la deuxième vertèbre lombaire à la fosse iliaque droite, il abandonne la paroi abdominale, marche d'arrière en avant (*feuillet gauche du mésentère*), atteint l'intestin grêle, s'élargit considérablement pour présenter une longueur égale à celle de cet intestin, tapisse sa demi-circonférence gauche, son bord convexe, sa demi-circonférence droite, puis, adossé au premier feuillet, il marche d'avant en arrière pour rejoindre la paroi abdominale. Ce repli porte le nom de *mésentère* (μέσος, qui est au milieu, ἔντερον, intestin).

2° Sur la **partie gauche,** le péritoine rencontre l'S iliaque, enveloppe ses neuf dixièmes antérieurs, et au niveau de sa partie postérieure s'adosse à lui-même pour former un repli qui se porte dans la fosse iliaque (1).

Plus haut, le péritoine ne tapisse que la face antérieure du côlon descendant (2).

3° Sur la **partie droite,** le péritoine rencontre le cæcum, et tantôt il se borne à tapisser sa face antérieure, tantôt il l'enveloppe presque complètement et lui forme un *mésocæcum* (3).

Plus haut, le péritoine se comporte à l'égard du côlon ascendant comme à l'égard du côlon descendant.

Portion supérieure ou sus-ombilicale.

A partir de l'ombilic le péritoine s'élève pour revêtir la moitié supérieure de la paroi antérieure de l'abdomen et, dans

---

1) En bas, ce repli se continue avec le mesorectum ; en haut, il s'efface ; à droite, il tapisse le détroit supérieur et se continue avec le feuillet gauche du mésentère ; à gauche, il tapisse la fosse iliaque et se continue avec le péritoine de la paroi abdominale antérieure.

(2) De telle sorte que la face postérieure de ce côlon est directement appliquée sur le rein.

(3) Quant à l'*appendice vermiculaire,* tantôt il est entouré par le péritoine et pourvu d'en appendice séreux, dans d'autres cas il est appliqué sur le cæcum, etc.

ce trajet, il forme à la *veine ombilicale* un large repli qui accompagne cette veine jusqu'au foie et se prolonge sur la face supérieure de cet organe pour le fixer au diaphragme (*ligament suspenseur du foie*).

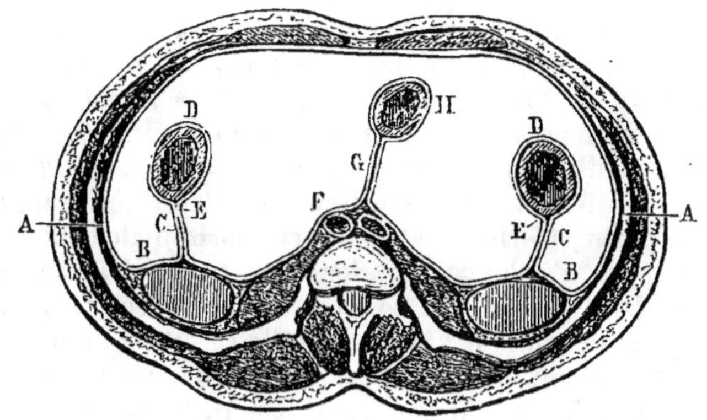

Fig. 120. — Trajet du péritoine dans la région ombilicale (coupe horizontale au niveau de l'ombilic). (Tarnier et Chantreuil.)

A A. Péritoine. — B B. Péritoine au devant des reins. — C C. Feuillet externe du mésocôlon. — D. Enveloppe séreuse du côlon. — E E. Feuillet interne des mésocôlons. — F. Péritoine passant au devant de l'aorte et de la veine cave inférieure pour aller former le mésentère. — G. Mésentère. — H. Enveloppe séreuse fournie à l'intestin par le mésentère.

Il se prolonge sur la face inférieure du diaphragme, la tapisse et, arrivé au niveau de son bord postérieur, il se comporte différemment, *au milieu, à droite* et *à gauche*.

1° *Au milieu*, il rencontre la terminaison de l'œsophage, se réfléchit de haut en bas et d'arrière en avant pour tapisser sa face antérieure ainsi que celle de l'estomac, où nous le suivrons dans un instant.

2° *A droite*, il se porte transversalement d'arrière en avant pour atteindre la face supérieure du foie (*feuillet supérieur du ligament coronaire*) (1), la tapisse dans sa totalité (2), se réfléchit sur son bord inférieur (en appliquant la vésicule biliaire sur cette face), atteint le sillon transverse et se comporte différemment au niveau de ce sillon et à sa droite.

(1) Dans cette réflexion, il forme un cul-de-sac qui vous arrête lorsque vous glissez votre main entre le diaphragme et le foie.

(2) En se continuant avec le repli falciforme.

Au niveau du sillon transverse, le péritoine, arrêté par les vaisseaux du foie, se réfléchit de haut en bas, revêt leur face antérieure *(feuillet antérieur de l'épiploon gastro-hépatique),* atteint la petite courbure de l'estomac, ainsi que la première portion du duodénum qui lui fait suite et tapisse la face antérieure de ces organes. Arrivé au niveau de la grande courbure de l'estomac il devient libre; il descend alors dans l'abdomen, bien au-dessous de l'ombilic *(feuillet antérieur du grand épiploon),* puis se réfléchit brusquement, et s'adossant à lui-même remonte derrière le feuillet antérieur (1) *(feuillet postérieur du grand épiploon)*; il atteint ainsi le bord antérieur du côlon transverse, tapisse sa partie inférieure et se porte horizontalement d'avant en arrière jusqu'à la colonne lombaire *(feuillet inférieur du mésocôlon transverse).* En ce point il se réfléchit encore et descend pour se continuer avec le feuillet droit du mésentère.

A droite du sillon transverse, le péritoine tapisse la face inférieure du foie, atteint son bord postérieur, se porte jusqu'à la paroi abdominale, en formant le *feuillet inférieur du ligament coronaire,* et se réfléchit de haut en bas pour se continuer avec le péritoine qui tapisse le côlon ascendant et le rein (2).

A gauche du sillon transverse, le péritoine tapisse la face inférieure du foie, atteint son bord postérieur, forme en ce point le *feuillet inférieur du ligament coronaire,* se réfléchit de haut en bas, tapisse la face antérieure du pancréas, la partie antérieure de la troisième portion du duodénum (3), et se porte alors horizontalement d'arrière en avant *(feuillet supérieur du mésocôlon transverse)* vers le côlon transverse, revêt sa demi-circonférence supérieure et, arrivé au niveau de son bord antérieur, descend entre les deux feuillets du grand épiploon que nous avons décrits, remonte de la même façon, et atteint la grande courbure de l'estomac; il tapisse la face postérieure de cet organe; arrivé au niveau de sa petite courbure, il se porte sur la paroi postérieure de l'abdomen *(feuillet postérieur de l'épiploon gastro-hépatique)* et se continue avec le péritoine qui revêt la face antérieure du pancréas.

En ce point: : 1° *A droite,* il se prolonge entre la veine cave inférieure et la veine porte, en formant un petit diverticulum,

---

(1) Dont il est, comme nous le verrons, séparé par deux autres feuillets.

(2) A droite et à gauche du foie, on trouve deux replis qui font suite au ligament coronaire et que l'on nomme *ligaments triangulaires* du foie.

(3) Qui longe le bord inférieur de cette glande.

dont l'entrée, circonscrite en avant et en arrière par ces troncs veineux, porte le nom d'*hiatus de Winslow*.

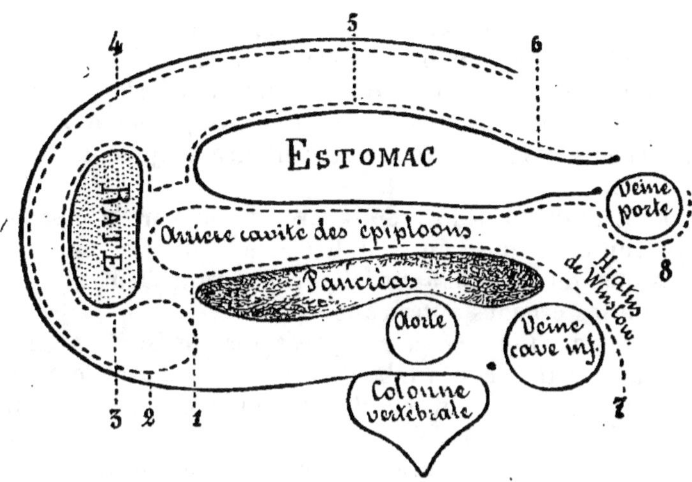

Fig. 121.

Figure schématique représentant la disposition du péritoine dans la partie supérieure de la cavité abdominale. Section horizontale.

1. Feuillet du péritoine formant la paroi postérieure de l'arrière-cavité des épiploons. — 2, 3. Cul-de-sac péritonéal rattachant la rate à la paroi postérieure de l'abdomen. — 4. Feuillet pariétal du péritoine. — 5, 6. Feuillet tapissant la face antérieure de l'estomac. — 7, 8. Les deux feuillets du péritoine circonscrivant l'hiatus de Winslow.

2° *A gauche*, le feuillet qui a tapissé la face antérieure de l'estomac se prolonge sur les vaisseaux courts qui le conduisent au hile de la rate, il tapisse la portion de la face interne de cet organe placée au devant du hile, son bord antérieur, sa face externe et, arrivé au niveau de son bord postérieur, il l'abandonne pour se porter sur la paroi abdominale et se continuer avec le péritoine qui tapisse le côté gauche de l'abdomen.

D'une autre part, le feuillet qui a tapissé la face postérieure de l'estomac se prolonge sur les vaisseaux spléniques jusqu'à la rate, tapisse la portion de la face interne de cet organe placée en arrière du hile et, arrivé au niveau de son bord postérieur, l'abandonne pour se continuer avec le péritoine qui revêt la face antérieure du pancréas.

Particularités.

D'une façon générale, on désigne sous le nom de **péritoine pariétal** le feuillet séreux qui tapisse les parois de l'abdomen, et sous celui de **péritoine viscéral** le feuillet qui enveloppe les viscères; mais, de plus, les diverses portions du péritoine ont reçu des *dénominations spéciales*, et doivent être l'objet d'une étude particulière.

Ce sont : A. D'abord des **replis** formés tous par l'adossement de deux feuillets et que l'on peut diviser en trois classes :

1° Les uns, dits *ligaments péritonéaux*, rattachent à la paroi abdominale les organes autres que l'intestin.

2° Les autres, dits *mésentères* (mésentère, mésocôlon, mésocæcum, etc.), rattachent le tube digestif à la paroi abdominale.

3° Les autres encore, dits *épiploons*, relient entre eux certains organes abdominaux (1).

B. De plus le péritoine présente une **arrière-cavité** désignée sous le nom d'*arrière-cavité des épiploons*, communiquant avec la grande cavité péritonéale par un orifice nommé *hiatus de Winslow*.

Ligaments péritonéaux. — 1° *Ligament suspenseur du foie ou grande faux du péritoine.* — Ce ligament enveloppe la veine ombilicale, et s'étend de l'ombilic jusqu'à la partie la plus reculée de la face supérieure du foie ; il est triangulaire, son sommet répond à l'ombilic, son bord postérieur à la veine ombilicale, son bord antérieur à la paroi abdominale et à la face inférieure du diaphragme, sa base à la face supérieure du foie.

Ce repli est obliquement couché de telle sorte qu'il présente une face antérieure dirigée à droite et adossée au diaphragme, et une face postérieure dirigée à gauche et couchée sur le foie.

2° *Ligament coronaire.* — Étendu du bord postérieur du foie au diaphragme, il est horizontal, et ses deux feuillets, au lieu d'être adossés l'un à l'autre (comme cela a lieu pour les autres replis), sont écartés de près d'un centimètre (2). Ce

---

(1) Par exception, le repli séreux qui unit la rate à la grosse tubérosité de l'estomac porte le nom de *ligament gastro-splénique.*

(2) Dans leur intervalle, le bord postérieur du foie répond directement au diaphragme.

ligament se prolonge sur les côtés du foie pour former 3° les deux *ligaments triangulaires* droit et gauche (1).

Mésentère et mésos. — Le mésentère est ce vaste repli du péritoine qui relie l'intestin grêle à la colonne vertébrale ; on lui décrit *deux faces, deux bords* et *deux extrémités.*

Les *faces* sont libres, elles regardent l'une à droite, l'autre à gauche et présentent le relief des arcades vasculaires logées entre les deux feuillets qui les composent ; elles répondent aux anses intestinales qui occupent la presque totalité de l'abdomen.

Le *bord postérieur*, adhérent, est obliquement étendu de la partie latérale gauche de la deuxième vertèbre lombaire jusqu'à la fosse iliaque droite ; à ce niveau les vaisseaux mésentériques s'insinuent entre les deux feuillets.

Le *bord antérieur* s'insère sur le bord postérieur de l'intestin grêle (2), sa longueur égale celle de cet intestin [8 mètres] (3), aussi présente-t-il une foule de replis ondulés.

Son *extrémité supérieure*, effilée et formée par la réunion des deux bords, répond au point ou le jéjuno-iléon fait suite au duodénum : à ce niveau les deux feuillets s'écartent et vont se continuer avec le feuillet inférieur du mésocôlon transverse (4).

Son *extrémité inférieure* est également effilée et répond au point où l'intestin grêle se jette dans le cæcum ; à ce niveau les deux feuillets s'écartent pour se porter à droite sur le cæcum, à gauche sur le rectum ou l'S iliaque.

Entre les deux feuillets du mésentère se trouvent de la graisse, l'artère mésentérique supérieure, la grande veine mésaraïque et les filets du grand sympathique qui les accompagnent.

Le *mésorectum* est un repli séreux, triangulaire, qui relie le rectum au sacrum, il s'incline à gauche et se continue par sa base avec le mésocôlon iliaque : il renferme les vaisseaux et nerfs hémorrhoïdaux supérieurs.

Le *mésocôlon iliaque* lui fait suite et fixe l'S iliaque dans la fosse iliaque gauche.

---

(1) On décrit encore sous le nom de *ligament hépatico-rénal,* un petit repli étendu de la face inférieure du foie au rein ; sous celui de *phrénico-splénique,* un repli étendu du diaphragme à l'extrémité supérieure de la rate.

(2) C'est-à-dire, qu'à ce niveau ses deux feuillets s'écartent pour loger l'intestin.

(3) Tandis que son bord postérieur n'a guère que 10 centimètres.

(4) Le feuillet droit revêt la partie inférieure de la 3e portion du duodénum.

Le *mésocôlon transverse* est un repli du péritoine, horizontal et transversalement étendu du bord postérieur du côlon trans-

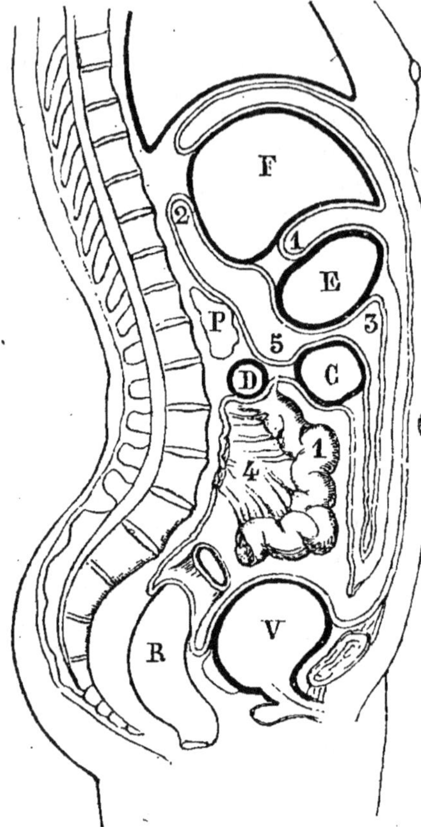

FIG. 122. — Péritoine et ses replis. (Witkowski.)

1. Petit épiploon.

2. Arrière-cavité des épiploons.

3. Grand épiploon.

4. Mésentère.

5. Mésocôlon transverse.

C. Côlon transverse.

D. Duodénum.

E. Estomac.

F. Foie.

I. Intestin grêle.

P. Pancréas.

R. Rectum.

V. Vessie.

verse à la paroi postérieure de l'abdomen (1), où ses deux feuillets se séparent en se portant l'un en bas, pour former le feuillet droit du mésentère, l'autre en haut, pour revêtir le pancréas.

Épiploons. — *Grand épiploon.* — C'est un énorme repli séreux, souvent chargé de graisse et étendu à la façon d'un tablier entre l'intestin et la paroi abdominale antérieure. Il est

(1) Il divise la cavité abdominale en deux étages : l'un, supérieur, loge l'estomac, le foie, le pancréas et la rate ; l'autre, inférieur, renferme l'intestin grêle et le gros intestin.

formé par les deux lames du péritoine qui, après avoir tapissé l'estomac, se réunissent au niveau de sa grande courbure, descendent plus ou moins bas, souvent jusque vers le pubis, et de là remontent en s'adossant à elles-mêmes jusqu'au côlon transverse (1).

Le grand épiploon renferme de la graisse (sauf dans l'enfance), et les artères épiploïques qui le parcourent dans toute son étendue.

Petit épiploon ou gastro-hépatique. — C'est le repli séreux étendu du sillon transverse du foie à la petite courbure de l'estomac et au duodénum. Sa face antérieure est formée par le feuillet qui descend du foie vers la face antérieure de l'estomac. Sa face postérieure fait partie de l'arrière-cavité des épiploons. Son bord supérieur répond au sillon transverse (2); son bord inférieur à la petite courbure de l'estomac et au bord supérieur de la première portion du duodénum. Son bord gauche, très court, répond à la terminaison de l'œsophage. Son bord droit, le plus intéressant, est libre, c'est-à-dire formé par la réflexion du péritoine sur lui-même, il constitue le bord antérieur de l'hiatus de Winslow.

Entre les feuillets du petit épiploon se trouvent la veine porte, l'artère hépatique, le canal cholédoque, du tissu graisseux, des lymphatiques et des nerfs qui appartiennent au foie.

Hiatus de Winslow.

Lorsqu'on soulève le bord antérieur du foie, on remarque sous le lobule de Spigel, en arrière du petit épiploon, une ouverture assez grande pour admettre l'index, c'est l'*hiatus de Winslow*; il conduit dans une cavité séreuse placée entre l'estomac et le pancréas et qui est l'*arrière-cavité des épiploons.*

L'hiatus de Winslow est une ouverture séreuse, placée sous le foie et regardant à droite; elle fait communiquer la grande cavité péritonéale avec un diverticulum nommé arrière-cavité des épiploons.

(1) Ou elles se séparent pour envelopper cet intestin et former en arrière de lui le mésocôlon transverse. La distinction de tous ces feuillets est artificielle, car ils ne peuvent être séparés les uns des autres.

(2) Elle est formée par ce feuillet qui, après avoir tapissé le face inférieure du foie placée en arrière du sillon transverse, descend sur la face postérieure de l'estomac.

L'hiatus de Winslow est limité : *en avant*, par le petit épiploon et la veine porte logée entre les deux feuillets de cet épiploon ; *en arrière*, par la veine cave inférieure ; *en haut*, par le lobule de Spigel ; *en bas*, par la première portion du duodénum.

Arrière-cavité des épiploons. — On donne ce nom à un diverticulum séreux, placé entre l'estomac et le pancréas, et communiquant avec la grande cavité péritonéale par l'hiatus de Winslow (voy. fig. 121, p. 329).

Sa *paroi antérieure* est formée par la face postérieure de l'estomac ; sa *paroi postérieure* par le pancréas ; sa *paroi supérieure* par le petit épiploon et, par la face inférieure du foie ; sa *paroi inférieure* par le mésocôlon transverse. On a considéré à cette arrière-cavité *deux diverticulums* : 1° l'un qui s'engagerait dans le grand épiploon entre ses lames antérieure et postérieure ; 2° le second qui se prolonge vers la rate et qui est limité : en arrière, par le péritoine qui revêt le pancréas et les vaisseaux spléniques ; en avant, par les deux lames qui se portent de la grosse tubérosité de l'estomac vers le hile de la rate en entourant les vaisseaux courts. Faut-il ajouter que les parois de ces cavités sont toutes juxtaposées.

Structure.

Le péritoine se compose, comme toutes les membranes séreuses, d'une *charpente conjonctive et élastique*, tapissée, à l'intérieur, par une couche de *cellules épithéliales*, et séparée, à l'extérieur, des organes voisins par une couche celluleuse (dite sous-séreuse).

1° La **lame conjonctive** qui forme la charpente du péritoine se compose, non seulement de faisceaux conjonctifs, mais encore d'un très-grand nombre de fibres élastiques : c'est ce qui explique la grande élasticité du péritoine (1).

Ce stroma ou charpente est loin de présenter une épaisseur uniforme et on ne le rencontre guère avec tous les caractères que nous lui avons assignés que dans les points où le péritoine est libre pour se porter d'un organe à un autre, ou encore sur le péritoine pariétal. — A la surface des viscères, cette charpente conjonctive est très difficile à démontrer, et la

(1) Cette élasticité est prouvée par la production du sac herniaire, par la distension du péritoine dans la grossesse, l'ascite, etc.

couche épithéliale semble reposer directement sur la tunique musculaire de l'organe, à tel point qu'à ce niveau le péritoine est considéré comme faisant partie de la structure de cet organe.

2° La **couche épithéliale** est partout continue à elle-même ; elle tapisse la face interne du stroma conjonctif, et c'est grâce à sa continuité que l'on peut comparer le péritoine à une cavité close.

Cette lame présente une surface lisse, unié et humide, grâce à la légère suffusion séreuse qui la lubrifie incessamment (1).

Cette couche épithéliale est formée par des *cellules pavimenseuses* juxtaposées, mais, cependant, présentant de distance en distance des intervalles ou *stomates* par lesquels la cavité péritonéale communique avec le système lymphatique.

L'existence de ces *orifices* ou *stomates* avait déjà été signalée par Bichat. Pendant longtemps, on a cru à une erreur de cet anatomiste, lorsque Recklinghausen, grâce à l'imprégnation des cellules épithéliales par le nitrate d'argent, démontra l'existence des stomates sur le péritoine qui tapisse la face inférieure du centre phrénique du diaphragme. Toutefois, ce retour aux idées anciennes fut difficilement accepté jusqu'au jour où Ranvier publia ces lignes : « Il y a sur la » surface péritonéale du centre phrénique, des *orifices* bouchés par » des cellules molles d'une autre forme que les cellules endothéliales » et arrangées d'une autre façon. Ces cellules sont des cellules lympha» thiques, elles se trouvent disposées à l'orifice de canaux ou de » puits dont la paroi est elle-même garnie d'une rangée de cellules » semblables. Les puits du centre phrénique établissent une communi» cation directe entre la cavité péritonéale et les fentes lymphatiques. » Ces dernières communiquent avec le réseau lymphatique sous-pleu» ral. » (Ranvier.)

La **couche celluleuse** (ou sous-séreuse) par laquelle le péritoine se rattache aux organes qu'il tapisse, présente de très grandes variétés dans ses divers points. Elle manque complètement au niveau de l'intestin grêle ; elle est au contraire très accentuée au niveau des organes (estomac, vessie) dont les di-

---

(1) Dans les cas d'inflammation, la sécrétion de cette sérosité étant considérablement accrue, elle s'accumule entre les deux feuillets du péritoine et les écarte l'un de l'autre (péritonite) ; c'est encore ce qui a lieu lorsqu'une cause quelconque (maladie du cœur et du foie), gênant le courant de la veine porte ou de la veine cave inférieure, augmente la tension du sang veineux abdominal (ascite).

mensions sont sujettes à de grandes variétés : c'est qu'en effet cette lame est destinée à faciliter le glissement du péritoine ; dans certains points (mésentère, épiploon, côlon) elle se charge de graisse et forme des pelotons ou *appendices graisseux*.

Partout où existe cette couche celluleuse, le péritoine se détache aisément des parties qu'il recouvre.

Vaisseaux et nerfs. — Un grand nombre de vaisseaux sanguins et lymphatiques serpentent dans le tissu cellulaire sous-péritonéal, mais ils ne sont pas destinés au péritoine, ils se rendent aux organes qu'il tapisse (c'est du moins la destination de la plupart d'entre eux).

Le péritoine possède-t-il en propre des *vaisseaux lymphatiques?* C'est encore une question à l'étude ; il n'est pas nécessaire d'ajouter que les nombreux chylifères et les gros ganglions placés entre ses feuillets sont complètement étrangers à sa nutrition.

Le péritoine doit certainement posséder des *nerfs*, car, sans eux, il serait impossible d'expliquer l'intensité des douleurs de la péritonite : on trouve, en effet, dans divers points du tissu sous-séreux, de nombreux filets et ganglions nerveux dits *plexus d'Auerbach*.

Déductions pathologiques. — Lorsque le *péritoine est ouvert*, c'est-à-dire lorsque l'un de ses feuillets est divisé, cette membrane présente une grande disposition à s'enflammer, et souvent cette péritonite s'étend au loin, se généralise et devient fort grave : c'est surtout ce qui a lieu lorsque des matières ou liquides septiques sont tombés dans cette cavité (1).

Lorsque, au contraire, on se borne à *décoller le péritoine*, c'est-à-dire à le détacher simplement des organes qu'il recouvre (mais sans le diviser), il ne s'enflamme pas, ou, s'il le fait, la péritonite reste circonscrite au voisinage du point irrité et devient adhésive (c'est-à-dire que les deux feuillets opposés s'agglutinent entre eux) : c'est encore ce qui a lieu lorsqu'un organe tapissé par le péritoine est vivement enflammé (2).

(1) D'où les précautions minutieuses prises dans l'ovariotomie pour faire la toilette du péritoine, c'est-à-dire pour le débarrasser de tous les liquides tombés dans sa cavité.

(2) On a tiré parti de cette adhésion des deux feuillets du péritoine sous l'influence d'une irritation modérée pour traverser cette membrane sans ouvrir sa cavité ; ex. : ouverture des kystes du foie par les caustiques, procédé de Récamier.

La surface externe du péritoine est donc peu inflammable et sa surface interne l'est beaucoup. D'où vient cette différence dans la susceptibilité inflammatoire des deux surfaces du péritoine? Richet l'attribue à la richesse du réseau vasculaire placé sous l'épithélium du péritoine viscéral, réseau mis à nu par la destruction rapide de cet épithélium sous l'influence du moindre irritant, mais que l'agent irritant ne peut atteindre qu'à la condition de pénétrer dans la cavité péritonéale.

CHAPITRE VI

DES ORGANES DES SENS.

Les organes des sens sont destinés à nous mettre en rapport avec le monde extérieur, ils se partagent l'appréciation des divers caractères des objets qui nous entourent, et par cette division de travail se trouve assurée la perfection de nos sensations.

Les organes des sens sont au nombre de cinq : — **Le sens du toucher, — du goût, — de l'odorat, — de la vue, — de l'ouïe.**

Le sens du tact et du toucher est étalé à la surface de tout le corps, il forme autour de lui, suivant la définition de Cruveilhier, une limite sensible et résistante qui, par sa sensibilité, nous avertit de la présence des objets extérieurs, et par sa résistance, nous protège contre leur action.

Le sens du goût, placé dans la cavité buccale, à l'entrée des voies digestives, exerce un contrôle sur les aliments avant de leur permettre l'accès du tube digestif.

Le sens de l'odorat, placé dans les fosses nasales, contrôle, lui aussi, les qualités de l'air qui va pénétrer dans les voies respiratoires, il sert aussi à apprécier la qualité des aliments.

Le sens de la vue, placé entre le crâne et la face, nous fournit les plus précieuses notions sur le monde extérieur qui, grâce à lui, vient se peindre sur la rétine, émanation du cerveau.

Le sens de l'ouïe, profondément placé dans le crâne, de chaque côté de la tête, recueille les ondes sonores produites dans l'air par les vibrations des corps.

SENS DU TACT ET DU TOUCHER.

Il comprend l'étude de la peau et des muqueuses.

PEAU.

La peau est, comme la définit Cruveilhier, une membrane sensible et résistante qui enveloppe complètement notre corps et le sépare ainsi du monde extérieur.

La peau nous présente à étudier, — sa configuration extérieure et sa structure.

Configuration extérieure.

L'étude de la configuration extérieure de la peau comprend : son étendue, — ses limites, — son épaisseur, — son élasticité, — sa couleur ; — la configuration de sa surface libre et celle de sa surface adhérente.

1° Étendue. — La peau recouvrant tout le corps présente une étendue en rapport avec sa surface ; de plus, dans certains points, comme la vulve, le gland, le pavillon de l'oreille, elle se prolonge au delà des limites des orifices qu'elle recouvre et s'adosse à elle-même pour former des replis plus ou moins étendus (1).

La peau se continue au niveau des orifices naturels (bouche, anus, urèthre, nez, oreilles, paupières) avec les muqueuses.

L'épaisseur de la peau, très variable suivant les régions, est, en général, d'autant plus grande que la région est soumise à des pressions plus fortes ; c'est sur les paupières qu'elle est la plus mince et sur la plante des pieds qu'elle est la plus épaisse ; entre ces deux extrêmes on trouve tous les intermédiaires : en moyenne son épaisseur peut être évaluée à 1 ou 2 millimètres.

On a fait remarquer que la peau est plus épaisse du côté de l'extension du tronc et des membres que du côté de leur flexion ; qu'elle

(1) Sappey a constaté que chez un homme de stature et de corpulence moyennes la surface de la peau s'élève à 15 000 centimètres carrés, et qu'étalée, elle recouvrirait un plan de 1 mètre de large et de 1 mètre et demi de long.

est également plus épaisse dans le point où elle donne insertion à des muscles, comme cela a lieu pour la peau de la face.

Résistance et élasticité. — Ces deux propriétés, intimement unies l'une à l'autre, sont extrêmement développées; il suffit pour les apprécier de considérer la grande distension à laquelle peut être portée, sans rupture, la peau qui recouvre certaines régions, comme le ventre (1).

Si l'on voulait en avoir une démonstration complète, il faudrait, à l'exemple de Sappey, tailler des bandelettes de peau auxquelles on suspendrait divers poids, on verrait ces bandelettes s'allonger notablement, puis, leur élasticité étant épuisée, résister à la manière d'un tendon, et enfin ne se rompre que sous l'influence d'un effort considérable.

C'est grâce à cette élasticité que la peau peut résister à l'action des corps contondants qui détruisent les parties sous-jacentes.

La *rétractilité* de la peau est en rapport avec son élasticité; aussi lorsqu'on pratique une incision, voit-on les deux lèvres de la plaie s'écarter l'une de l'autre dans une étendue variable suivant l'adhérence de la peau aux parties profondes (2).

Couleur. — La couleur de la peau présente de grandes différences que l'on a réunies en *quatre groupes :* la couleur blanche, la couleur noire, la couleur jaune et la couleur cuivrée, donnant lieu, chacune d'elles, à des nuances infinies.

SURFACE EXTERNE DE LA PEAU. — La surface de la peau présente : 1° des plis ou sillons; 2° des saillies ou papilles; 3° des poils ; 4° des orifices.

1° **Plis ou sillons.** — On les a divisés en deux variétés : *plis musculaires* et *plis articulaires;* les premiers se rattachent à l'action des muscles, tels sont les plis des paupières, du front, du scrotum, etc., ils sont perpendiculaires à la direction du muscle qui les produit (3).

(1) Lorsque cette distension est très forte, ainsi que cela a lieu dans la grossesse, elle entraîne çà et là la rupture de quelques fibres du derme, et il en résulte de petites dépressions blanchâtres et allongées nommées *vergetures*.

(2) Cette rétractilité nécessite, en autoplastie, la confection de lambeaux plus grands que la surface que l'on veut recouvrir.

(3) En général, les incisions doivent être pratiquées parallèlement à ces plis·

Les *plis articulaires* sont très importants en médecine opératoire, car, disposés d'une manière fixe au voisinage des jointures, ils servent de points de repère au chirurgien qui cherche à pénétrer dans l'interligne articulaire : tels sont les plis que l'on observe sur les doigts, etc. .

2° **Saillies**. — La peau est hérissée de petits reliefs dont les uns servent d'insertion aux poils et dont les autres, nommés *papilles*, sont préposés au tact.

Le premiers, sous l'influence du froid ou d'une impression pénible, se hérissent et deviennent très volumineux (*chair de poule*), ils sont plus prononcés sur les peaux brunes que sur les peaux blanches.

Les **papilles** sont beaucoup plus nombreuses, surtout dans les régions dont la sensibilité est développée, elles ne sont visibles qu'au microscope.

3° Les **orifices** sont disposés en quantité innombrable à la surface de la peau, ils correspondent à l'embouchure des glandes sébacées et sudoripares logées dans son épaisseur.

SURFACE PROFONDE DE LA PEAU. — Cette face est en général séparée des couches musculaires et aponévrotiques par une *lamelle de tissu cellulo-graisseux* plus ou moins abondant suivant les régions, l'état de maigreur, etc. C'est grâce à elle que la peau glisse sur les parties profondes ; dans les régions où cette couche n'existe pas, comme la face et surtout les lèvres (dont les muscles s'insèrent directement sur la peau), la peau ne peut glisser sur les parties profondes.

Dans certains points, la peau est presque directement appliquée sur le squelette (olécrâne, malléoles, clavicules, tubérosités du tibia et de l'humérus, etc.) ; dans d'autres, elle reçoit l'insertion de faisceaux fibreux (1).

(1) Ainsi que Richet le fait remarquer, les différences d'adhérence de la peau aux parties profondes entraînent de grandes différences dans les procédés opératoires pour la réunion des plaies ; ainsi, aux paupières et sur le prépuce on se servira des serres-fines, tandis qu'aux lèvres il faudra recourir à la suture entortillée, et que, sur le thorax, le peu d'adhérence des téguments permet l'emploi des bandelettes agglutinatives.

Structure de la peau.

La peau se compose de deux couches superposées : l'une forme sa charpente, c'est le *derme* ou *chorion*, l'autre représente un vernis protecteur étalé à sa surface, c'est l'*épiderme* ou *cuticule* (1).

Derme ou chorion.	{ Fibres lamineuses. Fibres élastiques. Fibres musculaires lisses.	Annexes du derme.	{ Papilles. Glandes sudorifères et sébacées. Follicules pileux. Artères et veines. Lymphatiques. Nerfs.
Épiderme ou cuticule.	{ Couche cornée. Couche muqueuse.	Annexes de l'épiderme.	{ Poils. Ongles.

Derme.

Le derme forme la charpente de la peau, il est ferme mais souple, et c'est à lui que doit se rapporter tout ce que nous avons dit de l'élasticité et de la résistance de la peau.

Sa *surface externe* est hérissée de papilles et recouverte par l'*épiderme*.

Sa *surface profonde* est en rapport avec le tissu cellulaire sous-cutané auquel elle est unie par de nombreux filaments fibreux qui s'entre-croisent en tous sens et circonscrivent des loges occupées par du tissu graisseux.

Le derme lui-même a la forme d'un feutrage, dont les mailles sont très serrées vers sa surface externe et très larges vers sa surface profonde. Ce feutrage constitué, comme nous le verrons dans un instant, par des lames celluleuses et élastiques circonscrivant des aréoles, loge les glandes sudorifères et les glandes sébacées, les follicules pileux, les vaisseaux et les nerfs du derme.

Structure. — Le derme se compose : 1° de *faisceaux du tissu lamineux*, diversement entre-croisés, mais beaucoup plus

(1) Bien qu'intimement unies, ces deux couches peuvent être séparées, sur le vivant, par l'application d'un vésicatoire, sur le cadavre, par la putréfaction ou la macération.

serrés vers la surface externe du derme que vers sa partie profonde ; 2° de *fibres élastiques* enlacées à ces faisceaux lamineux ; 3° de *fibres musculaires lisses* (1). Elles occupent les parties les plus superficielles du derme, annexées aux follicules pileux, elles sont disposées autour des glandes sébacées qui

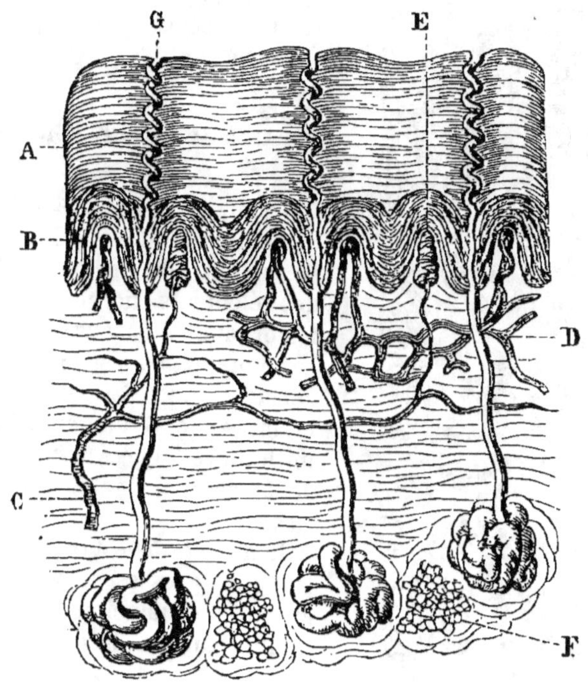

FIG. 123. — Coupe de la peau de la main.

A. Couche cornée de l'épiderme. — B. Corps de Malpighi. — C. Derme. — D. Vaisseaux du derme. — E. Corpuscules du tact. — F. Tissu adipeux. — G. Orifice des glandes sudoripares. (Richet.)

s'ouvrent dans ces follicules. Elles paraissent avoir pour but de comprimer ces glandes afin de faciliter l'écoulement de leur contenu. De plus, elles érigent le système pileux tout entier et c'est à elles qu'est due la production de la *chair de poule*.

(1) Ces fibres ne se rencontrent pas dans toutes la région de la peau (Sappey) : on ne les trouve pas sur les mains, sur les pieds, sur la face ni sur le pavillon de l'oreille.

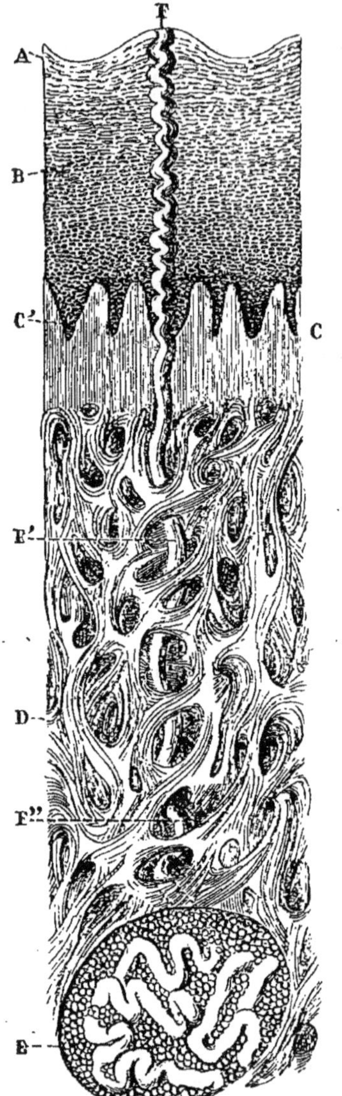

FIG. 124. — Section verticaie de la peau, pour montrer ses divers éléments et leur ordre de superposition.

A. Couche cornée de l'épiderme. — B. Corps muqueux de Malpighi. — C. Papilles du derme. — D. Le derme et ses aréoles à travers lesquelles chemine le conduit excréteur d'une glande sudoripare. — E. Glande sudoripare. — F, F', F''. Conduit excréteur de la glande sudoripare. (Richet.)

Sappey fait remarquer qu'outre ces fibres musculaires lisses qui occupent la surface des téguments, on rencontre dans certaines régions, au-dessous du derme, des fibres musculaires qui représentent de véritables muscles peauciers (aréole, scrotum, pénis, muscle péripénien de Sappey).

Parties accessoires du derme.

PAPILLES. — Les papilles sont de petites saillies qui hérissent la surface du derme et logent des éléments nerveux qui sont les organes du tact.

Leur *nombre* est extrêmement considérable, Sappey l'évalue, en moyenne, à une centaine par millimètre carré; mais elles sont assez inégalement réparties.

Leur *volume* est très variable : les plus grosses se rencontrent autour du mamelon et les plus petites sur la face dorsale des doigts.

Leur *forme* est assez irrégulière : elles sont coniques, filiformes, mamelonnées, fongiformes (langue); les unes sont régulièrement disposées en séries linéaires, c'est ce qui a lieu à la paume de la main et à la plante du pied ; ailleurs elles sont placées sans ordre.

Structure. — Les papilles ne sont autre chose que des prolongements du derme, aussi présentent-elles la même structure ; mais elles renferment comme éléments spéciaux, des anses vasculaires et des éléments nerveux. De plus, il faut remarquer que certaines papilles sont exclusivement vasculaires et ne renferment pas d'éléments nerveux, tandis que d'autres, bien que vasculaires, renferment des éléments nerveux qui président au tact : d'où la distinction des papilles en *papilles vasculaires* et *papilles nerveuses.*

Les *vaisseaux* des papilles sont disposés en forme d'anses.

Les *éléments nerveux* se terminent dans les papilles par des tubes enroulés qui, en raison de la différence de leurs formes, ont été divisés en trois variétés, bien qu'il y ait entre eux de grandes analogies et une sorte de transition insensible. Ces trois variétés sont : 1° les *corpuscules de Krause ;* 2° les *corpuscules du tact* ou *de Meissner ;* 3° les *corpuscules de Pacini.*

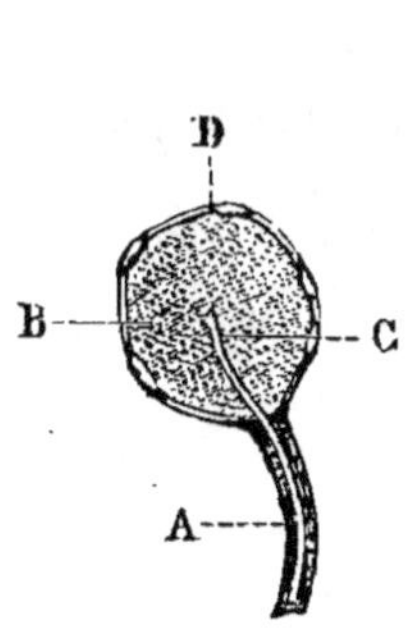

FIG. 125. — Corpuscule de Krause.

A. Nerf. — B. Corpuscule. — C. Cylindre-axe.— D. Enveloppe du corpuscule.

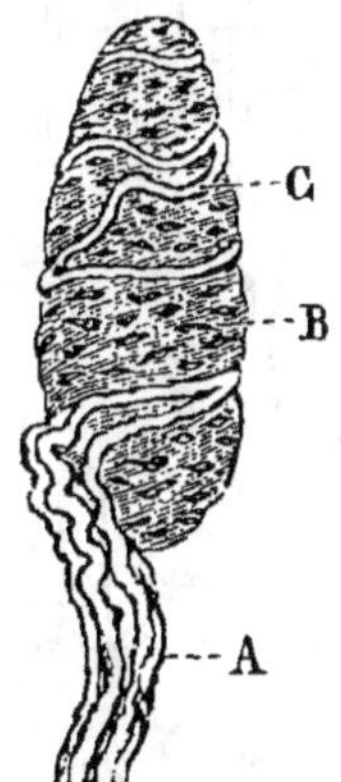

FIG. 126. — Corpuscule de Meissner.

A. Tubes nerveux qui se rendent au corpuscule. — B. Noyaux. — C. Enroulement des tubes nerveux.

1° Les **corpuscules de Krause** sont constitués par une masse arrondie, dont la nature a été l'objet de plusieurs interprétations : pour les uns, elle serait formée par l'enroulement d'un tube nerveux qui se terminerait dans une substance cen

trale pourvue de noyaux, et pour les autres, elle consisterait
en une masse granuleuse et grisâtre entourée d'une enveloppe
et dans laquelle le tube nerveux, réduit à son cylindre axis, se
terminerait brusquement.

Les corpuscules de Krause, que Rouget considère comme des
corpuscules du tact rudimentaires, se rencontrent dans la conjonctive, sur les lèvres, la langue, le voile du palais et le gland.

2° Les **corpuscules du tact** ou **de Meissner** ont la forme
d'un ovoïde dont le grand axe est perpendiculaire à la surface
de la peau.

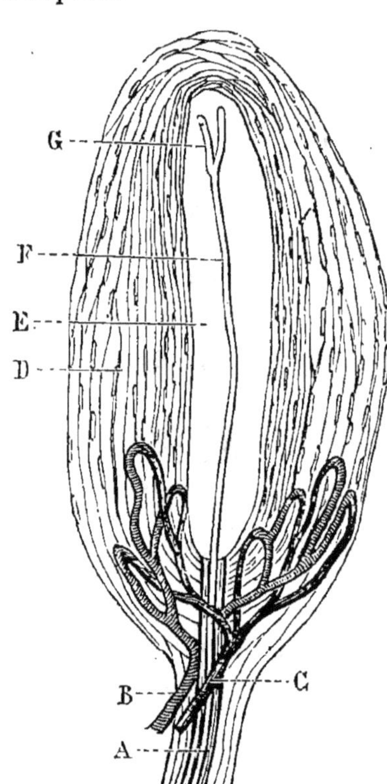

Fig. 127.

Corpuscule de Pacini.

A. Nerf avec sa gaîne de myéline

B. Artériole.

C. Veinule.

D. Couche du périnèvre avec les
noyaux.

E. Bulbe central.

F. Cylindre-axe.

G. Terminaison bifurquée.

Ces corpuscules sont formés, d'après Rouget, par l'enroulement de tubes nerveux qui, après avoir décrit un certain
nombre de spirales, se terminent dans une masse granuleuse qui
occupe le centre du corpuscule. D'après d'autres auteurs, le
corpuscule de Meissner serait formé par quelques tours en spirale

décrits par un tube nerveux; mais il posséderait aussi une enveloppe celluleuse dont on distinguerait les noyaux disposés transversalement; tandis que, d'après Sappey, ces noyaux ne seraient autre chose que ceux de la gaîne de Schwann.

3° Les **corpuscules de Pacini**, plus gros que les précédents, sont visibles à l'œil nu ; ils s'observent plus particulièrement sur les nerfs collatéraux des doigts, mais il en existe dans presque toutes les régions du corps. Leurs fonctions sont peu connues.

Leur structure diffère de celle des corpuscules de Krause et de Meissner. En effet, au lieu d'être constitués par un enroulement de tubes nerveux, chez eux, le tube nerveux, réduit à son cylindre axis, reste rectiligne et s'entoure d'un grand nombre de capsules superposées présentant des noyaux (1). A la base du corpuscule de Pacini se trouvent quelques anses vasculaires.

Glandes sudoripares (ou sudorifères).

Chaque glande sudoripare consiste en un tube, fermé et contourné à son extrémité profonde, rectiligne et ouvert à son extrémité superficielle.

Ces glandes sont extrêmement nombreuses, Sappey les a évaluées à deux millions; on les rencontre dans toutes les régions du corps, sauf sur le derme sous-unguéal, sur la face interne du pavillon de l'oreille, etc.

Leur partie principale contournée, nommée *corps* ou *glomérule*, est logée dans les aréoles du derme ; dans certaines régions, les glandes sudoripares, au lieu d'occuper l'épaisseur du derme, sont situées au-dessous de lui : c'est ce que l'on observe à la main, au pied, au cuir chevelu, etc., et surtout dans le creux de l'aisselle où les glandes sudoripares, remarquables par leur volume, leur nombre, leur sécrétion abondante et odorante, forment au-dessous de la peau une couche très épaisse (2). Ces glandes ont une *couleur* jaunâtre et elles se distinguent assez aisément des tissus voisins.

(1) D'après quelques auteurs, ces capsules seraient constituées par un épaississement du périnèvre.

(2) Verneuil a décrit sous le nom d'*hydrosadénite*, l'inflammation des glandes sudoripares du creux de l'aisselle ; il a démontré que c'est à elles que doivent être rapportés les symptômes des abcès dits tubéreux ou en bouton de chemise (Velpeau), fréquemment observés dans cette région.

Leur *volume* présente de grandes différences ; les plus grosses se rencontrent dans le creux de l'aisselle et sous la peau de l'aréole.

STRUCTURE. — Les glandes sudoripares se composent de deux parties : 1° d'un corps ou glomérule, 2° d'un tube excréteur.

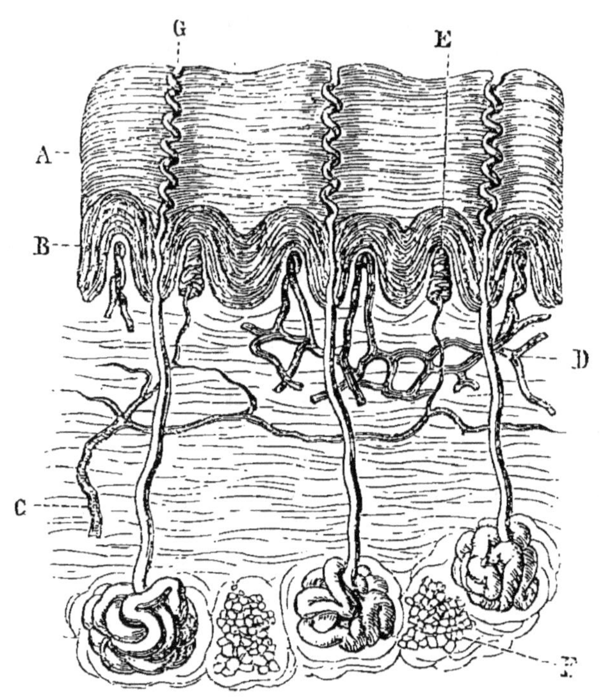

FIG. 128. — Coupe de la peau de la main.

A. Couche cornée de l'épiderme. — B. Corps de Malpighi. — C. Derme. — D. Vaisseaux du derme. — E. Corpuscule du tact. — F. Tissu adipeux. — G. Orifice des glandes sudoripares. (Richet.)

1° Le *corps* ou *glomérule*, représenté par cette partie du tube qui est contourné sur lui-même, forme la glande proprement dite ; nous avons vu qu'il était logé dans les aréoles du derme ou dans le tissu cellulaire sous-cutané. Au lieu d'être isolés, ces glomérules sont souvent réunis au nombre de quatre ou cinq dans la même aréole (1).

(1) On sait que Dupuytren considérait le *furoncle* comme le résultat de l'in-

2º Le *canal excréteur* n'est autre chose que la partie rectiligne du tube, qui se porte directement vers la surface de la peau, en traversant le derme et en passant entre les papilles; arrivé au niveau de l'épiderme, il abandonne sa marche rectiligne et décrit quelques tours de spire pour s'ouvrir à sa surface par un orifice visible à la loupe (1).

Les parois des glandes sudoripares se composent d'une substance amorphe tapissée intérieurement d'une couche d'épithélium polygonal; quelques auteurs décrivent, en dehors de la couche amorphe, une tunique cellulaire et mince, et même sur les grosses glandes, quelques fibres musculaires lisses; quoi qu'il en soit, ces glandes sont enlacées dans un riche réseau vasculaire.

Fonctions. — Ces glandes sont, ainsi que leur nom l'indique, préposées à la sécrétion de la sueur.

La sueur est, comme l'urine, un liquide excrémentitiel. En général acide comme l'urine, elle devient facilement alcaline; (la sueur du creux de l'aisselle est même constamment alcaline); son odeur présente de grandes variétés suivant les individus, les régions du corps et même suivant les races : on sait que les nègres ont une odeur spéciale.

De même que l'urine, elle renferme du chlorure de sodium et de l'urée; on constate, du reste, que, chargée du même rôle d'émonctoire, il existe une sorte d'équilibre entre ces deux fonctions, de telle sorte que l'augmentation de l'une entraîne la diminution de l'autre : ainsi, pendant les chaleurs de l'été, la sueur est abondante et l'urine rare.

Glandes sébacées.

Les glandes sébacées, annexées en général aux follicules pileux, sont de petits utricules qui déversent leur contenu dans le follicule pileux de façon à lubrifier le poil.

Elles sont très inégalement réparties : très nombreuses dans toutes les régions abondamment pourvues de poils, elles se ren-

flammation d'un groupe de glandes sudoripares étranglées dans l'aréole du derme, le bourbillon étant l'eschare formée par cet étranglement. Richet, au contraire, considère le furoncle comme une inflammation spéciale du follicule pilo-sébacé.

(1) Sappey fait remarquer que les tours de spire sont surtout nombreux dans l'épiderme de la paume de la main et dans celui de la plante du pied.

contrent aussi en quantité notable sur la peau de la face et dans d'autres régions absolument glabres ; aussi, peut-on, avec Sappey, les diviser en trois classes :

1° Les glandes sébacées annexées aux *follicules pileux* (ce sont les plus nombreuses) ;

2° Les glandes sébacées annexées à un *poil rudimentaire ;*

3° Les glandes sébacées placées dans des *régions glabres :* ces dernières sont très rares, on ne les rencontre guère que dans les organes génitaux (grandes et petites lèvres, prépuce, gland).

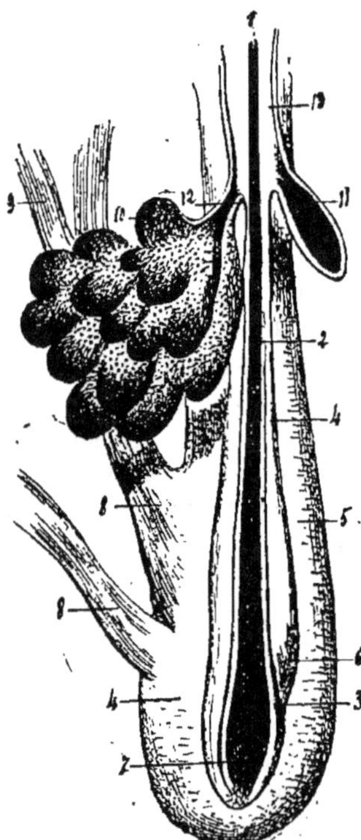

FIG. 129. — Follicule pileux avec ses glandes sébacées et ses fibres musculaires lisses.

1, 2. Poil logé dans le follicule pileux.

3. Gaîne interne de la racine du poil.

4. Extrémité profonde du follicule.

4, 6. Gaîne externe de la racine du poil.

5. Parois du follicule.

7. Bulbe pileux.

8, 8, 9. Fibres musculaires lisses s'implantant sur les parois du follicule pileux.

10. Glande sébacée s'ouvrant dans la cavité du follicule pileux.

11. Glande sébacée plus simple que la précédente.

12. Ouverture de la glande sébacée dans la cavité du follicule pileux.

Les glandes sébacées se présentent sous l'aspect d'*utricules*, tantôt simples, tantôt réunis en nombre variable ; leur *volume* offre les plus grandes variétés. Enfin, tandis que les glandes sudoripares occupent les parties profondes du derme, les glandes sébacées en occupent les parties superficielles (1).

(1) Ces glandes sont fréquemment envahies, sur les ailes du nez et les joues,

Structure. — Ces glandes sont formées par une tunique celluleuse tapissée par une couche épithéliale. Elles sont moins vasculaires que les glandes sudoripares.

Fonctions. — La matière qu'elles sécrètent est destinée à lubrifier les poils, à leur donner un aspect luisant, souple, etc. .

Sur la face, elles ont probablement pour but de protéger la peau contre l'air extérieur qui pourrait l'irriter, la dessécher, etc.

VAISSEAUX ET NERFS DE LA PEAU. — La peau est très richement irriguée par le sang, mais elle l'est d'une façon assez inégale dans ses diverses parties. Certaines régions, comme la face, les lèvres, le prépuce, la plante des pieds, la paume des mains, le sont bien davantage que les parois latérales du tronc par exemple.

Les **artères** forment, dans les aréoles du derme, de riches réseaux qui enveloppent les glandes sudoripares et donnent des rameaux ascendants qui se terminent dans les papilles en formant des anses.

Les **veines** proviennent des papilles, reçoivent, chemin faisant, les veinules qui se détachent du réseau des glandes sudoripares, et vont se jeter dans les veines sous-cutanées, dont le volume contraste avec les petites dimensions des artères correspondantes.

Les **vaisseaux lymphatiques** sont très irrégulièrement répartis dans les divers points de la peau, leur nombre paraît être en rapport avec la sensibilité de la région : ainsi leurs réseaux sont extrêmement riches sur la pulpe des doigts, le gland, l'aréole du sein, les lèvres, etc. (1).

Les **nerfs** se terminent dans le derme, quelques-uns se rendent dans les corpuscules du tact ; nous avons vu que leur mode de terminaison en ce point n'est pas bien connu.

Les **follicules pileux** sont une dépendance du derme, mais il y a

par un parasite nommé *demodex*, dont la présence active beaucoup leur sécrétion.

Il n'est pas rare non plus de voir leur conduit excréteur s'oblitérer ; il en résulte une accumulation de matière sécrétée qui transforme la glande en une petite tumeur nommée *tanne* ou *kyste sébacé*.

(1) Ce qui explique la facilité avec laquelle les lésions superficielles de ces régions, c'est-à-dire les lésions intéressant le réseau lymphatique, déterminent des lymphangites et des adénites.

avantage à ne pas séparer leur description de celle des poils qui appartiennent à l'épiderme.

ÉPIDERME.

L'épiderme est une sorte de vernis protecteur étalé à la surface du derme pour le protéger. Dépourvu de vaisseaux et de nerfs,

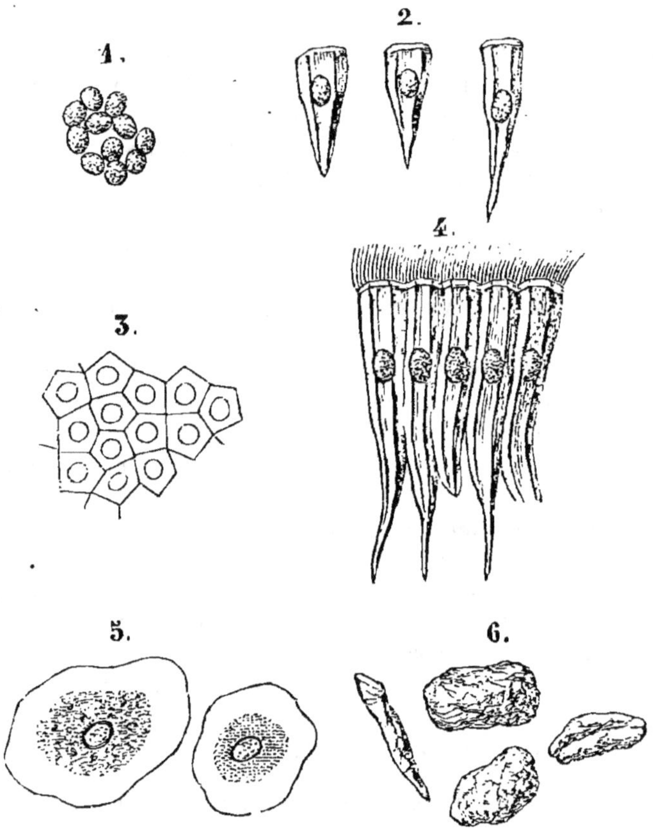

FIG. 130. — Éléments épithéliaux des téguments.

1. Épithélium nucléaire. — 2. Épithélium prismatique vu de profil. — 3. Même épithélium vu de face. — 4. Épithélium prismatique à cils vibratils. — 5. Épithélium pavimenteux. — 6. Cellules épidermiques cornées.

et exclusivement composé de cellules épithéliales, l'épiderme est indispensable à l'exercice régulier des fonctions du derme (1).

L'épiderme présente moins d'épaisseur que le derme, et cette épaisseur varie suivant les régions, car elle est en rapport avec l'intensité des pressions auxquelles la région est soumise (2).

Par *sa face profonde*, l'épiderme se moule sur les papilles et sur toutes les inégalités du derme, il se prolonge dans les follicules pileux, les glandes sébacées et sudoripares.

Sa *face externe* tend au contraire à s'égaliser et présente les orifices des conduits dont nous venons de parler.

Structure. — L'épiderme se compose de deux couches : l'une superficielle, nommée *lame cornée;* l'autre profonde, nommée couche muqueuse ou *corps muqueux de Malpighi.*

Ces deux couches se séparent assez facilement par la macération, l'ébullition et surtout, comme le conseille Sappey, par une immersion de quinze à vingt jours dans de l'eau additionnée d'un centième d'acide acétique.

La *couche cornée*, sèche, translucide, est formée par plusieurs couches superposées ; chacune d'elles se compose de cellules sans noyau et aplaties (3).

Couche muqueuse ou corps muqueux de Malpighi. — Le corps muqueux est également composé par des cellules disposées sur plusieurs couches ; mais ces cellules possèdent des noyaux et des granulations colorées ou pigmentaires et un peu de liquide, ce qui donne à cette couche de l'épiderme une consistance molle, humide, qui contraste avec l'aspect de la couche cornée. Du reste, la forme de ces cellules présente des différences suivant leur position superficielle ou profonde.

C'est aux cellules pigmentaires de cette couche muqueuse qu'est due la couleur de la peau.

(1) Ce qui le prouve, c'est que lorsqu'il a été détruit, par un vésicatoire, je suppose, les papilles du derme ne donnent plus lieu qu'à des sensations douloureuses.

(2) On en a la preuve dans l'épaisseur considérable qu'acquiert l'épiderme dans certains points soumis occasionnellement à des pressions réitérées.

(3) Cependant, les cellules profondes de la couche cornée présentent de petits noyaux qui les rapprochent des cellules du corps muqueux. Sappey s'élève contre cette opinion, et considère comme appartenant à la couche muqueuse toutes les cellules à noyaux.

On sait que cette couleur varie suivant les individus, les régions et les races.

1° Dans *chaque race*, les individus présentent une couleur plus ou moins foncée.

2° Dans *chaque région*, la peau présente une teinte spéciale : ainsi, le scrotum est remarquable par sa couleur foncée ; la peau est également plus brune dans les points où elle est exposée aux rayons du soleil, et cette teinte varie suivant la durée de l'exposition.

3° *Suivant les races :* dans la race blanche ou caucasique, la couche pigmentaire est peu développée, tandis qu'elle l'est beaucoup dans la race noire ou éthiopique.

Fonctions. — L'épiderme a pour but de protéger le derme.

DÉPENDANCES DE L'ÉPIDERME.

On doit considérer comme dépendant de l'épiderme, A. les *poils*, B. les *ongles.*

A. — **Poils et follicules pileux.**

Nous étudierons, en même temps que les poils, qui appartiennent à l'épiderme, les follicules pileux, qui sont une dépendance du derme.

Follicules pileux. — Les follicules pileux sont des culs-de-sac cylindriques placés dans le derme et s'ouvrant à la surface de la peau.

Les follicules pileux sont, comme les poils, très inégalement répartis à la surface de la peau. Ils présentent des dimensions très variables et en rapport avec celles des poils.

Ces follicules sont formés : 1° par *deux couches de fibres lamineuses* semblables à celles qui entrent dans la structure du derme, la plus externe se compose de fibres longitudinales et la plus profonde de fibres circulaires ; 2° par une *couche amorphe.* — De plus, leur cavité est (ainsi que nous l'avons vu en étudiant l'épiderme) tapissée par l'*épiderme* qui s'y prolonge avec toutes ses cellules, de telle sorte qu'on peut y distinguer deux lames correspondant aux couches muqueuse et cornée de l'épiderme.

Le follicule pileux nous présente à étudier une surface externe et une surface interne.

La *surface externe* est en rapport avec le derme et l'épiderme; de plus, elle répond aux deux glandes sébacées qui vien-

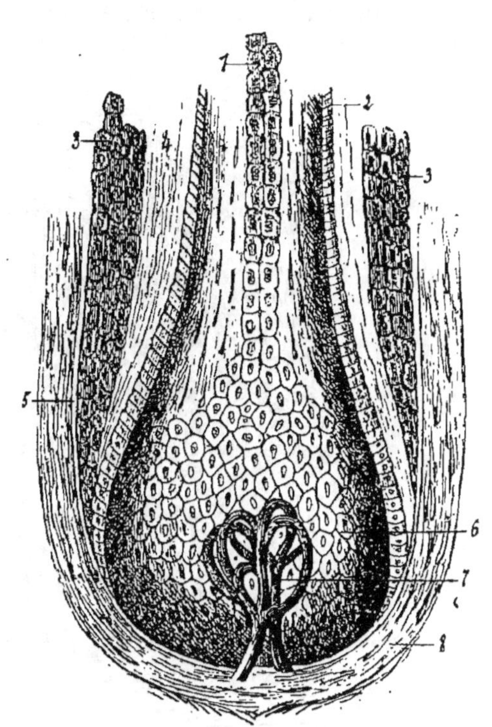

Fig. 131. — Coupe d'un follicule pileux.

1. Portion médullaire du
poil.

6. Couche corticale du poil.

2. Épiderme du poil.

4. Couche épidermique in-
terne du follicule.

3. Couche épidermique ex-
terne du follicule.

5. Liséré amorphe du follicule.

8. Couches dermiques du follicule.

7. Papille.

nent s'ouvrir dans sa cavité, sur sa partie moyenne, pour
lubrifier le poil, et aux fibres musculaires lisses annexées à ces
glandes (1).

La *surface interne* du follicule pileux présente à considérer:
1° le poil, qui occupe ce follicule : ce poil se fusionne avec la
partie inférieure du follicule, mais s'en trouve séparé, au-dessus
du point où s'ouvrent les glandes sébacées, par un espace circulaire
occupé par la matière sébacée; 2° une *papille*, analogue aux
papilles du derme : cette papille se détache du fond du follicule
et se continue avec le poil dont elle est l'organe producteur;
3° les *orifices des glandes sébacées* placées à peu près vers la
partie moyenne du follicule.

(1) La partie du follicule placée au-dessus de ces glandes est plus mince que sa
partie inférieure.

Poils. — Les poils recouvrent presque toute la surface du corps; ils sont, il est vrai, bien plus nombreux dans certaines régions que dans d'autres, mais leur différence la plus accentuée consiste dans l'inégalité de leur développement.

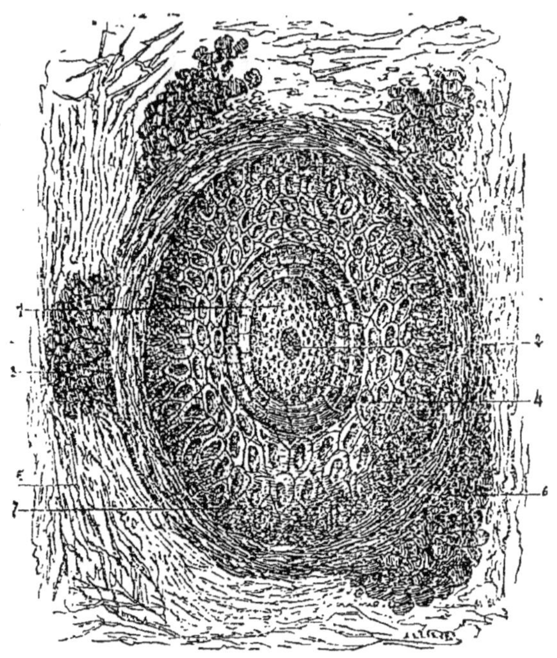

FIG. 132. — Cil coupé en travers au niveau de son follicule
(d'après Morel et Willemin).

. Portion corticale du poil. — 2. Portion médullaire du poil. — 4. Couche épidermique interne. — 7. Couche épidermique externe. — 6. Couche dermique interne du follicule. — 5. Couche dermique externe du follicule .— 3. Glandes sébacées.

Dans les régions où ils sont à peine apparents ils portent le nom de *duvet*, ailleurs ils ont reçu des dénominations spéciales (*cheveux*, *sourcils*, *cils*, etc.).

Leur *couleur* varie beaucoup suivant l'âge, suivant les individus, suivant les races; en général, ils sont blonds dans le Nord, noirs dans le Midi.

Leur *longueur* varie également suivant les individus, c'est au cuir chevelu qu'ils atteignent leur plus grande dimension;

on voit, chez certaines femmes, les cheveux descendre jusqu'aux mollets.

Leur *forme* est variable, ils sont ronds ou plus ou moins aplatis, et cette différence dans leur forme entraîne des diffé-

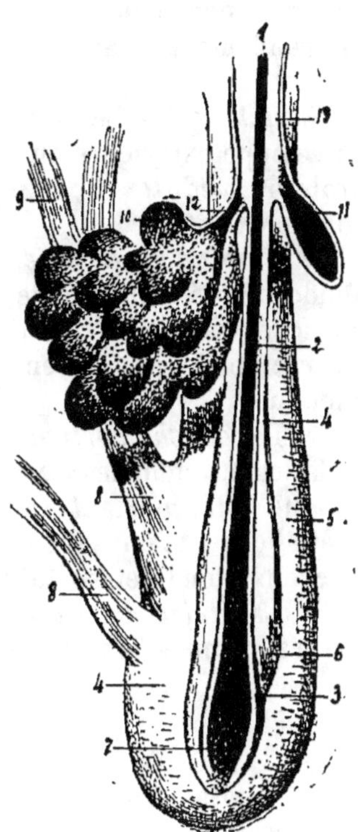

Fig. 133. — Follicule pileux avec ses glandes sébacées et ses fibres musculaires lisses.

1, 2. Poil logé dans le follicule pileux.

3. Gaîne interne de la racine du poil.

4. Extrémité profonde du follicule.

4, 6. Gaîne externe de la racine du poil.

5. Parois du follicule.

7. Bulbe pileux.

8, 8, 9. Fibres musculaires lisses s'implantant sur les parois du follicule pileux.

10. Glande sébacée s'ouvrant dans la cavité du follicule pileux.

11. Glande sébacée plus simple que la précédente.

12. Ouverture de la glande sébacée dans la cavité du follicule pileux.

rences considérables dans leur direction : ainsi, les cheveux cylindriques sont droits, ils n'ont point de direction fixe, et, obéissant exclusivement à l'action de la pesanteur, ils tombent disgracieusement sur tout le pourtour de la tête (Chinois, Malais); les cheveux légèrement aplatis sont *bouclés* ou *frisés* dans le sens de l'aplatissement; enfin lorsque l'aplatissement est considérable, les cheveux sont *crépus* (nègres).

Les cheveux sont plus ou moins fins et souples; ils sont très élastiques, assez résistants et très hygrométriques, c'est sur cette propriété que Saussure a imaginé son *hygromètre à cheveu.*

Le *mode d'implantation des poils* est assez variable : ils sont disposés en tourbillon, en croissant, en rosaces (1).

On distingue à chaque poil une tige et une racine.

La *tige* est toute cette partie du poil extérieure à la peau.

La *racine* est cette partie du poil contenue dans le follicule ; elle commence au niveau du point où elle reçoit sa papille par un renflement nommé *bulbe pileux*.

Structure. — Le poil se compose de trois parties : 1° d'une enveloppe extérieure ou *épiderme du poil;* 2° d'une partie centrale ou *médullaire;* 3° d'une *couche corticale*, intermédiaire aux deux autres.

1° L'*enveloppe extérieure* du poil est formée par des lamelles épidermiques imbriquées les unes sur les autres ; les cellules qui composent ces lamelles possèdent des noyaux au niveau de la racine du poil et en sont dépourvues dans le reste de son étendue.

2° La *couche corticale* se compose, elle aussi, de lamelles aplaties et allongées ; ces lamelles renferment un noyau et une quantité de *pigment* variable suivant la couleur des cheveux, très abondante dans les cheveux noirs, à peu près nulle dans les cheveux blonds et surtout dans les cheveux blancs (2).

3° La *partie médullaire du poil* est représentée par un cordon central composé de cellules rectangulaires, pourvues de noyaux.

Ongles.

Les ongles sont des lames cornées (dépendant de l'épiderme qui recouvrent la dernière phalange des doigts et des orteils.

Les ongles sont produits et fixés dans leur situation par le derme qui, non seulement fournit *un lit* à leur face inférieure, mais encore se prolonge dans une certaine étendue au-dessus de l'ongle, de manière à lui former une *gouttière demi-circulaire* dans laquelle se trouvent enchâssés sa partie postérieure et ses bords.

(1) Les Arabes attachent une signification heureuse ou malheureuse à la disposition et à la forme des épis que présentent, dans certaines régions, les poils des chevaux.

(2) Les cheveux blonds et blancs doivent leur couleur claire, non seulement à l'absence ou à la faible quantité de pigment, mais encore à l'existence dans leur couche corticale de petites lacunes occupées par de l'air.

L'étude de l'ongle comprend donc deux parties :

A. L'étude du derme qui le produit et qui est habituellement désigné sous le nom de *matrice de l'ongle* ;

B. L'étude de *l'ongle lui-même.*

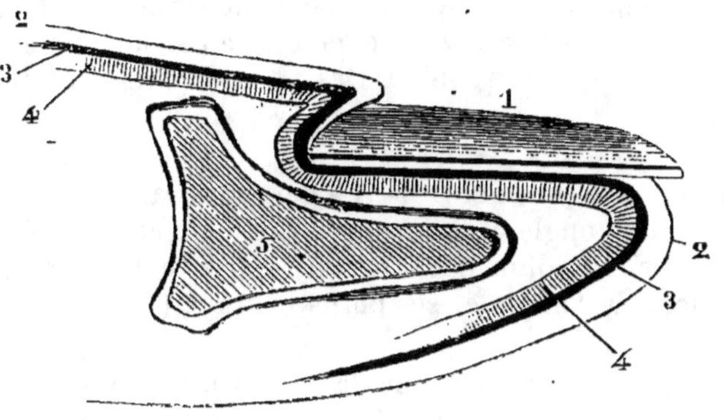

FIG. 134. — Coupe d'une dernière phalange et de l'ongle
(figure schématique).

1. Coupe de l'ongle. — 2, 2. Épiderme. — 3, 3. Couche muqueuse.
4, 4. Tissu du derme. — 5. Phalange.

Derme unguéal ou matrice de l'ongle. — Le derme unguéal présente à considérer deux parties : 1° la *surface,* qui est en rapport avec la face profonde de l'ongle ; 2° le *repli* formé par le derme sur la face supérieure de l'ongle, au niveau de sa partie postérieure et de ses bords.

1° Le **derme sous-unguéal** ou **lit de l'ongle** présente une surface convexe en rapport avec la face concave de l'ongle qui repose sur elle : ce derme est remarquable par la présence de petites *crêtes* (au nombre de 60 environ) qui partent du milieu de son extrémité postérieure et qui, de là comme d'un pôle s'écartent en suivant des directions différentes ; les crêtes moyennes descendent directement, tandis que les crêtes latérales décrivent des courbes latérales à concavité interne.

Ces crêtes sont d'abord très petites et très serrées, et, à ce niveau, le derme sous-unguéal présente une *couleur blanche* (*lunule de l'ongle*) ; mais bientôt elles se développent de façon à constituer de véritables lames et, en ce point, le derme sous-unguéal présente une *couleur rosée.* Toutes ces crêtes se terminent brusquement au niveau du point où l'ongle abandonne le derme pour devenir libre.

Ces crêtes s'engrènent dans des sillons que présente la face inférieure de l'ongle.

On voit que le derme sous-unguéal présente, en arrière, une couleur blanche et, en avant, une couleur rosée. Il la doit à la présence de veines assez développées ; aussi lorsque la circulation veineuse est troublée, les ongles prennent une teinte bleuâtre.

Derme sus-unguéal. — Le derme s'avance sur la face supérieure de l'ongle et la recouvre dans une certaine étendue, il forme ainsi un sillon dans lequel se trouvent enchâssés le bord postérieur de l'ongle et ses bords latéraux (1).

Ongle. — L'ongle est une lame cornée quadrangulaire qui repose sur le derme unguéal et qui se trouve enchâssée par le repli que forme le derme sus-unguéal.

On distingue à l'ongle trois parties : une *racine,* un *corps* et une *extrémité libre.*

La *racine* est cette partie postérieure de l'ongle logée dans la gouttière unguéale ; sa face inférieure repose sur le derme sous-unguéal et sa face supérieure est recouverte par le repli que forme le derme sus-unguéal ; cette racine est molle et blan-châtre.

Le *corps* de l'ongle, beaucoup plus étendu que sa racine, présente : une *face supérieure* libre, convexe, striée longitudinalement ; blanche en arrière où elle répond à la lunule de l'ongle, elle est rosée dans le reste de son étendue ; une *face inférieure* concave, présentant des séries de crêtes et de sillons longitudinaux qui s'engrènent avec les sillons et les crêtes dont nous avons signalé l'existence sur le derme sus-unguéal.

Ses *bords* sont logés dans les parties latérales de la gouttière unguéale (2).

Le *bord libre* de l'ongle présente une longueur variable qui dépend du soin que l'on met à les exciser.

---

(1) La largeur de ce sillon diminue d'arrière en avant.

(2) La configuration des ongles présente de nombreuses variétés individuelles et d'autres qui se rattachent à des états morbides, ainsi, on sait que chez les phthisiques les ongles s'incurvent en forme de massue.

Structure. — Les ongles présentent la même structure que l'épiderme ; ils se composent de *deux couches*, l'une superficielle ou cornée, l'autre profonde ou muqueuse (1).

1° La *couche cornée*, très épaisse et transparente, est formée par la superposition de plusieurs plans composés de cellules aplaties dirigées dans le sens de la surface de l'ongle (2).

2° La *couche muqueuse*, sous-jacente à la précédente, est composée de cellules aplaties et à noyaux semblables à ceux de la couche muqueuse de l'épiderme.

L'ongle est sécrété par le derme sous-unguéal et par celui qui enveloppe sa racine, c'est ce qui explique son épaisseur plus grande vers son bord libre que vers sa racine, sa disposition en couches stratifiées, etc.

Il faut environ deux à trois mois pour la reproduction de l'ongle.

(1) D'après Sappey, l'ongle serait exclusivement une dépendance du plan muqueux.

(2) Lorsqu'un ongle est arraché par une forte traction, l'arrachement ne porte en général que sur cette couche cornée, la couche muqueuse reste en place et protège les papilles du derme sous-unguéal ; aussi la douleur est-elle modérée. (Sappey.)

SENS DE LA VUE.

PARTIES ACCESSOIRES DU SENS DE LA VUE.

Sourcil.

Le sourcil forme une petite région placée en relief au-dessus de l'œil, cette région est couverte de poils. Ces poils, qui indiquent exactement ses limites, protègent l'œil non seulement contre la trop grande intensité des rayons lumineux, mais encore contre la sueur qui coule du front et qu'ils dirigent en dehors.

La *forme* du sourcil est assez variable, il ressemble à une *arcade* à concavité inférieure ; on lui distingue *trois parties :* l'une *interne*, rapprochée de la racine du nez, est la partie la plus fournie de poils (*tête du sourcil*) (1) ; une partie moyenne ou *corps du sourcil ;* et enfin, une partie externe, effilée, nommée *queue du sourcil.*

Superposition des plans. — On y trouve : 1° La peau ;
2° Une couche cellulo-graisseuse ;
3° Une couche musculaire ;
4° Une couche celluleuse ;
5° Le périoste et le squelette.

1° La *peau* du sourcil, remarquable par son épaisseur et sa densité, est recouverte par des *poils* dont la couleur répond, en général, à celle des cheveux ; en dehors, ces poils sont implantés obliquement, tandis qu'en dedans, ils ont une direction antéro-postérieure.

Cette peau, adhérente aux couches sous-cutanée et musculaire, possède un assez grand nombre de *glandes sébacées.*

2° La *couche sous-cutanée* est serrée et adhérente.

3° La *couche musculaire* est très épaisse ; elle est formée par des fibres qui appartiennent à trois muscles : au *frontal*, à l'or-

(1) Chez quelques individus elle se réunit à celle du côté opposé.

biçulaire des paupières et à un petit muscle, plus profondément placé que les précédents et qui appartient exclusivement à la région, c'est le *muscle sourcilier.*

4° La *couche celluleuse,* sous-musculaire, se compose d'un tissu très lâche et permet ainsi les nombreux mouvements que la peau du sourcil exécute sur le squelette.

5° Le *squelette* de la région est formé par le frontal qui présente à ce niveau un relief plus ou moins accentué : ce relief est constitué par la paroi externe du sinus frontal.

Vaisseaux. — Les *artères* du sourcil sont formées : au milieu par l'*artère sus-orbitaire ;* en dedans par la *nasale,* et en dehors par la *temporale superficielle.*

Les *veines* suivent le trajet des artères.

Les *lymphatiques* se jettent en partie dans les ganglions sous-maxillaires, en partie dans les ganglions parotidiens.

Les *nerfs moteurs* proviennent du facial et les *nerfs sensitifs* de la branche ophthalmique de Willis.

Déductions pathologiques. — Les *plaies* du sourcil présentent plusieurs particularités : 1° Sous l'influence d'une simple contusion, d'une chute, le sourcil peut être divisé comme par un instrument tranchant et cela en raison du relief accentué que forme l'arcade sourcilière ; 2° ces plaies doivent être réunies par suture, leurs bords seront rasés et entretenus proprement afin d'éviter les érysipèles auxquels ils sont exposés comme les plaies du cuir chevelu.

Le sourcil est fréquemment le siège de *kystes :* les uns, formés aux dépens des glandes sébacées de la région, ne présentent rien de spécial, mais il n'en est pas de même d'autres kystes, nommés *kystes dermoïdes,* que l'on observe parfois au niveau de la queue du sourcil ; ces kystes, congénitaux, profondément placés, adhérents au squelette, renferment des poils, etc. ; ils sont probablement produits par une petite portion de téguments pincés par la première fente branchiale qui se soude précisément au niveau du sourcil.

PAUPIÈRES.

Les paupières sont deux voiles musculo-membraneux placés au devant du globe de l'œil, à l'égard duquel ils remplissent un double rôle : 1° Ils *le protègent* contre l'action de l'air et des corps étrangers ; — 2° ils *étalent les larmes* à sa surface.

L'importance de ce double rôle est démontrée par les troubles qui surviennent dans la cornée lorsqu'une circonstance quelconque empêche les paupières de recouvrir le globe de l'œil : on voit alors les larmes couler incessamment sur la joue, la cornée finit par perdre sa transparence, elle devient opaque et peut même se perforer, ce qui amène la fonte de l'œil.

Caractères extérieurs. — Il existe *deux paupières*, l'une supérieure, l'autre inférieure ; ces deux paupières sont séparées l'une de l'autre par une fente nommée *fente palpébrale*.

Chacune d'elles possède : 1° une face libre ; — 2° une face profonde ; — 3° un bord adhérent ; — 4° un bord libre.

Il faut encore étudier : 5° la fente palpébrale qui les sépare ; — 6° leur structure.

1° Face libre. — La *paupière supérieure* présente une *hauteur* beaucoup plus grande que la paupière inférieure ; elle

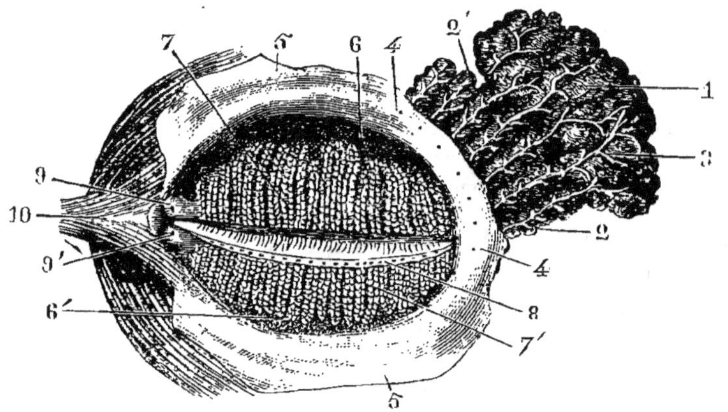

Fig. 135. — Face profonde des paupières avec la glande lacrymale, grandie sur la figure (d'après Sappey).

1. Glande lacrymale proprement dite. — 2. Glande lacrymale accessoire. — 3. Conduit excréteur de la glande lacrymale s'ouvrant par de petits orifices dans le cul-de-sac que forme la conjonctive palpébrale en s'unissant à la conjonctive bulbaire. — 4. Orifices des conduits excréteurs de la glande lacrymale. — 5, 5′. Conjonctive divisée dans le point où elle se porte sur le globe oculaire. — 6, 6′. Cartilages tarses renfermant, dans leur épaisseur, les glandes de Meibomius. — 7, 7′. Glandes de Meibomius. — 8. Orifices des glandes de Meibomius placés sur le bord libre des paupières. — 9. Points lacrymaux. — 10. Muscle de Horner.

est concave en haut, c'est-à-dire qu'elle se moule dans la gouttière qui sépare le rebord orbitaire du globe de l'œil ; aussi présente-t-elle à ce niveau une dépression d'autant plus accentuée que l'individu est plus maigre; plus bas, elle est convexe et se moule sur le globe de l'œil.

La *paupière inférieure*, moins haute que la supérieure, ne joue dans l'occlusion de l'œil qu'un rôle accessoire, car elle est à peu près immobile; elle présente également une dépression inférieure correspondant à la rainure qui sépare le rebord orbitaire du globe de l'œil, plus haut, une convexité due à son application sur le globe de l'œil.

2° La face profonde des paupières, lisse, unie, est formée par la conjonctive (1) (qui, après un certain trajet, l'abandonne pour se porter sur la partie antérieure du globe de l'œil); on y voit par transparence les glandes de Meibomius.

3° Le bord adhérent des paupières se continue sans ligne de démarcation avec la peau des régions voisines, c'est-à-dire, en haut, avec la peau du sourcil, en bas, avec celle de la joue.

4° Le bord libre des paupières présente une épaisseur de près de 2 millimètres (2).

Ce bord libre est rectiligne dans presque toute son étendue, mais, vers sa partie interne, il s'incurve en forme de fer à cheval de manière à circonscrire le *lac lacrymal*.

Au niveau du point de jonction de cette partie incurvée avec la partie rectiligne, se voit, sur chaque paupière, un petit orifice dirigé vers le globe de l'œil : c'est le *point lacrymal* destiné à recevoir les larmes qui ont baigné la conjonctive.

Le bord libre des paupières est très nettement coupé; vers sa lèvre externe il est pourvu d'une série de poils régulièrement disposés et nommés *cils*. Les cils sont plus ou moins longs et curvilignes, la concavité des cils de la paupière supérieure est dirigée en haut, tandis que celle des cils de la paupière inférieure regarde en bas, ils se répondent donc par leur convexité (3).

(1) Dans quelques cas, cette conjonctive palpébrale se couvre de granulations dont l'action sur le globe de l'œil a les plus fâcheuses conséquences.

(2) Nous ferons remarquer que l'épaisseur des paupières présente de nombreuses variétés qui tiennent surtout à la facilité avec laquelle se laisse infiltrer leur tissu cellulaire.

(3) Dans certains cas, les cils déviés de leur direction, s'inclinent vers le globe de l'œil qu'ils irritent par leurs frottements incessants, cette déviation des

Vers sa lèvre profonde, le bord libre des paupières présente les *orifices des glandes de Meibomius*. Enfin, il se termine du côté de la face profonde par un rebord nettement accentué (1).

Fente palpébrale. — La fente qui sépare les deux paupières présente une direction rectiligne (sauf dans la race mongolique où elle est obliquement inclinée en bas et en dedans vers la pointe du nez). Cette fente est plus ou moins grande, en général elle a environ 3 centimètres, et, chose remarquable, ce sont ses dimensions qui déterminent la grandeur apparente de l'œil, car le globe oculaire présente, chez tout le monde, des dimensions à peu près égales.

On donne le nom de *commissures* à la fusion des deux paupières, s'effectuant aux extrémités de la fente palpébrale. Ces commissures circonscrivent *deux angles* : l'un, *interne*, ou grand angle de l'œil, correspond au lac lacrymal et circonscrit la caroncule lacrymale ; l'autre, *externe*, ne présente rien de spécial.

Structure. — La paupière se compose de cinq couches superposées :

1° La peau (doublée d'une mince lamelle celluleuse) ;

2° Une couche musculaire (formée par l'orbiculaire) ;

3° Une couche celluleuse ;

4° Une couche fibro-cartilagineuse (formée par les cartilages et le ligament suspenseur des paupières) ;

5° Une couche muqueuse (conjonctive palpébrale).

De plus, elle présente à étudier :

6° Des glandes ;

7° Des vaisseaux et des nerfs.

1° La *peau*, remarquable par sa délicatesse et sa diaphanéité, laisse voir par transparence les vaisseaux qui serpentent au-dessous d'elle et lui donnent une teinte azurée, teinte plus ou moins accentuée suivant les individus et suivant certaines circonstances (2).

cils a reçu le nom de *trichiasis ;* on y remédie, momentanément, par l'arrachement des cils déviés et, définitivement, par divers procédés opératoires.

(1) Le bord libre des paupières peut, sous diverses influences, être dévié soit en dedans (*entropion*), soit en dehors (*ectropion*), il en résulte des désordres auxquels on remédie par divers procédés opératoires.

(2) Elle l'est davantage après les veilles, les excès vénériens, les maladies, etc. ;

Cette peau présente des *plis* transversaux d'autant plus accentués que l'on avance en âge (1).

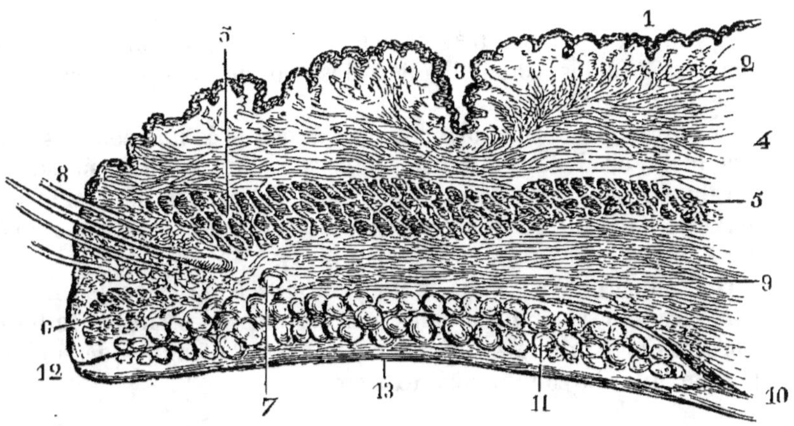

Fig. 136. — Section antéro-postérieure de la paupière (d'après Trompetta).

1. Épiderme présentant des rides transversales, dont la principale correspond au n° 3. — 2. Derme. — 3. Ride de la peau. — 4. Bord adhérent de la paupière et fibres cellulaires s'insinuant au-dessous du derme. — 5. Coupe des fibres du muscle orbiculaire de la paupière. — 6. Fibres du muscle orbiculaire séparées des précédentes et désignées sous le nom de muscle de Riolan. — 7. Section d'une artère palpébrale. — 8. Cils. — 9. Fibres cellulaires interposées entre le muscle orbiculaire et le cartilage tarse. — 10. Cartilage tarse. — 11. Glande de Meibomius logée dans l'épaisseur du cartilage tarse. — 12. Conduit excréteur de la glande de Meibomius. — 13. Face profonde de la paupière tapissée par la conjonctive palpébrale.

Sa face profonde est séparée de la couche musculaire par une lame cellulaire très mince. Dans son épaisseur se trouvent des glandes sébacées et sudoripares (2).

dans certains cas cette peau présente une couleur d'un noir bleuâtre que l'on a attribuée à une perversion dans la sécrétion des glandes sébacées.

L'existence de cette singulière couleur sur laquelle Le Roy de Méricourt a le premier appelé l'attention et qu'il a désignée sous le nom de *chromidrose*, fut d'abord niée, d'autant mieux que cette couleur noire disparaît aisément par les frictions, et que, d'une autre part, les femmes ont souvent recours à des fards capables de donner à leurs yeux une expression langoureuse.

(1) En raison de sa finesse, les *plaies* de la peau des paupières doivent être rapprochées à l'aide des serres-fines.

(2) Richet a signalé, au niveau des commissures, des prolongements fibreux se détachant du derme pour aller s'implanter sur les points correspondants de l'orbite et ayant pour but de fixer ces commissures et de maintenir ainsi la fente palpébrale pendant la contraction du muscle orbiculaire.

2° Couche musculaire. — Elle est formée par la portion palpébrale du *muscle orbiculaire*, et elle est assez difficile à distinguer, non seulement parce que la couche celluleuse qui la sépare de la peau est très mince, mais encore parce que ses fibres sont pâles comme celles des muscles lisses, elles sont cependant striées.

Les fibres du muscle orbiculaire, à peu près horizontales, se terminent en dedans sur *deux tendons* : l'un, *direct*, passe au devant du sac lacrymal et se fixe sur l'apophyse montante du maxillaire ; l'autre, *réfléchi*, passe derrière le sac lacrymal pour se fixer sur la crête de l'unguis (1).

On a encore décrit sous le nom de *muscle ciliaire de Riolan* quelques fibres longitudinales placées entre les cils et le bord libre du cartilage tarse et transversalement étendues des points lacrymaux à la commissure externe.

3° Couche celluleuse. — Derrière le muscle orbiculaire se trouve une couche assez abondante de tissu conjonctif dont la laxité se prête merveilleusement aux infiltrations séreuses, inflammatoires, gazeuses, etc. (2).

4° Couche fibro-cartilagineuse (fibreuse).—Elle se compose : *a*. des *cartilages tarses*, qui représentent le squelette des paupières ; — *b*. d'une *membrane fibreuse*, qui relie ces cartilages au rebord orbitaire (ligament suspenseur ou large des paupières); — *c*. enfin, la paupière supérieure possède le *tendon d'insertion du muscle élévateur*.

Les **cartilages tarses** sont des lamelles fibreuses formant

---

(1) C'est au muscle orbiculaire que les paupières gonflent leurs mouvements d'occlusion, or, ce muscle est innervé par le nerf facial, ainsi donc, dans la paralysie de ce nerf, l'œil reste constamment ouvert car l'orbiculaire étant paralysé, e muscle élévateur (innervé par le nerf moteur oculaire commun) agit sans antagonisme ; par contre, lorsque l'élévateur est paralysé, la paupière supérieure s'abaisse (*blépharoptose*). Dans certains cas, le muscle orbiculaire est atteint de contracture (*blépharospasme*), il en résulte une occlusion des paupières qui diffère de la chute de la paupière supérieure par paralysie de l'élévateur, en ce que le blépharospasme est douloureux et que la paupière ne se laisse pas facilement soulever.

(2) C'est en raison de cette laxité que les paupières se gonflent considérablement dans les érysipèles de la face, à la suite de contusions, ou encore dans les maladies hydropigènes (surtout dans le mal de Bright) : mais, d'une autre part, cette laxité permet de dédoubler la paupière, ce qui est parfois utile contre les trichiasis, l'entropion, etc,

le squelette des paupières ; ils sont au nombre de deux, un pour chaque paupière.

Le cartilage tarse de la paupière supérieure a une forme semilunaire à convexité supérieure, vers sa partie moyenne il mesure 1 centimètre de hauteur. Au contraire, le cartilage tarse de la paupière inférieure ressemble à une bandelette rectangulaire et n'a guère qu'un demi-centimètre de haut (1).

La *face antérieure* des tarses répond à la couche celluleuse qui les sépare du muscle orbiculaire ; leur *face profonde* est tapissée par la conjonctive qui leur adhère intimement. — Leur *bord libre*, beaucoup plus épais que leur bord adhérent, s'identifie avec la peau, il présente les orifices des glandes de Meibomius.— Leur *bord adhérent*, très aminci, se fusionne **avec** le ligament suspenseur des paupières.

Les glandes de Meibomius sont placées dans l'épaisseur des cartilages tarses.

Structure. — Les cartilages tarses se composent exclusivement de *fibres conjonctives* (Panas), contrairement à l'opinion ancienne qui les considérait comme des fibro-cartilages : ils sont donc analogues aux tendons et aux ligaments.

Le **ligament suspenseur des paupières** est une membrane fibreuse étendue de tout le bord orbitaire, où elle se continue avec le périoste, jusqu'aux cartilages tarses, où elle se fusionne avec leurs bords adhérents. Au niveau des commissures, cette membrane s'épaissit de manière à former des faisceaux fibreux très résistants nommés *ligaments des tarses*. L'externe se fixe dans le point correspondant du rebord orbitaire ; l'interne se confond avec les tendons directs et réfléchis du muscle orbiculaire. |

5° La *conjonctive* tapisse la face profonde des cartilages tarses et s'identifie avec eux ; elle laisse voir par transparence les glandes de Meibomius logées dans l'épaisseur de ces cartilages, et après un certain trajet elle les abandonne pour se porter vers le globe de l'œil en formant des culs-de-sac dont nous renvoyons l'étude à la description de la conjonctive.

(1) Il en résulte que la paupière inférieure peut facilement se renverser, ce qui facilite l'examen de sa face profonde, mais aussi la prédispose aux déviations. La paupière supérieure, au contraire, ne peut basculer qu'à l'aide d'une manœuvre spéciale que voici : le malade regardant en bas, placez un crayon ou l'index de la main gauche dans la rainure supérieure de la paupière, tandis que de la main droite vous saisissez son bord libre au niveau des cils et vous l'attirez en avant et en haut pour la faire basculer.

21.

GLANDES. — Les paupières possèdent de nombreuses glandes qui sont de deux ordres : des glandes sudoripares et des glandes sébacées.

Les *glandes sudoripares*, peu nombreuses, s'ouvrent à la surface de la peau.

Les *glandes sébacées* présentent des dispositions très diverses qui les ont fait diviser en trois classes : 1° glandes sébacées simples ; 2° glandes sébacées annexées aux cils ; 3° glandes sébacées groupées autour d'un canal excréteur commun et désignées sous le nom de glandes de Meibomius (voy. plus haut, fig. 136, p. 367).

1° Les *glandes sébacées simples* s'ouvrent sur la surface de la peau (1).

2° Les *glandes sébacées annexées aux bulbes des cils* sont, en général, au nombre de deux pour chaque cil ; il en existe donc de 200 à 300 pour chaque paupière. Elles sécrètent une matière huileuse (2).

3° Les *glandes de Meibomius* sont des glandes sébacées disposées en forme de grappes, c'est-à-dire groupées autour d'un canal excréteur commun.

Ces glandes sont logées dans l'épaisseur même des cartilages tarses, où on les voit par transparence, elles s'ouvrent sur leur bord libre ; on en compte de 25 à 30 pour la paupière supérieure et de 20 à 75 pour la paupière inférieure.

Le produit de leur sécrétion est plus liquide, plus blanchâtre que celui des glandes pilo-sébacées annexées aux cils.

VAISSEAUX ET NERFS. — Les **artères** des paupières sont nombreuses ; il en est deux principales, dites *artères palpérales* (branches de l'artère ophthalmique), qui décrivent autour de la fente palpébrale un cercle que l'on pourrait comparer à celui qui entoure les lèvres ; elles sont placées au-dessous de l'orbiculaire, entre lui et le cartilage tarse, à 3 millimètres environ du bord libre de la paupière ; leurs rameaux se dirigent les uns vers ce bord libre, d'autres vers le rebord de l'orbite où ils s'anastomo-

---

(1) Ce sont elles dont les sécrétions peuvent éprouver cette perversion qui constitue la chromidrose.

(2) C'est cette matière qui, sécrétée abondamment, forme les croûtes chassieuses agglutinées autour des cils ; les troubles de cette sécrétion sont fréquemment le point de départ de *blépharites ciliaires*.

sent avec le système artériel de la face (tributaire de la carotide externe). La conjonctive reçoit les rameaux des artères lacrymales et ciliaires antérieures.

Les **veines** se jettent dans la veine ophthalmique (tributaire du sinus caverneux).

Les **lymphatiques** se divisent en deux groupes : l'un, interne, suit la direction de la veine faciale et aboutit aux ganglions sous-maxillaires ; l'autre, externe, se porte en dehors pour se jeter dans les ganglions parotidiens.

Les **nerfs** sont sensitifs et moteurs. Les nerfs sensitifs des paupières lui viennent du trijumeau, ses nerfs moteurs lui sont fournis par le facial (orbiculaire) et par le nerf moteur oculaire commun (releveur de la paupière)

Déductions pathologiques et opératoires. — Elles se rapportent aux infiltrations, aux plaies, aux kystes, au renversement du bord libre des paupières et à la blépharoplastie. Nous avons déjà parlé des paralysies de ses muscles.

1° *Infiltrations.* — La laxité du tissu cellulaire des paupières les prédispose d'une façon spéciale aux infiltrations de toute nature.

Les infiltrations séreuses s'observent dans les maladies hydropigènes, elles constituent souvent le premier œdème du mal de Bright.

Les infiltrations inflammatoires s'observent surtout dans l'érysipèle et le phlegmon de la face; de plus, les paupières sont un siège de prédilection pour la pustule maligne (œdème malin).

Les infiltrations sanguines se produisent à la suite de contusions et dans les fractures de la partie antérieure de la base du crâne.

Les infiltrations gazeuses (emphysème), beaucoup plus rares, ont été observées dans quelques cas de fractures des os du nez avec déchirure de la muqueuse pituitaire.

2° Les *kystes des paupières* sont très fréquents, les uns sont liquides, les autres solides. On les guérit par une incision pratiquée, suivant leur situation, sur la face libre ou sur la face profonde de la paupière. Mais il faut bien savoir que ces kystes ont une tendance naturelle à guérir spontanément, on ne doit donc les inciser, les cautériser ou les extirper que lorsque leur résorption se fait attendre plusieurs années.

3° Lorsqu'une *plaie* n'intéresse que la peau, elle doit être réunie par les serres-fines; mais lorsqu'elle a divisé toute l'épaisseur de la paupière, il faut recourir à une suture profonde.

4° Le renversement du bord libre des paupières peut s'effectuer soit en dedans (*entropion*), soit en dehors (*ectropion*); on y remédie par divers procédés opératoires : dans quelques cas ce sont les cils qui se portent vers l'œil (*trichiasis*).

5° Les pertes de substance des paupières sont réparées par diverses opérations dont l'ensemble constitue la *blépharoplastie.*

APPAREIL LACRYMAL.

Voies lacrymales.

L'appareil lacrymal a pour fonction de lubrifier et de laver la partie antérieure du globe de l'œil, de façon : 1° à faciliter les

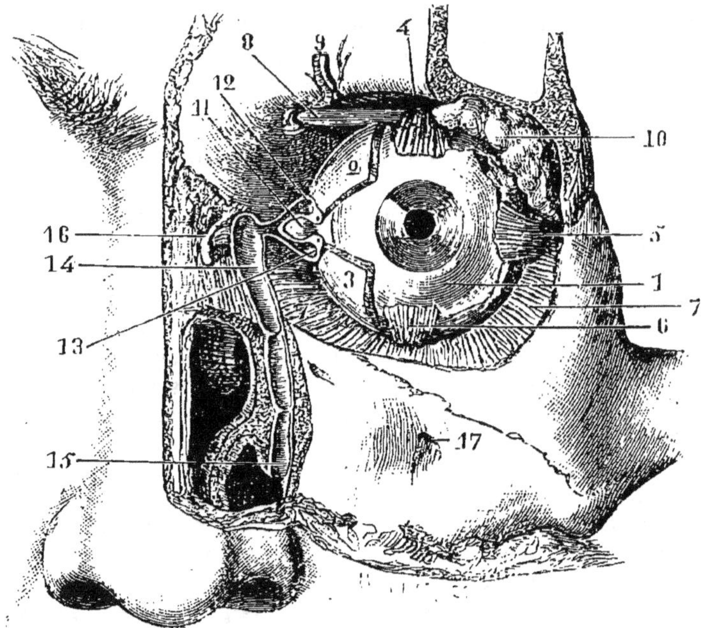

Fig. 137. — Voies lacrymales vues dans leur ensemble (d'après B. Anger).

Conjonctive oculaire. — 2. Coupe de la paupière supérieure. — 3. Coupe de la paupière inférieure. — 4. Tendon du muscle droit supérieur. — 5. Tendon du muscle droit externe. — 6. Tendon du muscle droit inférieur. — 7, 7. Section du rebord orbitaire inférieur. — 8. Tendon du grand oblique. — 9. Vaisseaux et nerfs sus-orbitaires. — 10. Glande lacrymale. — 11. Caroncule lacrymale. — 12. Point lacrymal supérieur. — 13. Point lacrymal inférieur. — 14. Sac lacrymal. — 15. Canal nasal. — 16. Tendon de l'orbiculaire. — 17. Suture de l'os malaire et de l'os maxillaire supérieur.

mouvements qui se passent entre les paupières et ce globe et, en même temps, — 2° à entraîner les poussières ou corps étrangers qui ont pu s'y déposer. Le liquide destiné à cet usage porte le nom de *larmes*.

L'appareil lacrymal se compose de trois ordres d'organes :

A. D'une **glande** (**glande lacrymale**) destinée à sécréter les larmes; elle est située à la partie supérieure et externe du globe de l'œil;

B. D'une **membrane** en forme de sac (**conjonctive**) placée entre les paupières et le globe de l'œil (c'est sur la conjonctive que se répandent les larmes);

C. D'une série de **conduits** destinés à verser dans le nez les larmes qui ont lubrifié l'œil; ils comprennent :

1° Le *lac lacrymal*, petit espace triangulaire correspondant à la commissure interne des paupières et dans lequel s'accumulent les larmes;

2° Les *points lacrymaux*;

3° Les *canalicules lacrymaux*, petits conduits dans lesquels les larmes passent du lac lacrymal dans le sac lacrymal (1);

4° Le *sac lacrymal*, petit réservoir placé en dedans de la commissure interne, dans lequel les larmes arrivent par les canalicules lacrymaux d'où elles sortent par le canal nasal;

5° Le *canal nasal*, canal excréteur définitif qui porte les larmes dans la cavité des fosses nasales.

Glande lacrymale.

La glande lacrymale, préposée à la sécrétion des larmes, est située à la partie supérieure et externe du globe de l'œil; elle se compose de deux parties : 1° la glande lacrymale proprement dite; 2° la glande lacrymale accessoire.

La **glande lacrymale proprement dite** présente une couleur rosée, et occupe la fossette lacrymale (cette fossette est placée sous la voûte de l'orbite vers sa partie antérieure et externe); elle a la forme d'une petite amande (longue de plus d'un centimètre), elle est, en effet, aplatie de bas en haut et allongée transversalement; l'aponévrose orbito-oculaire l'enferme dans un dédoublement de son feuillet et lui forme ainsi une petite loge fibreuse qui l'isole complètement des parties voisines.

Sa forme permet de lui considérer deux faces, deux bords et deux extrémités.

______

(1) Les points lacrymaux représentent les orifices extérieurs de ces conduits.

1° Sa *face supérieure*, légèrement convexe, répond à la fossette orbitaire (1).

2° Sa *face inférieure*, concave, également tapissée par un feuillet fibreux, répond : en dedans, au muscle releveur de la paupière ; en dehors, au muscle droit externe, et, entre ces deux muscles, à du tissu adipeux.

3° Son *bord postérieur* s'étend plus ou moins loin sous la voûte de l'orbite, il reçoit les vaisseaux et nerfs de la glande.

4° Son *bord antérieur* est parallèle au rebord orbitaire, dont il est distant de 3 à 4 millimètres ; de ce bord se détachent les conduits excréteurs (2).

La **glande lacrymale accessoire** (portion palpébrale), beaucoup plus petite que la précédente, est aplatie et se trouve placée entre le tendon du releveur de la paupière supérieure et la conjonctive.

Structure. — La glande lacrymale est une *glande en grappe* formée par des lobules que des cloisons conjonctives séparent les uns des autres.

Ces *lobules* sont constitués (comme cela a lieu dans toutes les glandes en grappe) par des *culs-de-sac* donnant naissance à des canalicules dont la réunion forme un certain nombre de *conduits excréteurs* (3).

Quel que soit leur nombre, ces conduits s'ouvrent, suivant une ligne courbe, dans la partie externe du cul-de-sac de la conjonctive.

Les *culs-de-sac glandulaires* sont formés par une paroi amorphe tapissée par un épithélium granuleux.

Les *canalicules excréteurs* ont une paroi formée de fibres conjonctives et élastiques et revêtue à l'intérieur par un épithélium cylindrique.

---

(1) Dont elle est séparée par le feuillet fibreux qui forme la paroi supérieure de a loge.

(2) Aussi peut-on, par une incision pratiquée au niveau de la partie externe du rebord orbitaire, vers la queue du sourcil, diviser les parties molles, atteindre le rebord de l'orbite et trouver immédiatement en arrière de ce rebord la glande lacrymale que l'on peut extraire de sa loge sans ouvrir la cavité orbitaire.

(3) On n'est point d'accord sur le nombre des conduits excréteurs. Pour Gosselin il est de dix. D'après Sappey, la glande principale ne possède que de trois à cinq conduits excréteurs qui reçoivent, chemin faisant, la plupart des conduits de la glande accessoire; deux ou trois seulement de ces derniers s'ouvrent isolément.

Vaisseaux et nerfs. — La glande lacrymale reçoit l'*artère lacrymale* (branche de l'ophthalmique), ses *veines* se jettent dans la veine ophthalmique.

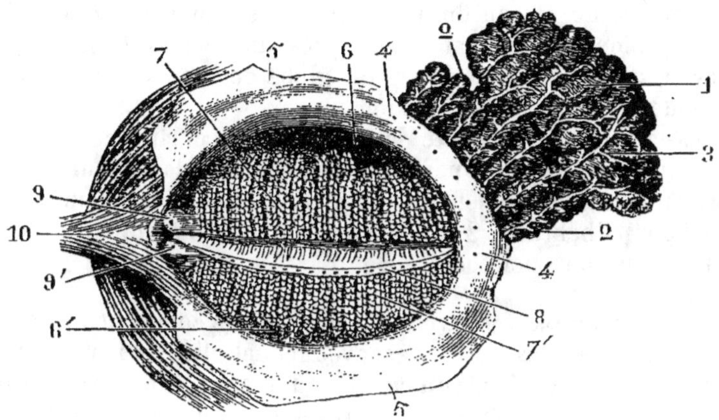

FIG. 138. — Face profonde des paupières avec la glande lacrymale,
grandie sur la figure (d'après Sappey).

1. Glande lacrymale proprement dite. — 2. Glande lacrymale accessoire. — 3. Conduits excréteurs de la glande lacrymale s'ouvrant par de petits orifices dans le cul-de-sac que forme la conjonctive palpébrale en s'unissant à la conjonctive bulbaire. — 4. Orifices des conduits excréteurs de la glande lacrymale. — 5, 5'. Conjonctive divisée dans le point où elle se porte sur le globe oculaire. — 6, 6'. Cartilages tarses renfermant, dans leur épaisseur, les glandes de Meibomius. — 7, 7'. Glandes de Meibomius. — 8. Orifices des glandes de Meibomius placés sur le bord libre des paupières. — 9. Points lacrymaux. — 10. Muscle de Horner.

Les nerfs sont le *nerf lacrymal* (branche externe de l'ophthalmique de Willis) et un filet du rameau orbitaire du maxillaire supérieur; de plus, l'artère lacrymale est accompagnée par des filets du grand sympathique.

Vaisseaux et nerfs abordent la glande par son bord postérieur.

Conjonctive.

La conjonctive est une poche muqueuse placée entre les paupières et la partie antérieure du globe de l'œil : destinée à recevoir les larmes, elle est située entre la glande lacrymale qui répond à sa partie supérieure et externe et les conduits lacrymaux qui répondent à sa partie inférieure et interne. La fente palpébrale divise, en avant, la conjonctive en deux parties.

Sur une *coupe antéro-postérieure* on voit que la conjonctive commence au niveau du bord libre des paupières, tapisse leur face profonde, les abandonne après un certain trajet pour se porter sur la face antérieure du globe de l'œil en formant des culs-de-sac dans cette réflexion.

La conjonctive présente dans les diverses parties de son trajet des différences qui ne peuvent être exposées clairement qu'en la divisant artificiellement en *trois parties* et en étudiant : 1° sa portion palbébrale; 2° sa portion oculaire ou bulbaire; 3° ses culs-de-sac ou sa circonférence.

1° Portion palpébrale. — La conjonctive commence au niveau du bord libre des paupières avec lequel elle se fusionne; elle tapisse la face profonde du cartilage tarse, et remonte sur la face profonde des paupières qu'elle revêt dans une étendue qui correspond à peu près à celle de leur face externe (2 à 2 centimètres et demi pour la paupière supérieure; de 1 à 1 centimètre et demi pour la paupière inférieure).

Dans cette portion palpébrale, la conjonctive adhère intimement au cartilage tarse et se fusionne avec lui; plus haut son adhérence diminue. — Sa face libre laisse voir, par transparence, les glandes de Meibomius disposées en rangées linéaires dans l'épaisseur des cartilages tarses.

2° Portion bulbaire ou oculaire. — Elle tapisse la partie antérieure de la sclérotique; arrivée sur le pourtour de la cornée, elle s'arrête brusquement et son épithélium seul se continue avec celui de cette membrane.

La conjonctive oculaire est unie à la sclérotique par un tissu cellulaire très lâche (1), on trouve quelques vésicules graisseuses dans ce tissu cellulaire; ces vésicules peuvent se réunir au point de former une petite tumeur nommée *pinguecula*.

Sa surface libre laisse voir par transparence la blancheur de la sclérotique.

---

(1) En raison de sa laxité, ce tissu cellulaire offre une voie facile aux infiltrations séreuses ou sanguines et, dans ces cas, la conjonctive forme autour de la cornée un boursouflement considérable nommé *chémosis;* il permet le détachement facile de la conjonctive dans plusieurs opérations, telles que la ténotomie des muscles droits, la section du nerf optique, etc.

3° Portion circulaire ou culs-de-sac. — En se portant des paupières sur le globe de l'œil, la conjonctive forme *trois culs-de-sac*, supérieur, inférieur et externe, et présente au niveau de l'angle interne de l'œil une disposition spéciale.

Le *cul-de-sac supérieur*, situé à 2 centimètres et demi environ au-dessus du bord libre de la paupière supérieure, est doublé par un tissu cellulaire très lâche (dans lequel se logent de nombreuses glandes conjonctivales) ; il répond au tissu graisseux de l'orbite, et, dans sa partie externe, à la glande lacrymale dont les conduits excréteurs viennent s'ouvrir, par huit ou dix orifices linéairement placés, sur sa face libre.

Le *cul-de-sac inférieur*, situé à 1 centimètre et demi au-dessous du bord libre de la paupière inférieure, est également doublé par du tissu conjonctif.

Au *niveau de la commissure externe des paupières*, la conjonctive forme un petit cul-de-sac qui mesure l'intervalle placé entre cette commissure et le rebord orbitaire.

Au *niveau de la commissure interne*, a conjonctive est soulevée par un petit corps arrondi formé par un amas de graisse et de glandules et nommé *caroncule lacrymale*. Au moment où elle passe au-dessus de la caroncule, la conjonctive s'adosse à elle-même pour former un petit repli semi-lunaire, verticalement placé entre la caroncule et le globe de l'œil (ce repli, souvent peu accentué, est le vestige de la *paupière nyctitante* des oiseaux).

Structure. — Malgré le nombre des travaux dont elle a été l'objet, la structure de la conjonctive n'est pas encore bien connue : d'après une opinion déjà ancienne, cette structure serait assez simple, la conjonctive se composerait : 1° de lames cellulaires formant une charpente ; 2° de cellules épithéliales tapissant la face libre de ce stroma conjonctif ; 3° enfin de papilles et de glandes.

1° Aujourd'hui, plusieurs histologistes admettent que le *stroma* de la conjonctive se compose de deux couches : l'une, *superficielle*, constituée par un tissu adénoïde rempli de cellules lymphatiques ; l'autre, *profonde*, formée par du tissu conjonctif.

2° Tout le monde admet l'existence d'un *épithélium* tapissant toute la surface de la conjonctive ; mais on ne s'accorde point sur le nombre de ses couches, ni surtout sur la forme des cellules. Pour les uns, elles sont ici cylindriques, ailleurs pavimenteuses ;

pour les autres, elles sont exclusivement pavimenteuses ; pour d'autres encore, elles seraient allongées, polyédriques, en cupule, etc.

3° L'existence des *papilles* est aussi controversée ; les·uns les admettent et attribuent à leur hypertrophie le développement des granulations, d'autres les nient.

Quant aux *glandes*, il en est quelques-unes, dites sous-conjonctivales, qui ont été bien décrites par Sappey, elles sont logées dans le tissu conjonctival qui double le cul-de-sac de la conjonctive (1).

VAISSEAUX ET NERFS. — Les *artères* de la conjonctive proviennent : 1° des *artères palpébrales*, branches de l'ophthalmique : ces artères, logées dans l'épaisseur des paupières, parallèlement à leur bord libre, donnent des rameaux à la conjonctive palpébrale ; 2° les culs-de-sac et la conjonctive bulbaire sont irrigués par des rameaux des *artères ciliaires antérieures*.

Toutes les *veines* de la conjonctive se jettent dans la veine ophthalmique ; elles forment au-dessous de la conjonctive bulbaire un riche réseau (2).

Lymphatiques. — Sappey nie leur existence ; nous venons de voir que d'autres anatomistes admettent, au contraire, qu'une partie du stroma de la conjonctive est formée par une trame lymphatique, communiquant avec le canal lymphatique qui entoure la conjonctive.

Les *nerfs* sont formés par divers rameaux de la branche ophthalmique de Willis ; ces nerfs se termineraient dans des corpuscules de Krause, ils seraient beaucoup plus nombreux sur la portion palpébrale de la conjonctive que sur sa portion bulbaire.

Déductions pathologiques. — Nous n'avons pas besoin d'insister sur la fréquence des *conjonctivites ;* elles revêtent habituellement le caractère catarrhal : les unes frappent surtout les gens jeunes et lymphatiques ; d'autres proviennent d'agents irritants (poussières, vidanges, etc.). Certaines conjonctivites présentent une gravité spéciale :

(1) Plusieurs auteurs, Henle, etc., ont admis l'existence de glandes tubuleuses et de follicules lymphatiques, mais c'est encore un point discuté.

(2) Très apparent dans les inflammations de cette membrane et facile à distinguer du cercle vasculaire qui appartient à l'iris.

telles sont les conjonctivites purulentes, granuleuses, des armées, blen-norrhagiques.

Dans certains cas, très rares, la conjonctive se dessèche et se re-couvre d'écailles épidermiques (*xérophthalmie*). — Parfois un segment triangulaire de la conjonctive se vascularise et s'épaissit (*ptérygion*). — Enfin, sous l'influence de plaies, de blessures, etc., la conjonctive palpébrale peut contracter des adhérences avec la conjonctive bul-baire (*symblépharon*).

Voies d'excrétion des larmes.

VOIES LACRYMALES. — Après avoir lubrifié la conjonctive, les larmes sont déversées dans les fosses nasales en traversant une série de cavités et de conduits qui sont, de haut en bas : 1° le lac lacrymal ; 2° les points et conduits lacrymaux ; 3° le sac lacrymal ; 4° le canal nasal.

1° **Lac lacrymal.** — On donne ce nom à un espace triangu-laire placé au niveau du grand angle de l'œil et limité en haut et en bas par cette partie interne des paupières, qui est incurvée et dépourvue de cils. L'aire de ce triangle est occupée par la ca-roncule lacrymale que revêt la conjonctive, c'est en ce point que convergent les larmes.

2° **Points et conduits lacrymaux.** — Les points lacrymaux sont deux petits orifices toujours béants, situés sur la lèvre pos-térieure du bord libre des paupières, à l'union de leur portion rectiligne avec leur portion incurvée (c'est-à-dire sur les limites du lac lacrymal).

Ces orifices sont placés au sommet d'une petite éminence (*tubercule lacrymal*), ils regardent en arrière, c'est-à-dire vers le lac lacrymal, ils sont, par conséquent, très bien disposés pour recueillir les larmes.

Le point lacrymal supérieur est placé un peu en dedans du point lacrymal inférieur, aussi les deux points lacrymaux sont-ils juxtaposés lorsque les paupières sont rapprochées.

Ces points sont entourés par un *cercle fibro-cartilagineux* qui les maintient constamment béants ; mais ils peuvent s'obstruer (dans les cas de blépharite ciliaire), se dévier (entropion et ectro-pion, paralysie faciale, etc.), il en résulte du *larmoiement*, c'est-à-dire que les larmes s'écoulent sur la joue.

Les **conduits lacrymaux** sont deux canalicules étendus des points lacrymaux au sac lacrymal : leur première partie, très courte (2 millimètres), logée dans le tubercule lacrymal, est verticale ; leur seconde partie, plus longue, se dirige vers le sac lacrymal, elle est oblique de haut en bas pour le conduit supérieur et de bas en haut pour l'inférieur (1).

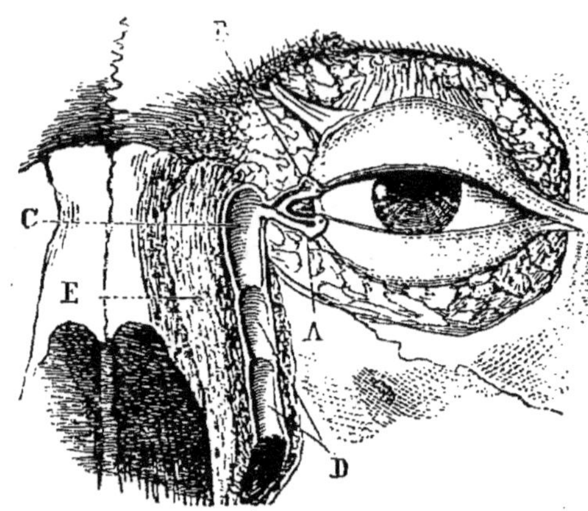

Fig. 139. — Voies lacrymales.

A. Conduit lacrymal inférieur.

B. Conduit lacrymal supérieur.

C. Sac lacrymal.

D. Canal nasal divisé en deux par une valvule.

E. Branche montante du maxillaire supérieur. (Richet,)

Vers leur partie interne, les deux conduits se réunissent dans une étendue de 2 à 3 millimètres et se jettent dans le sac lacrymal dont ils traversent la paroi externe à l'union de son tiers supérieur avec son tiers moyen (Sappey). Parfois les deux conduits s'ouvrent isolément dans le sac.

Les *conduits lacrymaux* sont formés par une *membrane fibreuse* (dépendant du tendon réfléchi du muscle orbiculaire), derrière eux se trouvent des fibres musculaires (muscle de Horner) qui s'insèrent, d'une part, sur la crête de l'unguis et, de l'autre, sur les ligaments des tarses (tendon réfléchi de l'orbiculaire) ; elles ont pour effet d'attirer en arrière les points lacrymaux.

Ils sont tapissés extérieurement par une couche d'épithélium cylindrique.

Sac lacrymal. — Le sac lacrymal est une sorte d'ampoule

(1) Disposition qu'il faut bien connaître pour pratiquer le cathétérisme des voies lacrymales. Dans plusieurs cas, soit pour obvier à l'obturation, à la déviation des points lacrymaux, soit pour permettre l'introduction de stylets droits, on incise les points lacrymaux et une partie des conduits ; on se sert pour cela du petit couteau de Weber.

allongée, logée dans la gouttière lacrymale (1) placée en dedans de l'angle interne de l'œil.

On a comparé ce sac au cæcum dont le cul-de-sac serait dirigé en haut ; en effet, le sac lacrymal se termine, en haut, par une extrémité fermée, il se continue directement en bas avec le canal nasal et reçoit, en dehors, les points lacrymaux.

Légèrement aplati d'avant en arrière, il présente un diamètre vertical de 10 à 14 millimètres et un diamètre transverse de 3 à 4 millimètres. Sa *direction* doit être soigneusement notée : il est oblique en bas, en arrière et en dehors, et on lui considère deux faces, l'une postéro-interne et l'autre antéro-externe.

Sa *face postéro-interne* est adossée à la gouttière lacrymale, limitée, en avant, par la crête de l'apophyse montante (2), et, en arrière, par la crête de l'unguis. Cette gouttière répond, du côté des fosses nasales, à une surface lisse placée au devant du méat supérieur et à la partie antérieure du méat moyen.

Sa *face postéro-externe* est bridée par le dédoublement du tendon de l'orbiculaire ; le tendon direct de ce muscle passe au devant d'elle, à l'union de son tiers supérieur avec son tiers moyen (3).

Au devant de ce tendon se trouve la peau et du tissu cellulaire.

La partie postérieure de cette face est croisée par le tendon réfléchi de l'orbiculaire, en arrière duquel se trouvent placés d'abord le muscle de Horner, puis l'aponévrose oculaire. Les conduits lacrymaux s'ouvrent sur cette paroi externe.

La *surface interne* du sac lacrymal est rosée ; elle présente souvent des plis muqueux dont on a voulu faire des valvules, l'une supérieure, décrite par Huschke, l'autre inférieure, signalée par Béraud et à laquelle cet auteur faisait jouer un rôle capital dans la circulation des larmes et dans la production de la tumeur lacrymale ; mais Sappey nie l'existence de ces valvules.

Structure. — Le sac lacrymal est formé par une membrane fibreuse doublée d'une muqueuse qui se continue, d'une part,

(1) Formée par l'apophyse montante du maxillaire supérieur et par l'unguis.

(2) Sur laquelle on se guide pour pratiquer l'ouverture du sac.

(3) En attirant les paupières en dehors, ce tendon devient visible : ainsi pour ouvrir le sac il suffit de faire attirer les paupières en dehors, de déterminer avec l'index gauche la crête de l'apophyse et d'enfoncer un bistouri étroit et allongé (tenu de la main droite) dans l'angle formé, en haut, par le tendon direct de l'orbiculaire et, en dedans, par la crête de l'apophyse.

avec celle des conduits lacrymaux, et, de l'autre, avec la muqueuse du canal nasal. On n'y trouve guère que des *glandes mucipares*.

Les *artères* proviennent de la nasale et des palpébrales. Les *nerfs* sont fournis par le rameau nasal de l'ophthalmique de Willis.

Déductions pathologiques. — La maladie la plus fréquente et la plus importante du sac lacrymal consiste dans l'accumulation de larmes et de mucosités dans sa cavité (*tumeur lacrymale*). — On l'attribue soit à un rétrécissement du canal nasal, soit à une inflammation de sa muqueuse. Cette dernière cause est la plus active, mais peut-être toutes deux concourent-elles à la production de la tumeur lacrymale qui entretient un larmoiement constant. Aussi le meilleur moyen de la combattre consiste-t-il à ouvrir le sac lacrymal, à cautériser énergiquement ses parois et à dilater le canal nasal par le passage de stylets d'un calibre graduellement croissant.

Canal nasal.

Le canal nasal fait suite au sac lacrymal et s'étend de la partie inférieure de ce réservoir jusqu'au méat inférieur des fosses nasales dans lequel il s'ouvre.

Creusé dans l'épaisseur de la paroi commune aux fosses nasales et au sinus maxillaire (dans lequel il fait un relief très accentué), ce canal présente la même *direction* que la paroi externe des fosses nasales, c'est-à-dire qu'il est oblique en bas, en arrière et en dehors ; de plus, au lieu d'être rectiligne, il décrit une légère courbe à concavité dirigée en arrière et en dedans.

Sa *longueur* varie de 8 à 14 millimètres (il est un peu plus long que le sac lacrymal). Son diamètre transverse mesure 2 millimètres, et son diamètre antéro-postérieur, 3 millimètres (Béraud).

Les *orifices* du canal nasal méritent une mention spéciale (1).

L'*orifice supérieur* est situé immédiatement en arrière de la crête de l'apophyse montante du maxillaire supérieur, à 5 millimètres au-dessous du relief formé par le tendon direct de l'orbiculaire ; cet orifice est arrondi.

(1) Car les opérations pratiquées sur ce canal dans les cas de larmoiement, consistent à rétablir sa perméabilité par l'introduction de stylets que l'on fait pénétrer par l'orifice supérieur.

L'orifice inférieur s'ouvre dans le méat inférieur à l'union de
son tiers antérieur avec ses deux tiers postérieurs (il est placé à
environ 3 centimètres en arrière de l'aile du nez et correspond
au coude que présente le bord inférieur du cornet inférieur).
La situation de cet orifice n'est pas fixe, et sa forme dépend de

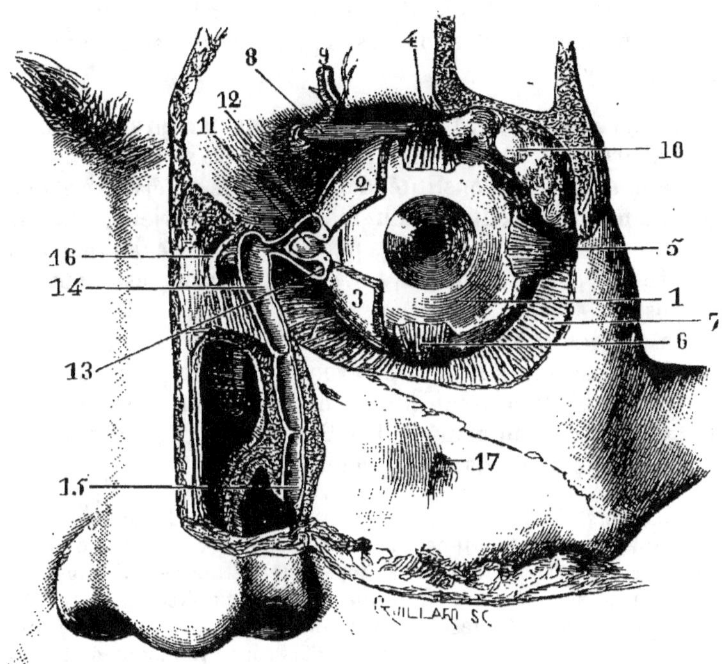

FIG. 140. — Voies lacrymales vues dans leur ensemble.

1. Conjonctive oculaire. — 2. Coupe de la paupière supérieure. — 3. Coupe de
la paupière inférieure. — 4. Tendon du muscle droit supérieur. — 5. Tendon
du muscle droit externe. — 6. Tendon du muscle droit inférieur. — 7, 7. Section du rebord orbitaire inférieur. — 8. Tendon du grand oblique. — 9. Vaisseaux et nerfs sus-orbitaires. — 10. Glande lacrymale. — 11. Caroncule lacrymale. — 12. Point lacrymal supérieur. — 13. Point lacrymal inférieur. —
14. Sac lacrymal. — 15. Canal nasal. — 16. Tendon de l'orbiculaire. — 17. Suture de l'os malaire et de l'os maxillaire supérieur.

cette situation. Tantôt il s'ouvre précisément dans le fond du
méat, il est alors circulaire ; parfois sur sa paroi externe, il est
alors elliptique à grand diamètre vertical ; enfin, il peut s'ouvrir
près du plancher des fosses nasales, l'orifice est alors linéaire
(Sappey).

La *surface interne du canal*, d'une couleur rosée, présente çà et là des replis assez variables dans leur nombre, leur disposition, leur forme et même leur existence ; on en a décrit trois d'entre eux sous le nom de *valvules* (1).

D'après Richet, bien que ces valvules n'aient point une disposition constante, elles sont toujours assez développées pour s'opposer au reflux de l'air ou des liquides des fosses nasales dans le sac lacrymal.

Structure. — Le canal nasal est formé par un *squelette* tapissé intérieurement par une membrane *muqueuse*.

Le *squelette* est constitué, dans sa moitié antérieure et externe, par l'apophyse montante du maxillaire supérieur, et, dans sa moitié antérieure et interne, par l'unguis et par la partie antérieure du cornet inférieur. Ce canal osseux est pourvu d'un périoste.

La *muqueuse* se continue avec celle du sac lacrymal et avec la muqueuse pituitaire; nous avons vu qu'elle présente des replis ou valvules ; de plus, au niveau de l'orifice inférieur, elle se prolonge sur une longueur de 1 à 2 millimètres ; cette muqueuse possède quelques glandes mucipares.

Fonctions. — Les larmes sécrétées par la glande lacrymale s'étalent à la surface de la conjonctive et se dirigent vers l'angle interne de l'œil ; c'est grâce aux contractions intermittentes des paupières que les larmes sont étalées uniformément à la surface de la cornée dont elles préviennent le dessèchement. Dans les circonstances ordinaires, leur sécrétion est peu abondante, mais sous l'influence de l'excitation de la surface de l'œil (acte réflexe) ou d'une émotion morale, les larmes sont sécrétées abondamment (dans le premier cas, elles ont pour but d'entraîner l'agent irritant, et dans le second, elles donnent à la physionomie une expression particulière) et elles s'écoulent sur la joue.

On se rend aisément compte de l'arrivée des larmes jusqu'au lac lacrymal, mais on n'est point d'accord sur le mécanisme qui préside à leur pénétration dans le sac lacrymal et, par suite, à leur écoulement dans le nez. Voici les principales théories proposées sur ce sujet :

1° *Théorie du siphon* (Petit). — Les voies lacrymales agiraient à la manière d'un siphon dont la petite branche serait représentée par les conduits lacrymaux, et la grande branche par le canal nasal. Comment s'amorce le siphon? On ne le dit pas.

(1) L'une placée vers l'orifice supérieur du canal nasal (Béraud) ; la seconde vers la partie moyenne du canal (Taillefer) ; la troisième vers son orifice inférieur (Cruveilhier).

2° *Théorie de l'aspiration* (Sédillot). — Les larmes seraient aspirées dans le conduit lacrymo-nasal (sac lacrymal et canal nasal) par la raréfaction de l'air dans les fosses nasales au moment de l'inspiration (1).

3° *Théorie de Richet.* — Pour ce professeur, la partie antérieure du sac lacrymal est attirée en avant par les contractions de l'orbiculaire, les valvules du canal nasal se soulèvent, et les larmes amoncelées dans le lac lacrymal sont ainsi aspirées dans le sac, etc.

Globe de l'œil.

Préparation. — Pour préparer le *globe de l'œil*, il faut, *d'un côté*, enlever les paupières, diviser la conjonctive sur tout le parcours de son cul-de-sac oculo-palpébral, puis enlever la voûte triangulaire de l'orbite. Vous fendez alors, dans le sens antéro-postérieur, la partie supérieure de l'aponévrose orbito-oculaire, et vous disséquez tous les organes qu'elle renferme, afin de montrer la disposition du globe de l'œil s'enfonçant dans la cupule de cette aponévrose, ses rapports avec les muscles de l'œil, le tissu adipeux et les vaisseaux et nerfs logés dans sa cavité.

Du *côté opposé*, on se borne à *énucléer* le globe de l'œil. Pour cela incisez la conjonctive avec des ciseaux mousses sur le côté externe du globe de l'œil ; par cette incision de la conjonctive divisez le tendon du muscle droit externe dans le point où il se fixe sur la sclérotique ; les ciseaux courbes étant alors glissés de dehors en dedans, le long de la sclérotique, jusqu'au nerf optique, divisez ce nerf au moment où il pénètre dans le globe de l'œil ; saisissant alors avec une pince à griffe le globe de l'œil au niveau de son pôle postérieur, faites-le basculer en dehors à travers l'incision conjonctivale et divisez les tendons des autres muscles au niveau de leur insertion sur la sclérotique (2)

La préparation des diverses **membranes** de l'œil est très délicate, elle doit être pratiquée sous l'eau et il faut se servir d'yeux légèrement durcis par un séjour dans une solution d'acide chromique.

1° Sur un œil, on pratiquera une *coupe antéro-postérieure.*

2° Sur un autre œil, on pratiquera une *coupe transversale,* passant à peu près vers la partie moyenne de l'œil.

3° Enfin, sur un autre œil, on *séparera successivement* les diverses membranes les unes des autres. Pour cela, faites avec une pince un pli vertical à la sclérotique, sur sa partie moyenne, divisez perpendiculairement ce pli et, grâce à l'insufflation, séparez la sclérotique de la choroïde ; glissant alors une des branches d'un ciseau mousse au-dessous de la sclérotique, coupez circulairement cette membrane de manière à la diviser en *deux hémisphères,* l'un antérieur, l'autre postérieur, chacun d'eux sera à son tour subdivisé en deux moitiés, l'une droite, l'autre gauche, par deux coups de ciseaux antéro-postérieurs, l'un supé-

---

(1) Cette théorie est peut-être la plus admissible, car, d'une part, lorsque les larmes sont sécrétées en abondance, nous faisons instinctivement de brusques inspirations (*sanglots*), probablement pour faciliter leur pénétration dans le sac lacrymal, et, d'une autre part, le meilleur moyen de guérir l'épiphora consiste à dilater le canal nasal.

(2) Ce procédé est recommandé par Tillaux pour l'énucléation de l'œil sur le vivant.

rieur, l'autre inférieur. On écartera alors les quatre segments de la sclérotique en les renversant, les antérieurs sur la cornée, les postérieurs vers le nerf optique. La *choroïde* est ainsi mise à nue.

4° Pour *découvrir la rétine*, pratiquez sur la choroïde les mêmes incisions que sur la sclérotique, mais avec encore plus de précautions, tant la rétine est délicate.

Le globe ou bulbe de l'œil, partie principale de l'appareil de la vision, est un sphéroïde irrégulier, **placé** dans la partie antérieure de l'orbite, derrière les paupières qui le protègent, et au devant des parties molles de l'orbite, parties molles qui lui sont destinées et qui président à sa sensibilité spéciale (nerf optique) et générale (nerf ophthalmique de Willis), à sa nutrition (artère et veine ophthalmiques), et à ses mouvements (muscles de l'œil).

Le globe de l'œil nous offre à étudier : 1° sa forme, son volume ; 2° ses rapports ; 3° ses diverses parties constituantes.

1° Forme et volume. — La forme du globe de l'œil est celle d'un *sphéroïde irrégulier* dont la partie antérieure (cornée) est plus fortement bombée que les autres parties ; de telle sorte que le diamètre antéro-postérieur de l'œil dépasse les autres diamètres de l'œil de 0^{mm},1.

Les rapports entre la dimension de ce diamètre antéro-postérieur et les milieux réfringents de l'œil doivent être tels, que l'image du monde extérieur vienne, par un effort ordinaire d'accommodation, se former précisément sur la rétine. Si ce diamètre est trop grand pour l'appareil réfringent de l'œil, il en résulte que ce foyer lumineux, au lieu de se former sur la rétine, se fait au-devant d'elle, c'est la *myopie* ; si au contraire, ce diamètre antéro-postérieur est trop court, le foyer, au lieu de se former sur la rétine, se fera en arrière, c'est l'*hypermétropie*.

Ainsi donc : 1° axe antéro-postérieur trop long, conséquence la *myopie*, à laquelle on remédie par des verres concaves ; 2° axe antéro-postérieur trop court, conséquence l'*hypermétropie*, que l'on corrige par des verres convexes.

Sappey a pratiqué des mensurations du globe de l'œil avec toute la rigueur qui préside à ses recherches ; il a trouvé comme moyenne commune dans les deux sexes :

Diamètre antéro-postérieur...............	23^{mm},12
— horizontal....................	23^{mm}, 6
— vertical.....................	22^{mm}, 2

Chose remarquable, les dimensions de l'œil de l'enfant ne diffè

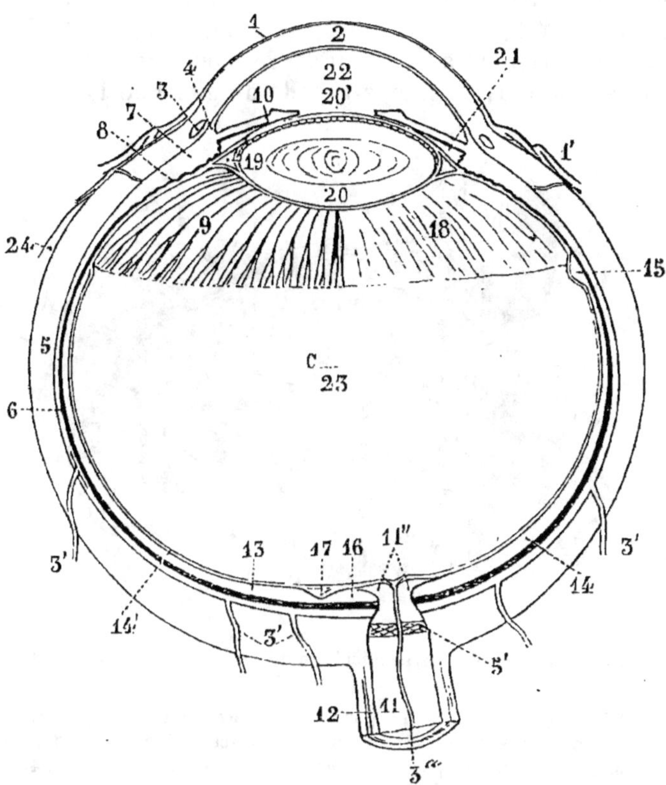

Fɪɢ. 141. — Coupe antéro-postérieure (schématique) du globe de l'œil.

1. Lame élastique antérieure de la cornée.— 1'. Union de la conjonctive scléroticale avec la conjonctive cornéenne. — 2. Cornée transparente. — 3. Coupe du
canal de Schlemm. — 3'. Artères ciliaires postérieures. — 3 a. Artère centrale de la rétine.— 4. Ligament pectiné de l'iris. — 5. Sclérotique. — 5'. Trou
cribriforme de la sclérotique. — 6. Choroïde. — 7. Muscle ciliaire. — 8. Corps
ciliaire. — 9. Procès ciliaires. — 10. Iris. — 11. Nerf optique. — 11'. Papille
du nerf optique. — 12. Gaîne névrilématique du nerf optique. — 13, 14. Rétine. — 15. Limites de la rétine et de la zone de Zinn (*ora serrata*). —
16. Tache jaune de la rétine. — 17. *Fovea centralis* de la rétine. — 18. Zone
de Zinn. — 19. Canal godronné de Petit. — 20. Cristallin, couche corticale et
couches centrales. — 20'. Capsule du cristallin. — 21. Chambre postérieure. —
22. Chambre antérieure. — 23. Corps vitré. — 24. Insertion du muscle droit
supérieur. (Richet.).

rent que de 2 à 4 millimètres de celui de l'adulte; l'œil de l'homme est un peu plus grand que celui de la femme. Enfin, il existe entre les divers individus peu de différences réelles dans le volume de l'œil ; les différences apparentes, qui sont si accentuées, se rattachent surtout au degré d'ouverture des paupières et à la saillie plus ou moins grande du globe de l'œil.

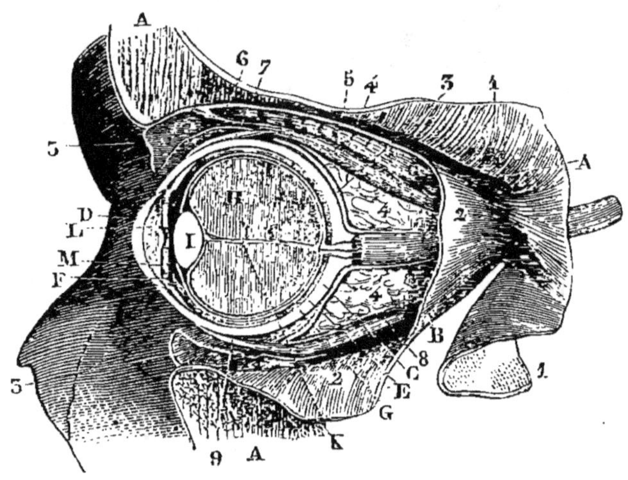

FIG. 142. — Coupe perpendiculaire de l'orbite et du globe oculaire.
(Richet.)

1, 1. La dure-mère. — 2, 2. La portion orbitaire de l'aponévrose qui forme le périoste de l'orbite et qui se continue sans interruption avec la dure-mère. — 3, 3, 3. Les portions palpébrale et oculaire de l'aponévrose. — 4, 4, 4. La cavité de l'aponévrose orbito-palpébro-oculaire occupée par le tissu cellulaire intra-oculaire, etc. — 5. Muscle droit supérieur. — 6. Son tendon orbitaire. — 7. Son tendon oculaire sortant de l'aponévrose. — 8. Muscle droit inférieur. — 9. Son tendon oculaire. — A, A, A. Parois osseuses de l'orbite. — B. Nerf optique. — C. Sclérotique. — D, Cornée. — E. Choroïde. — F. Iris. — G. Rétine. — H. Corps vitré. — I. Cristallin. — K. Canal hyaloïdien. — L. Chambre antérieure. — M. Chambre postérieure.

On appelle *axe* de l'œil une ligne passant par son centre et par le centre de la cornée. Les deux extrémités de cet axe sont les *pôles* de l'œil que l'on distingue en antérieur et en postérieur. — On nomme *équateur* de l'œil, un plan vertical et transversal, perpendiculaire à son axe, et divisant le globe de l'œil en deux hémisphères, l'un antérieur, l'autre postérieur. — Enfin, les *méridiens* de l'œil sont des plans conduits par son axe.

Le *poids* du globe de l'œil est de 7 à 8 grammes.

Rapports. — *En arrière et sur les côtés*, le globe de l'œil est logé dans une sorte de capsule que lui forme l'aponévrose orbito-oculaire, elle lui est unie par un tissu cellulaire tellement lâche qu'on l'a comparé à une bourse séreuse.

Tous les autres rapports que nous allons indiquer ne sont donc point des rapports immédiats, puisque cette capsule aponévrotique sépare l'œil de tous les autres organes. — Cela dit, le globe de l'œil répond : 1° *En arrière*, à du tissu cellulo-graisseux et au nerf optique qui traverse l'aponévrose pour pénétrer dans le globe de l'œil ;

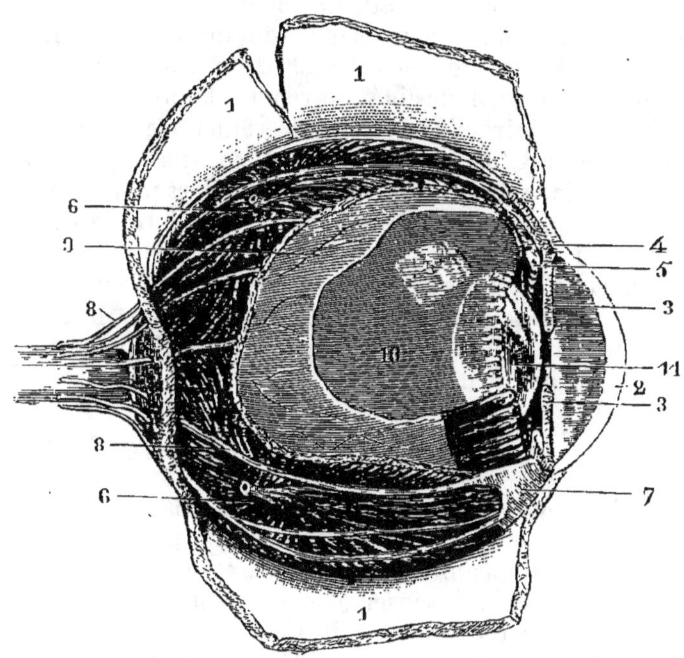

FIG. 143. — Dissection des membranes de l'œil (d'après Hirschfeld).

1, 1. Sclérotique divisée, dont les lambeaux ont été écartés. — 2. Coupe antéro-postérieure du cristallin. — 3. Coupe de l'iris. — 4. Canal de Schlemm. — 5. Procès ciliaires choroïdiens. — 6, 6. *Vasa vorticosa* de la choroïde. — 7. Muscle ciliaire. — 8. Nerfs ciliaires. — 9. Rétine. — 10. Corps vitré. — 11. Cristallin.

2° *En dedans*, au muscle grand oblique, au droit interne, au nerf nasal et à la terminaison de l'artère ophthalmique (1);

(1) Nous ferons remarquer que tous les muscles de l'œil traversent l'aponévrose pour se fixer sur la sclérotique.

22.

3° *En haut*, au muscle droit supérieur, à l'élévateur de la paupière, au nerf sus-orbitaire et à la glande lacrymale ;

4° *En dehors*, au muscle droit externe et aux tendons des deux muscles obliques ;

5° *En bas*, au petit oblique et au droit inférieur.

En avant, le globe de l'œil, tapissé par la conjonctive, répond aux paupières, surtout à la paupière supérieure qui se moule sur lui.

PARTIES CONSTITUANTES. — L'œil se compose :

1° A. De *milieux réfringents* destinés à réfracter les rayons lumineux de façon à les amener au-devant de la rétine, ce sont : la *cornée*, l'*humeur aqueuse*, le *cristallin*, le *corps vitré;*

2° D'un appareil destiné à graduer la quantité des rayons lumineux qui doivent arriver sur la rétine, c'est l'*iris* verticalement placé entre l'humeur aqueuse et le cristallin; et d'une membrane destinée à absorber ces rayons lorsqu'ils ont impressionné la rétine, c'est la *choroïde*, placée entre la rétine et la sclérotique ;

3° De la *sclérotique* qui forme la coque extérieure de l'œil ;

4° De la *rétine* qui, placée entre la choroïde et le corps vitré, est la membrane impressionnable à la lumière et se continue avec le nerf optique.

Sclérotique (σκληρός, dur).

La sclérotique est une coque fibreuse, blanche et résistante qui forme l'enveloppe extérieure de l'œil, protège ses milieux réfringents, ses membranes, vasculaire et sensible, et fournit, par sa surface externe, des insertions aux muscles qui meuvent le globe oculaire autour de ses divers axes.

Sa *couleur* varie avec l'âge et dépend en partie de son épaisseur. Elle est plus mince chez l'enfant que chez l'adulte et chez le vieillard ; aussi, dans le jeune âge, elle présente une teinte d'un blanc azuré (parce qu'elle laisse entrevoir par transparence la teinte azurée de la choroïde), tandis que, plus tard, elle est d'un bleu opaque.

Sur le pourtour du nerf optique, elle a près de 1 millimètre d'*épaisseur*, mais vers la cornée elle n'a guère qu'un demi-millimètre ; elle est encore plus mince au niveau de l'insertion des muscles droits.

La sclérotique est absolument *inextensible* (1).

On peut lui considérer une surface externe, une surface interne et une ouverture antérieure.

1° La **surface externe** de la sclérotique est lisse, unie, logée dans la coque à concavité antérieure que présente, pour la recevoir, la portion oculaire de l'aponévrose orbito-oculaire; elle n'adhère à cette aponévrose que par un tissu cellulaire assez lâche.

Cette surface externe est remarquable à double titre : A. par les *orifices* qu'elle présente, et B. par les *insertions des muscles droits et obliques*.

A. Les *orifices* sont nombreux, car tous les vaisseaux et nerfs destinés au globe de l'œil doivent traverser la sclérotique pour arriver à leur destination; ce sont : 1° l'orifice du *nerf optique* placé à 3 millimètres en dedans de l'axe optique et à 1 millimètre au-dessous (2) ; 2° les orifices (au nombre de 15 à 20) destinés à livrer passage aux *nerfs ciliaires* et aux *artères ciliaires courtes postérieures :* ces orifices forment une couronne autour du nerf optique; 3° les deux orifices des *artères ciliaires longues postérieures*, placés à 5 millimètres au devant des précédents ; 4° les orifices destinés aux *artères ciliaires antérieures*, orifices placés vers la circonférence antérieure de la sclérotique ; 5° enfin les trous, au nombre de 4 à 6, destinés aux *vasa vorticosa*, trous placés régulièrement sur la partie moyenne de la sclérotique.

B. La surface externe de la sclérotique donne insertion aux tendons des *muscles de l'œil* (2 obliques et 4 droits). Les deux muscles obliques s'insèrent sur sa partie postérieure et externe ; les muscles droits se fixent sur le pourtour de sa circonférence extérieure, à une distance de la cornée différente pour chaque muscle :

Du muscle droit supérieur à la cornée,   8 millimètres.
   —   droit externe   —   7   —
   —   droit inférieur   —   6   —
   —   droit interne   —   5   —   (Sappey.)

(1) Sous l'influence d'une pression intra-oculaire, la sclérotique peut s'amincir en certains points et se dilater à ce niveau de manière à former une tumeur nommée *staphylôme* de la sclérotique.

(2) A ce niveau, le nerf optique se rétrécit et traverse une membrane circulaire criblée de petits orifices : cette membrane dépend du névrilème du nerf optique.

C'est-à-dire suivant une ligne spirale qui, d'abord éloignée de la cornée, s'en rapproche de plus en plus.

De plus, la partie antérieure de la sclérotique est tapissée par la *conjonctive* qui ne lui adhère que par un tissu cellulaire très lâche.

La **surface interne** de la sclérotique, présente une teinte un peu foncée, elle est unie à la choroïde par un tissu cellulaire lâche dans lequel serpentent les vaisseaux et nerfs ciliaires.

L'**ouverture antérieure** de la sclérotique est taillée en biseau aux dépens de sa face interne, de manière à enchâsser la cornée qui présente un biseau disposé en sens contraire. Nous dirons, en étudiant la cornée, les différences d'épaisseur que présente ce biseau aux extrémités des diamètres verticaux et transverses.

Vers la lèvre postérieure de ce biseau, la sclérotique fait paroi au *canal de Schlemm*.

Structure. — La sclérotique est formée de faisceaux fibreux ; les plus externes se continuent avec la gaîne fibreuse du nerf optique. La coloration foncée de sa face profonde lui vient de la *lamina fusca* qui la sépare de la choroïde.

Les *artères* de la sclérotique proviennent des artères ciliaires postérieures et antérieures. Ses veines se jettent dans les veines ciliaires.

Cornée (*corneus*, qui a l'aspect de la corne).

On désignait autrefois, sous le nom de *cornée*, toute la membrane qui forme la coque de l'œil et on lui distinguait deux parties : l'une, antérieure, transparente, constituant le cinquième antérieur du globe de l'œil, était nommée *cornée transparente;* l'autre, postérieure, opaque, constituant les quatre cinquièmes postérieurs du globe de l'œil, était désignée sous le nom de *cornée opaque*.

Ces dénominations ont été abandonnées, à juste titre, car il existe entre ces deux parties de la coque de l'œil de profondes différences relatives à leur texture, à leur aspect (l'une est transparente, l'autre est opaque) et à leurs aptitudes pathologiques.

On donne le nom de cornée transparente, ou plus simplement de cornée, à cette partie antérieure du globe de l'œil qui se laisse traverser par les rayons lumineux.

La cornée est une *membrane transparente*, convexe en avant

et comparable à un verre de montre enchâssé dans la sclérotique ; elle représente un *segment de sphère* dont le rayon est
plus petit que celui de la sclérotique (1).

Le *poids* de cette membrane est de 0^{gr},085. Son *indice de
réfraction* est de 1,33. Son *épaisseur* n'est pas la même à son
centre et à sa périphérie ; elle est de 0^{mm},8 à son centre et de
1 millimètre à sa périphérie (2).

La cornée présente à étudier : une face antérieure, une face
postérieure et une circonférence.

La **face antérieure** de la cornée est convexe, lisse, unie et
brillante (3).

La **face postérieure** est concave et en rapport avec l'humeur
aqueuse qui la sépare de l'iris ; elle forme la paroi antérieure de la
chambre antérieure qui, à son centre, c'est-à-dire au niveau du
point le plus convexe de la cornée, mesure 2 millimètres et demi.

La **circonférence**, ou limbe de la cornée, est très obliquement
coupée en biseau aux dépens de la face convexe ou externe de
cette membrane ; grâce à cette disposition, la sclérotique présentant un biseau en sens opposé, c'est-à-dire étant taillée aux
dépens de sa face postérieure, la cornée est enchâssée dans la
sclérotique à la façon d'un verre de montre (voy. fig. 142).

Mais ce biseau n'offre pas une égale étendue dans tous les
points de sa circonférence : en haut, il est très long et mesure
environ 2 millimètres (c'est-à-dire qu'il existe un espace de
2 millimètres entre sa lèvre antérieure et sa lèvre postérieure);
latéralement il mesure environ 1 demi-millimètre seulement, et,
en bas, 1 millimètre. On voit donc : 1° que la *sclérotique* doublée
de la conjonctive *empiète notablement sur la cornée*, surtout au
niveau de ses parties supérieure et inférieure ; 2° qu'il en résulte
encore que la *face antérieure de la cornée* n'est point circulaire
mais bien *elliptique*, à grand diamètre transversal, tandis que sa
face postérieure est absolument circulaire.

---

(1) Parfois les méridiens de la cornée ne présentent pas tous la même courbure, et c'est une des causes les plus fréquentes de l'*astigmatisme*.

(2) Cette épaisseur est assez grande pour qu'un opérateur inexpérimenté puisse,
en voulant ouvrir la cornée pour extirper le cristallin, glisser entre les lames
de la cornée alors qu'il croyait la pointe du couteau engagée dans la chambre
antérieure.

(3) En raison de l'inégalité d'épaisseur des diverses parties de la cornée, ses
deux surfaces ne possèdent point le même rayon de courbure.

STRUCTURE. — La cornée est essentiellement formée par un tissu spécial (dit *tissu cornéen*) revêtu sur ses deux faces d'une couche épithéliale que supporte une lame élastique; il en résulte que la cornée se compose de cinq couches qui sont, en procédant d'avant en arrière :

1° Une *couche épithéliale;*
2° Une *lame élastique antérieure;*
3° Un *tissu propre* ou *tissu cornéen;*
4° Une *lame élastique postérieure;*
5° Une *couche épithéliale.*

1° La *couche épithéliale antérieure* est formée par plusieurs couches de cellules épithéliales polygonales qui se continuent sans ligne de démarcation avec la couche épithéliale de la conjonctive (1).

2° La *lame élastique antérieure* est une couche homogène, très transparente et amorphe (2).

3° Le *tissu cornéen* est constitué par des fibres conjonctives diversement entre-croisées et circonscrivant des *lacunes* occupées par des cellules plasmatiques ou *cellules étoilées;* ces cellules possèdent des noyaux et donnent naissance à des prolongements qui se fusionnent avec ceux des cellules voisines (3).

Ce tissu cornéen a un aspect lamelleux, il peut être subdivisé en une foule de lamelles.

4° La *lame élastique postérieure*, ou *membrane de Demours*, est une membrane amorphe et très élastique.

5° La *couche épithéliale postérieure* se compose de cellules pavimenteuses disposées sur une seule couche.

Les diverses couches de la cornée se continuent avec la conjonctive et la sclérotique, en présentant les dispositions suivantes :

1° L'épithélium antérieur se continue directement avec celui de la conjonctive.

2° La lame élastique antérieure se continue avec le derme de la conjonctive.

(1) Lorsque cet épithélium vient à tomber, la surface de la cornée ainsi dépouillée, prend un aspect terne et rugueux.

(2) Dans cette couche se ramifient les vaisseaux qui, dans certaines kératites, s'étendent de la conjonctive sur la cornée.

(3) Quelques auteurs admettent l'existence de deux ordres d'éléments cellulaires : 1° des corpuscules étoilés que nous avons décrits sous le nom de cellules plasmatiques; 2° des globules lymphatiques ou migrateurs parce qu'ils circuleraient dans les lacunes de la cornée (Recklinghausen)

3° Les fibres du tissu cornéen se continuent, sans ligne de démarcation, avec le tissu de la sclérotique.

4° La lame élastique postérieure présente seule des dispositions remarquables ; arrivée au niveau du limbe de la cornée, elle s'épaissit et ses fibres prennent diverses directions, les unes s'insèrent sur le canal de Schlemm, d'autres se portent sur la circonférence de l'iris en formant le *ligament pectiné.*

5° L'épithélium postérieur s'arrête au niveau de la circonférence de la cornée.

Vaisseaux et nerfs. — La cornée ne possède point de vaisseaux sanguins, du moins à l'état normal (1), mais dans certaines kératites, on voit des anses vasculaires partant de la conjonctive s'avancer sur la cornée dont elles envahissent la lame élastique antérieure.

Les *lymphatiques* sont niés par les uns, admis par les autres.

Les *nerfs de la cornée* proviennent du plexus ciliaire et arrivent à la cornée en traversant la sclérotique ; ils se diviseraient en deux ordres : les uns, *sensitifs*, se termineraient par des extrémités libres placées entre les cellules épithéliales antérieures ; les autres, *trophiques*, aboutiraient aux cellules étoilées de la couche moyenne.

Le mode de nutrition de la cornée et le mécanisme qui préside à ses diverses altérations ont été très diversement expliqués (voyez ma *Path. externe*, 2ᵉ édit., tome Iᵉʳ, p. 679).

Choroïde.

La choroïde est une membrane remarquable par sa *couleur foncée* et par sa *grande vascularité ;* placée entre la sclérotique et la rétine, elle présente, en arrière, une ouverture destinée au passage du nerf optique et, en avant, une ouverture beaucoup plus considérable correspondant à la fois à la circonférence de l'iris et à celle du cristallin.

Mince en arrière, la choroïde s'épaissit en avant où elle acquiert 1 millimètre d'épaisseur.

Elle présente dans ses parties postérieure et antérieure des différences considérables qui ont conduit à la diviser en *deux régions* séparées l'une de l'autre par une ligne dentelée nommée *ora serrata.*

---

(1) Chez l'embryon, la cornée est vasculaire jusqu'au septième mois.

L'*ora serrata* est situé en avant de l'équateur de l'œil, à 6 millimètres en arrière de la cornée. — 1° La portion de la choroïde, postérieure à l'*ora serrata* se nomme *zone choroïdienne;* — 2° la portion, antérieure à cet *ora*, a reçu le nom de *zone ciliaire*.

1° **Zone choroïdienne** — Étendue du pourtour du nerf optique jusqu'à l'*ora serrata*, cette portion de la choroïde est très mince; elle présente une *face externe* en rapport avec la sclérotique, à laquelle l'unit un tissu cellulaire très lâche, et une *face interne* très foncée, lisse, qui est simplement contiguë à la rétine.

2° **Zone ciliaire.** — On donne ce nom à la partie antérieure de la choroïde, étendue de l'*ora serrata* jusqu'à l'iris et jusqu'au cristallin. Cette zone se divise antérieurement en deux feuillets bien distincts : l'un, externe, porte le nom de *muscle ciliaire;* l'autre, interne, se nomme *corps ciliaire.*

Le MUSCLE CILIAIRE est un anneau d'un blanc grisâtre qui, sur une coupe antéro-postérieure, a la forme d'un triangle allongé : sa *base*, dirigée en avant, répond au point de jonction de la sclérotique avec la cornée, au canal de Schlemm et à la circonférence de l'iris à laquelle il est uni par quelques fibres ; sa *pointe*, dirigée en arrière, se continue avec la choroïde; sa *face externe* répond à la sclérotique à laquelle elle adhère ; sa *face interne* recouvre en partie les procès ciliaires.

Le *muscle ciliaire préside à l'accommodation.*

Le CORPS CILIAIRE représente la division interne de l'extrémité antérieure de la choroïde ; il est formé par une série de replis ou lamelles triangulaires (nommés *procès ciliaires*), au nombre de 70 à 80, ils sont disposés en forme de couronne autour du cristallin.

Chaque *procès ciliaire* a la forme d'un triangle; leur *base*, dirigée en avant, flotte dans la chambre postérieure (c'est-à-dire dans l'espace compris entre l'iris et le cristallin) ; leur *face externe* répond au muscle ciliaire ; leur *face postérieure* à la zone de Zinn et, par suite, à la grande circonférence du cristallin; leur *pointe*, dirigée en arrière, se continue avec la choroïde. Chacun de ces procès répond par ses faces latérales aux procès voisins.

Structure. — La choroïde est formée par *trois couches* superposées : l'une externe, *celluleuse;* la seconde, moyenne, *vasculaire;* la troisième, interne, *pigmentaire.*

1° La *couche celluleuse* porte le nom de *lamina fusca*, c'est elle qui sépare la choroïde de la sclérotique ; elle est formée par des fibres celluleuses, élastiques, parsemées de cellules pigmentaires au milieu desquelles serpentent les vaisseaux et nerfs ciliaires qui se rendent à l'iris et à la cornée (1).

2° La *couche vasculaire*, beaucoup plus épaisse que la couche celluleuse, se compose d'artères, de veines et d'un réseau capillaire qui leur est intermédiaire.

Les *artères* sont placées sur un plan plus profond que les veines ; elles proviennent des *artères ciliaires postérieures* qui traversent la sclérotique sur le pourtour du nerf optique. Très grêles, très nombreuses, parallèles les unes aux autres, elles se portent directement en avant ; quelques-unes atteignent les procès ciliaires où elles s'anastomosent avec les artères ciliaires longues (2).

Les *veines*, infiniment plus nombreuses et plus développées que les artères, occupent une place plus superficielle ; au lieu d'être rectilignes, elles sont contournées de manière à converger en forme de tourbillon vers certains points de la choroïde où elles donnent naissance à un tronc. En raison de leur disposition, ces veines ont été nommées *vasa vorticosa*.

On trouve encore dans cette couche de nombreuses *cellules pigmentaires et des plexus nerveux.*

3° La *couche interne* ou *pigmentaire* est séparée de la couche vasculaire par une lamelle élastique, transparente, très mince ; elle est formée par la juxtaposition de cellules hexagonales comparables à une mosaïque. Ces cellules renferment une grande quantité de pigment.

La choroïde est remarquable, comme nous l'avons dit : 1° Par sa *couleur sombre* qui a pour but d'absorber les rayons lumineux qui ont agi sur la rétine ;

2° Par sa *richesse vasculaire* qui serait destinée à assurer la nutrition des milieux transparents de l'œil (cristallin, corps vitré) ne possédant point de vaisseaux.

---

(1) On attribue à la compression de ces nerfs les vives douleurs qui accompagnent l'excès de tension intra-oculaire (glaucome).

(2) Ces artères sont accompagnées par des fibres musculaires lisses (Müller).

Iris.

L'iris est une membrane de couleur foncée, circulaire et verticalement étendue au devant du cristallin, en arrière de l'humeur aqueuse qui la sépare de la cornée. L'iris, percé d'un trou à son centre, est destiné à régler la quantité des rayons lumineux qui doivent pénétrer dans le fond de l'œil.

L'ouverture centrale de l'iris porte le nom de **pupille** (1). C'est grâce à la pupille que l'iris laisse pénétrer la lumière dans le fond de l'œil et qu'il gradue sa quantité ; aussi la pupille peut-elle se dilater et se rétrécir. Son diamètre moyen est de 3 à 4 millimètres.

L'iris présente à étudier une face antérieure et une circonférence.

La **face antérieure** de l'iris est baignée par l'humeur aqueuse qui la sépare de la face postérieure de la cornée (2). Cette face est plane, son aspect bombé est le fait d'une illusion d'optique (3).

La face antérieure de l'iris présente une teinte plus ou moins foncée qui donne à l'œil sa couleur. Souvent en harmonie avec celle des cheveux, la couleur de l'iris présente de nombreuses nuances : brun, bleu, vert, jaune ; de plus, au point de vue de sa coloration, la face antérieure de l'iris présente deux zones : l'une, interne, entoure la pupille ; l'autre est périphérique (4).

La *face postérieure* de l'iris répond au cristallin, sur le pourtour de la pupille elle lui est directement appliquée, mais, plus haut (le cristallin étant convexe), elle en est séparée par un espace triangulaire auquel on a donné le nom de *chambre postérieure*.

Cette face postérieure présente une couleur d'un noir foncé

(1) Elle n'est pas absolument centrale et se rapproche de la partie interne.

(2) L'espace compris entre la cornée et l'iris porte le nom de *chambre antérieure*.

(3) Due à ce que l'indice de réfraction de l'humeur aqueuse et de la cornée est plus grand que celui de l'air : on peut s'en assurer en examinant l'iris sous l'eau, dont l'indice de réfraction est à peu près le même que celui de l'humeur aqueuse (Abbadie).

. (4) La couleur brune de l'iris tient à la présence de nombreuses cellules pigmentaires disposées entre ses fibres, tandis que dans l'iris clair, ces cellules seraient peu abondantes et, par suite, le tissu de l'iris laisserait voir par transparence la couleur foncée de sa face postérieure.

due à la présence d'une couche épaisse de cellules pigmentaires, nommée *uvée*. Elle est parcourue par des *plis radiés*
(au nombre de 70 à 80) qui, partant de l'orifice pupillaire, s'élèvent vers la grande circonférence du cristallin.

Circonférence. — La circonférence de l'iris répond au point

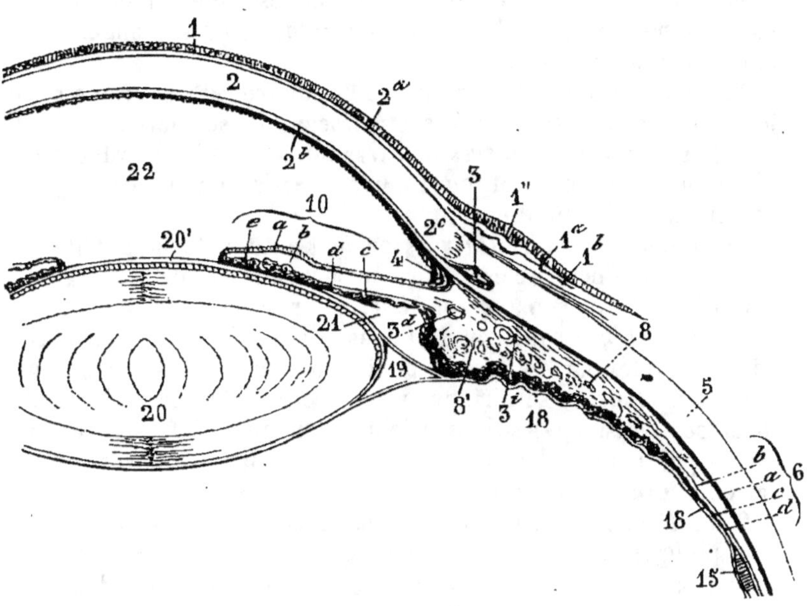

FIG. 144. — Coupe antéro-postérieure (de mi-schématique) de l'iris
et du muscle ciliaire. (Richet.)

1. Surface conjonctivale de la cornée. — 1 *a*. Conjonctive scléroticale. —
1 *b*. Tissu cellulaire sous-conjonctival. — 2. Cornée. — 2 *a*. Membrane de
Bowman. — 2 *b*. Membrane de Descemet. — 2 *c*. Union de la sclérotique et
de la cornée. — 3. Canal de Schlemm. — 3 *i*. Portion circulaire du muscle
ciliaire. — 3 *d*. Coupe du cercle artériel de l'iris. — 4. Ligament pectiné de
l'iris. — 5. Sclérotique. — 6. Choroïde : *a*, couche externe; *b*, choroïde proprement dite (membrane vasculaire de Haller); *c*, tunique interne; *d*, épithélium pigmentaire. — 8. Muscle ciliaire. — 10. Iris : *a*, épithélium; *b*, tissu
conjonctif; *c*, fibres rayonnées de l'iris; *d*, pigment de la face interne ;
e, coupe transversale de ses fibres circulaires (sphincter de l'iris). — 15. Limite de la rétine (*ora serrata*). — 18, 18. Zone de Zinn. — 19. Canal godronné de Petit. — 20. Cristallin. — 21. Chambre postérieure. — 22. Chambre
antérieure.

de jonction de la cornée, de la sclérotique, du canal de Schlemm

et du muscle ciliaire (mais il faut remarquer qu'elle est située
à 1 millimètre en arrière de la cornée); en ce point l'iris est
fixé par le ligament pectiné, par quelques fibres du muscle
ciliaire et par les vaisseaux et nerfs qui lui arrivent de la choroïde (1).

Structure. — L'iris est une membrane essentiellement formée
par des *vaisseaux* et des *fibres musculaires lisses* plongés dans
une trame conjonctive.

Nous étudierons : 1º ses fibres musculaires; 2º sa trame conjonctive; 3º son pigment; 4º ses vaisseaux et ses nerfs.

1º Les *fibres musculaires de l'iris* sont disposées suivant deux
directions différentes et en rapport avec la dilatation et le resserrement de la pupille.

Les unes (*fibres circulaires*) forment autour de la pupille un
véritable sphincter, c'est-à-dire un anneau circulaire, large de
1 millimètre environ ; ce sont elles qui resserrent la pupille. —
Les autres (*fibres radiées*), destinées à dilater la pupille, sont rectilignes ; elles partent de la pupille où elles se mélangent aux
fibres circulaires, se dirigent vers la circonférence de l'iris et,
dans son voisinage, se dissocient de manière à former un anneau ; par leur contraction elles luttent contre les fibres circulaires et dilatent la pupille.

2º La *trame conjonctive* forme une sorte de réseau dans lequel
sont plongés les fibres musculaires et surtout les vaisseaux.

3º Les *éléments pigmentaires* sont représentés par des cellules dont les unes sont dissiminées en plus ou moins grande
abondance (suivant la teinte plus ou moins foncée de l'iris) dans
la trame conjonctive, et dont les autres forment sur la face postérieure de l'iris une couche épaisse nommée *uvée*.

4º **Vaisseaux.** — Le système vasculaire de l'iris communique
très largement avec celui de la choroïde et établit entre ces
deux membranes une étroite solidarité qui explique la rareté de
leurs inflammations isolées, de telle sorte que les irido-choroï-
dites sont plus fréquentes que les iritis ou les choroïdites pures.

---

(1) Ces moyens d'union assurent une certaine fixité à la circonférence de l'iris,
mais vers son bord pupillaire, l'iris est très mobile, aussi dans les désordres
dont l'œil est souvent le siège, cette partie de l'iris peut être refoulée en divers
sens, enclavée dans une plaie de la cornée ; il peut contracter des *adhérences* ou
synéchies soit avec la cornée, soit avec le cristallin.

Artères. — Les artères de l'iris sont fournies par les *deux artères ciliaires longues;* ces artères cheminent entre la sclérotique et la cornée, à peu près sur le plan du diamètre transverse de l'œil; arrivées au niveau du muscle ciliaire, elles se divisent en deux branches l'une ascendante et l'autre descendante. Chacune de ces branches décrit un quart de circonférence et se fusionne avec sa congénère : il en résulte la formation autour de l'iris d'un *grand cercle artériel.*

Le grand cercle artériel, renforcé par des rameaux émanés des artères ciliaires antérieures, fournit des branches qui se dirigent vers la pupille ; à son niveau ces branches se divisent à leur tour et s'anastomosent pour former autour de cet orifice le *petit cercle artériel de l'iris.*

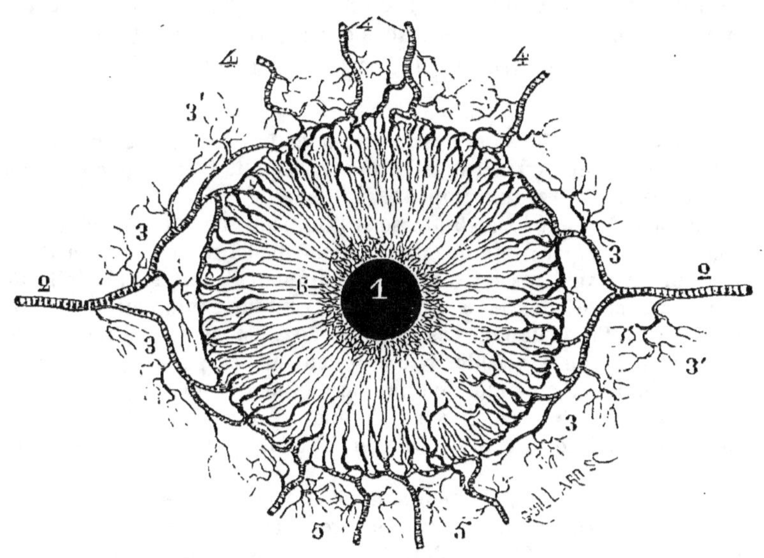

FIG. 145. — Circulation de l'iris.

1. Pupille. — 2, 2. Artères ciliaires longues : arrivées au niveau de la grande circonférence de l'iris ces artères se divisent en deux branches, l'une ascendante, l'autre descendante ; ces branches s'anastomosent avec les divisions ciliaires courtes et forment ainsi le grand cercle artériel de l'iris. — 4, 5. Artères ciliaires courtes. — 6. Petit cercle artériel de l'iris.

Les **veines** se portent, les unes en arrière, les autres directement en dehors, celles-ci traversent le muscle ciliaire pour aboutir au canal de Schlemm, auquel arrivent également les veines ciliaires antérieures.

Or, les vaisseaux ciliaires antérieurs étant externes à l'œil et communiquant largement, ainsi que nous venons de le voir, avec les vaisseaux de l'iris, il en résulte que dans les inflammations de cette membrane, leur circulation est gênée, ils se congestionnent et forment, autour de la cornée, le *cercle périkératique* qui a une grande valeur pour le diagnostic.

Le *système lymphatique* de l'iris n'est pas bien connu (1).

Les **nerfs** de l'iris sont formés par les nerfs ciliaires qui émergent du ganglion ophthalmique; or ce ganglion reçoit son *filet moteur* du nerf moteur oculaire commun, son *filet végétatif* du nerf grand sympathique, et ses *filets sensitifs* de l'ophthalmique de Willis. L'altération du nerf oculaire commun détermine la dilatation de la pupille, on en a conclu que c'était lui qui présidait aux contractions des fibres circulaires (sphincter) de l'iris et que le grand sympathique innervait les fibres radiées.

Usages. — L'iris est destiné à régler la quantité des rayons lumineux qui doivent arriver à la rétine, il remplit ce rôle par les changements de diamètre qu'il imprime à la pupille.

En effet, la *pupille se dilate* sous l'influence de l'obscurité, de la belladone, de la paralysie du nerf moteur oculaire commun et du nerf optique, et, dans tous les états qui diminuent l'excitabilité cérébrale et par suite celle de la rétine (fièvre typhoïde, commotion cérébrale, coma, etc.). En effet, dans ces diverses circonstances la rétine est moins excitée ou moins excitable, elle agit donc moins (par action réflexe) sur l'iris pour lui commander de diminuer la quantité des rayons lumineux. — La *pupille se rétrécit* sous l'influence de la lumière, de l'ésérine (principe actif de la fève de Calabar) et dans tous les cas où le système nerveux est excité.

La maladie la plus fréquente de l'iris consiste dans son inflammation qui est provoquée par traumatisme, par voisinage (ophthalmie purulente) ou par l'influence d'un état général, syphilitique ou arthritique.

L'opération que l'on pratique sur l'iris consiste dans la résection d'un segment de cette membrane attiré à l'extérieur à travers une incision faite sur la cornée; c'est l'*iridectomie*, que l'on pratique dans trois circonstances : 1° dans le glaucome aigu, où elle rend les plus grands services; — 2° dans l'opération de la cataracte par le pro-

____

(1) Schwalbe prétend qu'il est très développé et que les lymphatiques de l'iris, ainsi que ceux des procès ciliaires, aboutissent à la chambre antérieure de l'œil qui serait un vaste réservoir lymphatique ; opinion encore bien hypothétique.

cédé de de Graefe ; — 3° lorsqu'une taie placée au devant de la pupille empêche la pénétration des rayons lumineux.

Rétine.

La rétine est la troisième tunique du globe de l'œil. Placée entre la choroïde et le corps vitré, elle se continue, en arrière, avec le nerf optique dont elle est l'épanouissement, et se prolonge, en avant, jusqu'à la zone de Zinn avec laquelle elle se confond.

La rétine est une membrane transparente qui s'altère très rapidement après la mort et prend alors une teinte opaline. Elle est molle, assez mince en avant (sur le pourtour de la zone de Zinn, 0^{mm},1), elle s'épaissit, en arrière, et acquiert 0^{mm},4.

Sa *face externe*, convexe, répond à la choroïde, mais sans lui adhérer (1).

Sa *face interne*, concave, répond à la membrane hyaloïde qui

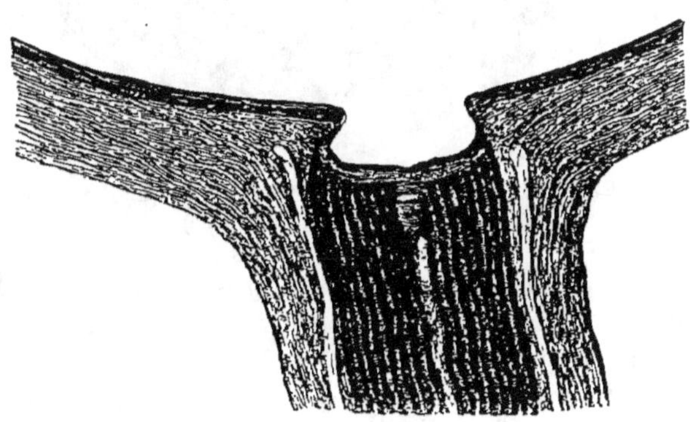

Fig. 146. — Excavation du nerf optique.

enveloppe le corps vitré, également sans lui adhérer. Cette face interne présente :

1° La **papille optique**, qui correspond à l'entrée du nerf optique. Cette papille, placée à 3 millimètres en dedans de l'axe optique et à 1 millimètre au-dessous, consiste en un relief déprimé à son centre, placé au milieu d'une tache blanche de

(1) Il en résulte que les épanchements peuvent assez facilement s'accumuler entre ces deux membranes, d'où le décollement de la rétine qui détermine la perte de la vue.

2 millimètres de diamètre environ ; de cette papille émergent les branches de l'artère centrale de la rétine (1).

2° La **tache jaune**, placée en dehors de la papille, est ovalaire, à contours pâles ; sa partie centrale, déprimée à son centre,

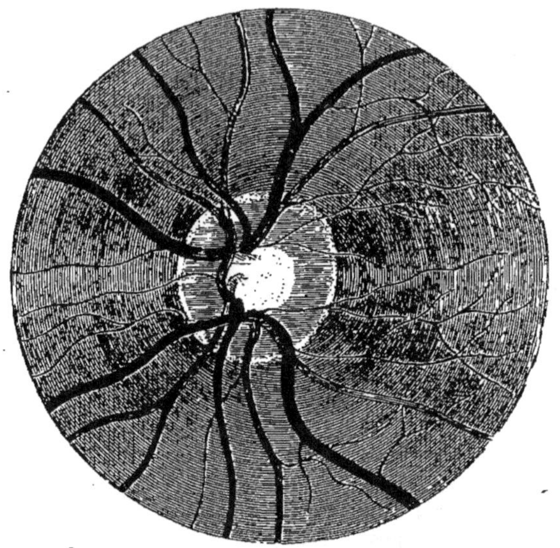

FIG. 147. — Papille avec la zone claire qui l'entoure
(vue à l'ophthalmoscope).

répond exactement à l'axe optique (*fosse centrale* de la rétine). Après la mort, la rétine présente au niveau de la tache jaune un pli transversal.

A sa partie antérieure, c'est-à-dire un peu en avant de l'équateur de l'œil, et à 6 millimètres environ en arrière de la cornée, la rétine se continue avec la zone de Zinn ; le point d'union de la rétine et de la zone de Zinn est marqué par une *ligne festonnée* qui correspond à l'engrenage de ces deux membranes.

STRUCTURE. — Au premier abord la structure de la rétine paraît être très compliquée, on distingue, en effet, à cette membrane, *six à sept couches superposées;* mais cependant les travaux de M. Scultze ont

(1) Cette tache blanche n'est autre chose que la sclérotique que la rétine laisse voir par transparence, la choroïde s'arrêtant à une certaine distance du pourtour du nerf optique. La papille, habituellement rosée, présente, dans diverses maladies, des changements de coloration : elle est rouge dans les états congestifs, pâle et même très blanche dans l'atrophie du nerf optique, etc.

bien éclairé cette question et il a donné de la rétine deux dessins, que nous reproduisons, dans lesquels les éléments nerveux de la rétine sont séparés de la trame conjonctive dans laquelle ils sont plongés.

Nous allons étudier :

A. Le tissu nerveux de la rétine ;

B. Son tissu conjonctif.

A. Éléments nerveux. — Sur une coupe, on voit que la rétine se compose, en procédant de l'extérieur vers l'intérieur, c'est-à-dire de la choroïde vers le corps vitré, de *six couches* : 1° la couche des bâtonnets et des cônes ; — 2° la couche granuleuse externe ; — 3° la couche granuleuse interne ; — 4° la couche moléculaire ou des fibrilles ; — 5° la couche des ganglions ; — 6° la couche des fibres du nerf optique. Nous allons dire un mot de chacune d'elles.

1° *Couche des bâtonnets et des cônes ou membrane de Jacob* (fig. 148, *c*). — C'est la plus extérieure, ainsi qu'on le voit sur la figure, elle n'est pas logée dans une trame conjonctive, elle se compose de bâtonnets, entre lesquels on observe des cônes, ceux-ci ressemblent à de petites bouteilles à goulot allongé et pointu.

2° La *couche granuleuse externe* (*c'*) est séparée de la précédente par une lame celluleuse nommée *membrane limitante externe;* elle se compose d'une série de cellules allongées, à noyaux, présentant à leurs extrémités des filaments qui les relient, d'une part, à la membrane de Jacob, et, d'une autre part, à la couche granuleuse interne ; mais avant d'arriver à cette couche, ces fibres forment un réseau horizontal auquel on a donné le nom de *couche intermédiaire* (*d*).

3° La *couche granuleuse interne* (*f*) est formée de cellules plus grosses.

4° La *couche moléculaire* ou des fibrilles (*g*) est constituée par un réseau de fibres nerveuses très fines et très délicates.

5° La *couche ganglionnaire* (*h*) se compose de grosses cellules nerveuses recevant un rameau de la couche des fibres nerveuses et se continuant par une de leurs fibres avec la couche des fibrilles.

6° *Couche des fibres nerveuses* (*i*). — Elle est formée par les fibres du nerf optique qui s'épanouissent sur toute la surface interne du corps vitré et se continuent avec tous les éléments nerveux que nous venons de décrire.

B. Tissu conjonctif. — Le tissu conjonctif forme une sorte de gangue dans laquelle sont plongés les éléments nerveux : ainsi qu'on le voit sur la figure 148, cette trame conjonctive présente une configuration en rapport avec celle des éléments nerveux qu'il loge. Elle commence du côté du corps vitré par une lamelle dite *membrane limitante interne* (*e, l*) ; de cette lamelle partent des fibres conjonctives qui présentent, au niveau des six couches nerveuses, des dispositions variées, et se terminent enfin sur une seconde membrane placée entre la couche

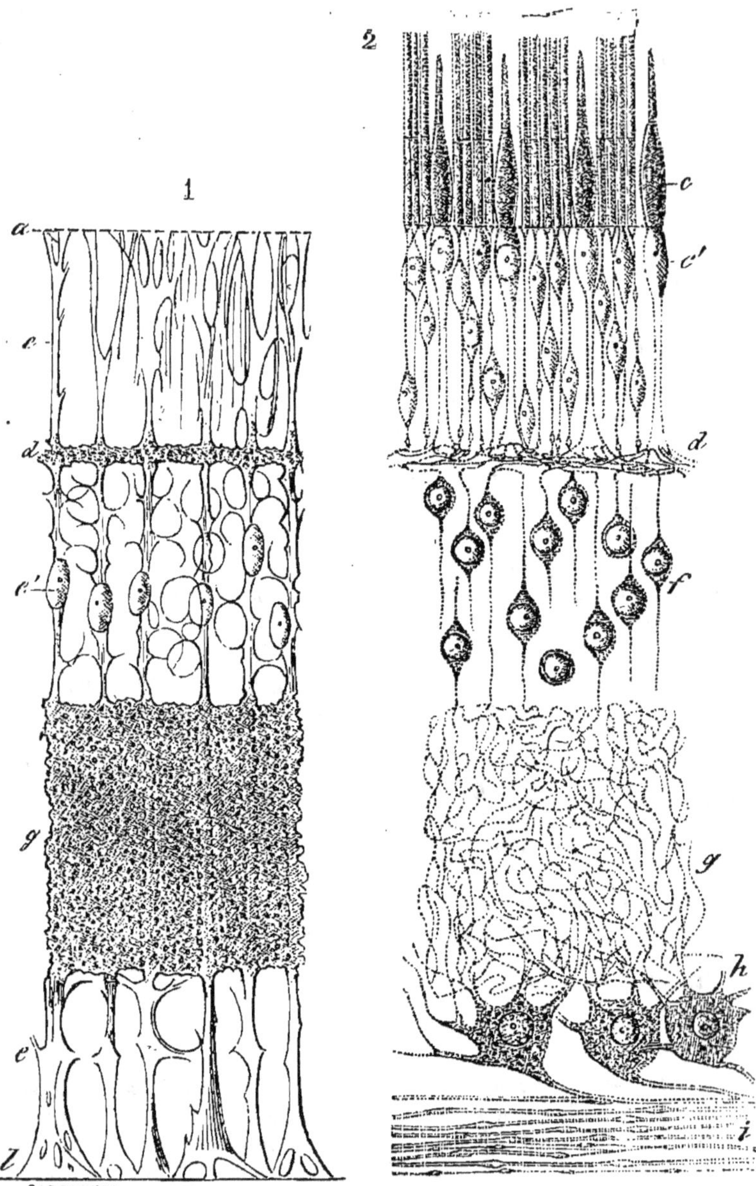

Fig. 148. — Figure schématique de la rétine (Schultze).

1. *Éléments cellulaires servant d'appui aux éléments nerveux de la rétine.* —

granuleuse externe et la couche des bâtonnets : c'est la *membrane limitante externe* (a) (1).

La disposition que nous venons de décrire présente des modifications dans divers points de la rétine :

1° Au niveau de la papille du nerf optique, il n'existe que des fibres de ce nerf.

2° Au voisinage de la zone de Zinn, tous les éléments nerveux disparaissent et il ne reste que du tissu conjonctif.

3° Au niveau de la tache jaune, les bâtonnets disparaissent et il n'existe qu'une couche granuleuse commune.

Vaisseaux. — L'*artère centrale de la rétine*, branche de l'ophthalmique, plonge dans l'épaisseur du nerf optique à 1 centimètre environ en arrière du globe de l'œil; arrivée au niveau de la papille du nerf optique, cette artère se divise en deux branches, l'une ascendante, l'autre descendante. Ces branches, que l'on distingue parfaitement à l'ophthalmoscope (2), se divisent en plusieurs branches qui se ramifient dans les couches les plus internes de la rétine (3).

Les *veines*, au nombre de deux pour chaque artère, se réunissent en une veine unique dans l'épaisseur du nerf optique et se jettent dans la veine ophthalmique.

La circulation de la rétine est indépendante de celle des autres membranes de l'œil.

Fonctions. — La rétine est la membrane de l'œil qui préside à la vision; c'est sur elle que vient se peindre l'image du monde extérieur.

Corps vitré. — Zone de Zinn.

Le corps vitré est une sphère transparente, occupant les deux tiers postérieurs de la coque de l'œil. Excavée en avant pour

e, l. Membrane limitante interne, la couche la plus interne de la rétine. — Les couches *g, c', d, c, a* correspondent aux éléments nerveux de la figure 2.

2. *Éléments nerveux de la rétine.* — *c.* Couche des bâtonnets et des cônes. — *c', d.* Couche granuleuse externe. — *f.* Couche granuleuse interne. — *g.* Couche moléculaire ou des fibrilles. — *h.* Couche des ganglions. — *i.* Couche des fibres du nerf optique. — *d.* Couche intermédiaire.

(1) On voit donc qu'il n'existe pas de tissu conjonctif au niveau de la membrane des bâtonnets.

(2) Et qui, dans les cas de glaucome, sont animées de battements, par suite de la pression que leur fait éprouver la tension intra-oculaire.

(3) On a observé des anévrysmes et des embolies de l'artère centrale de la rétine entraînant la cécité. De plus, la rétine est particulièrement sujette à des cancers, à des gliomes, à des sarcomes qui se développent de préférence chez es enfants et présentent un caractère très malin.

loger le cristallin dont elle déborde notablement la circonférence, elle répond dans tout le reste de sa surface à la rétine, et dans sa partie antérieure, entre le cristallin et la rétine, à la zone de Zinn qui la sépare des procès ciliaires.

Le corps vitré se compose d'une *substance gélatiniforme* contenue dans une membrane d'enveloppe, nommée **hyaloïde**. Cette membrane est tellement mince qu'on a nié son existence ; de sa face interne partent probablement une foule de cloisons qui servent de soutien au corps vitré et lui donnent sa consistance gélatiniforme.

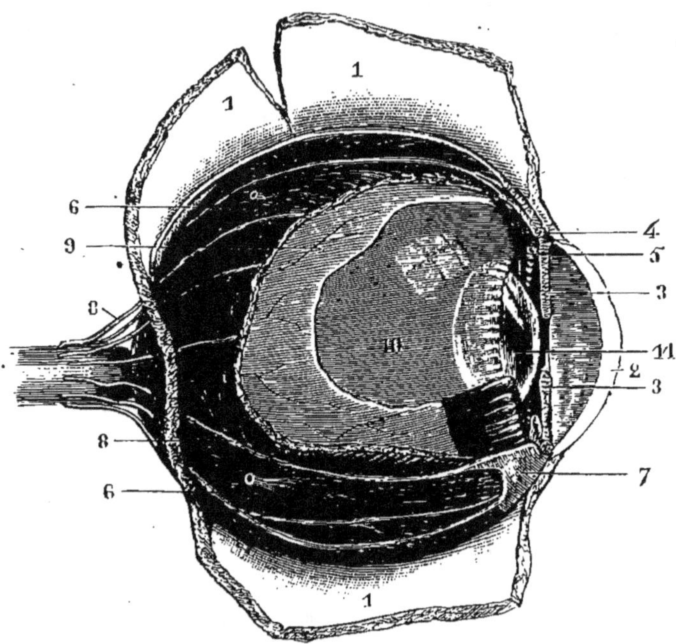

Fig. 149. — Dissection des membranes de l'œil. (Hirschfeld.)

1, 1. Sclérotique divisée, dont les lambeaux sont écartés. — 2. Coupe antéro-postérieure du cristallin. — 3. Coupe de l'iris. — 4. Canal de Schlemm. — 5. Procès ciliaires choroïdiens. — 6, 6. Vasa vorticosa de la choroïde. — 7. Muscle ciliaire. — 8. Nerfs ciliaires. — 9. Rétine. — 10. Corps vitré. — 11. Cristallin.

Chez le fœtus, le corps vitré est traversé par *l'artère capsulaire* qui, née de l'artère centrale de la rétine, le traverse d'arrière en avant, pour se ramifier sur la face postérieure du cristallin ; cette artère disparaît avec l'âge.

Le *pouvoir réfringent* du corps vitré est de 1,339 ; il se rapproche donc de celui de l'eau qui est de 1,335.

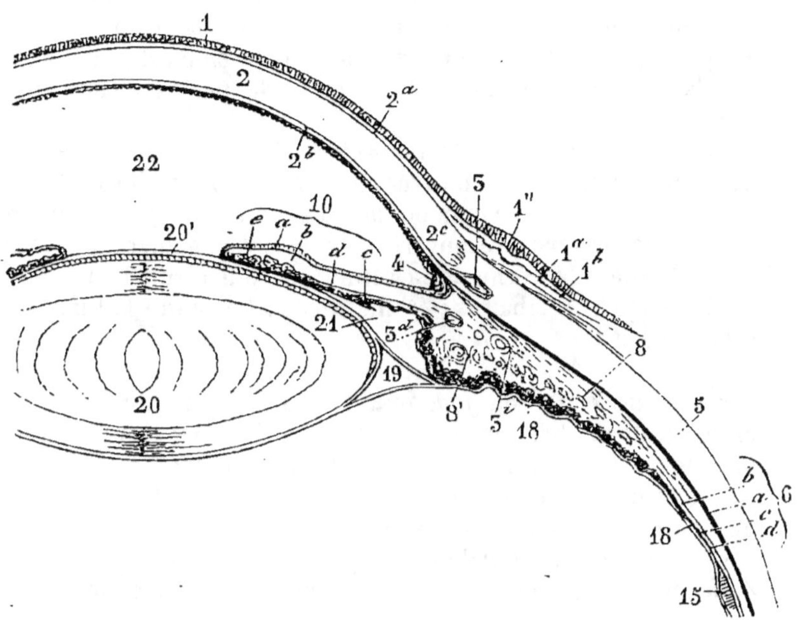

FIG. 150. — Coupe antéro-postérieure (demi-schématique) de l'iris
et du muscle ciliaire. (Richet.)

1. Surface conjonctivale de la cornée. — 1 *a*. Conjonctive scléroticale. —
2 *b*. Tissu cellulaire sous-coonjnctival. — 2. Cornée. — 2 *a*. Membrane de
Bowman. — 2 *b*. Membrane de Descemet. — 2 *c*. Union de la sclérotique et
de la cornée. — 3. Canal de Schlemm. — 3 *i*. Portion circulaire du muscle
ciliaire. — 3 *a*. Coupe du cercle artériel de l'iris. — 4. Ligament pectiné de
l'iris. — 5. Sclérotique. — 6. Choroïde : *c*, couche externe ; *b*, choroïde proprement dite (membrane vasculaire de Haller) ; *c*, tunique interne ; *d*, épithélium pigmentaire. — 8. Muscle ciliaire. — 10. Iris : *a*, épithélium ; *b*, tissu
conjonctif ; *c*, fibres rayonnées de l'iris ; *d*, pigment de la face interne ;
e, coupe transversale de ses fibres circulaires (sphincter de l'iris). — 15. Limite de la rétine (*ora serrata*). — 18, 18. Hyaloïde se continuant par la zone
de Zinn. — 19. Canal godronné de Petit. — 20. Cristallin. — 21. Chambre
postérieure. — 22. Chambre antérieure.

Vers sa circonférence, la membrane hyaloïde se divise en
deux feuillets : l'un, *postérieur*, tapisse la partie antérieure du
corps vitré déprimé en cupule pour loger le cristallin ; l'autre,
antérieur, nommé zone de Zinn, passe au devant du cristallin
pour se confondre avec la cristalloïde antérieure.

Zone de Zinn. — On donne ce nom à cette lamelle qui entoure le cristallin à la façon d'une collerette.

Plusieurs auteurs la considèrent comme un dédoublement de la membrane hyaloïde ; mais cette opinion est combattue par Sappey, qui fait remarquer que la zone de Zinn est plus épaisse que la membrane hyaloïde et ne présente pas la même structure.

Cette zone présente : 1° une *extrémité postérieure* qui adhère à l'hyaloïde (ou se continue avec elle); 2° une *extrémité antérieure* qui se fixe sur le pourtour de la face antérieure du cristallin ; 3° une *face externe* recouverte par le prolongement de la membrane limitante interne de la rétine et moulée sur la face profonde des procès ciliaires ; 4° une *face interne* qui fait paroi au canal de Petit.

Canal de Petit (ou *godronné*). — On nomme ainsi un canal circulairement disposé autour du cristallin ; limité en avant par la zone de Zinn, en arrière, par cette portion de la membrane hyaloïde qui passe derrière le cristallin, et, en dedans, par la grande circonférence du cristallin (1).

C'est un *canal virtuel* destiné à se prêter aux changements de forme que présente le cristallin dans l'accommodation.

Cristallin.

Le cristallin est une lentille biconvexe placée derrière l'iris et au devant du corps vitré qui est excavé pour le recevoir. Il est maintenu dans cette situation par la zone de Zinn, qui s'insère sur tout son pourtour.

L'*axe* du cristallin correspond à l'axe optique ; il se trouve situé à l'union du tiers antérieur de cet axe avec ses deux tiers postérieurs (Monoyer). Son diamètre est de 9 à 10 millimètres, et son épaisseur de 4 millimètres et demi (2).

---

(1) En piquant ce canal avec un tube de verre effilé à la lampe et en l'insufflant, il se développe sous l'aspect d'un canal régulièrement bosselé, d'où le nom de *canal godronné*, parce que Petit l'avait comparé à la vaisselle godronnée. Cet aspect est dû à ce que la zone de Zinn, qui forme sa paroi antérieure, se moule sur les procès ciliaires.

(2) On a fait remarquer que le cristallin présente déjà chez le fœtus cette épaisseur de 4 millimètres et demi.

On donne le nom de *pôles* aux deux extrémités du diamètre antéro-postérieur du cristallin.

Son *poids* moyen est de 25 centigrammes, — sa *densité* de 1,111, — son *pouvoir réfringent* de 1,384 (1).

Le cristallin possède une transparence parfaite, ses surfaces sont absolument lisses et très élastiques.

Rapports (voy. fig. 149, p. 408). — La forme lenticulaire du cristallin permet de lui considérer *deux faces*, l'une antérieure, l'autre postérieure, et une *circonférence* ; les deux faces ne présentent pas la même courbure, la face antérieure est moins convexe que la face postérieure.

La *face antérieure* du cristallin répond, dans sa partie moyenne, à l'ouverture pupillaire, elle est baignée par l'humeur aqueuse et elle est séparée de la cornée par une distance de 3 millimètres et demi (2).

Cette face répond ensuite à la face postérieure de l'iris. Or, comme l'iris est vertical, tandis que le cristallin est convexe, il en résulte que leur rapport est immédiat sur le pourtour de l'orifice pupillaire, mais qu'ils s'éloignent l'un de l'autre vers leur circonférence ; l'espace triangulaire qui les sépare a été nommé *chambre postérieure*.

Sa *face postérieure* répond à la face antérieure du corps vitré qui est déprimé en forme de cupule pour la recevoir.

La *circonférence* du cristallin est arrondie et forme la paroi interne du canal de Petit ; elle est comprise dans le dédoublement de la membrane hyaloïde, dont le feuillet antérieur ou zone de Zinn, se porte au devant de cette circonférence, tandis que le feuillet postérieur passe en arrière pour se continuer avec la partie de la membrane hyaloïde qui revêt la face antérieure du corps vitré.

Cette circonférence répond encore à la zone choroïdienne et au muscle ciliaire.

STRUCTURE. — Le cristallin se compose : 1° d'une enveloppe nommée *capsule* ; 2° d'une substance propre qui constitue la lentille ou *cristallin* proprement dit.

---

(1) Ce ne sont que des moyennes, car tous les auteurs ne donnent pas exactement le même chiffre ; ces chiffres varient avec l'âge, etc.

(2) C'est en ce point que dans l'opération de la cataracte on divise la capsule du cristallin.

1° La **capsule** forme une enveloppe complète au cristallin ; elle est excessivement mince et transparente comme le cristal, d'où le nom de *cristalloïde*.

Nous connaissons les rapports de sa surface externe ; quant à sa surface interne, elle répond directement au cristallin, mais sans lui adhérer (1).

Cette capsule est *très élastique*, on peut la distendre par l'insufflation, et dès qu'on la divise, les deux lèvres de l'incision s'écartent, s'enroulent sur elles-mêmes et la lentille cristallinienne est expulsée spontanément ou par une légère pression (2).

Elle est aussi d'une *transparence* parfaite et à peu près inaltérable, contrairement à la lentille qui, ainsi qu'on le sait, devient fréquemment opaque.

La partie antérieure de la capsule (cristalloïde antérieure) est un peu plus épaisse, ou, si l'on veut, moins mince que sa partie postérieure.

La capsule est *amorphe*, mais la cristalloïde antérieure est revêtue d'une couche de cellules épithéliales hexagonales (3).

Cristallin. — Le cristallin présente dans sa partie superficielle ou *corticale* une consistance assez molle et gommeuse, tandis que sa partie centrale ou *noyau* est plus dure (4).

Le cristallin est formé par des *fibres* qui sont de deux ordres.

______

(1) On admettait autrefois l'existence d'une couche de liquide dite *humeur de Morgagni*, interposée entre la capsule et le cristallin, mais aujourd'hui on la considère comme un produit artificiel ou cadavérique.

(2) Sur cette élasticité de la capsule a été basée l'opération de la cataracte. Il faut noter que dans leur rétraction les lèvres de la capsule divisée peuvent entraîner et emprisonner une partie de la lentille, ce qui prépare une cataracte secondaire.

(3) Placées en avant pour Robin et Cadiat, en arrière pour tous les autres anatomistes.

(4) C'est par le noyau du cristallin que commence en général la cataracte (du moins la cataracte dure), et les parties périphériques conservent assez longtemps leur transparence. D'une autre part, lorsqu'elles sont envahies, elles restent plus molles que le noyau ; dans quelques cas l'opacité de la lentille ne s'accompagne pas de son induration. Il résulte de là trois variétés de cataracte :

1° La *cataracte dure* frappant le noyau, c'est la cataracte des vieillards ;

2° La *cataracte demi-molle*, c'est-à-dire dure à son centre et molle à sa périphérie, c'est la plus fréquente ;

3° La *cataracte molle*, blanche, laiteuse, envahissant toute la lentille, c'est la cataracte congénitale, du diabète, etc.

Les unes, superficielles, peu nombreuses, sont *creuses* et renferment des noyaux.

Les autres, beaucoup plus nombreuses, sont *pleines*, elles ont une forme prismatique, à six pans et *leurs bords sont dentelés*, de telle sorte qu'elles s'engrènent entre elles (et que leur adhérence est plus forte par leur face que par leurs bords, d'où la possibilité de diviser le cristallin en lamelles). Toutes ces fibres n'ont pas la même direction.

Fonctions. — Le cristallin constitue avec le muscle ciliaire qui est destiné à modifier ses courbures, *l'organe de l'accommodation.* On donne le nom d'accommodation à cette propriété que possède l'œil de conduire sur la rétine l'image du monde extérieur, que les objets soient rapprochés ou éloignés ; c'est grâce aux changements de forme du cristallin que s'accomplit l'accommodation.

Accommodation. — Maintenant que nous connaissons la disposition du muscle ciliaire, celle de la zone de Zinn et du cristallin, nous pouvons résumer ce que l'on sait sur l'accommodation.

Pour la vision des objets rapprochés le cristallin doit augmenter son diamètre antéro-postérieur, pour cela sa face antérieure devient plus convexe.

Le mécanisme qui préside à l'augmentation de convexité de la face antérieure du cristallin a été ainsi exposé par Helmholtz. La zone de Zinn insérée sur le pourtour de la face antérieure du cristallin exercerait sur cette face une traction circulaire qui diminuerait sa convexité ; le muscle ciliaire, prenant ces insertions en avant sur le ligament pectiné et le canal de Schlemm, attirerait en avant les procès ciliaires et, par suite, la zone de Zinn qui leur est étroitement unie ; cette zone cessant d'agir sur le cristallin, celui-ci reprendrait la convexité qui lui est naturelle et, par suite, son diamètre antéro-postérieur serait accru.

Humeur aqueuse et chambres de l'œil.

On donne le nom d'humeur aqueuse à ce liquide, parfaitement transparent, qui occupe la chambre antérieure de l'œil.

Sa *quantité* est d'environ 40 centigrammes ; de plus, il se reproduit en quelques heures lorsqu'on lui a donné passage par une ponction pratiquée sur la cornée. Cette humeur aqueuse présente les caractères extérieurs de l'eau et une composition chimique qui se rapproche de celle du corps vitré.

Chambres de l'œil. — On les distingue en antérieure et postérieure.

1° La *chambre antérieure* est limitée *en avant* par la cornée, *en arrière* par l'iris, et, au. niveau de la pupille, par la face antérieure du cristallin. Elle a la forme d'un segment de sphère, son axe antéro-postérieur varie de 2 à 3 millimètres.

2° La *chambre postérieure* est une cavité virtuelle comme celle des séreuses. Elle a une forme annulaire et elle est limitée : *en avant*, par la face postérieure de l'iris ; *en arrière*, par la zone de Zinn ; *en dehors*, par la partie libre des procès ciliaires.

C'est à tort que dernièrement on a nié l'existence de la chambre postérieure, elle n'est pas, il est vrai, comparable à la chambre antérieure, mais elle ressemble à toutes les cavités virtuelles (Sappey).

APONÉVROSE DE L'ORBITE OU CAPSULE DE TÉNON.

Depuis le jour où Ténon démontra que les parties molles de l'orbite sont divisées en deux loges distinctes par une aponévrose en forme de cupule, ce fait principal demeura acquis à la science ; mais des opinions différentes ont été émises sur deux points de détails relatifs à la disposition de cette aponévrose, des gaînes fibreuses qu'elle fournit aux muscles de l'orbite, des ligaments qui la fixent à l'orbite, de sa continuité avec la dure-mère, etc.

Sur plusieurs points l'accord est fait, nous donnerons donc la description de cette aponévrose, telle qu'elle est généralement adoptée, et nous ne ferons qu'indiquer les opinions formulées par quelques anatomistes sur certains points spéciaux.

L'aponévrose de l'orbite se compose de trois parties :

1° De l'*aponévrose de l'orbite* proprement dite, formant une cupule dans laquelle se loge le globe de l'œil ;

2° Des *gaînes* qui se détachent de cette cupule pour entourer les muscles de l'œil ;

3° De *faisceaux tendineux* qui partent de ces gaînes pour se porter sur l'orbite.

A. Aponévrose de l'orbite ou capsule de Ténon. — Pour préparer cette aponévrose il faut énucléer le globe de l'œil suivant le procédé que nous avons indiqué (voy. *Préparation du globe de l'œil*), c'est-à-dire sectionner tous les tendons des muscles à leur insertion sur la sclérotique et le nerf optique à son entrée dans le globe de l'œil : on démontre ainsi la face antérieure de cette aponévrose ; pour préparer sa face postérieure, il faut enlever tout le tissu adipeux de l'orbite, couper les muscles de l'œil vers leur partie moyenne.

Ainsi préparée, l'aponévrose de l'orbite se présente sous l'aspect d'une *cupule à concavité antérieure*. On peut lui considérer *deux faces*, l'une antérieure, l'autre postérieure, et une grande *circonférence*.

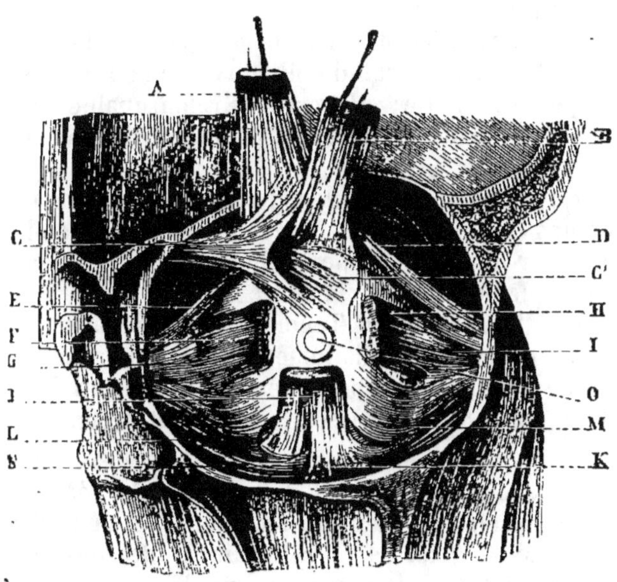

Fig. 151. — Face postérieure de l'aponévrose orbitaire et muscles de l'œil (l'orbite a été ouvert par derrière et les muscles disséqués de leur partie postérieure à leurs insertions antérieures).

A. Muscle releveur de la paupière supérieure. — B. Muscle droit supérieur de l'œil.—C. Gaîne aponévrotique du tendon du muscle grand oblique, ouverte pour laisser voir la portion réfléchie de ce tendon près de son insertion à la sclérotique. — C'. Tendon du grand oblique. — D. Portion externe du tendon accessoire (c'est-à-dire orbitaire) du droit supérieur. — E. Portion interne du même tendon. — F. Corps et tendon direct (ou oculaire) du muscle droit interne. — G. Tendon accessoire (ou orbitaire) du droit interne. — H. Corps et tendon direct du droit externe. — I. Tendon accessoire (ou orbitaire) du droit externe. — J. Muscle droit inférieur. — K. Tendon accessoire de ce muscle qui passe sous le petit oblique pour se rendre à la paupière inférieure. — L. Insertion interne de l'aponévrose. — M. Insertion externe de la même aponévrose. — N. Muscle petit oblique. — O. Nerf optique.

1° La *face antérieure*, concave, dirigée en avant, répond à la portion scléroticale du globe de l'œil, c'est-à-dire aux neuf dixièmes postérieurs de cet organe; elle est unie à ce globe par un tissu lamelleux tellement lâche qu'on l'a comparée à une bourse séreuse (disposition qui assure la facilité des mouvements de rotation de ce globe).

Cette face présente l'orifice du nerf optique (situé à 3 millimètres en dedans de son axe) et les orifices des gaînes des muscles situés sur sa périphérie.

2° La *face postérieure*, convexe, dirigée vers le fond de l'orbite, répond à du tissu cellulo-adipeux, dont on ne la sépare pas d'une façon bien nette; elle est très remarquable par les prolongements en forme de gaînes qu'elle fournit aux muscles de l'œil.

3° La *circonférence* de cette capsule est diversement décrite : pour les uns (Richet), elle se fixe sur le pourtour de la base de l'orbite ; pour d'autres (Sappey), elle s'insère sur la conjonctive bulbaire sur le pourtour de la cornée.

Ainsi donc la capsule de Ténon divise les parties molles de l'orbite en deux loges distinctes, l'une, antérieure, destinée au globe de l'œil ; l'autre, postérieure, destinée au tissu adipeux de l'orbite, à ses muscles, à ses vaisseaux et nerfs.

B. **Gaînes musculaires**. — La capsule de Ténon fournit à chacun des muscles de l'œil (au moment où ces muscles vont la traverser pour se fixer sur la sclérotique) des *gaînes fibreuses* qui se prolongent d'avant en arrière sur leurs tendons, sur leur corps charnu et s'avancent ainsi jusque vers leur insertion dans le fond de l'orbite, en se transformant en une simple lamelle cellulaire. Ces gaînes offrent deux caractères principaux : 1° au voisinage de la capsule de Ténon, elles présentent tous les caractères de cette aponévrose ; 2° elles adhèrent intimement au muscle qu'elles entourent (1).

La gaîne du muscle grand oblique s'arrête au niveau de sa

___

(1) De telle sorte que, lorsque dans la strabotomie, on a divisé le tendon d'un muscle au voisinage de son insertion sur la sclérotique, ce muscle ne se rétracte pas librement en arrière, ainsi qu'il le ferait s'il était libre dans sa gaîne ; il ne se rétracte que d'une façon modérée (il recule de quelques millimètres), à moins toutefois que, par une section beaucoup trop étendue, on n'ait divisé à la fois son corps charnu et sa gaîne fibreuse, auquel cas le muscle n'agit plus sur le globe de l'œil, et celui-ci se trouvant soumis, sans contre-poids, à l'action du muscle antagoniste, il en résulte un strabisme opposé beaucoup plus difforme que celui qu'on cherchait à corriger.

poulie de réflexion, par conséquent elle ne revêt que le tendon de ce muscle et non son corps charnu.

C. **Faisceaux tendineux ou ailerons ligamenteux**. — Les gaînes fibreuses des muscles droits donnent naissance par leur face externe à des prolongements ou *faisceaux fibreux* qui vont se fixer dans les points correspondants de l'orbite et qui concourent puissamment à maintenir les muscles.

1° Le *faisceau du droit supérieur*, sous-jacent au releveur de la paupière, se fixe avec lui au bord supérieur de l'orbite; il en résulte une certaine solidarité dans l'action de ces deux muscles; aussi le droit supérieur est-il légèrement élévateur de la paupière.

2° Le *faisceau tendineux du droit inférieur* se détache de la partie antérieure de la gaîne fibreuse de ce muscle et s'attache au bord inférieur de l'orbite, en même temps que le ligament large de la paupière inférieure.

3° Le *faisceau tendineux du muscle droit externe* est le plus fort; né de la partie antérieure et externe de la gaîne de ce muscle, il se porte en avant et en dehors pour se fixer sur la partie externe de l'orbite, immédiatement en arrière du ligament palpébral externe (1).

4° Le *faisceau tendineux du muscle droit interne* moins développé, se porte également de la gaîne fibreuse de ce muscle sur la partie interne de l'orbite (2).

Nous verrons, en étudiant l'action des muscles de l'œil, l'influence de ces faisceaux tendineux, souvent désignés depuis Ténon sous le nom de *tendon d'arrêt* (3).

A ces trois parties de l'aponévrose orbitaire (cupule, gaînes et ailerons). Richet en ajoute une quatrième qui tapisse tout l'orbite.

Cette **portion orbitaire** commencerait au niveau du trou optique et de la fente sphénoïdale où elle ferait suite à la dure-mère crâ-

---

(1) D'après Sappey, au niveau de son insertion à l'orbite, il est formé par des fibres musculaires lisses, de telle sorte qu'il constitue un véritable muscle auquel il a donné le nom de *muscle orbitaire externe*.

(2) D'après Sappey, il serait également formé à son insertion fixe par des fibres musculaires lisses, d'où le nom de *muscle orbitaire interne*.

(3) D'après cet anatomiste, les muscles droits, arrivés au niveau de l'œil, se diviseraient en deux tendons : l'un, oculaire, se fixant sur la sclérotique ; l'autre, orbitaire, se portant sur l'orbite ; c'est à ce tendon orbitaire qu'il donnait le nom de *tendon d'arrêt*.

nienne, tapisserait les parois de la cavité orbitaire dont elle formerait le périoste, et, arrivée au niveau de sa base, elle se dédoublerait en *deux lames* : l'une, externe, se continuant avec le périoste qui revêt les parties voisines (frontal, maxillaire); l'autre, interne, se fusionnant avec la capsule de Ténon. — La plupart des auteurs ne veulent voir dans cette aponévrose orbitaire qu'un simple périoste.

D'après cet éminent chirurgien, les aponévroses orbitaires présenteraient dans leur ensemble une disposition rappelant celle d'un bonnet de coton.

MUSCLES DE L'ŒIL.

Les muscles de l'œil sont au nombre de *six* : quatre droits et deux obliques; il convient d'y joindre le releveur de la paupière supérieure.

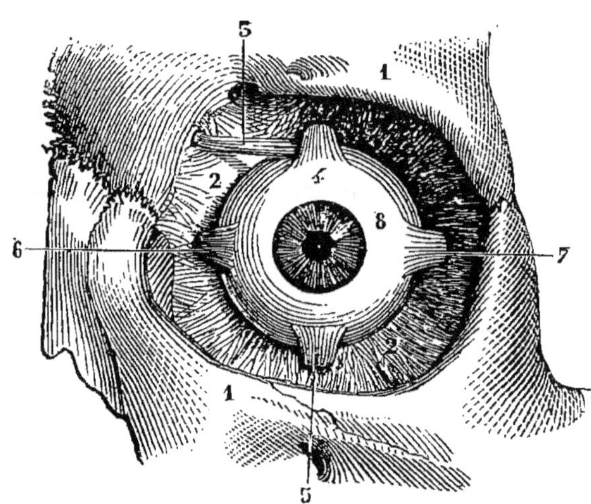

Fig. 152. — L'aponévrose orbito-palpébro-oculaire, vue par sa face antérieure. La conjonctive a été enlevée pour montrer comment les muscles de l'œil la traversent. (Richet.)

1. Pourtour osseux de l'orbite. — 2, 2. Portion palpébro-oculaire de l'aponévrose, vue par sa face antérieure. — 3. Muscle grand oblique. — 4. Muscle droit supérieur. — 5. Muscle droit inférieur. — 6. Muscle droit interne. — 7. Muscle droit externe. — 8. Globe oculaire.

Préparation. — Pour préparer les muscles de l'œil, il faut enlever la voûte de l'orbite à l'aide de deux traits de scie venant se réunir au niveau du trou optique ; on pourra faire basculer en avant ce segment osseux triangulaire, de manière à conserver les insertions de l'aponévrose orbitaire sur le rebord de l'orbite.

L'aponévrose, ainsi mise à nu, sera fendue dans le sens antéro-postérieur, on découvre alors le releveur de la paupière supérieure et au-dessous de lui le droit supérieur ; enlevant alors tout le tissu graisseux de l'orbite on découvre successivement les autres muscles. On peut faciliter leur préparation en réséquant la paroi externe de l'orbite et en divisant le muscle droit externe en deux parties, l'une antérieure, l'autre postérieure.

Muscles droits.

Au nombre de *quatre*, ces muscles sont placés aux extrémités des diamètres vertical et transverse de l'orbite ; on les désigne sous le nom de *muscles droits supérieur*, *inférieur*, *interne et externe*.

Ils partent tous du pourtour du trou optique pour se fixer sur la sclérotique, au voisinage de la cornée, suivant une ligne spiroïde plus éloignée de la cornée en haut qu'en bas et en dedans.

Ils se présentent tous sous la forme d'un *triangle allongé*, dont la pointe est dirigée en arrière ; la gaîne fibreuse qui leur est fournie par la capsule de Ténon et l'aileron ligamenteux qui les fixent à l'orbite, exercent sur leur action une influence spéciale.

MUSCLE DROIT SUPÉRIEUR. — Ce muscle, placé au-dessus du globe de l'œil et au-dessous du réleveur de la paupière, se fixe en arrière, *à la gaîne du nerf optique*, et un peu à celle de la troisième paire ; de là, ses fibres se portent en avant en longeant la voûte de l'orbite, pénètrent dans la gaîne fibreuse qui leur est destinée, traversent la capsule de Ténon et se fixent sur la sclérotique à 8 millimètres en arrière de la cornée.

Rapports. — Recouvert par le releveur de la paupière qui le sépare de l'orbite, il recouvre le tissu adipeux de l'orbite avec les vaisseaux et nerfs qu'il renferme, et plus loin le tendon du grand oblique qui le sépare de l'hémisphère postérieur de l'œil, plus loin encore l'hémisphère antérieur de l'œil sur lequel il se fixe.

Nous consacrons un paragraphe spécial à l'étude de l'action des muscles de l'œil.

MUSCLE DROIT INFÉRIEUR. — Situé sur le plancher de l'orbite, au-dessous du globe de l'œil, ce muscle se fixe en arrière sur la partie moyenne du tendon de Zinn.

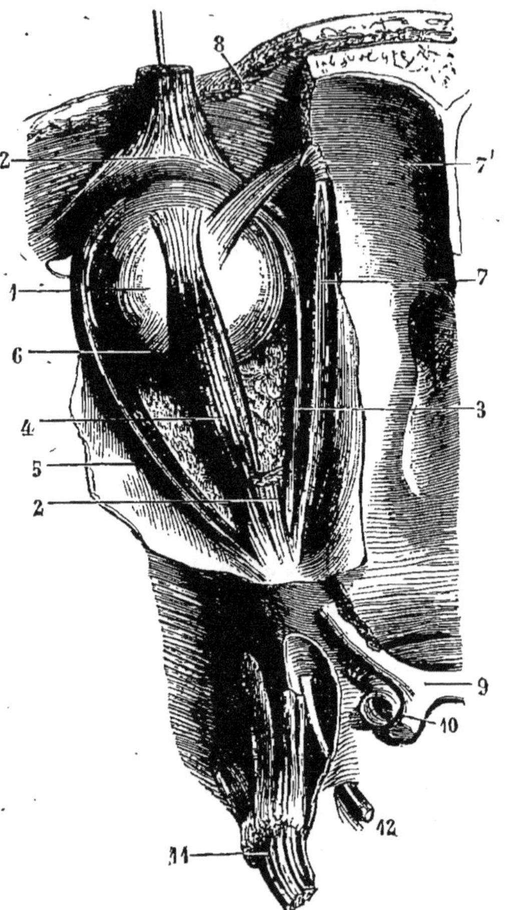

Fig. 153. — Muscles de l'œil.

1. Globe oculaire.
2. Releveur de la pau- pière supérieure attiré en avant.
3. Droit interne.
4. Droit supérieur.
5. Droit externe.
6. Petit oblique.
7. Grand oblique.
7'. Tendon du muscle grand oblique.
8. Section de l'orbite.
9. Chiasma des nerfs op- tiques.
10. Artère carotide in- terne.
11. Nerf trijumeau.
12. Nerf moteur oculaire commun.

Tendon de Zinn. — On donne ce nom à un petit faisceau fibreux situé au voisinage du trou optique. Ce tendon circonscrit les deux tiers inférieurs du nerf optique et s'implante, par sa partie postérieure, dans une petite fossette située au-dessous et en dehors du trou optique, tandis que sa partie antérieure donne insertion, en dedans, au droit interne, au milieu, au droit inférieur, et, en dehors, au droit externe.

De là, le muscle droit inférieur se porte en avant, pénètre dans sa gaîne fibreuse, traverse la capsule de Ténon et se fixe à la sclérotique à 6 millimètres en arrière de la cornée.

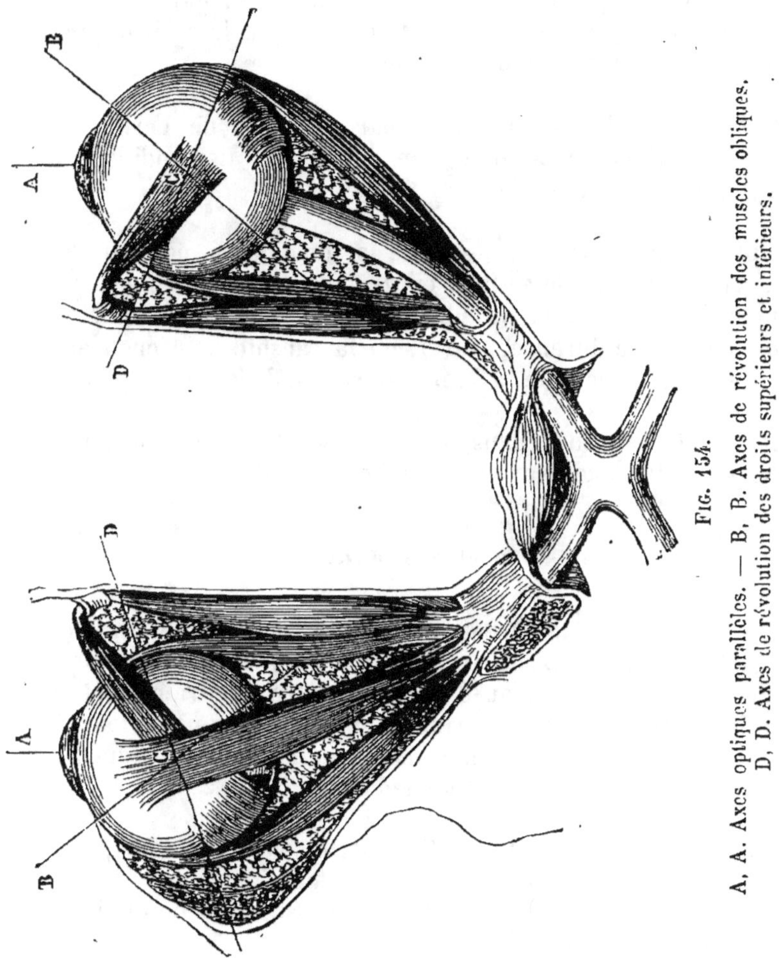

FIG. 154.

A, A. Axes optiques parallèles. — B, B. Axes de révolution des muscles obliques. — D, D. Axes de révolution des droits supérieurs et inférieurs.

Rapports. — En bas, au plancher de l'orbite ; en haut, au tissu adipeux de l'orbite, au muscle petit oblique qui le sépare de l'hémisphère postérieur de l'œil ; plus loin, à son hémisphère antérieur.

MUSCLE DROIT EXTERNE. — Situé le long de la paroi externe

de l'orbite, ce muscle se fixe, en arrière, à la partie externe du tendon de Zinn et par quelques fibres à l'anneau qui livre passage au nerf de la troisième paire. De là ses fibres se dirigent en avant et en dehors, pénètrent dans leur gaîne fibreuse, traversent la capsule de Ténon et se fixent sur la sclérotique, à 7 millimètres en dehors de la cornée.

Rapports. — En dehors, à la paroi externe de l'orbite; en avant, à la glande lacrymale; en dedans, au tissu adipeux de l'orbite et au globe de l'œil.

Muscle droit interne. — Situé le long de la paroi interne de l'orbite, ce muscle se fixe, en *arrière*, à la partie interne du tendon de Zinn; de là, ses fibres se portent en avant, pénètrent dans leur gaîne fibreuse, traversent la capsule de Ténon et se fixent sur la sclérotique, à 5 millimètres en dedans de la cornée.

Rapports. — En dedans, à la paroi interne de l'orbite; en dehors, au tissu adipeux et au globe de l'œil.

Muscles obliques.

Ces muscles, au nombre de deux, distingués en *grand oblique* et *petit oblique*, se fixent sur la partie externe de l'hémisphère postérieur de l'œil, l'un au-dessus de l'autre. Contrairement aux muscles droits qui ont un grand diamètre antéro-postérieur, les muscles obliques sont, comme leur nom l'indique, obliquement dirigés d'avant en arrière et de dedans en dehors.

Muscle grand oblique. — Ce muscle comprend deux parties distinctes : l'une, directe, disposée comme les muscles droits dans l'axe antéro-postérieur de l'œil; l'autre, réfléchie et oblique en dehors, en arrière et en bas (1).

Le grand oblique se fixe, en arrière, sur la gaîne du nerf optique, entre le droit interne et le droit supérieur; de là, ses fibres se dirigent en avant, le long de la partie la plus élevée de la paroi interne de l'orbite.

(1) Or, un muscle réfléchi agit comme si son point fixe correspondait à sa poulie de réflexion.

Arrivées vers la base de l'orbite, les fibres charnues se terminent sur un petit tendon qui s'engage dans un anneau moitié
osseux, moitié fibreux (*poulie du grand oblique*), dans lequel

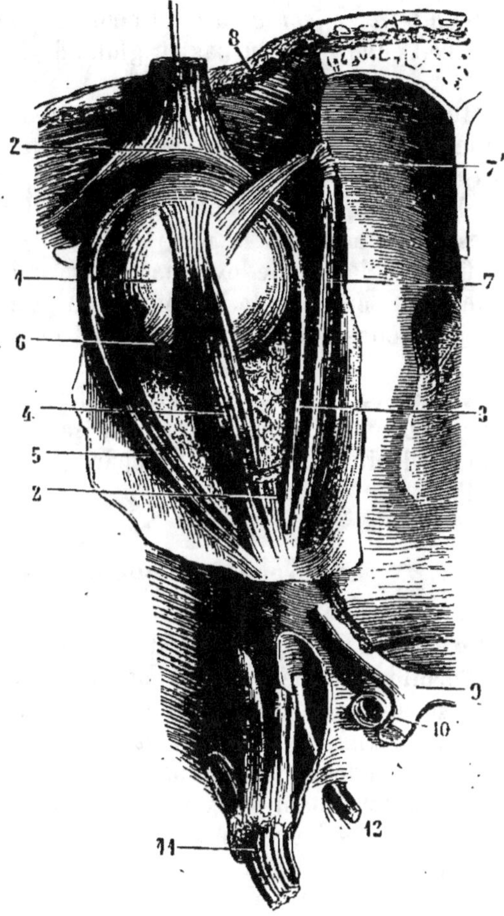

Fig. 155. — Muscles
de l'œil.

1. Globe oculaire.

2. Releveur de la pau-
pière supérieure attiré
en avant.

3. Droit interne.

4. Droit supérieur.

5. Droit externe.

6. Petit oblique.

7. Grand oblique.

7'. Tendon du muscle
grand oblique.

8. Paupière supérieure.

9. Chiasma des nerfs op-
tiques.

10. Artère carotide in-
terne.

11. Nerf trijumeau.

12 Nerf moteur oculaire
commun.

elles glissent à l'aide d'une synoviale. Ce tendon se porte alors en
arrière, en dehors et en bas, il s'étale sur le globe de l'œil et
se fixe à la partie supérieure et externe de son hémisphère postérieur. Le tendon seul est entouré d'une gaîne fibreuse.

Rapports. — La *partie directe* du grand oblique répond :
en dedans, à la partie la plus élevée de la paroi interne de

l'orbite ; en dehors, au tissu adipeux de l'orbite et au globe de l'œil. Son bord inférieur longe le bord supérieur du droit interne, son bord supérieur longe le bord interne du droit supérieur.

Sa *partie réfléchie* ou tendineuse répond, en haut au tendon du droit supérieur, en bas au globe de l'œil.

MUSCLE PETIT OBLIQUE. — Situé sur le plancher de l'orbite, ce muscle se fixe, en avant et en dedans, *à la partie antérieure et interne du plancher de l'orbite*, à 2 millimètres en dehors du sac lacrymal : de là, ses fibres se portent en dehors et en arrière, elles se moulent sur la partie inférieure du globe de l'œil et se fixent à la partie externe de son hémisphère postérieur. Elles sont séparées de l'insertion du grand oblique qui est au-dessus d'elles par un intervalle de 1 centimètre.

Rapports. — Par sa face inférieure, ce muscle répond au plancher de l'orbite, et, par sa face supérieure, au tendon du droit inférieur qui le sépare de l'hémisphère postérieur de l'œil.

Releveur de la paupière supérieure.

Ce muscle est placé immédiatement au-dessous de la voûte de l'orbite et au-dessus du droit supérieur.

Il se fixe, en arrière, *à la partie supérieure du trou optique et à la gaîne du nerf optique*; de là, ses fibres se portent en avant et en haut et arrivent à la base de l'orbite où elles s'étalent et se terminent par une large aponévrose qui se fixe sous la paupière supérieure en se plaçant au-dessous de son ligament suspenseur (1).

Rapports. — Dans sa portion orbitaire, il répond : en haut, au rameau frontal du nerf ophthalmique de Willis et à la voûte de l'orbite ; en bas, au muscle droit supérieur.

Dans sa portion palpébrale, il répond : *en avant*, au ligament large de la paupière supérieure avec lequel il se fusionne

---

(1) D'après Sappey, ce ne serait point une aponévrose, mais bien un muscle à fibres lisses, qu'il nomme *muscle orbito-palpébral*.

infiniment, tandis qu'en haut, il en est séparé par du tissu cellulo-adipeux ; en arrière, à la conjonctive palpébrale. -

Action. — Ce muscle est destiné à élever la paupière supérieure (1).

Mouvements du globe de l'œil.

A. Nous allons démontrer que le *globe de l'œil n'éprouve pas de déplacement dans sa totalité* et que les mouvements qu'il exécute sont des mouvements de rotation autour d'un point central fixe.

B. Que l'un quelconque de ses mouvements n'est pas produit par la contraction isolée d'un seul de ses muscles, mais résulte de l'*association de plusieurs d'entre eux.*

C. Enfin nous étudierons l'*action isolée* de chacun des muscles de l'œil.

A. Les mouvements du globe de l'œil consistent en une rotation de ce globe autour d'un centre fixe qui correspond à peu près au centre de sa sphère ; cette fixité résulte : 1° de la présence de la capsule de Ténon qui ne lui permet pas de se porter en arrière ; 2° de l'antagonisme qui existe entre l'action des muscles droits et celle des muscles obliques. — En effet, bien que les muscles droits ne puissent, en raison de la gaîne que leur fournit la capsule de Ténon, et surtout en raison de l'aileron qui la fixe à l'orbite, ne puissent, dis-je, attirer directement, l'œil en arrière, ainsi qu'ils le feraient s'ils étaient absolument libres, il n'en est pas moins vrai que leur contraction simultanée a une certaine tendance à attirer le globe de l'œil en arrière ; mais les muscles obliques ayant leur insertion fixe vers la base de l'orbite, c'est-à-dire en avant de leur insertion mobile, ces muscles attirent le globe de l'œil en avant. De cette action opposée des muscles droits et obliques résulte la fixité du globe de l'œil (2).

B. Les mouvements de l'œil consistent :

1° En mouvements d'*adduction* et d'*abduction ;*

2° En mouvements d'*élévation* et d'*abaissement ;*

3° En une série de *mouvements obliques intermédiaires aux précédents.*

Nous ferons remarquer que dans tous les mouvements du globe de l'œil, son hémisphère postérieur est porté dans un sens opposé à son hémisphère antérieur.

_____

(1) D'après Sappey, le muscle orbito-palpébral (aponévrose d'insertion du releveur) aurait pour but de prolonger le cartilage tarse, d'immobiliser la paupière supérieure dans le sens transversal en lui laissant une parfaite mobilité dans le sens vertical, de limiter l'ascension de la paupière supérieure tout en y contribuant.

(2) Ce qui le prouve, c'est qu'à la suite d'une section trop étendue d'un muscle droit (dans la strabotomie) le globe de l'œil est attiré en avant.

Chacun de ces mouvements est surtout exécuté par un des muscles de l'œil, mais il n'est pas sous sa dépendance exclusive, il résulte de l'association de plusieurs d'entre eux (1).

C. Action isolée de chacun des muscles de l'œil. — 1° Le *muscle droit supérieur* élève la pupille, c'est-à-dire qu'il imprime au globe de l'œil un mouvement de rotation autour de son axe transversal par suite duquel son hémisphère antérieur est dirigé en haut, tandis que son hémisphère postérieur est dirigé en bas. Mais si l'on remarque que ce muscle se fixe en arrière sur le pourtour du nerf optique, c'est-à-dire à 3 centimètres en dedans de l'axe optique, on verra qu'il est en même temps adducteur.

2° Le *muscle droit inférieur* est l'antagoniste du droit supérieur, c'est-à-dire qu'il abaisse la pupille et il est, comme lui, légèrement adducteur.

3° Le *droit interne* attire directement la pupille en dedans, c'est le muscle adducteur par excellence.

4° Le *droit externe* attire, au contraire, la pupille en dehors, c'est le muscle abducteur par excellence.

5° Le *grand oblique* attirant l'hémisphère postérieur de l'œil en haut, en dedans et en avant (2), imprime au globe de l'œil un mouvement de rotation par suite duquel son hémisphère antérieur, c'est-à-dire la pupille, est dirigé en bas et en dehors (dans l'attitude du mépris).

6° Le *petit oblique*, antagoniste du précédent, attire l'hémisphère postérieur de l'œil en bas, en dedans et en avant; il imprime au globe de l'œil un mouvement de rotation par suite duquel son hémisphère antérieur, c'est-à-dire la pupille, est dirigé en haut et en dehors (dans l'attitude de la supplication).

Vaisseaux et nerfs de l'orbite.

Les vaisseaux de l'orbite sont l'artère et la veine ophthalmiques.

L'artère ophthalmique, née de la carotide interne, au moment où cette artère va se diviser en branches terminales, pénètre dans l'orbite par le trou optique, en même temps que le nerf optique, elle croise la direction de ce nerf en passant au-dessus de lui et se termine au niveau du grand angle ou angle interne

(1) Tillaux a remarquablement exposé cette disposition et a donné tous les détails qui s'y rattachent.

(2) Nous savons que les muscles droits s'opposent à la projection de l'œil en avant.

de l'œil, en s'anastomosant avec la faciale. Dans ce trajet cette artère fournit des branches très nombreuses (au nombre de 11, voyez tome Ier).

La **veine ophthalmique** commence au niveau du grand angle de l'œil où elle s'anastomose avec la faciale, et sort de l'orbite par la grande fente sphénoïdale pour se jeter dans le sinus caverneux.

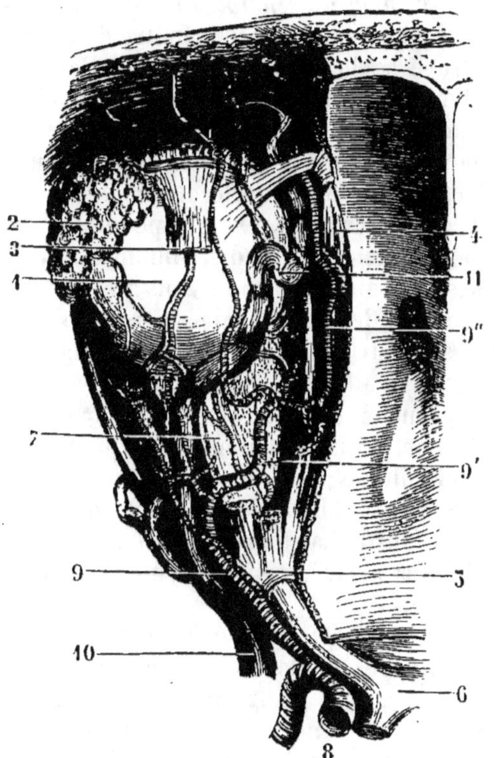

Fig. 156. — Vaisseaux et nerfs de l'orbite.

1. Globe de l'œil.

2. Glande lacrymale.

  Tendon du muscle droit supérieur.

  . Muscle grand oblique.

  . Zone de Zinn, d'où partent les tendons des muscles droits.

6. Chiasma des nerfs optiques.

7. Nerf optique plongé dans le tissu adipeux.

8. Artère carotide interne.

9, 9', 9". Artère ophthalmique et ses branches.

10, 11. Veine ophthalmique.

Les **déductions pathologiques** sont relatives : 1° Aux *tumeurs sanguines* dont l'orbite est parfois le siège, tumeurs donnant lieu fréquemment à des battements et à des bruits de souffle, de telle sorte qu'elles se rattachent aux anévrysmes simples, aux anévrysmes cirsoïdes ou aux tumeurs érectiles.

Lorsque ces tumeurs prennent un grand développement, on a conseillé de les opérer soit par les injections coagulantes, soit même par la ligature de la carotide primitive. Delens, sur 33 cas de ligature de la carotide primitive dirigée contre des tumeurs pulsatiles de l'orbite, a relevé 22 succès.

2° La possibilité de phlébites s'étendant de la veine faciale jusqu'au sinus caverneux, phlébites dont on a observé quelques exemples à la suite de furoncles de la face.

Les NERFS DE L'ORBITE sont nombreux, on y trouve :

1° Un *nerf de sensibilité spéciale*, le **nerf optique**, qui préside à la vision. Ce nerf pénètre dans l'orbite par le trou optique et traverse la sclérotique pour aller s'épanouir dans l'intérieur de l'œil où il forme la rétine. Le nerf optique est entouré par deux gaînes qui lui sont fournies par la pie-mère et la dure-mère. La première accompagne le nerf optique jusqu'à la rétine, la seconde se continue avec la sclérotique.

2° Des *nerfs moteurs* qui pénètrent dans l'orbite par la fente sphénoïdale et qui se distribuent à tous les muscles de l'œil, ces nerfs sont au nombre de trois :

Le nerf de la troisième paire, ou **moteur oculaire commun**, qui se distribue à l'élévateur de la paupière supérieure, aux muscles droits supérieur, interne, inférieur, au petit oblique et au sphincter de l'iris (1) ;

Le nerf de la quatrième paire ou **pathétique**, destiné au muscle grand oblique ;

Le nerf de la sixième paire, ou **nerf moteur oculaire externe**, destiné au muscle droit externe ;

3° Des *nerfs sensitifs* formés par la **branche ophthalmique de Willis;**

4° Des *nerfs sympathiques* représentés par le **ganglion ophthalmique**, placé en dehors du nerf optique et qui, comme tous les autres ganglions, reçoit trois racines: l'une motrice (formée par le nerf moteur oculaire), une racine sensitive (par le nerf nasal), une racine végétative (filets du grand sympathique qui proviennent du plexus carotidien et accompagnent l'artère ophthalmique). De ce ganglion partent les *nerfs ciliaires* qui traversent la sclérotique (en même temps que les artères ciliaires postérieures), par une série de pertuis disposés en couronne

---

(1) Ce nerf est fréquemment atteint de paralysie, souvent d'origine syphilitique. Lorsque la paralysie porte sur le tronc du nerf et non sur une seule de ses branches, elle se traduit par la chute de la paupière supérieure, par un strabisme externe, et par la dilatation de la pupille.

autour du nerf optique, et vont se rendre dans les diverses parties de l'œil.

Tissu adipeux. — Ces vaisseaux et nerfs, ainsi que les muscles de l'orbite, sont plongés dans une graisse molle et semi-fluide qui leur forme une espèce de gangue.

APPAREIL DE L'AUDITION

(SENS DE L'OUÏE.)

L'appareil de l'audition est destiné à recueillir les ondes sonores produites par les corps en vibration et à les conduire sur les divisions terminales du nerf acoustique ; ébranlés par ces vibrations, les filets du nerf acoustique conduisent au cerveau des impressions qui nous font percevoir les sons avec leurs diverses qualités.

Cet appareil se compose de **trois parties** à chacune desquelles est dévolue une fonction spéciale.

Ces trois parties sont désignées sous les noms de : A. oreille externe ; — B. oreille moyenne ; — C. oreille interne.

A. L'oreille externe, destinée à recueillir les ondes sonores et à les diriger vers l'oreille moyenne, a la forme d'un entonnoir dont la partie évasée se nomme *pavillon de l'oreille* et dont la partie tubulaire a reçu le nom de *conduit auditif externe*.

B. L'oreille moyenne est une caisse (*caisse du tympan*), intermédiaire à l'oreille externe et à l'oreille interne ; elle est destinée à transmettre à cette dernière les vibrations extérieures, tout en les modifiant de façon à les renforcer si elles sont trop faibles et à les atténuer si elles sont trop fortes (Sappey).

Elle se compose : 1º de la *membrane du tympan ;* 2º de la *caisse du tympan ;* 3º d'une série d'*osselets* étendus de sa partie externe à sa partie profonde ; 4º d'un conduit ou *trompe d'Eustache* qui la met en communication avec l'air contenu dans l'arrière-cavité des fosses nasales.

C. L'oreille interne, creusée dans le rocher, se compose d'une série de cavités, dans lesquelles s'épanouissent les divisions terminales du nerf acoustique. Ces cavités ont été désignées, d'après leur configuration, sous les noms de : 1º *vestibule ;* 2º *canaux demi-circulaires ;* 3º *limaçon*. Leur ensemble constitue un véritable *labyrinthe* et c'est une dénomination qui leur est souvent appliquée.

A. — OREILLE EXTERNE.

L'oreille externe a la forme d'un entonnoir dont la partie

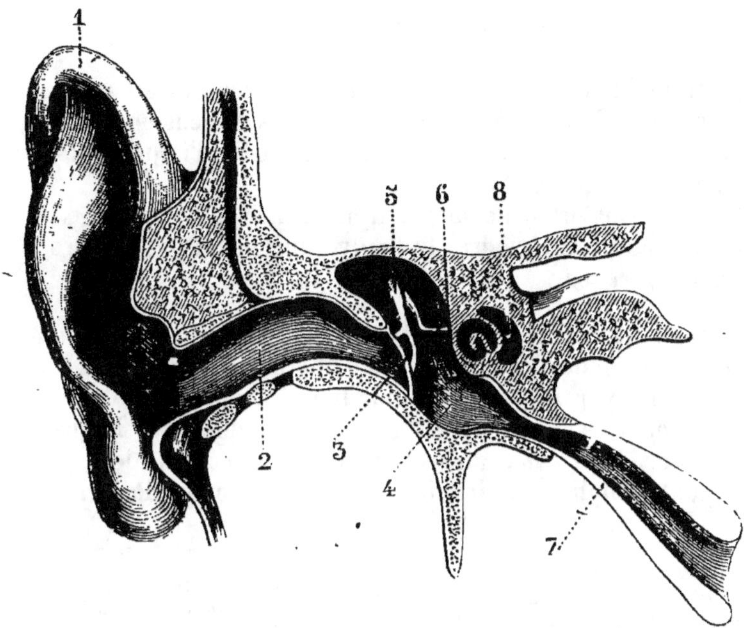

Fig. 157. — Coupe transversale et demi-schématique de l'appareil auditif
(d'après Tillaux).

1. Pavillon de l'oreille. — 2. Conduit auditif externe dans lequel s'engagent les
ondes sonores pour arriver jusqu'à la membrane du tympan qu'elles font
entrer en vibration. — 3. Membrane du tympan obliquement placée entre le
conduit auditif externe (2), qu'elle ferme complètement, et l'oreille moyenne (4).
— 4. Oreille moyenne ou caisse du tympan. On voit qu'elle est séparée du
conduit auditif externe (2) par la membrane du tympan (3), qu'elle se continue
avec la trompe d'Eustache (7), trompe par laquelle elle reçoit de l'air ; on voit
encore qu'elle est traversée par la chaîne des osselets (5). — 5. Chaîne des
osselets logée dans l'oreille moyenne et chargée de transmettre à l'oreille
interne (8), les vibrations de la membrane du tympan. On voit que le manche
du marteau est enchâssé dans le tympan, tandis que la base de l'étrier presse
sous la fenêtre ovale (6). — 6. Fenêtre ovale, qui établit une communication
entre l'oreille interne et l'oreille moyenne, elle est fermée par la base de
l'étrier, et ce sont les pressions exercées par l'étrier sur le liquide labyrinthique, enfermé dans l'oreille interne, qui vont impressionner les filets du nerf
acoustique. — 7. Trompe d'Eustache établissant une communication entre
l'oreille moyenne et l'arrière-cavité des fosses nasales. — 8. Oreille interne.

évasée recueille les ondes sonores et dont la partie étroite et tubulaire les conduit vers la membrane du tympan.

Sa partie évasée se nomme *pavillon de l'oreille.*

Sa partie tubulaire se nomme *conduit auditif externe.*

PAVILLON DE L'OREILLE.

Le pavillon de l'oreille a été comparé à une coquille allongée ; mais il présente de grandes variétés dans ses dimensions, dans sa forme, sa couleur, son épaisseur, son mode d'implantation sur les parois du crâne (1).

La forme du pavillon permet de lui considérer *deux faces :* A. l'une externe ou antérieure; B. l'autre interne ou postérieure, et une *circonférence.*

FACE EXTERNE OU ANTÉRIEURE. — La face externe ou antérieure du pavillon de l'oreille présente une série de reliefs et de dépressions qui paraissent avoir pour but non seulement de recueillir les ondes sonores, mais encore de donner des indications sur leur *direction;* ainsi lorsque les circonvolutions du pavillon sont remplies de cire, il est difficile de savoir d'où vient le son.

Reliefs (au nombre de 4).	Dépressions (au nombre de 3).
Hélix. Anthélix. Tragus. Antitragus.	Gouttière de l'hélix. Fossette de l'anthélix. Conque de l'oreille.

Reliefs. — Ils sont au nombre de quatre : *l'hélix, l'anthélix, le tragus* et *l'antitragus.*

Hélix (ἕλιξ, spirale). — L'hélix est ce repli en forme d'ourlet qui circonscrit presque toute la circonférence du pavillon; il

(1) D'après Joux, l'oreille serait peut-être l'organe le plus important à l'expression de la physionomie. « La forme et la couleur de l'oreille coïncident, dit » cet auteur : 1° avec la beauté et la noblesse; 2° avec la laideur et la bas » sesse. Il y a des oreilles intelligentes, des oreilles stupides, des oreilles dont » les formes sont pleines de distinction. Il y en a qui sont ignobles, bestiales. » Une oreille blanche, souple, d'une forme harmonieuse et élégante, avec un » lobule pur, d'une grandeur convenable, s'attachant heureusement à la tête qui » la porte, ne peut appartenir à un être vulgaire; si, au contraire, l'oreille est » rouge, rude, épaisse, si son lobule est massif et injecté de sang, etc., ce » lui qui la porte est disgracié de la nature. Nul organe ne transmet avec autant » de fidélité que l'oreille la ressemblance des pères aux enfants, etc. » (Joux.)

commence dans la conque qu'il divise en deux parties; puis s'élève, limite le pavillon en avant, en haut et en arrière pour se terminer graduellement vers le lobule.

Anthélix. — L'anthélix est une saillie placée en dedans de l'hélix qu'il sépare de la conque; son extrémité supérieure se divise en deux branches qui s'écartent l'une de l'autre pour circonscrire la *fossette de l'anthélix*.

Tragus. — Le tragus prolonge la paroi antérieure du conduit auditif externe, le débórde et forme au devant de son orifice un opercule plus ou moins saillant.

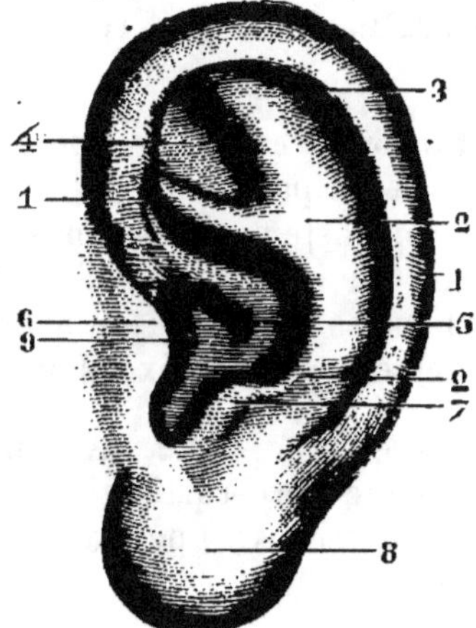

FIG. 158. — Pavillon de l'oreille.

1. Hélix.
2. Anthélix.
3. Fossette de l'hélix.
4. Fossette de l'anthélix.
5. Conque.
6. Tragus.
7. Antitragus.
8. Lobule.
9. Conduit auditif externe.

Le tragus est à peu près triangulaire, son *sommet* ou pointe est libre et mousse. Sa *base* se continue avec la paroi antérieure du conduit auditif. Sa *face antérieure* se continue avec la peau de la région parotidienne. Sa *face postérieure* est couverte de poils qui, chez le vieillard, peuvent prendre un grand développement.

Antitragus. — L'antitragus est placé en arrière du tragus dont il est séparé par une échancrure qui termine la conque, il présente, en petit, la même configuration, mais en sens opposé.

Cavités. — Elles sont au nombre de trois : la *conque*, la *gouttière de l'hélix* et la *fossette de l'anthélix*.

Conque. — La conque est cette large excavation dans laquelle s'ouvre le conduit auditif externe; divisée en deux parties par le commencement de l'hélix, elle est limitée en arrière et en haut par l'anthélix, en avant par le tragus.

Gouttière de l'hélix. — Elle est circonscrite par ce repli qu'elle sépare de l'anthélix.

Fossette de l'anthélix. — Souvent nommée fossette scaphoïde ou naviculaire, elle est peu prononcée et limitée par la bifurcation supérieure de l'anthélix.

FACE INTERNE OU POSTÉRIEURE. — Elle adhère aux parois du crâne par son tiers antérieur (1); plus ou moins rapprochée des parois crâniennes, elle reproduit la configuration de la face externe.

Circonférence. — Elle est constituée dans ses trois quarts supérieurs par l'hélix; en bas, elle présente une petite languette qui contraste par sa souplesse et sa douceur avec la consistance ferme du reste du pavillon, c'est le *lobule* auquel on suspend les boucles d'oreille; en avant, la circonférence est formée non seulement par l'hélix, mais encore par le tragus.

STRUCTURE. — Le pavillon de l'oreille se compose : 1° d'une charpente fibro-cartilagineuse; 2° de ligaments; 3° de muscles. Le tout, recouvert par la peau et vivifié par des vaisseaux et des nerfs.

Le **fibro-cartilage** a exactement la forme du pavillon de l'oreille dont il occupe toute l'étendue, sauf le lobule.

Nous nous bornerons donc à signaler : 1° L'existence d'un petit relief (*apophyse de l'hélix*) placé immédiatement au-dessus du tragus, au niveau de l'union des parties transversale et ascendante de l'hélix ;

2° Au point de jonction de l'hélix avec l'anthélix, une petite languette (dite *languette de l'hélix*) qui prolonge ces deux reliefs.

Les **ligaments** se divisent en *extrinsèques* et *intrinsèques*.

____

(1) Et cette adhérence est assez forte pour qu'on puisse soulever une personne en la tenant par les oreilles.

Les *ligaments extrinsèques* fixent le pavillon de l'oreille à l'os temporal : l'un, *antérieur*, se porte de l'hélix et du tragus au tubercule de l'apophyse zygomatique ; l'autre, *postérieur*, se porte de la convexité de la conque à la base de l'apophyse mastoïde.

Les *ligaments intrinsèques* relient entre elles les diverses parties du pavillon : l'un occupe l'intervalle qui sépare le tragus de l'hélix ; un autre, se porte de l'antitragus à la languette de l'hélix ; un troisième unit la convexité de la gouttière de l'hélix à la convexité de la fossette scaphoïde.

MUSCLES DU PAVILLON DE L'OREILLE. — On les divise en extrinsèques et intrinsèques.

Les **muscles extrinsèques** sont nommés *auriculaires* et se distinguent, d'après leur situation, en auriculaires antérieur, supérieur et postérieur. Tous ces muscles se fixent à l'aponévrose épicrânienne et, de là, se portent, l'*antérieur* à l'apophyse de l'hélix et au tragus, le *supérieur* à la convexité de la fossette de l'anthélix, le *postérieur* à la convexité de la conque.

Les **muscles intrinsèques** sont au nombre de cinq, quatre d'entre eux occupent la face externe ou antérieure du pavillon et le cinquième appartient à sa face interne.

Les muscles situés à la face externe du pavillon sont :

1° Le *muscle du tragus*, étendu du bord supérieur du tragus à son bord inférieur (1) ;

2° Le *muscle de l'antitragus* qui se porte de la languette de l'hélix à la saillie de l'antitragus ;

3° Le *grand muscle de l'hélix* : situé sur la partie antérieure de l'hélix, ce muscle s'étend de son apophyse à la peau placée au-dessus d'elle ;

4° Le *petit muscle de l'hélix*, étendu entre la partie initiale de l'hélix, (qui divise la conque) et sa partie ascendante.

5° Le *muscle transverse* est le seul qui occupe la face postérieure du pavillon, il s'étend de la convexité de l'hélix à la convexité de l'anthélix et comble l'espace qui les sépare.

La **peau** qui recouvre le pavillon de l'oreille est, en général, mince, rosée, assez transparente pour laisser voir le réseau vasculaire qui se ramifie dans son épaisseur : elle adhère intime-

(1) Il peut redresser légèrement la courbure du tragus et par suite agrandir l'entrée du conduit auditif.

ment au fibro-cartilage, et, vers sa partie inférieure, le déborde et s'adosse à elle-même pour former le lobule; à ce niveau une certaine quantité de tissu cellulaire s'interpose entre ses deux feuillets.

La peau de l'oreille possède de nombreux *poils* rudimentaires qui la recouvrent d'un léger duvet; elle est également très richement pourvue de *glandes sébacées* et possède quelques *glandes sudorifères*.

Vaisseaux et nerfs.—Les *artères* nommées *auriculaires* sont, les unes, antérieures et fournies par la temporale superficielle, les autres, postérieures et fournies par l'artère auriculaire postérieure.

Les *veines* ne suivent pas le trajet des artères : celles qui naissent de la face externe du pavillon, se rendent dans la veine jugulaire externe; celles qui proviennent de la face interne du pavillon, se jettent dans la veine mastoïdienne, traversent avec elle le trou mastoïdien et aboutissent au sinus latéral.

Les *lymphatiques* sont très nombreux : les uns, antérieurs, se jettent dans un gros ganglion placé au devant du tragus; les autres, postérieurs, se rendent dans les ganglions sus-mastoïdiens (Sappey).

Les *nerfs* proviennent de l'auriculo-temporal, du nerf sous-occipital et du rameau auriculaire du plexus cervical; les filets moteurs, dont l'existence n'a pu être démontrée, proviennent du facial.

Conduit auditif externe.

Le conduit auditif externe est un canal étendu de la conque où il s'ouvre librement, jusqu'à la caisse du tympan dont il est séparé par la membrane du tympan (voy. fig. 159).

Direction. — Sa direction générale est, à peu près, celle du rocher, elle est donc oblique en avant et en dedans; mais cette direction présente des inflexions nombreuses dans le sens horizontal et dans le sens vertical.

Le meilleur moyen d'étudier ses flexuosités consiste à pratiquer des coupes verticales et horizontales.

1° Sur une *coupe verticale*, le conduit auditif externe décrit une courbe à concavité inférieure (1).

(1) Il en résulte que si le spéculum est introduit suivant la direction de l'ori-

Sur *une coupe horizontale* le conduit auditif présente la forme d'une S italique; il décrit une première courbure à concavité dirigée en arrière et une seconde, moins prononcée, à concavité dirigée en avant.

En résumé, ainsi que le fait remarquer Tillaux, le conduit auditif externe décrit dans son ensemble une courbure à concavité dirigée en bas et en arrière; par conséquent pour introduire le *speculum auris*, il faut attirer le pavillon en haut et refouler le tragus en avant.

Ces courbures présentent d'assez nombreuses variétés qui rendent l'exploration de la membrane du tympan plus ou moins difficile.

La **longueur** du conduit auditif externe mesurée en ligne droite, de son orifice externe jusqu'au centre de la membrane du tympan, est de 20 à 22 millimètres, mais elle diffère pour chaque paroi; ainsi la paroi supérieure est plus courte que la paroi inférieure et cela en raison de l'obliquité de la membrane du tympan qui semble faire suite à la paroi supérieure, tandis qu'elle s'implante à angle aigu sur la paroi inférieure.

Le **calibre** du conduit est plus étroit vers sa partie moyenne que vers ses extrémités; sa coupe a la forme d'une *ellipse* dont le grand axe est vertical dans la partie cartilagineuse ou externe du conduit, et horizontal dans sa portion interne ou osseuse, d'où la forme elliptique donnée au *speculum auris*.

L'orifice externe du conduit auditif correspond à la partie antérieure de la conque, il est limité, en avant, par le tragus, en arrière, par un relief plus ou moins accentué qui le sépare de la conque.

L'orifice profond est formé par la membrane du tympan, très obliquement inclinée de haut en bas et de dehors en dedans.

STRUCTURE. — Le conduit auditif externe se compose de deux parties distinctes : l'une, externe, *fibro-cartilagineuse ;* l'autre, profonde, *osseuse.*

Ce conduit est tapissé dans toute son étendue par un prolongement de la peau, au-dessous de laquelle se trouvent de nombreuses glandes sébacées et cérumineuses.

fice externe du conduit, il ne laisse voir que la partie supérieure de la membrane du tympan. Pour découvrir toute cette membrane, il faut donc attirer le pavillon en haut, ce que l'on peut faire grâce à la structure cartilagineuse de la moitié externe du canal qui est mobile sur sa portion osseuse.

1° **Portion fibro-cartilagineuse.** — Elle forme à peu près le tiers externe du conduit auditif, le cartilage qui la constitue est un prolongement du cartilage du pavillon, aussi les mouvements imprimés au pavillon se communiquent-ils à la portion externe du conduit auditif.

Ce cartilage ne forme pas un cylindre complet, il fait défaut en haut et en arrière, il a donc la forme d'une *gouttière* dont la face supérieure, concave, regarde en haut et en arrière. — Les *bords* de cette gouttière se continuent avec une *lame fibreuse* qui complète le demi-cylindre cartilagineux. — *Son extrémité externe* se continue avec le pavillon de l'oreille; — quant à son *extrémité interne*, elle est obliquement coupée et s'unit à la portion osseuse par une lamelle fibreuse.

Ce cartilage est remarquable par la présence d'une ou deux solutions de continuité nommées *incisures*, elles le partagent en deux ou trois segments que l'on a comparés aux cerceaux de la trachée (1).

Ces segments sont reliés entre eux par leur périchondre.

Ce cylindre est complété en haut et en arrière par une lame fibreuse qui n'offre point à la suppuration une barrière aussi solide que la portion cartilagineuse.

2° La **portion osseuse** représente un peu plus de la moitié du conduit, elle est fortement convexe en haut et en arrière (nous verrons plus loin quels sont ses rapports).

Couche tégumentaire. — Le conduit auditif est tapissé dans toute son étendue par un prolongement de la peau; la peau se continue même jusqu'à la membrane du tympan, dont elle revêt la face externe.

Au niveau de la portion fibro-cartilagineuse, elle est dense et épaisse; mais elle s'amincit au niveau de la portion osseuse et surtout à la surface du tympan, où elle est réduite à une lamelle très mince

Très adhérente au fibro-cartilage, elle l'est moins à la por-

(1) Ces incisures répondent à la glande parotide, elles permettent donc la propagation du pus en dehors de l'oreille, et aussi le passage dans l'oreille du pus formé dans la région parotidienne; il en résulte des *fistules* difficiles à guérir, ainsi que j'ai eu l'occasion de l'observer chez un grand personnage russe qui, à la suite d'un typhus exanthématique, fut atteint d'une parotidite suppurée. La collection s'était déjà ouverte dans l'oreille et je dus pratiquer des contre-ouvertures vers la partie inférieure de la région parotidienne.

tion osseuse. Sa face libre présente des poils et les nombreux orifices de glandes sébacées et cérumineuses, mais seulement dans sa portion externe; car dans sa portion interne, la surface de la peau est parfaitement lisse et ne présente ni poils ni orifices glandulaires.

Glandes sébacées. — Elles occupent la couche superficielle du derme, et sont pour la plupart annexées aux bulbes pileux.

Glandes cérumineuses. — Elles ont la même structure que les glandes sébacées; elles présentent une couleur jaunâtre et un développement qui permet de les distinguer à l'œil nu.

Toutes ces glandes (sébacées et cérumineuses) n'occupent que la partie cartilagineuse du conduit, on n'en trouve point dans sa portion osseuse.

Les glandes cérumineuses sécrètent une matière jaunâtre, comparable à la cire, d'où le nom de *cérumen;* de même que les poils, cette matière est destinée à protéger les parties profondes contre l'accès de l'air et des poussières qui voltigent dans l'atmosphère.

Au fur et à mesure de sa production, le cérumen est expulsé au dehors et il est rare qu'on soit obligé de l'extraire; c'est même une mauvaise pratique que de chercher trop fréquemment à en débarrasser l'oreille, car ces manœuvres excitent sa sécrétion.

La *sécrétion* du cérumen peut être ralentie ou activée. Elle est ralentie dans les cas d'otite chronique moyenne à forme sèche. Elle est activée dans une foule de circonstances. C'est surtout alors que le cérumen s'accumule dans le conduit auditif et forme des bouchons capables d'entraîner la surdité; souvent la surdité produite par cette cause survient brusquement, soit parce que le bouchon s'est déplacé, soit parce que, tant qu'il laisse une petite fissure, la membrane du tympan est encore impressionnée. Quoi qu'il en soit, cette agglomération de cérumen est une cause fréquente de surdité, et il suffit d'en débarrasser l'oreille par des injections vigoureuses, pour rétablir immédiatement l'ouïe. Il est donc indispensable de rechercher, chez tous les individus atteints de surdité, si cette surdité ne se rattache pas à l'accumulation de cérumen.

La peau du conduit auditif peut être le siège d'*inflammations* aiguës ou chroniques, de petits *abcès* furonculeux ou encore d'*eczéma*.

Vaisseaux et nerfs. — Les *artères* du conduit auditif sont formées : 1° par l'artère auriculaire postérieure ; 2° par les artères parotidiennes.

Les *veines* se réunissent à celles de la parotide et se jettent dans la veine jugulaire externe.

Les *nerfs* sont fournis par les mêmes branches que celles qui innervent le pavillon (1).

Rapports du conduit auditif externe. — Sa *paroi anté- rieure* répond à l'articulation temporo-maxillaire ;

Sa *paroi supérieure* répond à la fosse cérébrale moyenne ;

Sa *paroi inférieure* à la glande parotide ;

Sa *paroi postérieure* à l'apophyse mastoïde.

Ces rapports expliquent la production de phénomènes de voisinage dont il n'est que trop fréquent d'observer les graves conséquences.

OREILLE MOYENNE.

Caisse du tympan.

La caisse du tympan est une cavité remplie d'air; creusée au centre du rocher, elle est intermédiaire au conduit auditif externe et au labyrinthe et constitue l'**oreille moyenne**. De plus, elle communique, en avant, avec l'arrière-cavité des fosses nasales par la trompe d'Eustache et, en arrière, avec les cellules mastoïdiennes.

La caisse du tympan présente à considérer : A. ses parois ; — B. sa cavité ; — C. ses parties accessoires.

A. **Parois**. — La caisse du tympan a été comparée à un tambour aplati, ou encore au chapeau d'un champignon dont le conduit auditif représenterait le pédicule. On lui considère par conséquent *deux parois*, l'une externe, l'autre interne, et une *circonférence*.

La *paroi externe* est, en grande partie, formée par la *membrane du tympan* qui la sépare du conduit auditif externe.

La *paroi interne* est formée par un relief nommé *promontoire* et présente les *fenêtres ovale* et *ronde* qui la font communiquer avec l'oreille interne.

La *circonférence* est considérée par Tillaux comme formée par quatre plans : l'un, supérieur, répond au crâne ; l'autre,

____

(1) La peau de cette région est très sensible et le contact d'un corps étranger donne parfois lieu à des phénomènes réflexes assez bizarres : tels que quinte de toux, raucité de la voix, etc.

antérieur, présente l'orifice de la trompe d'Eustache ; le troisième, inférieur, répond à la fosse jugulaire ; le quatrième, postérieur, communique avec les cellules mastoïdiennes.

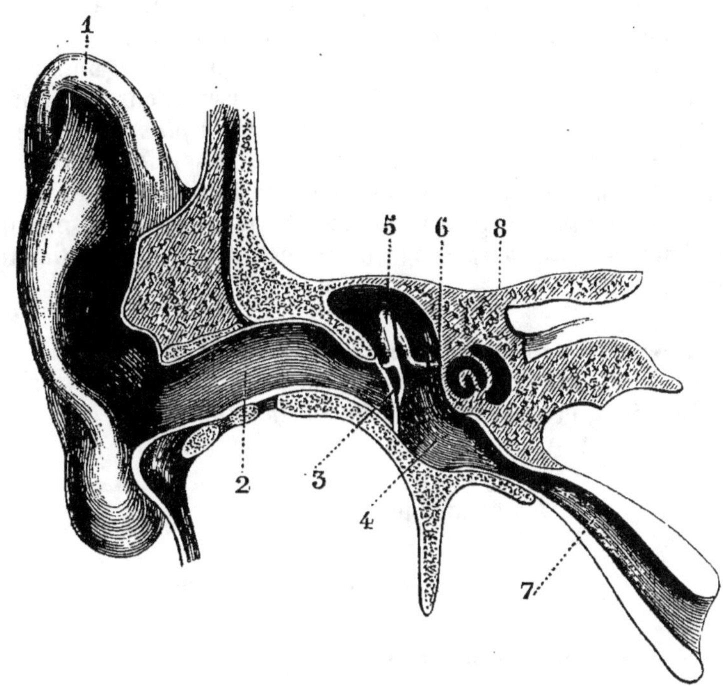

Fig. 159. — Coupe transversale et demi-schématique de l'appareil auditif (d'après Tillaux).

1. Pavillon de l'oreille. — 2. Conduit auditif externe dans lequel s'engagent les ondes sonores pour arriver jusqu'à la membrane du tympan qu'elles font entrer en vibration. — 3. Membrane du tympan obliquement placée entre le conduit auditif externe (2), qu'elle ferme complètement, et l'oreille moyenne (4). — 4. Oreille moyenne ou caisse du tympan. On voit qu'elle est séparée du conduit auditif externe (2) par la membrane du tympan (3), et qu'elle se continue avec la trompe d'Eustache (7), trompe par laquelle elle reçoit de l'air ; on voit encore qu'elle est traversée par la chaîne des osselets (5). — 5. Chaîne des osselets, logée dans l'oreille moyenne et chargée de transmettre à l'oreille interne (8) les vibrations de la membrane du tympan. On voit que le manche du marteau est enchâssé dans le tympan, tandis que la base de l'étrier presse sur la fenêtre ovale (6). — 6. Fenêtre ovale qui établit une communication entre l'oreille interne et l'oreille moyenne ; elle est fermée par la base de l'étrier et ce sont les pressions exercées par l'étrier sur le liquide labyrinthique, enfermé dans l'oreille interne, qui vont impressionner les filets du nerf acoustique. — 7. Trompe d'Eustache établissant une communication entre l'oreille moyenne et l'arrière-cavité des fosses nasales. — 8. Oreille interne.

25.

Toutes ces parois sont tapissées par une muqueuse, *muqueuse de la caisse du tympan*.

B. **Cavité.** — La caisse du tympan loge dans sa cavité les *osselets* de l'ouïe, leurs *muscles* et la *corde du tympan*.

Cette cavité est loin de présenter des dimensions uniformes dans tous les points de son étendue ; les mensurations pratiquées par Tillaux lui ont appris que la *partie la plus étroite* de la caisse correspond à une ligne étendue de la saillie du promontoire à l'ombilic du tympan, elle mesure 1 millimètre et demi, la *partie la plus large* correspond à la voûte et elle mesure 6 millimètres ; la *hauteur de la caisse* est d'environ 1 centimètre et demi.

C. **Parties accessoires de la caisse.** — On peut donner ce nom : 1° à la *trompe d'Eustache* qui permet à l'air d'arriver dans la caisse, et 2° aux *cellules mastoïdiennes*.

PAROIS DE LA CAISSE.

Paroi externe de la caisse.

Membrane du tympan.

La paroi externe de la caisse est formée par du *tissu osseux* et par la *membrane du tympan* qui est enchâssé dans un anneau osseux.

La portion osseuse de cette paroi externe n'offre rien de spécial à signaler ; il faut cependant remarquer qu'elle déborde notablement la membrane du tympan, surtout en haut, en avant et en arrière, beaucoup moins en bas où, cependant, elle forme avec la paroi inférieure de la caisse une petite gouttière dans laquelle se logent les corps étrangers qui ont traversé la membrane du tympan (Tillaux).

La MEMBRANE DU TYMPAN est une lamelle très mince, à peu près circulaire, formant en grande partie la paroi externe de la caisse du tympan et la séparant du conduit auditif externe.

Cette membrane est logée dans un anneau osseux placé à la partie interne du conduit auditif, cet anneau est creusé d'un sillon dans lequel la membrane du tympan est enchâssée à la façon d'un verre de montre (1).

Direction. — Chez le fœtus, l'anneau et la membrane sont à peu près horizontaux, mais au fur et à mesure du développement du crâne ils se redressent, et chez l'adulte le tympan présente une inclinaison de 45° environ.

Le tympan est alors obliquement dirigé en bas et en avant, de telle sorte qu'il forme avec la paroi supérieure du conduit auditif un angle obtus, tandis qu'au contraire, il forme avec la paroi inférieure de ce conduit un angle très aigu (2).

Configuration extérieure. — Le tympan est *circulaire*, ou peu s'en faut, son diamètre antéro-postérieur est de 1 centimètre et son diamètre vertical de 1 millimètre de plus.

Il présente deux faces, l'une externe, l'autre interne.

La *face externe* est légèrement concave et son centre est déprimé (*ombilic du tympan*).

L'*examen de la face externe du tympan* présente une importance considérable pour le diagnostic des maladies de l'oreille. Tillaux en a donné une description magistrale.

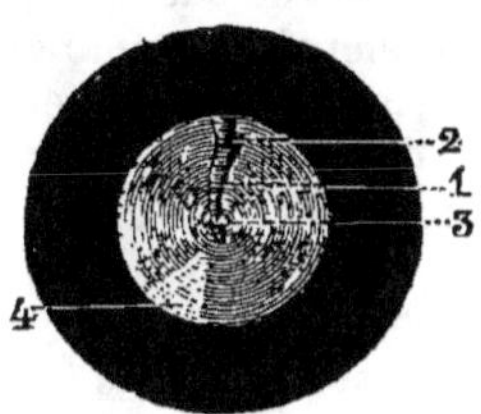

Fig. 160. — Membrane du tympan (oreille gauche).

1. Manche du marteau se dessinant sous l'aspect d'une ligne blanche terminée par une saillie (2) qui correspond à l'apophyse externe du marteau. — 2. Apophyse externe du marteau. — 3. Ombilic du tympan. — 4. Triangle lumineux situé sur la partie antérieure du tympan.

Lorsqu'on examine sur le vivant la face externe de la membrane du tympan (à l'aide d'un spéculum et de la lumière réfléchie par le miroir de Trælsch), on remarque qu'elle présente *quatre particularités* impor-

(1) L'anneau n'est pas complet, il est interrompu dans sa partie supérieure.
(2) C'est dans le sinus de cet angle que se logent habituellement les corps étrangers qui ont pénétré dans le conduit auditif externe.

tantes à apprécier, car elles permettent de mesurer le degré de courbure du tympan, et ces changements de courbure sont en rapport avec des états pathologiques de l'oreille moyenne. Ce sont : 1° la *couleur* et la *translucidité;* 2° l'*apophyse externe du marteau;* 3° le *manche du marteau;* 4° le *triangle lumineux.*

1° *Couleur et translucidité.* — Le tympan est d'un gris argenté, brillant, velouté ; à l'état pathologique il est d'un blanc mat (otite scléreuse) ou rouge, parsemé de taches de couleurs diverses, de concrétions calcaires, il laisse voir, par transparence, les dépôts de sang, de pus, etc., qui se trouvent dans l'oreille moyenne ; dans les cas de myringite il perd sa transparence.

2° 3° *Apophyse externe et manche du marteau.* — Le tympan laisse voir, par transparence, certaines parties du marteau (le marteau est un osselet logé dans la caisse); ainsi on voit : 1° son *apophyse externe,* qui se présente sous l'aspect d'une petite saillie blanche, grosse comme une tête d'épingle, placée à la partie supérieure du tympan, très près de sa circonférence ; 2° au-dessous d'elle, le *manche du marteau* qui se dessine sous la forme d'une ligne d'un blanc jaunâtre descendant verticalement de cette apophyse jusqu'au centre ou ombilic du tympan. Or, lorsque le tympan se déprime vers la caisse, c'est-à-dire lorsque sa concavité externe augmente, ainsi que cela s'observe dans l'otite moyenne chronique, l'obstruction de la trompe d'Eustache, etc., le marteau éprouve un mouvement de bascule qui fait proéminer son apophyse externe, dont les dimensions semblent accrues, tandis que le manche paraît plus court ; si l'inverse a lieu, c'est-à-dire si la concavité extérieure du tympan diminue, l'apophyse externe est moins saillante, tandis que le manche du marteau se redresse et paraît plus long.

4° Le *triangle lumineux* est une tache brillante (comparable à celle que forme la lumière projetée sur la cornée), souvent triangulaire, occupant la partie antéro-inférieure du tympan, son sommet correspond à l'ombilic et sa base au bord inférieur du tympan ; si l'ombilic se déprime, le triangle s'allonge et se rétrécit, il s'élargit lorsque le contraire a lieu. Toutefois ce triangle lumineux présente de trop grandes variétés individuelles pour que sa forme puisse être utile au diagnostic.

Structure du tympan. — La membrane du tympan est très mince, on l'a comparée à une feuille de baudruche, mais, malgré sa minceur, elle est très résistante et se compose de trois couches : 1° une couche *externe,* cutanée ; — 2° une couche *moyenne,* fibreuse ; — 3° une couche *interne,* muqueuse.

1° La *couche cutanée* est un prolongement de la peau qui tapisse le conduit auditif externe; cette continuité est surtout très manifeste vers la partie supérieure du tympan dont l'anneau osseux est interrompu en ce point, ainsi que nous l'avons déjà vu.

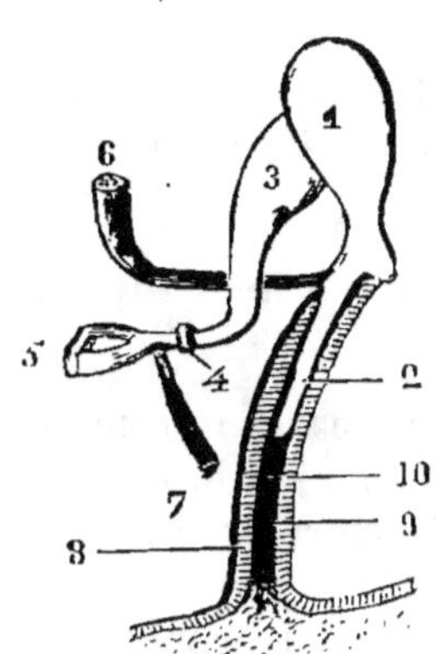

Fig. 161. — Rapports des osselets de l'ouïe
et insertions de leurs muscles.

1. Tête du marteau.
2. Manche du marteau engagé dans l'épaisseur de la membrane du tympan.
3. Enclume.
4. Os lenticulaire.
5. Etrier.
6. Muscle du marteau.
7. Muscle de l'étrier.
8. Feuillet interne de la membrane du tympan.
9. Feuillet moyen de la membrane du tympan.
10. Feuillet externe de la membrane du tympan.

2° La *couche moyenne* ou *fibreuse* est très résistante; elle se fixe au cadre osseux qui la circonscrit et elle se compose de deux plans de fibres, les superficielles sont radiées, les profondes sont circulaires. Chose remarquable, *le manche du marteau est placé entre ces deux couches*. Ainsi que le fait remarquer Tillaux, les fibres radiées s'insèrent sur lui et le maintiennent dans une position fixe, c'est pour cela que, malgré certaines perforations du tympan, l'ouïe persiste, le manche du marteau étant maintenu par les fibres radiées qui n'ont pas été détruites et qui lui transmettent leurs vibrations.

3° La *couche interne* est formée par la muqueuse du tympan; elle recouvre non seulement le manche du marteau logé dans la couche moyenne, mais encore la corde du tympan placée entre elle et la couche moyenne.

Ces trois couches sont assez faciles à séparer les unes des autres.

Vaisseaux et nerfs. — Les artères proviennent de plusieurs sources: 1° de l'*artère tympanique*, qui pénètre dans la caisse par la scissure de Glaser et se distribue à la couche muqueuse; 2° de l'*artère stylo-mastoïdienne*, qui se distribue à la couche cutanée, à laquelle elle fournit deux branches principales, ces branches pénètrent dans le tympan au niveau de sa partie supérieure et descendent de chaque côté du marteau.

Les *nerfs* proviennent du rameau auriculaire du pneumogastrique; de même que les artères ils descendent le long du manche du marteau (1).

Fonctions. — Le tympan a pour but de transmettre à la chaîne des osselets les vibrations qui lui arrivent par le conduit auditif externe.

Paroi interne ou labyrinthique de la caisse.

La paroi interne ou labyrinthique de la caisse du tympan est très irrégulière; les particularités les plus remarquables de sa structure, sont :

1° Le *promontoire*, saillie conique qui fait face à la membrane du tympan;

2° La *fenêtre ovale*, qui conduit dans le vestibule ;

3° La *fenêtre ronde*, qui mène dans le limaçon ;

4° La *pyramide*, qui loge le muscle de l'étrier ;

5° Le *canal osseux*, qui loge le *muscle interne du marteau.*

1° Le **promontoire** est une saillie conique dont le sommet est dirigé en arrière, la distance qui le sépare de l'ombilic du tympan n'est que de 1 millimètre et demi (c'est le point le plus étroit de la caisse). Sa surface est parcourue par des sillons arborescents qui logent le rameau de Jacobson.

2° La **fenêtre ovale ou vestibulaire** est placée au-dessus du sommet du promontoire, devant la pyramide, derrière le canal qui loge le muscle du marteau, sous l'aqueduc de Fallope. Ces divers reliefs circonscrivent un entonnoir dont le fond est occupé par cette fenêtre. Légèrement ovalaire, elle mesure 2 millimètres et demi et elle est fermée par le périoste; la base de l'étrier est appliquée sur elle et lui adhère fortement. La fenêtre ovale conduit dans le vestibule.

3° La **fenêtre ronde**, placée au-dessous et en arrière du pro-

---

(1) On voit donc que la moitié supérieure du tympan loge le manche du marteau, les artères principales de cette membrane, ses nerfs et la corde du tympan ; c'est donc dans sa moitié sous-ombilicale qu'il convient de pratiquer la *paracentèse* de cette membrane, que l'on a conseillée dans les cas d'*induration* du tympan supprimant ses vibrations et dans les cas d'*obstruction complète de la trompe d'Eustache.*

montoire, occupe également le fond d'un entonnoir; elle est circulaire et ne mesure que 1 millimètre et demi de diamètre. Fermé par une membrane qui présente une certaine analogie avec la membrane du tympan (d'où le nom de *tympan secondaire*), elle conduit dans le limaçon.

Ces fenêtres sont destinées à transmettre les ondes sonores à l'oreille interne.

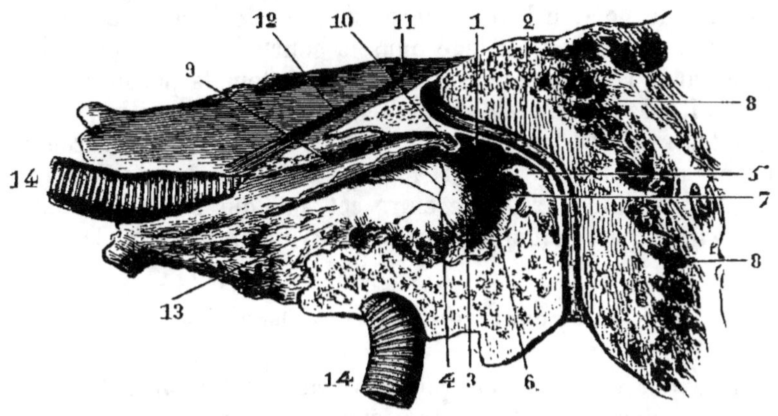

FIG. 162. — Paroi interne de la caisse du tympan, côté gauche
(d'après Hirschfeld).

1. Fenêtre ovale. — 2. Aqueduc de Fallope logeant le nerf facial. — 3. Promontoire. — 4. Sillons tracés par les filets du nerf de Jacobson qui est appliqué sur le promontoire. — 5. Pyramide ; elle présente un petit orifice par lequel sort le tendon du muscle de l'étrier. — 6. Fenêtre ronde. — 7. Portion du promontoire qui sépare la fenêtre ovale de la fenêtre ronde. — 8, 8. Section de l'apophyse mastoïde. — 9. Canal osseux destiné à loger le muscle interne du marteau ; la paroi externe de ce canal a été enlevée, il se termine (10) par un petit relief osseux nommé bec de cuiller. — 11, 12. Gouttière de réception du grand nerf pétreux superficiel. — 13. Portion osseuse de la trompe d'Eustache. — 14. Artère carotide interne.

4° La **pyramide** est une très petite saillie osseuse, placée derrière le promontoire, auquel elle est reliée par un mince relief osseux. Cette pyramide, oblique en avant et en dehors, est creuse et loge le *muscle de l'étrier;* elle communique avec l'aqueduc de Fallope dont elle reçoit un nerf et une artère destinés au muscle de l'étrier.

5° Le **canal osseux** qui loge le muscle interne du marteau se compose de deux portions, l'une très *longue*, l'autre *courte*.

La *longue portion* (1 cent.) commence au niveau de l'angle

rentrant qui sépare l'écaille du temporal de la portion pétreuse ; placée d'abord au-dessus de la portion osseuse de la trompe d'Eustache, elle se prolonge jusque sur la paroi interne de la caisse du tympan, au-dessus du promontoire ; parvenue au devant de la fenêtre ovale, cette longue portion se coude brusquement et forme un petit relief, saillant dans la caisse du tympan, c'est la *courte portion*, dont le sommet est perforé pour livrer passage au tendon du muscle interne du marteau.

La longue portion loge le corps du muscle interne du marteau dont le tendon est logé dans la courte portion. Le relief formé par la réunion de ces deux parties, dont la paroi externe se détruit très facilement, a reçu le nom de *bec de cuiller*.

Au-dessus de la fenêtre ovale et du bec de cuiller, se trouve un canal qui renferme le nerf facial, c'est l'*aqueduc de Fallope*.

Signalons enfin l'existence entre cet aqueduc et la pyramide d'un *orifice* par lequel la corde du tympan pénètre dans la caisse.

Circonférence de la caisse.

Nous avons vu qu'on pouvait subdiviser cette circonférence en quatre plans ou parois, supérieur, inférieur, postérieur et antérieur.

1° Le **plan supérieur ou crânien** est formé par une lamelle osseuse très mince, de plus il est perforé par de nombreux orifices qui correspondent à la suture pétro-squameuse et livrent passage à des rameaux artériels (1).

2° Le **plan inférieur ou jugulaire** est également formé par une lamelle osseuse qui sépare la caisse du tympan du golfe de la veine jugulaire interne, il présente les orifices par lesquels pénètrent dans la caisse les divisions de l'artère tympanique et le rameau de Jacobson.

3° Le **plan postérieur** présente une large ouverture qui établit une communication entre les cellules mastoïdiennes et la caisse du tympan.

4° Le **plan antérieur** présente l'orifice de la trompe d'Eustache par laquelle on pénètre dans la caisse : on y trouve encore la scissure de Glaser dans laquelle s'engage l'apophyse

---

(1) Sa minceur et les pertuis dont elle est criblée expliquent la facilité avec laquelle les otites moyennes ou de la caisse se propagent aux méninges et à l'encéphale.

grêle de Raw et par laquelle la corde du tympan sort de la caisse. Ce plan correspond à l'artère carotide interne.

Muqueuse, vaisseaux et nerfs de la caisse du tympan.

Muqueuse. — La caisse du tympan est tapissée par une muqueuse très mince, rosée, si intimement unie au périoste qu'on peut les considérer comme ne formant qu'une seule membrane fibro-muqueuse. Cette muqueuse se prolonge sur les osselets qu'elle entoure d'un revêtement si mince qu'il ne s'oppose pas à leurs mouvements.

Elle ne possède point de glande; elle est revêtue par un épithélium pavimenteux (à cils vibratiles, d'après Kölliker).

Artères. — Les artères de la caisse du tympan proviennent de plusieurs sources : 1° de l'*artère tympanique* qui y pénètre par la scissure de Glaser; — 2° de l'*artère stylo-mastoïdienne* qui accompagne la corde du tympan; — 3° de la *meningée moyenne* dont quelques ramuscules s'engagent dans les pertuis de la paroi supérieure de la caisse; — 4° d'un *rameau carotidien* qui émane directement de l'artère carotide interne dans son trajet osseux.

Ce sont ces artérioles qui, à la suite des fractures du rocher, donnent lieu aux hémorrhagies par l'oreille.

Veines. — Les unes se jettent dans le golfe de la veine jugulaire interne, les autres dans les sinus pétreux et latéral.

Les **nerfs** proviennent : 1° du *rameau de Jacobson;* — 2° du *rameau auriculaire* du pneumogastrique; — 3° du *facial* qui innerve les muscles des osselets.

OSSELETS DE L'OUÏE.

On donne ce nom à une série de petits os logés dans la caisse du tympan et articulés entre eux de manière à former une chaîne étendue de la membrane du tympan jusqu'à la fenêtre ovale. Ils transmettent ainsi à l'oreille interne les vibrations de la membrane du tympan.

Ces osselets sont reliés entre eux et aux parties voisines par des *articulations* et des *ligaments ; deux muscles* sont destinés à leur faire exécuter de légers mouvements.

Les osselets de l'ouïe sont au nombre de quatre : le *marteau*, *l'enclume*, *l'os lenticulaire* et *l'étrier*.

Le **marteau**, ainsi nommé en raison de sa forme, est en partie enchâssé dans la membrane du tympan et s'articule d'un autre côté avec l'enclume.

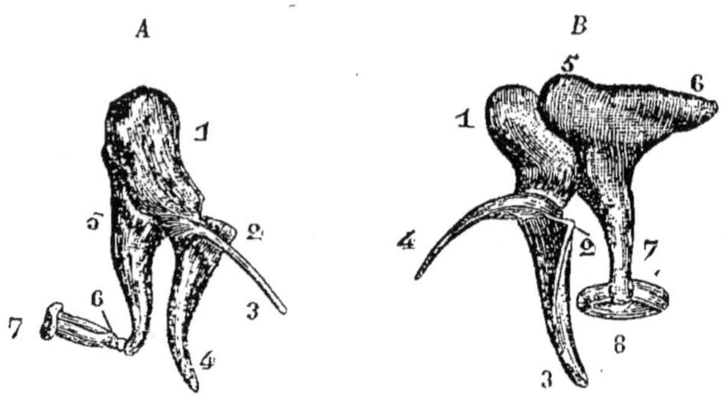

Fig. 163.

A. — Chaîne des osselets vue par sa partie antérieure.

(Toute la moitié droite de la figure représente le marteau qui se compose de quatre parties.)

1. La tête du marteau. — 2. Son apophyse externe. — 3. Son apophyse grêle ou de Raw, qui s'engage dans la scissure de Glaser. — 4. Son manche, qui est logé dans l'épaisseur de la membrane du tympan. — 5. Enclume. — 6. Os lenticulaire. — 7. Étrier.

B. — Chaîne des osselets vue par sa partie externe.

1. Tête du marteau. — 2. Apophyse externe du marteau. — 3. Manche du marteau. — 4. Son apophyse grêle. — 5. Corps de l'enclume. — 6. Sa courte branche. — 7. Sa longue branche. — 8. Étrier.

On lui distingue une tête, un col et un manche.

La *tête* occupe la partie la plus élevée de la caisse du tympan, elle répond, en avant, à cette portion osseuse de la paroi externe de la caisse placée au-dessus de la membrane du tympan, et présente, en arrière, une facette articulaire par laquelle elle s'unit à l'enclume.

Le *col* placé au-dessous de la tête répond, en avant, à la circonférence supérieure de la membrane du tympan, et en arrière, à la corde du tympan. Il donne naissance à deux petites apophyses.

L'une, *grêle* ou *apophyse de Raw*, s'engage dans la scissure de Glaser.

L'autre, *grosse* ou *apophyse externe*, se dirige en dehors vers la partie supérieure de la membrane du tympan à travers laquelle on l'aperçoit (nous avons signalé son importance).

Le *manche* fait suite au col ; logé dans l'épaisseur de la membrane du tympan, il descend de la partie supérieure du tympan jusqu'à son ombilic.

L'enclume est située en arrière du marteau, elle présente : 1° un *corps*, qui s'articule avec la tête du marteau, et *deux branches* : l'une, supérieure, se porte horizontalement en arrière ; l'autre, inférieure, descend verticalement dans une direction parallèle au manche du marteau ; il se termine par une petite facette qui s'articule avec l'os lenticulaire.

L'os lenticulaire, placé entre la branche inférieure de l'enclume (avec laquelle elle se soude souvent) et l'étrier, a une forme arrondie et n'est guère plus gros qu'un grain de sable.

L'étrier, dont le nom indique la forme, est horizontalement étendu entre l'os lenticulaire et la fenêtre ovale.

On lui considère : 1° une *tête* qui s'articule avec l'os lenticulaire ; — 2° une *base* fortement appliquée sur la fenêtre ovale ; — 3° deux *branches* creusées d'une gouttière sur leur face concave.

Ligaments.

Les osselets sont reliés entre eux et aux parois de la caisse par des ligaments que l'on divise en intrinsèques et extrinsèques.

Les **ligaments intrinsèques** consistent en *capsules fibreuses* disposées circulairement autour des surfaces articulaires qui unissent : 1° le marteau et l'enclume ; — 2° l'enclume, l'os lenticulaire et l'étrier.

Les **ligaments extrinsèques** fixent les osselets aux parois de la caisse et sont au nombre de trois principaux :

1° L'un s'étend de la voûte de la caisse à la tête du marteau ;

2° Un autre, rayonné, s'étend de la branche supérieure de l'enclume aux parois de la caisse ;

3° Un troisième, enfin, unit solidement la base de l'étrier au pourtour de la fenêtre ovale.

Muscles.

Ils sont au nombre de trois : les muscles du marteau et le muscle de l'étrier.

Muscle interne du marteau. — Assez volumineux, ce muscle s'insère : 1° sur la *portion cartilagineuse de la trompe d'Eustache*, — 2° sur *l'épine du sphénoïde*, — 3° sur *l'angle ren-*

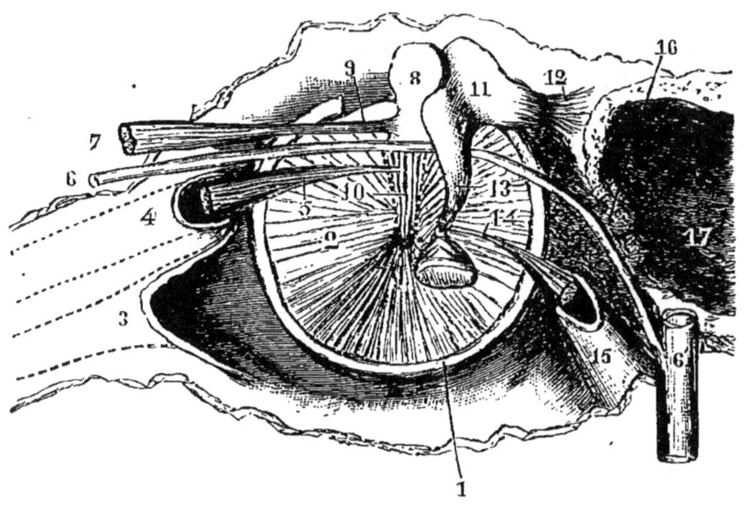

Fɪɢ. 164. — Paroi externe de la caisse du tympan (figure demi-schématique).

1. Cercle tympanal. — 2. Membrane du tympan. — 3. Section de l'embouchure de la trompe d'Eustache placée trop bas sur la figure. — 4. Orifice sectionné du conduit du muscle interne du marteau. — 5. Muscle du marteau. — 6. Corde du tympan. — 6'. Nerf facial et origine de la corde. — 7. Muscle externe du marteau. — 8. Tête du marteau. — 9. Son apophyse grêle. — 10. Son manche dans la membrane du tympan. — 11. Enclume. — 12. Ligament qui fixe l'enclume sur la paroi de la caisse. — 13. Grande branche de l'enclume. — 14. Muscle de l'étrier. — 15. Pyramide et ouverture sectionnée du conduit du muscle de l'étrier. — 16. — Espace de communication entre la caisse et les cellules mastoïdiennes. — 71. Cellules mastoïdiennes.

trant du temporal. De là ces fibres s'engagent dans le canal osseux qui leur est spécialement destiné et qui est placé au-dessus de la trompe d'Eustache. Elles arrivent jusqu'au bec de cuiller (sur lequel elles glissent à l'aide d'une synoviale) et à ce niveau se terminent sur un tendon qui, changeant brusquement de direction, se porte transversalement en dehors pour *se fixer sur le manche de marteau*, un peu au-dessous de son apophyse externe.

Tout le muscle est entouré par une gaîne fibreuse qui se prolonge sur son tendon.

Action. — En raison de la réflexion de son tendon, l'action de ce muscle peut être calculée comme si son insertion fixe s'effectuait au niveau du bec de cuiller. *Il attire donc en dedans le manche du marteau* et, par suite, la membrane du tympan dans laquelle il est enchâssé; mais comme son insertion a lieu au-dessous du col du marteau; il en résulte : 1° que pendant que le manche de cet osselet est attiré en dedans, *sa tête est projetée en dehors;* — 2° que la *base de l'étrier est enfoncée dans la fenêtre ovale* (1).

En résumé, *le muscle du marteau tend la membrane du tympan, porte son ombilic en dedans* (c'est-à-dire augmente sa convexité interne) *et enfonce le muscle de l'étrier dans la fenêtre ovale.*

Muscle externe du marteau. — Grêle, ce muscle s'insère sur l'épine du sphénoïde. De là ses fibres se dirigent en arrière pour s'engager dans la scissure de Glaser, et son tendon se fixe sur l'apophyse longue du marteau.

Action. — Contestée. Selon les uns elle relâche et selon les autres elle tend la membrane du tympan.

Muscle de l'étrier. — Le muscle de l'étrier est également réfléchi. Son corps charnu se loge dans un canal spécial verticalement dirigé; son tendon sort par le sommet de la pyramide et s'infléchit horizontalement en avant pour s'insérer sur le col de l'étrier. De même que le muscle du marteau, il est revêtu dans toute son étendue par une membrane fibreuse.

Action. — Elle a été diversement interprétée. On s'accorde à admettre qu'il enfonce la partie postérieure de l'étrier dans la fenêtre ovale, tandis qu'il dégage sa partie antérieure. Mais c'est au sujet de son action sur la membrane du tympan qu'existent les divergences d'opinions :

1° D'après Sappey, il *relâche cette membrane;*

(1) Ainsi qu'on le comprend aisément en examinant la disposition des osselets qui se meuvent à la façon d'une sonnette.

2° D'après Bonnafond, il *tend sa partie antérieure;*

3° D'après Tillaux, c'est un *antagoniste du muscle du marteau*, dont il est destiné à modérer l'action.

Corde du tympan.

La corde du tympan est logée, comme les osselets de l'ouïe, dans la caisse du tympan. Née du nerf facial, dans l'aqueduc de Fallope, au voisinage du trou stylo-mastoïdien, la corde du tympan remonte d'arrière en avant et pénètre dans la caisse par un orifice placé au-dessus de la pyramide ; elle se place dans l'épaisseur de la membrane du tympan, entre sa muqueuse et son plan fibreux, par conséquent entre le manche du marteau et la branche descendante de l'enclume; puis, décrivant une courbe à concavité inférieure, elle sort de la caisse par la scissure de Glaser (ou, d'après quelques auteurs, par une ouverture spéciale voisine de cette scissure).

Elle va, de là, se jeter dans le nerf lingual et aboutir, en définitive, au ganglion sous-maxillaire.

La position de la corde du tympan dans la membrane de ce nom a inspiré à Prompt une théorie d'après laquelle les mouvements de la membrane du tympan ébranlant la corde du tympan activeraient la sécrétion de la salive et, par suite, provoqueraient des mouvements de déglutition; or ces mouvements dilatent la trompe d'Eustache (par l'intermédiaire du muscle péristaphylin externe qui s'insère sur la portion cartilagineuse de la trompe), ils aspirent ainsi l'air contenu dans la caisse et assurent son renouvellement.

PARTIES ACCESSOIRES DE LA CAISSE DU TYMPAN.

Cellules mastoïdiennes.

L'apophyse mastoïde est creusée de cellules qui communiquent avec la caisse du tympan. Ces cellules, d'autant plus développées que l'individu est plus âgé, renferment de l'air et sont tapissées par une muqueuse qui se continue avec celle de la caisse du tympan (1).

(1) Cette continuité explique la facilité avec laquelle ces cellules se remplissent de pus dans l'otite moyenne suppurée; de même que leur voisinage avec les méninges et l'encéphale rend compte de la fréquence avec laquelle leurs inflammations se propagent au cerveau.

Rapports. — Les cellules mastoïdiennes répondent :

1° *En dehors*, à une mince lamelle de tissu compact qui les sépare de la peau ; cette lamelle forme la paroi externe de l'apophyse mastoïde.

2° *En dedans*, elles répondent au sinus latéral dont elles sont également séparées par une mince lamelle de tissu compact.

3° *En avant*, elles communiquent avec la caisse du tympan par un canal plus ou moins large ; en dehors de ce canal de communication, elles sont en rapport avec la membrane du tympan et le conduit auditif externe.

Trompe d'Eustache.

La trompe d'Eustache s'étend de la partie antérieure de la caisse du tympan jusqu'à l'arrière-cavité des fosses nasales ; elle permet donc à l'air de pénétrer dans la caisse.

De même que le conduit auditif externe, la trompe d'Eustache se compose de deux portions, l'une osseuse, l'autre fibro-cartilagineuse.

La *portion osseuse* commence dans la caisse du tympan par un orifice assez large, puis elle va se rétrécissant, jusqu'au niveau de l'angle rentrant du temporal.

La *portion fibro-cartilagineuse* commence en ce point par un canal assez étroit, puis elle va s'élargissant jusqu'à son orifice qui est placé dans l'arrière-cavité des fosses nasales et qui porte le nom de *pavillon*.

Chacune de ces portions a donc la forme d'un cône et elles s'adossent par leur sommet, il en résulte que la trompe d'Eustache présente au niveau de l'union de ces deux parties (osseuse et cartilagineuse) un rétrécissement très notable (*isthme*).

La **longueur** totale de la trompe d'Eustache est de près de 4 centimètres, se décomposant ainsi : 12 à 14 millimètres pour sa portion osseuse, 24 à 28 millimètres pour sa portion fibro-cartilagineuse (1).

La trompe d'Eustache est aplatie de dehors en dedans, elle a donc une forme *elliptique* et son grand diamètre est vertical ;

(1) Une bougie introduite dans la trompe ne devra donc pas être enfoncée de plus de 3 centimètres, car, plus loin, elle pourrait pénétrer dans la caisse et y provoquer de graves désordres.

il a environ 1 demi-centimètre de hauteur au niveau de l'orifice tympanique, 1 centimètre au niveau du pavillon, et 2 millimètres seulement au niveau de l'isthme.

Direction. — La trompe d'Eustache est oblique en avant, en dedans et en bas, de plus, elle n'est pas absolument rectiligne ; ses deux portions forment par leur union un angle très obtus ouvert en bas et en avant.

Rapports. — La trompe d'Eustache présente à étudier : A. son orifice tympanique ; — B. son pavillon (ou orifice pharyngien) ; — C. les rapports de sa surface.

A. *L'orifice tympanique* s'ouvre dans la paroi antérieure de la caisse par un orifice évasé et inégal qui occupe le point le plus élevé de cette paroi.

B. *L'orifice du pavillon* doit être étudié avec le plus grand soin, car un grand nombre de maladies de l'oreille réclament le cathétérisme de la trompe d'Eustache, et ce cathétérisme ne présente d'autre difficulté que la pénétration du bec de l'instrument dans le pavillon (1).

Ce pavillon est situé dans l'arrière-cavité des fosses nasales, sur la paroi latérale du pharynx.

Il a la forme d'une ellipse dont le grand diamètre est vertical et mesure environ 1 centimètre ; cet orifice regarde en bas et en dedans, il est circonscrit en avant par un bourrelet assez prononcé ; mais en bas il se continue, sans ligne de démarcation, avec la paroi pharyngienne.

Il répond : 1° *En bas*, à l'union de la portion fibreuse avec la portion membraneuse du voile du palais et il est situé à 12 ou 15 millimètres au-dessus de ce voile ;

2° *En avant*, au cornet et au méat inférieur, dont il est séparé par une distance de 12 à 15 millimètres ;

3° *En arrière*, à la paroi postérieure du pharynx, dont il est séparé par une distance de 1 centimètre environ ; or, en ce point existe une dépression (*fossette de Rosenmüller*) (2) d'autant plus accentuée que la paroi postérieure du pavillon forme un relief très accentué (3).

(1) Soit qu'on se borne à placer l'extrémité du cathéter dans ce pavillon pour pousser une douche d'air dans la caisse, soit que l'on veuille faire parcourir à une bougie toute l'étendue de la trompe.

(2) Le bec du cathéter s'engage souvent dans la fossette de Rosenmüller.

(3) Se fondant sur ces dispositions anatomiques, Tillaux a proposé un procédé

C. Rapports. — 1° *En dehors*, la trompe d'Eustache répond, d'arrière en avant, à la scissure de Glaser, au muscle péristaphylin externe et au bord postérieur de l'aile interne de l'apophyse ptérygoïde ;

2° *En dedans*, au canal carotidien, au muscle péristaphylin interne et à la muqueuse du pharynx.

3° Son *bord supérieur* est longé par le canal du muscle interne du marteau, il s'étend plus loin jusqu'à la base de l'apophyse ptérygoïde. — Son *bord inférieur* répond à l'intervalle qui sépare les muscles péristaphylins.

Structure. — Nous avons vu que la trompe d'Eustache se compose de deux parties, l'une osseuse, l'autre fibro-cartilagineuse.

1° La *portion osseuse* est creusée dans le rocher et s'étend de la caisse jusqu'à l'angle rentrant du temporal.

2° La *portion fibro-cartilagineuse* est formée par un cartilage recourbé de manière à représenter une gouttière dont la concavité regarde en bas et en avant ; une membrane fibreuse se fixe sur les bords de cette gouttière et complète le canal. Le muscle péristaphylin externe s'insère sur cette lame et joue un grand rôle dans le fonctionnement de la trompe.

La cavité de la trompe est tapissée par une **muqueuse** qui se continue, d'une part, avec celle de la caisse, et, d'autre part, avec celle du pharynx. Cette muqueuse forme au niveau du pavillon un bourrelet très notable qui en diminue considérablement l'ouverture.

La muqueuse possède des *glandes à mucus ;* très nombreuses vers le pavillon, elles deviennent de plus en plus rares vers la portion osseuse. Elle est tapissée par un *épithélium* à cils vibratiles.

Les *artères* de la trompe d'Eustache sont, pour la portion osseuse de ce conduit, une émanation des artères de la caisse ;

---

de cathétérisme qu'il décompose en quatre temps : « 1° Porter le cathéter directement
» et rapidement jusqu'à la rencontre de la paroi postérieure du pharynx, la concavité
» de l'instrument regardant en bas ; 2° ramener le cathéter jusqu'à la portion
» dure du voile du palais ; 3° reporter très doucement le cathéter en arrière, de
» façon à percevoir avec le bec de l'instrument le bord postérieur de l'aponé-
» vrose palatine qui donne une sensation de résistance osseuse à laquelle succède
» immédiatement une sensation de mollesse très facile à percevoir ; 4° faire
» exécuter en ce point au cathéter un mouvement de rotation qui dirige le bec en
» dehors en même temps qu'en arrière et en haut. » (Tillaux.)

sa portion cartilagineuse est irriguée par les artères pharyngiennes.

Les *lymphatiques* forment un riche réseau qui se continue
avec celui de la muqueuse du pharynx et du voile du palais et
aboutissent aux ganglions sous-parotidiens.

Usages. La trompe d'Eustache livre passage à l'air qui pénètre
dans la caisse et à celui qui en sort.

La présence de l'air dans la caisse est indispensable au fonctionnement de la membrane du tympan; lorsque l'air ne peut pénétrer dans
la caisse, la membrane du tympan se déprime (sous l'influence de la
pression extérieure qui agit sans contre-poids) et ne vibre plus. C'est
ce qui arrive lorsque la trompe d'Eustache est obstruée, ainsi qu'on a
si souvent lieu de l'observer chez les enfants et les jeunes gens sujets
aux inflammations de l'arrière-gorge. Ces inflammations se propagent
facilement à la muqueuse de la trompe, il en résulte un gonflement de
cette muqueuse et une sécrétion muco-purulente qui obstruent la cavité de la trompe.

Chose remarquable, il est probable qu'à l'état normal le pavillon est
fermé, et qu'à chaque mouvement de déglutition le muscle péristaphylin externe, qui se fixe sur la portion fibreuse de la trompe, l'écarte
de la gouttière cartilagineuse et détermine ainsi l'ouverture du pavillon.
C'est une connaissance que l'on a mise à profit dans le procédé de
Politzer pour faire pénétrer de l'air dans la trompe, etc.

On peut encore faire remarquer que la muqueuse du pavillon est un
siège d'élection pour les *plaques muqueuses;* or, comme ces plaques
peuvent entraîner l'obstruction de la trompe et, par suite, la surdité,
ou peut être appelé à pratiquer le cathétérisme, même sans savoir que
l'obstruction est syphilitique. On conçoit donc tout le soin avec lequel
doit être nettoyé le cathéter chaque fois qu'il a servi. .

OREILLE INTERNE OU LABYRINTHE.

L'oreille interne, ou labyrinthe, est disposée de manière
à recevoir les divisions terminales du nerf acoustique; ces
divisions, d'une délicatesse extrême, s'épanouissent sur des
organes membraneux dont l'ensemble constitue le *labyrinthe
membraneux*. Ce labyrinthe est logé dans le tissu compact du
rocher, qui se moule très exactement sur tous les reliefs de sa
surface, en présentant pour cela des cavités dont l'ensemble
constitue le *labyrinthe osseux*.

L'oreille interne nous présente donc à étudier :

§ 1. Les cavités osseuses creusées dans le rocher : *labyrinthe osseux* ;

§ 2. Les parties membraneuses logées dans ces cavités : *labyrinthe membraneux.*

§ 1. — LABYRINTHE OSSEUX.

Le labyrinthe osseux se confond *extérieurement* avec le tissu compact du rocher dans lequel il est creusé ; *intérieurement*

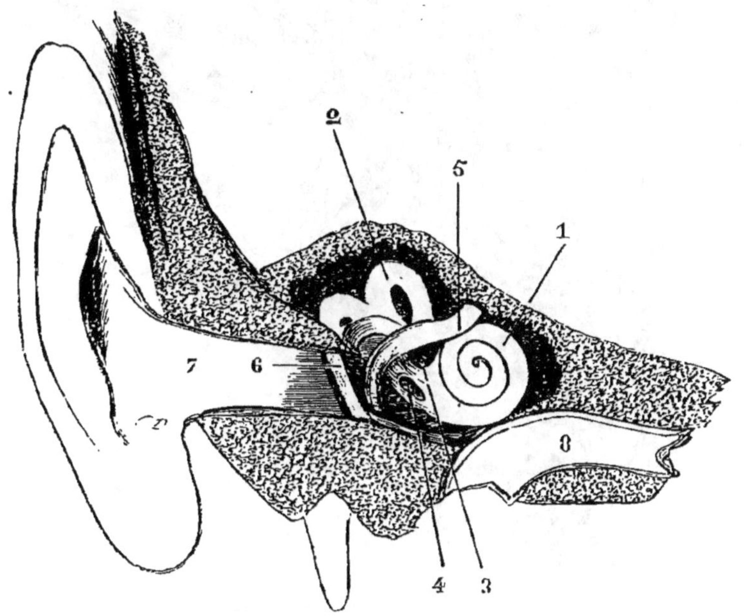

FIG. 165. — Figure schématique indiquant la situation du labyrinthe et ses principaux rapports.

1. Limaçon. — 2. Canaux demi-circulaires. — 3. Fenêtre ovale. — 4. Fenêtre ronde. — 5. Aqueduc de Fallope. — 6. Tympan. — 7. Oreille externe. — 8. Canal carotidien.

il se compose de trois compartiments nommés : **vestibule, canaux demi-circulaires** et **limaçon.**

Le **vestibule,** ainsi nommé parce que tous les autres compartiments s'ouvrent dans sa cavité, répond : 1° *en dehors*, à la partie moyenne de la caisse du tympan ; — 2° *en arrière*, aux canaux demi-circulaires ; — 3° *en avant*, au limaçon — 4° *en dedans*, au conduit auditif interne.

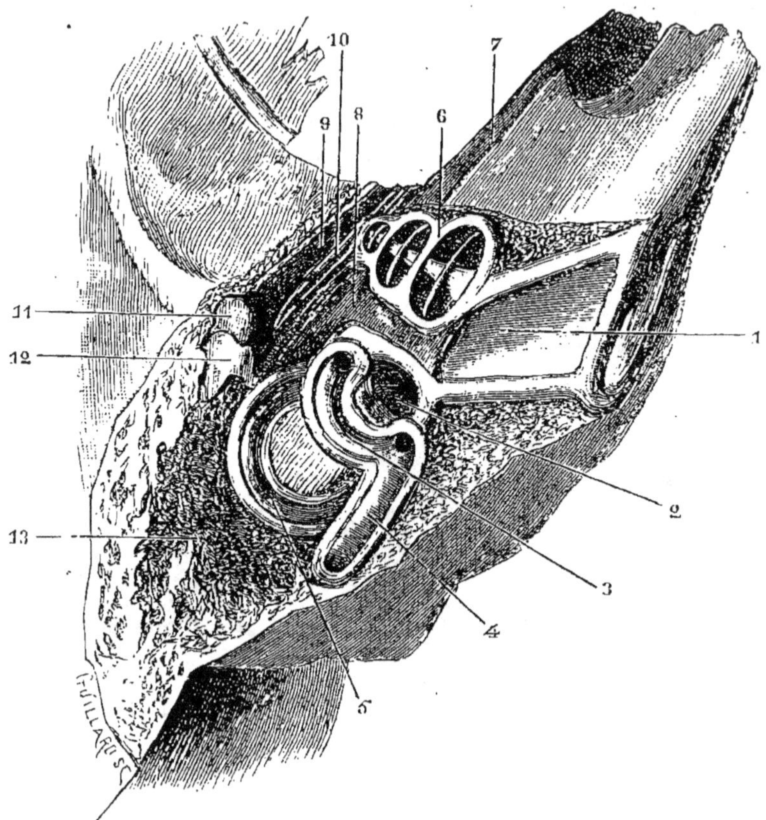

Fɪɢ. 166. — Labyrinthe osseux et conduit auditif interne, ouverts par leur partie supérieure (d'après Sappey).

1. Conduit auditif interne. — 2. Vestibule. — 3. Canal demi-circulaire supérieur. — 4. Canal demi-circulaire postérieur dont la moitié initiale est ici seule visible. — 5. Canal demi-circulaire externe. — 6. Limaçon : le n° 6 représente la lame des contours, on voit que la lame spirale est moins élevée. — 7. Gouttière du nerf pétreux. — 8. Vestibule. — 9. Caisse du tympan. — 10. Portion osseuse de la trompe d'Eustache. — 11. Enclume. — 12. Marteau.

Les **canaux demi-circulaires**, au nombre de trois, sont situés derrière le vestibule dans lequel ils s'ouvrent.

Le **limaçon**, ainsi nommé en raison de sa forme qui rappelle la coquille d'un escargot, est placé au devant du vestibule.

Enfin, le **conduit auditif interne** doit être rattaché à l'oreille interne, puisqu'il lui amène le nerf acoustique.

Le labyrinthe osseux nous présente donc à étudier :

A. Le vestibule ;

B. Les canaux demi-circulaires ;

C. Le limaçon ;

D. Le conduit auditif interne.

A. — VESTIBULE.

Le vestibule, placé comme nous l'avons dit entre la caisse du tympan et le conduit auditif interne, d'une part, entre les canaux demi-circulaires et le limaçon de l'autre, communique avec ces quatre compartiments par un certain nombre d'orifices :

1° En dehors, avec la *caisse du tympan*, par la fenêtre ovale qui s'ouvre dans sa partie antérieure et externe ;

2° En dedans, avec le *conduit auditif interne*, par une foule d'orifices microscopiques réunis en plusieurs groupes et désignés sous le nom de taches criblées.

Les taches criblées sont disposées en trois groupes :

1° La *tache criblée antérieure* placée sur la partie antérieure de la fossette semi-ovoïde et de la crête du vestibule ; elle donne passage aux nerfs ampullaire supérieur et ampullaire externe.

2° La *tache criblée moyenne* placée sur la fossette hémisphérique ; elle livre passage au *nerf sacculaire*.

3° La *tache criblée postérieure* placée sur l'extrémité ampullaire du canal demi-circulaire postérieur ; elle livre passage au *nerf ampullaire inférieur*.

3° En arrière, avec les *trois canaux demi-circulaires*, par tous les orifices de ces canaux, orifices qui sont au nombre de cinq, ainsi que nous le verrons dans un instant ;

4° En avant, avec la *rampe vestibulaire du limaçon*.

Le vestibule a la forme d'un ovoïde à grosse extrémité dirigée en haut ; ses parois se moulent sur deux vésicules membraneuses qu'elles logent et qui se nomment le *saccule* et l'*utricule ;* elle présente donc deux fossettes séparées par une crête :

1° La *fossette* supérieure ou *semi-ovoïde* reçoit l'*utricule ;*

26.

2° La *fossette* inférieure ou *hémisphérique* reçoit le *saccule*.

De plus, on observe derrière ces fossettes une troisième dépression, nommée *fossette sulciforme* de Morgagni.

B. — CANAUX DEMI-CIRCULAIRES.

Les canaux demi-circulaires, au nombre de trois, sont placés (dans leur ensemble) en arrière du vestibule. D'après leur si-

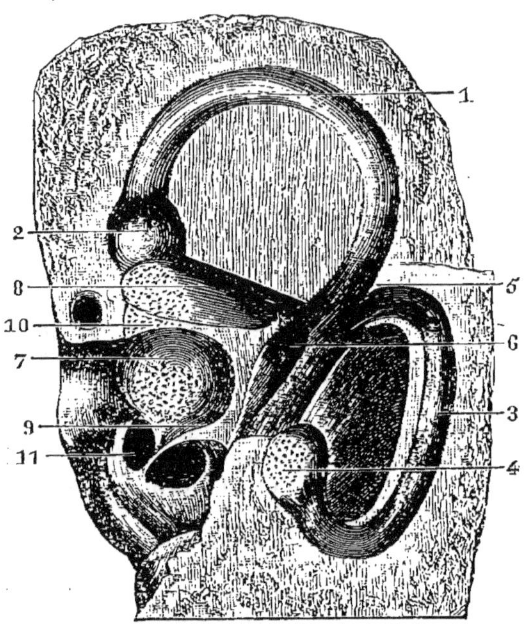

FIG.167.—Paroi interne du vestibule (d'après Sappey). Canaux demi-circulaires osseux et taches criblées.

1. Canal demi-circulaire supérieur dont l'extrémité antérieure (2) se termine par un renflement ampullaire (2) au-dessous duquel on voit la tache criblée antérieure et dont l'extrémité postérieure se confond avec le canal demi-circulaire postérieur.
2. Extrémité antérieure ou ampullaire du canal demi - circulaire supérieur.
3. Canal demi-circulaire postérieur.
4. Son extrémité ampullaire sur laquelle se trouve la tache criblée postérieure. — 5. Fusion des canaux demi-circulaires supérieur et postérieur. — 6. Fossette sulciforme. — 7. Fossette hémisphérique sur laquelle se trouve la tache criblée moyenne et destinée à recevoir le saccule. — 8. Fossette semi-ovoïde, en partie recouverte par la tache criblée antérieure et destinée à loger l'utricule. — 9. Crête du vestibule. — 10. Terminaison de la crête. — 11. Base du limaçon mis à nu par la résection du promontoire : les deux orifices représentent l'origine des deux rampes, la crête qui les sépare représente l'origine de la lame spirale.

tuation relative à ce vestibule, on les a nommés : 1° *canal demi-circulaire supérieur;* — 2° *canal demi-circulaire postérieur;* — 3° *canal demi-circulaire externe ou horizontal.*

Direction. —- Les deux premiers canaux sont *verticaux*, mais ils se coupent à angle droit ; en effet, le canal demi-circulaire postérieur est dirigé dans un plan parallèle à l'axe du rocher, tandis que le plan du canal demi-circulaire supérieur est perpendiculaire à cet axe. Le canal demi-circulaire externe est *horizontal*, et sa convexité regarde en dehors.

Ces canaux ne représentant que la moitié d'un cercle se terminent naturellement par *deux orifices ;* l'un de ces orifices présente une *dilatation en ampoule ;* l'autre orifice, celui qui n'est pas dilaté, reste indépendant pour le canal demi-circulaire horizontal, tandis que les deux orifices non ampullaires des deux canaux verticaux se fusionnent en un seul.

Tous ces orifices, ampullaires ou non, s'ouvrent dans le vestibule ; ils sont au nombre de *cinq*, savoir : les *trois orifices* ampullaires des trois canaux, l'*orifice* non ampullaire du canal horizontal, et l'*orifice* formé par la fusion des deux extrémités non ampullaires des canaux verticaux.

Ces trois canaux ne présentent pas la même étendue : le canal demi-circulaire postérieur est le plus long, il mesure en moyenne 2 centimètres ; puis vient le canal demi-circulaire supérieur, qui a une longueur de 1 centimètre 1/2 ; et enfin le canal demi-circulaire horizontal, qui n'a guère que 12 millimètres.

C. — LIMAÇON.

Le limaçon, ainsi nommé en raison de sa ressemblance avec la coquille d'un escargot, est situé en avant du vestibule, sur un plan interne à la caisse du tympan et à la trompe d'Eustache.

L'idée la plus simple que l'on puisse se faire du limaçon consiste à le considérer comme étant formé par un axe rectiligne et conique, autour duquel s'enroule en spirale un tube creux ; ce tube creux étant lui-même subdivisé en deux parties superposées, ou rampes, par une lame également spiroïde.

Le limaçon présente donc à étudier :

1° Son *axe* ou noyau ;

2° La lame osscuse (*lame des contours*) qui forme la paroi du tube creux enroulé autour de cet axe ;

3° La lame (*lame spirale*) qui divise ce tube en deux rampes ;

4° Les *deux rampes* du tube, distinguées en rampe vestibulaire et rampe tympanique, en raison de leurs orifices qui s'ouvrent, l'un dans le vestibule, l'autre dans la caisse du tympan.

1° **Axe ou noyau du limaçon.** — Cet axe ressemble à un cône horizontalement dirigé dans un sens perpendiculaire à l'axe du rocher ; cet axe, et par suite le limaçon, forme avec le conduit auditif interne un angle à peu près droit ouvert en dedans.

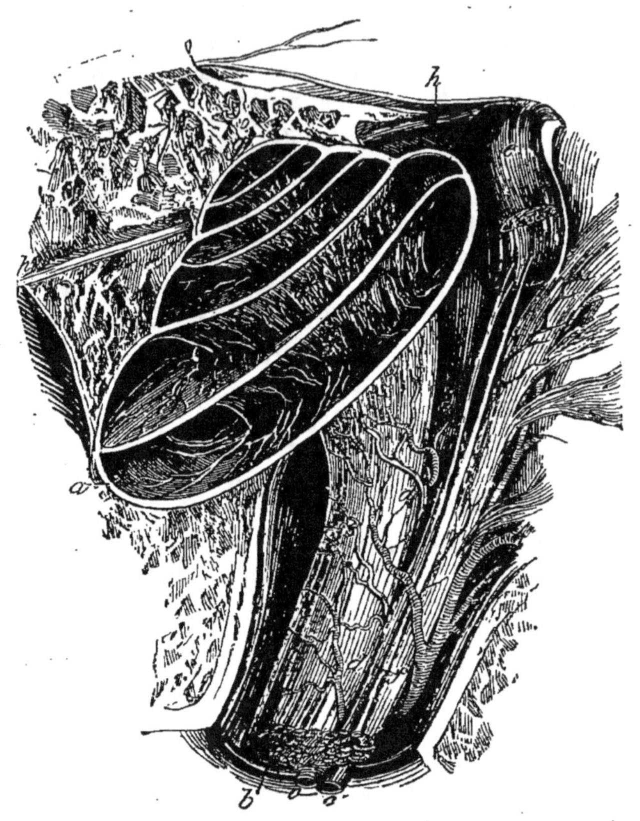

FIG. 168. — Nerf auditif et limaçon. (Littré et Robin.)

a. Limaçon dont la lame osseuse est enlevée pour montrer l'intérieur des rampes. — *b*. Nerf auditif à son entrée dans le trou auditif interne. — *c, c'*. Vaisseaux auditifs internes. — *d, d*. Ces vaisseaux se ramifiant avec les filets du nerf auditif, distribués à la façon des cordes d'un clavier. — *e*. Tronc du nerf facial. — *f*. Nerf intermédiaire de Wrisberg. — *g*. Sommet du limaçon. — *g, h*. Tronc commun des nerfs pétreux émanés du facial.

La *base* de cet axe s'applique sur le fond du conduit auditif interne, et elle présente un grand nombre de petits trous disposés en deux spirales.

Son *sommet* n'atteint pas tout à fait l'extrémité supérieure des tours de spire décrits par la lame des contours, de telle sorte qu'il existe entre ce sommet et la coupole du limaçon un espace par lequel les deux rampes communiquent entre elles.

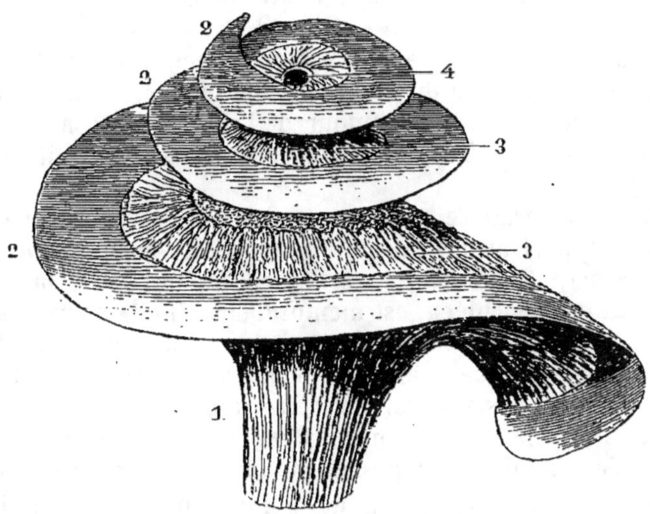

FIG. 169. — Divisions terminales du nerf cochléen sortant du canal de Rosenthal et cheminant dans l'épaisseur de la lame spirale osseuse (Sappey.)

1. Tronc du nerf cochléen. — 2, 2, 2. Zone périphérique ou membraneuse de la lame spirale. — 3, 3, 3. Expansions terminales du nerf cochléen, mises à découvert dans toute leur étendue par l'ablation de la lamelle supérieure de la lame spirale osseuse. — 4. Orifice de communication des deux rampes ; à la partie supérieure de cet orifice on voit le rameau nerveux qui, après avoir parcouru le canal central de l'axe, s'épanouit sur le dernier tour de la lame spirale. (Sappey.)

La *surface externe* de ce cône donne insertion à la lame des contours et à la lame spirale. Au niveau du point de jonction de la lame spirale et de l'axe du limaçon se trouve creusé un canal spiroïde, c'est le *canal de Rosenthal*, qui renferme le *ganglion spiral*.

2° **Lame des contours**. — La lame des contours forme les parois du tube enroulé autour de l'axe du limaçon ; cette lame s'élève en spirale autour de cet axe et décrit autour de lui deux tours et demi ou trois tours de spire (1).

(1) Qui se superposent en se fusionnant de telle sorte que les étages ou tours de spire ne sont séparés que par une simple paroi et non par deux.

Le sommet du tube, et par conséquent la fin de la lame des contours, correspond au sommet de l'axe ; sa base présente *deux orifices* (car nous allons voir dans un instant que la cavité du tube est subdivisée en deux rampes par la lame spirale) qui s'ouvrent, l'un dans le vestibule, l'autre dans la fenêtre ronde.

3° **Lame spirale**. — La lame spirale s'étend, comme la lame des contours, de la base du limaçon à son sommet, et divise ainsi le tube cylindrique enroulé autour de l'axe du limaçon (ou plus simplement *tube cochléen*) en deux *rampes*, l'une vestibulaire, l'autre tympanique.

Cette lame spirale se compose de *deux parties :* 1° l'une, interne, en rapport avec l'axe du limaçon, est osseuse (*lame spirale osseuse*); 2° l'autre, externe, en rapport avec la paroi externe du tube cochléen, est membraneuse (*lame spirale membraneuse*). Nous verrons que cette portion membraneuse de la lame spirale est formée par deux membranes qui circonscrivent entre elles une troisième rampe très étroite.

La lame spirale n'atteint pas le sommet du limaçon, elle en est séparée par un espace qui fait communiquer les deux rampes.

Nous avons vu qu'au niveau du point d'insertion de la lame spirale sur l'axe du limaçon se trouve creusé un canal spiroïde (*canal de Rosenthal*) qui renferme le ganglion spiral.

4° **Rampes du tube cochléen**. — La cavité du tube cochléen est subdivisée par la lame spirale en deux tubes secondaires ou rampes : les rampes ont été distinguées, d'après la position de leur ouverture à la base du limaçon, en *rampe vestibulaire* et *rampe tympanique*.

La *rampe tympanique*, qui est située en arrière de la lame spirale, s'ouvre dans la fenêtre ronde, qui, comme on le sait, appartient à la paroi interne de la caisse du tympan.

La *rampe vestibulaire*, qui est située en avant de la lame spirale, s'ouvre dans le vestibule.

A la rampe tympanique se rattache un conduit triangulaire nommé **aqueduc du limaçon**. Cet aqueduc s'ouvre, d'une part, sur la partie moyenne du bord postérieur et inférieur du rocher, et, d'autre part, au voisinage de l'origine de la rampe du limaçon, c'est-à-dire très près de la fenêtre ronde.

D. — Conduit auditif interne.

Le conduit auditif interne s'étend, à peu près transversalement, de la face postérieure du rocher au vestibule et à la base du limaçon (1).

Il a à peu près une longueur d'un centimètre et un diamètre d'un demi-centimètre.

Son *orifice intra-crânien* est elliptique. Sa *partie profonde* se termine par un cul-de-sac qu'une crête horizontale subdivise en *deux étages.*

L'étage supérieur présente *deux fossettes :* 1° l'une, antérieure, par laquelle le nerf facial s'engage dans l'aqueduc de Fallope ; — 2° l'autre, postérieure, qui livre passage au nerf vestibulaire, dont les divisions pénètrent dans l'oreille interne par les trous de la lame criblée antérieure.

L'étage inférieur présente également *deux fossettes :* 1° l'une, antérieure, répond à la base de l'axe du limaçon ; — 2° l'autre, postérieure, conduit, d'une part, vers la tache criblée postérieure, dans laquelle pénètre le *nerf ampullaire inférieur,* et, d'autre part, vers la tache criblée moyenne, dans laquelle pénètre le *nerf sacculaire.*

§ 2. — LABYRINTHE MEMBRANEUX.

Le labyrinthe membraneux se compose d'un ensemble de lames minces et transparentes sur lesquelles se répandent les divisions terminales du nerf acoustique.

Ces lames se moulent assez exactement sur les cavités du labyrinthe osseux pour en reproduire la configuration ; toutefois, elles ne leur sont pas immédiatement accolées ; elles en sont séparées par un liquide nommé *périlymphe,* et elles sont elles-mêmes distendues par un autre liquide nommé *endolymphe.*

Nous conserverons dans la description du labyrinthe membraneux la marche que nous avons suivie dans la description du labyrinthe osseux et nous étudierons :

1° Le *vestibule membraneux,* qui se compose de deux vésicules : l'une d'elles, nommée *utricule,* se rattache aux canaux

(1) Nous avons vu qu'il forme avec l'axe du limaçon un angle droit ouvert en dedans.

ou tubes demi-circulaires membraneux; l'autre, nommée saccule, se relie au limaçon; ·

2° Les *canaux* ou *tubes demi-circulaires membraneux;*

3° Le *limaçon membraneux;*

4° Le *liquide du labyrinthe (périlymphe et endolymphe);*

5° La *terminaison du nerf acoustique;*

6° Les *vaisseaux du labyrinthe.*

1° Vestibule membraneux.

Le vestibule membraneux se compose de *deux vésicules :* l'une, supérieure, occupe la fossette ovoïde, c'est *l'utricule;* l'autre, inférieure, occupe la fossette hémisphérique, c'est le *saccule.*

L'utricule, logé dans la fossette ovoïde, représente une sorte de confluent dans lequel viennent s'ouvrir les canaux demi-circulaires. Il a une forme ovoïde comme la fossette qui le loge et à laquelle il adhère par une partie épaissie qui correspond à l'entrée du nerf utriculaire.

Le saccule, situé au-dessus de l'utricule, auquel il est intimement uni, occupe la fossette hémisphérique; il lui est uni par le nerf sacculaire, de la même manière que l'utricule est lié à la fossette ovoïde par le nerf utriculaire.

Canaux ou tubes demi-circulaires. — Les tubes demi-circulaires présentent la même disposition que les canaux demi-circulaires dans lesquels ils sont logés. Comme eux ils sont au nombre de trois et présentent deux extrémités, l'une simple, l'autre ampullaire; ils se terminent dans l'utricule; ils sont occupés par un liquide nommé endolymphe, et sont séparés de leurs canaux osseux par un liquide nommé périlymphe.

La membrane qui les forme présente au niveau de chaque extrémité ampullaire un petit relief en forme de croissant qui cloisonne sa cavité et que l'on a nommé *crête auditive,* parce que c'est au niveau de cette crête que se rendent et se terminent les *nerfs ampullaires.*

Structure du vestibule membraneux et des tubes demi-circulaires. — L'utricule, le saccule et les tubes demi-circulaires sont formés par une *membrane* mince et transparente qui se compose de *trois couches :* 1° une *couche externe,* conjonctive et vasculaire; — 2° une *couche moyenne,* amorphe; — 3° une *couche interne,* épithéliale et pavimenteuse.

Au niveau des taches blanches et des crêtes auditives ces tuniques s'épaississent, l'épithélium devient cylindrique, et il s'y joint des cellules spéciales, dites cellules auditives. Nous verrons plus

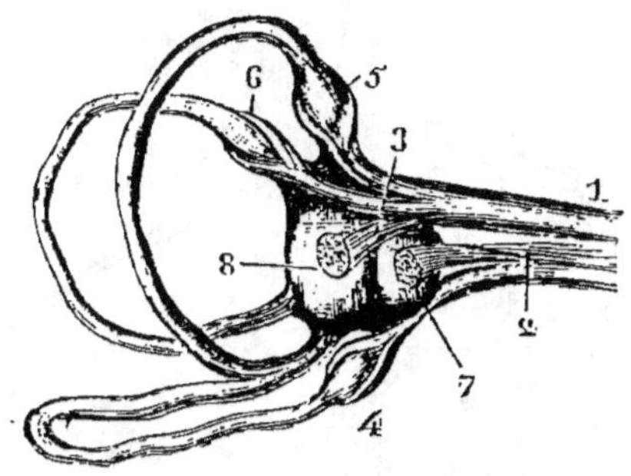

Fig. 170. — Rapports du nerf auditif avec le vestibule et les canaux demi-circulaires membraneux,

1. Branche vestibulaire du nerf auditif, elle se divise en trois rameaux : l'un d'eux (3) est le nerf utriculaire qui se ramifie sur l'utricule, un second (5) est le nerf ampullaire supérieur qui se divise pour embrasser l'extrémité ampullaire du canal demi-circulaire correspondant ; un troisième (6) est le nerf ampullaire externe qui se comporte comme le nerf ampullaire supérieur. — 2. Nerf sacculaire s'épanouissant en éventail sur le saccule. — 3. Nerf utriculaire. — 4. Nerf ampullaire postérieur se distribuant, comme les autres nerfs ampullaires, sur l'ampoule correspondante. — 5. Nerf ampullaire supérieur. — 6. Nerf ampullaire externe. — 7. Saccule. — 8. Utricule.

loin comment se terminent dans ces membranes les divisions du nerf acoustique ; nous décrirons aussi le liquide qu'elles renferment et la poussière calcaire ou otolithes qui flottent dans ce liquide.

Limaçon membraneux.

Nous avons vu que la cavité du limaçon est subdivisée en deux rampes (l'une vestibulaire, l'autre tympanique) par la lame spirale, et que cette lame spirale est osseuse dans sa moitié interne et membraneuse dans sa moitié externe.

Mais une étude plus minutieuse du limaçon apprend bien vite que sa cavité est divisée non pas en deux rampes, mais bien en *quatre rampes*, et voici comment sont formées les deux rampes que nous ne connaissons pas encore :

1° La *lame membraneuse*, qui prolonge la lame spirale osseuse jusqu'à la paroi externe du limaçon, n'est pas unique, elle se compose de *deux feuillets*, l'un supérieur, nommé *membrane de Corti*, l'autre inférieur, nommé *membrane basilaire ;* ces deux feuillets circonscrivent une cavité : voilà donc une troisième cavité ou rampe, on la nomme *rampe auditive.*

2° La rampe vestibulaire elle-même est cloisonnée par une

     ANATOMIE DESCRIPTIVE.

lamelle (*membrane de Reissner*) qui la subdivise en deux cavités ou rampes, l'une qui est la rampe vestibulaire proprement dite, l'autre qui est la *rampe de Lœvenberg* ou *rampe triangulaire*.

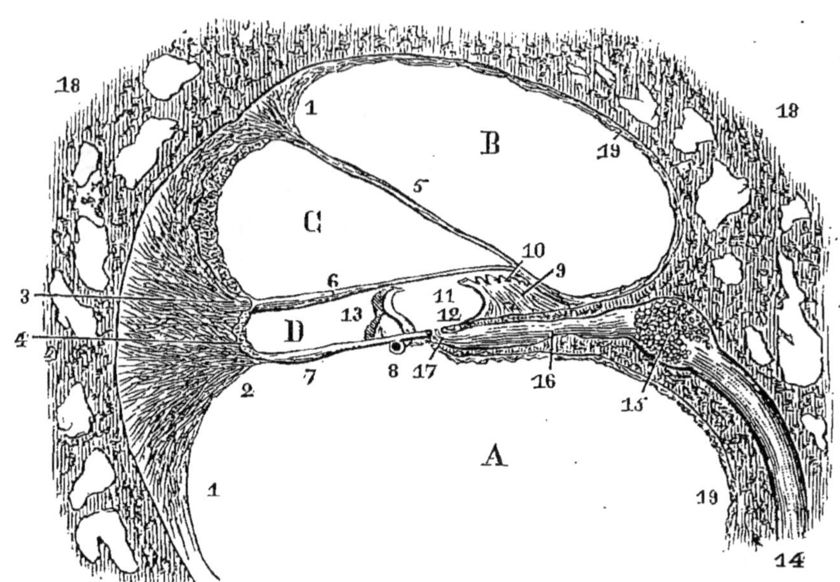

Fig. 171. — Coupe d'un tour de spire du limaçon (d'après Sappey).

(On n'a pas représenté la partie inférieure de la lame des contours.)

A. Rampe tympanique. — B. Rampe vestibulaire. — C. Rampe de Lœvenberg ou rampe triangulaire. — D. Rampe auditive.

1, 2. Ligament spiral formé par l'épaississement du périoste qui tapisse les parois du tube cochléen. — 3. Relief que présente le ligament spiral dans le point où il donne insertion à la membrane de Corti. — 4. Sillon spiral externe. — 5. Membrane de Reissner. — 6. Membrane de Corti. — 7. Membrane basilaire. — 8. Coupe d'un vaisseau. — 9. Bandelette sillonnée. — 10. Dents de la bandelette sillonnée. — 11. Lèvre antérieure de cette bandelette. — 12. Orifice par lequel passe le rameau nerveux qui se rend à l'organe de Corti. — 13. Organe de Corti. — 14. Rameau du nerf cochléen se rendant au ganglion spiral. — 15. Ganglion spiral. — 16. Rameau du nerf cochléen qui, après avoir traversé le ganglion spiral, chemine entre les deux lamelles de la lame spirale osseuse pour se rendre à l'organe de Corti. — 17. Ce rameau au moment où il se rend dans l'organe de Corti. — 18. Tissu osseux de la lame des contours. — 19. Périoste qui tapisse la paroi interne de la lame des contours.

Il existe donc *quatre rampes* dans le limaçon :

1° La **rampe vestibulaire**, dont la coupe ressemble à un ovoïde aplati et qui est limitée, d'une part par la lame des contours, d'une autre part par la lame spirale osseuse et la membrane de Reissner.

2° La **rampe de Lœvenberg ou triangulaire**, limitée d'une part par la membrane de Reissner (qui la sépare de la rampe vestibulaire), et de l'autre par la membrane de Corti (qui la sépare de la rampe auditive). — Sa *base* est formée par la lame des contours, dont le périoste épaissi porte le nom de *ligament spiral*. — Son *sommet* répond à la lèvre supérieure de la lame spirale osseuse (1).

3° La **rampe auditive**, très petite, rectangulaire, limitée d'une part par la membrane de Corti, de l'autre par la membrane basilaire, en dehors par la gouttière que présente le ligament spiral, en dedans par le bord libre de la lame spirale osseuse; ce bord présente un organe nommé *bandelette sillonnée*; de plus, la rampe auditive renferme des organes très délicats nommés *organes de Corti*.

4° La **rampe tympanique**, demi-circulaire, limitée à sa partie convexe par la lamelle des contours, et dans sa partie horizontale par la lame spirale osseuse et la membrane basilaire.

Nous ne dirons rien des *rampes vestibulaire* et *tympanique*, nous savons qu'elles s'ouvrent dans le vestibule et la fenêtre ronde.

La *rampe de Lœvenberg* ou *triangulaire* ne nous arrêtera pas davantage; nous connaissons ses parois, et le liquide qu'elle renferme est le même que celui du saccule (2).

Mais la **rampe auditive** doit être étudiée en détail.

Rampe auditive.

Elle nous présente à considérer : A, ses quatre parois; — B. son contenu.

A. Les parois sont :

1° En dehors, le *ligament spiral* (périoste épaissi de la lame des contours);

2° En dedans, la *bandelette sillonnée* (terminaison cartilagineuse de la lame spirale osseuse);

---

(1) Dans le point où elle se continue avec un organe cartilagineux nommé bandelette cloisonnée.

(2) Quelques auteurs réunissent le canal de Lœvenberg à celui de la rampe auditive sous le nom commun de canal cochléen.

3° En arrière, la *membrane basilaire*.
4° En avant, la *membrane de Corti;*

1° Ligament spiral. — On donne ce nom à l'épaississement que présente le périoste qui tapisse la lame des contours dans sa partie externe.

Ce ligament spiral est surtout épais dans sa partie moyenne, où il répond à la rampe auditive. A ce niveau, il présente une gouttière, nommée *sillon spiral externe*, gouttière dont les lèvres donnent insertion à la membrane basilaire et à la membrane de Corti. Au-devant de cette gouttière, le ligament spiral devient très vasculaire ; d'où le nom de *bande vasculaire* donné à cette partie de son trajet.

2° Bandelette sillonnée. — Cette bandelette, de forme triangulaire, repose sur la lame spirale osseuse, au voisinage de son extrémité libre : sa pointe est dirigée en dedans ; sa base, incurvée, forme la paroi interne de la rampe auditive : elle porte le nom de *sillon spiral interne*. L'un des côtés repose sur la lame spirale osseuse ; l'autre côté, libre, est recouvert par la membrane de Corti ; elle est remarquable par la présence d'une foule de *saillies* qui s'inclinent vers la base de la bandelette et présentent à ce niveau une série de languettes comparables à des dents incisives : ce sont les *dents auditives*.

Cette bandelette est formée par du tissu fibreux.

3° Membrane basilaire. — La membrane basilaire sépare la rampe auditive de la rampe tympanique ; elle s'étend de la lèvre tympanique de la bandelette sillonnée (1) jusqu'au ligament spiral.

On lui distingue *deux zones* : 1° l'une, interne, lisse, supporte l'organe de Corti ; — 2° l'autre, externe, striée, est recouverte de papilles hémisphériques du côté de sa face tympanique, tandis que du côté où elle répond à la rampe auditive, elle est recouverte de cellules épithéliales, polygonales.

4° Membrane de Corti. — Cette membrane forme la paroi antérieure de la rampe auditive ; elle sépare cette rampe de la rampe de Lœvenberg.

(1) C'est-à-dire de la lame spirale.

La membrane de Corti est très mince, élastique; elle s'insère, en dehors, sur le ligament spiral, et, en dedans, sur la lame spirale osseuse, en passant en avant de la bandelette sillonnée et en se fusionnant avec la membrane de Reissner.

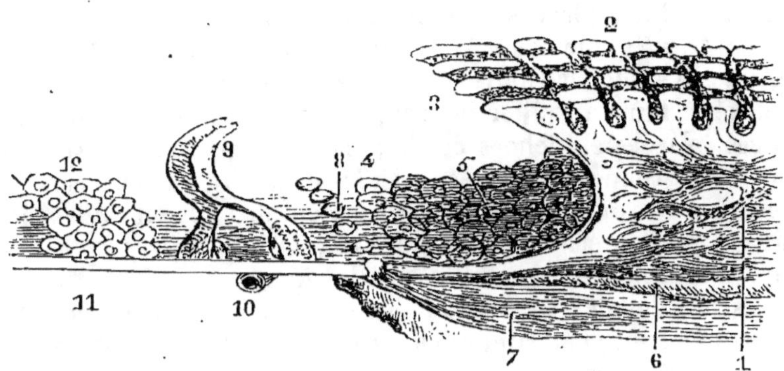

Fig. 172. — Bandelette sillonnée, membrane basilaire et organe de Corti.

1. Couche fibreuse de la bandelette sillonnée. — 2. Saillies qui hérissent la face antérieure ou convexe de cette bandelette. — 3. Dents auditives formant une lèvre du sillon spiral interne. — 4. Lèvre postérieure de ce sillon. — 5. Épithélium tapissant le sillon spiral interne. — 6. Lamelle antérieure de la lame spirale osseuse. — 7. Tubes nerveux cheminant dans l'épaisseur de cette lame. —8. Orifices par lesquels sortent ces tubes nerveux pour se rendre à l'organe de Corti. — 9. Organe de Corti. — 10. Coupe du vaisseau spiral sous-jacent à la zone de la membrane basilaire qui supporte l'organe de Corti. — 11. Membrane basilaire. — 12. Épithélium qui la recouvre.

B. — Contenu de la rampe auditive. — Organe de Corti.

Nous venons de décrire la disposition des parois de la rampe auditive; sa cavité, quadrangulaire, tapissée par un épithélium pavimenteux, est occupée par un liquide (endolymphe) et renferme un organe spécial, nommé *organe de Corti*, auquel se rendent les dernières ramifications nerveuses du limaçon.

Organe de Corti. — Cet organe, logé dans la rampe auditive, se compose de *trois mille arcades juxtaposées*. Ces arcades reposent par leur *base* sur la zone interne ou lisse de la membrane basilaire, et cette base présente une largeur de $0^{mm},1$. Leur *sommet* est en rapport avec la membrane de Corti.

Chacune de ces arcades est formée de deux piliers, distingués en interne et externe. Étroits à leur partie moyenne et renflés à leurs extrémités, ces piliers reposent par leur base sur la membrane basilaire, et par leur sommet ils convergent l'un vers l'autre et s'articulent entre eux.

A l'organe de Corti se trouve annexée une *membrane dite réticulaire* et des *cellules*. La *membrane réticulaire* est une lamelle qui se détache du sommet de l'arc de Corti et se prolonge sur les cellules placées en dehors de ces arcs.

Les *cellules* annexées à l'organe de Corti sont nombreuses, les unes (cellules basilaires), placées entre les deux piliers, sont annexées, l'une au pilier interne, l'autre au pilier externe. Les autres, placées en dehors de l'organe de Corti, sont divisées en plusieurs groupes : les unes, *cellules de Corti*, sont placées au voisinage du pilier interne et présentent des cils vibratiles; les autres, plus intérieures, sont les *cellules de Deiters;* d'autres encore sont nommées *cellules de Claudius*.

Les arcades de l'organe de Corti sont formées par une substance amorphe et élastique; elles constituent, très probablement, un appareil de résonnance.

Périlymphe et endolymphe.

Le labyrinthe membraneux n'est pas en contact immédiat avec le labyrinthe osseux, il en est séparé par une couche de liquide que l'on a évalué au tiers de la capacité du labyrinthe osseux.

Ce liquide, nommé *humeur de Cotugno* ou *périlymphe*, est clair, transparent, fluide comme de l'eau.

Le labyrinthe membraneux est, lui aussi, distendu par un liquide, nommé *endolymphe*, et ce liquide présente les mêmes caractères que le périlymphe.

Usages.— Le labyrinthe membraneux sur lequel se répandent les divisions terminales des nerfs acoustiques, flotte donc entre les deux liquides qui baignent, l'un sa surface externe, l'autre sa surface interne. Grâce à eux il est maintenu étalé, et dans des conditions qui le rendent très impressionnable aux vibrations qui arrivent à ces liquides par les fenêtres ronde et ovale et par les parois du crâne.

Distribution des nerfs acoustiques.

Le nerf acoustique pénètre dans le conduit auditif interne; il le parcourt et se divise en deux branches, destinées, l'une au limaçon, l'autre au vestibule.

1° La **branche cochléenne**, destinée au limaçon, est la plus antérieure; elle pénètre dans le canal central de l'axe du limaçon et présente une disposition spiroïde; chemin faisant, elle fournit une foule de branches qui s'infléchissent en dehors, se placent dans le canal de Rosenthal, et traversent le ganglion

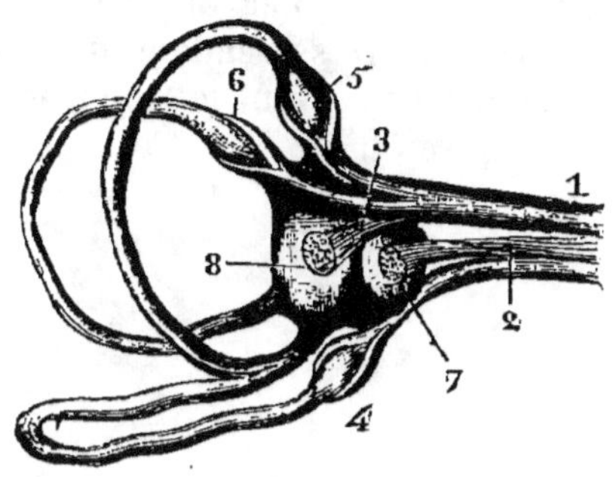

Fig. 173. — Rapports du nerf auditif avec le vestibule et les rameaux demi-circulaires membraneux.

1. Branche vestibulaire du nerf auditif, elle se divise en trois rameaux, l'un d'eux (3) est le nerf utriculaire qui se ramifie sur l'utricule, un second (5) est le nerf ampullaire supérieur qui se divise pour embrasser l'extrémité ampullaire du canal demi-circulaire correspondant; un troisième (3) est le nerf ampullaire externe qui se comporte comme le nerf ampullaire supérieur.—2. Nerf sacculaire s'épanouissant en éventail sur le saccule. — 3. Nerf ampullaire. — 4. Nerf ampullaire postérieur se distribuant, comme les autres nerfs ampullaires sur l'ampoule correspondante. — 5. Nerf ampullaire supérieur. — 6. Nerf ampullaire externe. — 7. Saccule. — 8. Utricule.

spiral; elles s'engagent alors dans l'épaisseur de la lame spirale osseuse, en sortent par les petits orifices que présente le bord libre de cette lame, au-dessous de la bandelette sillonnée, et se divisent en rameaux qui se rendent dans les organes de Corti et les cellules qui leur sont annexées, sans que leur mode de terminaison soit bien connu.

2° La **branche vestibulaire** se divise en trois rameaux : supérieur, moyen et postérieur.

Le *rameau supérieur* traverse la tache criblée antérieure et se subdivise en trois ramuscules destinés : 1° l'un à l'ampoule du tube demi-circulaire supérieur (*nerf ampullaire supérieur*); 2° un autre à l'ampoule du tube demi-circulaire externe (*nerf ampullaire externe*); 3° un troisième à l'utricule (*nerf utriculaire*).

Le *rameau moyen* s'engage dans les trous de la tache criblée moyenne et se distribue au saccule (*nerf sacculaire*).

Le *rameau postérieur* s'engage dans les trous de la tache criblée postérieure et se distribue à l'ampoule du tube demi-circulaire postérieur (*nerf ampullaire postérieur*).

Vaisseaux du labyrinthe.

Le labyrinthe reçoit quatre petites divisions artérielles : l'une d'elles accompagne le nerf acoustique et se distribue au limaçon; une autre se rend aux canaux demi-circulaires et à l'oreille interne par un canal spécial creusé dans le rocher; d'autres encore se rendent au vestibule.

Les veines suivent le trajet des artères et se rendent dans les sinus pétreux.

APPAREIL DE L'OLFACTION

SENS DE L'ODORAT.

Le sens de l'odorat, destiné à contrôler les qualités de l'air que nous respirons et des aliments que nous introduisons dans la cavité buccale, est représenté par deux membranes (*membranes pituitaires*) sur lesquelles viennent s'épanouir les fibres terminales des nerfs olfactifs.

Ces membranes sont logées dans des cavités anfractueuses creusées au centre de la face, entre les deux orbites, au-dessus de la cavité buccale. Ces cavités, nommées *fosses nasales*, sont séparées l'une de l'autre par une cloison verticale ; elles sont précédées du *nez* destiné à les protéger, en même temps qu'il forme une sorte d'entonnoir très bien disposé pour recueillir les émanations odorantes répandues dans l'air.

De plus, les fosses nasales sont placées entre des cavités de deux ordres ; les unes, antérieures, creusées dans le nez, sont les *narines ;* l'autre, postérieure, beaucoup plus vaste, formant la partie supérieure du pharynx et dans laquelle s'ouvrent les trompes d'Eustache, porte le nom *d'arrière-cavité des fosses nasales.*

Ainsi donc l'appareil de l'olfaction présente à étudier en procédant d'avant en arrière :

A. Le *nez* et les *narines.*

B. Les *fosses nasales.*

C. L'*arrière-cavité des fosses nasales.* (Elle a été étudiée avec e pharynx.

Nez.

Le nez a la forme d'une pyramide triangulaire, mais il présente les plus grandes variétés dans sa configuration et dans ses dimensions.

On peut lui considérer : 1° *deux faces latérales ;* ces faces présentent vers leur tiers inférieur un sillon horizontal qui, arrivé au niveau de la joue, s'incurve (*sillon naso-labial*), descend et circonscrit la partie la plus mobile des parois latérales du nez (*ailes du nez*); au-dessus de ce sillon se trouve une surface qui répond d'abord à la joue en formant un angle peu accentué (*angle naso-génien*) et plus haut aux paupières (*angle naso-palpébral*).

2° Le *dos du nez*, formé par la réunion des faces latérales, est mince ou épais, droit ou convexe, etc.; il se termine en bas par un relief plus ou moins accentué nommé *lobule du nez*.

3° Le *sommet du nez* ou *racine*, placé entre les sourcils, présente de grandes variétés.

4° La *base du nez* dirigée en bas présente *deux orifices* de formes et de dimensions très variables. Ces deux orifices sont séparés par une cloison (*sous-cloison*).

La face profonde du nez présente deux gouttières à concavité dirigée en arrière; ces gouttières limitent les narines.

Structure. — Le nez se compose : 1° d'une charpente osseuse et cartilagineuse; 2° de muscles; 3° d'un double revêtement, cutané sur sa face externe, muqueux sur sa face profonde; 4° de glandes, de vaisseaux et de nerfs.

Charpente. — Le squelette du nez est en partie osseux, en partie cartilagineux.

La **portion osseuse** est représentée par les *deux os propres du nez* (1) et par les *apophyses montantes* des maxillaires supérieurs.

La **portion cartilagineuse** est représentée par plusieurs cartilages : 1° le cartilage de la cloison; 2° les cartilages latéraux; 3° les cartilages de l'aile du nez; 4° des cartilages accessoires.

1° **Cartilage de la cloison.** — Logé dans l'angle rentrant que circonscrivent (en avant) la lame perpendiculaire de l'ethmoïde et le vomer, le cartilage de la cloison est à peu près quadrilatère; *en haut et en arrière*, il se fusionne avec la lame perpendiculaire de l'ethmoïde; *en avant*, il s'étend des os propres du

(1) Petites lamelles rectangulaires, placées de chaque côté de la ligne médiane. elles s'articulent en haut avec le frontal; en bas, elles se terminent par un bord libre facile à apprécier sur soi-même; en dedans, ces os s'unissent entre eux et, en dehors, avec les apophyses montantes des maxillaires supérieurs.

nez jusqu'au lobe de cet organe, et dans ce trajet il est placé
d'abord entre les cartilages latéraux, plus bas entre les cartilages des ailes du nez. — *En bas et en arrière*, il s'unit au
vomer et se prolonge dans son épaisseur. — *En bas et en avant*
il répond aux cartilages des ailes du nez et à la sous-cloison.

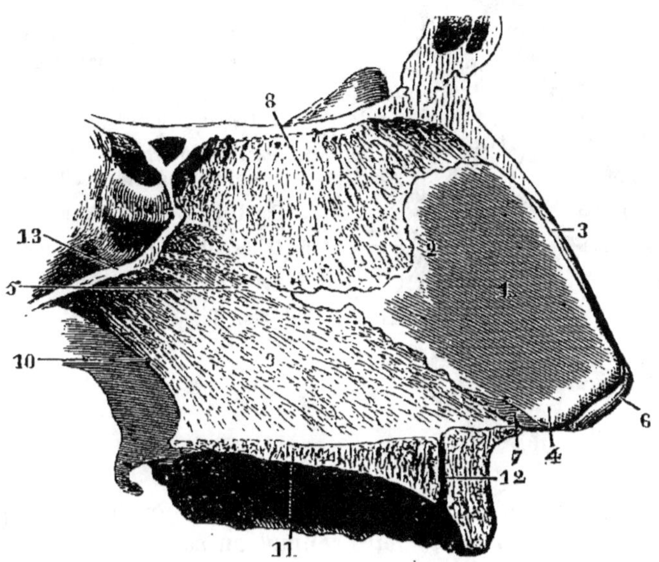

FIG. 174. — Cloison des fosses nasales.

1. Cartilage de la cloison. — 2. Sa fusion avec la lame perpendiculaire de l'ethmoïde. — 3. Son bord antérieur. — 4. Son bord inférieur. — 5. Extrémité
postérieure du cartilage de la cloison, se prolongeant, ainsi que l'indiquent les
lignes ponctuées, dans l'épaisseur du vomer. — 6. Cartilage de l'aile du
nez du côté gauche. — 7. Cartilage accessoire interposé entre le vomer et le cartilage de la cloison. — 8. Lame perpendiculaire de l'ethmoïde sur laquelle se
ramifient les divisions du nerf olfactif. — 9. Vomer. — 10. Bord postérieur,
libre, du vomer. — 11. Fusion de son bord antérieur avec la voûte palatine. —
12. Conduit palatin antérieur. — 13. Bord postérieur du vomer s'unissant au
sphénoïde.

Ses faces latérales, tapissées par la muqueuse pituitaire, sont en
général planes et verticales; mais il n'est pas rare de les voir se
dévier d'un côté ou de l'autre.

2° Les **cartilages latéraux** (au nombre de deux) peuvent être
regardés comme une dépendance du cartilage de la cloison, car
ils se continuent avec son bord antérieur; de là ils s'incurvent

en arrière de manière à circonscrire avec ce cartilage deux
gouttières.

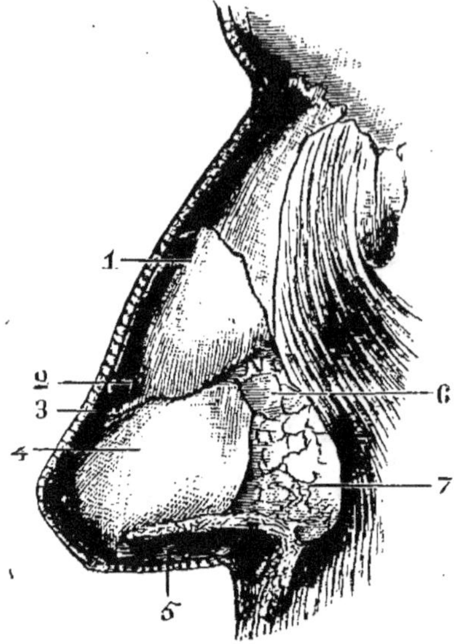

FIG. 175. — Cartilages du nez vus
par leur face latérale.

1. 2. Cartilage latéral.

3. Partie inférieure du cartilage
latéral répondant à l'aile du nez.

4. Cartilage de l'aile du nez.

5. Orifice de la narine gauche.

6. Cartilages surnuméraires.

7. Tissu fibreux

Leur *bord supérieur* s'unit au bord inférieur des os propres
du nez. — Leur *bord inférieur* répond au cartilage de l'aile du
nez. — Leur *bord interne* se continue avec le tissu fibreux qui,
d'une autre part, se fixe sur l'apophyse montante. — Enfin, leur
bord interne se fusionne, du moins en partie, avec le cartilage
de la cloison.

3° **Cartilages des ailes du nez** (au nombre de deux, l'un
droit, l'autre gauche). — Ils se composent de deux branches;
l'une, externe, très développée, appartient à l'aile du nez; l'autre,
interne, beaucoup plus petite, appartient à la sous-cloison.

La *branche externe* répond, en haut au cartilage latéral, en
bas au lobule et au bord libre de l'aile du nez, en arrière elle
est continuée par une série de noyaux cartilagineux jusqu'au
bord libre de l'apophyse montante.

La *branche interne* répond, en dedans, à sa congénère, dont
elle est séparée dans une partie de son étendue par le cartilage
de la cloison.

4° **Cartilages accessoires.** — Ils sont assez nombreux ; ainsi

qu'on le voit sur les figures, les uns sont placés de chaque côté
du cartilage de la cloison, dans un petit espace libre situé entre
les cartilages latéraux et les cartilages de l'aile du nez. D'autres
prolongent en arrière la branche externe du cartilage de l'aile
du nez, etc.

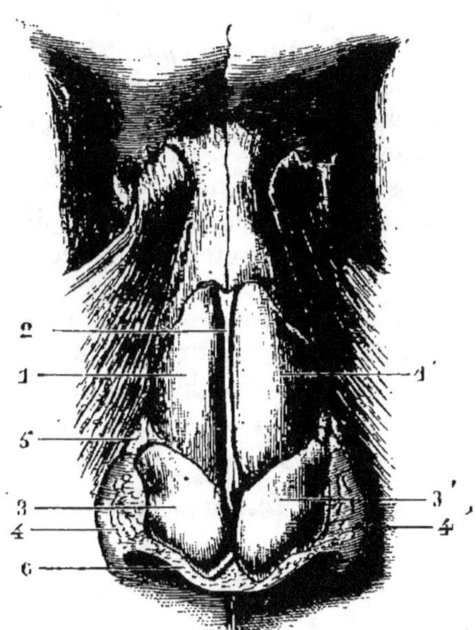

FIG. 176. — Charpente osseuse
et cartilagineuse du nez.

1. Cartilage latéral du côté
droit.

1'. Cartilage latéral du côté
gauche.

2. Bord antérieur du cartilage
de la cloison qui se montre
entre les deux cartilages latéraux.

3, 3'. Cartilages de l'aile du
nez (branche externe)

4. Tissu fibreux.

5. Cartilages accessoires placés en dehors des cartilages
des ailes du nez.

6. Coupe du lobule du nez.

Tous les cartilages du nez sont renfermés dans le dédoublement
d'une lame fibreuse; cette lame comble les intervalles qui les
séparent et les fixe aux os voisins.

Muscles du nez. — Ils sont déjà connus; bornons-nous à
dire qu'on peut, à l'exemple de Sappey, les diviser en deux
groupes.

Les uns, *extrinsèques*, font participer le nez à l'expression
générale de la face : ce sont, le *pyramidal* qui plisse la racine
du nez, *l'élévateur commun de l'aile du nez et de la lèvre supérieure* dont le nom indique la destination.

Les autres, *muscles intrinsèques*, impriment à l'aile du nez des
mouvements alternatifs de resserrement et de dilatation, mouvements qui s'accentuent d'autant plus que la respiration est plus
gênée; ces muscles sont le *transverse* et le *myrtiforme*, qui res-

serrent l'orifice nasal, et le *muscle propre de l'aile du nez*, qui le dilate.

R*EVÊTEMENT CUTANÉ ET MUQUEUX*. — La **peau** qui recouvre le nez se moule très exactement sur ses reliefs et ses dépressions. Elle se continue avec la peau des parties voisines et présente à noter :

1° Ses *différences d'épaisseur* : mince vers la racine du nez et sur la partie supérieure de ses faces latérales, elle s'épaissit notablement vers le lobule, les ailes et surtout au niveau de la sous-cloison.

2° Les *orifices glandulaires* dont elle est criblée (1).

3° La peau contourne le bord libre des ailes du nez pour tapisser une certaine étendue de leur face profonde (2).

Couche muqueuse. — La face postérieure du nez est tapissée dans sa partie supérieure par la muqueuse pituitaire et, dans sa partie inférieure, par la peau qui s'est repliée sur le pourtour des ailes du nez pour pénétrer dans les narines.

Glandes, vaisseaux et nerfs.

Le nez possède des glandes sudorifères et des glandes sébacées.

Les *glandes sudorifères* ne présentent rien de spécial.

Les *glandes sébacées* sont, au contraire, remarquables par leur nombre et leur développement ; assez rares sur la racine et sur le dos du nez, elles sont très nombreuses, très rapprochées et disposées sur trois couches au niveau du lobule et des ailes du nez ; ce sont elles qui, fréquemment envahies par les demodex, se manifestent par de petits points noirs (3).

V*AISSEAUX*. — Les **artères** du nez proviennent de trois sources : 1° de l'*artère nasale*, branche de l'ophthalmique, qui

(1) Ces orifices sont d'autant plus développés qu'il est très ordinaire de voir les glandes sébacées du nez envahies par des vers nommés *demodex*.

(2) A partir d'un certain âge (quarante à cinquante ans), il est fréquent de voir la peau du nez s'épaissir par le fait d'une infiltration graisseuse dans son épaisseur ou d'une dilatation variqueuse de ses veines.

(3) Ces points noirs sont formés par la matière sébacée noircie au contact de l'air.

se distribue à la racine du nez ; 2° de la *faciale*, dont plusieurs branches se ramifient sur les parties latérales et inférieure du nez ; 3° de la *coronaire labiale supérieure*, qui fournit une branche à la sous-cloison.

Les **veines** du nez se jettent dans la veine faciale ; ces veines prennent chez certains individus, surtout chez les buveurs, un développement variqueux parfois considérable.

Les *lymphatiques* se rendent aux ganglions maxillaires.

Les *nerfs* sont, les uns sensitifs, ils émanent de la branche ophthalmique de Willis ; les autres moteurs, ils proviennent du facial.

Narines.

Les narines peuvent être considérées comme le vestibule des fosses nasales ; elles consistent en *deux cavités ampullaires circonscrites par les ailes du nez* et séparées l'une de l'autre par la sous-cloison. Leur *charpente* est en grande partie formée par le cartilage à deux branches ; leur *orifice inférieur* est à peu près elliptique, leur *cavité* se prolonge en avant dans la fosse nasale : elle est tapissée, en bas, par la peau qui, à ce niveau, présente quelques poils nommés *vibrisses* et, en haut, par la muqueuse.

FOSSES NASALES-

Le squelette des fosses nasales nous est déjà connu (voy. t. I, p. 60), il ne nous reste donc qu'à décrire la disposition de la membrane qui les tapisse et qui se nomme *muqueuse pituitaire* ou *de Schneider*.

Muqueuse pituitaire.

C'est une membrane muqueuse si étroitement unie au périoste des fosses nasales qu'on peut la regarder comme une fibro-muqueuse.

Cette membrane se moule très exactement sur toutes les anfractuosités des fosses nasales, elle se continue en avant avec la peau qui tapisse les narines, en arrière avec la muqueuse de l'arrière-cavité des fosses nasales ; elle se prolonge aussi dans les sinus (maxillaires, sphénoïdaux, ethmoïdaux, etc.), qui s'ouvrent dans les fosses nasales, dans le canal nasal, etc.

La muqueuse pituitaire présente une couleur rosée ou rouge, elle est molle, très vasculaire (1).

Sa surface est criblée d'un grand nombre d'orifices qui correspondent à des glandules logées dans son épaisseur.

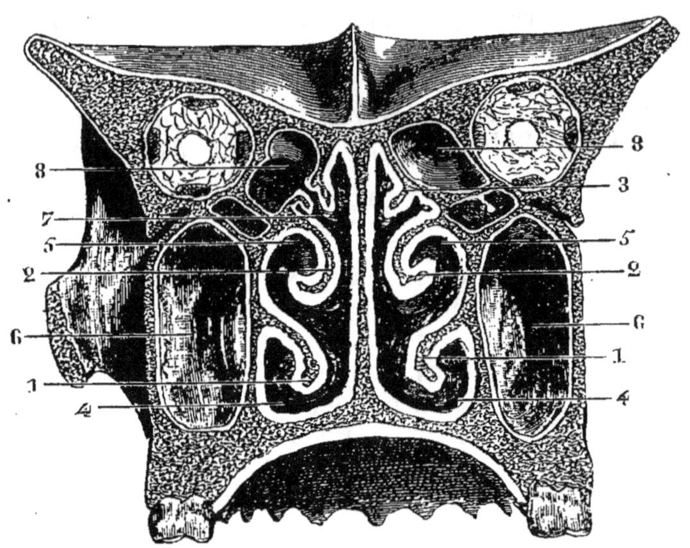

Fig. 177. — Coupe transversale des fosses nasales et des sinus voisins
(d'après Hirschfeld).

1, 1. Coupe du cornet inférieur. — 2. Coupe du cornet moyen. — 3. Coupe du cornet supérieur. — 4. Méat inférieur. — 5. Méat moyen. — 6. Sinus maxillaire. — 7. Méat supérieur (dans lequel on voit s'ouvrir les cellules ethmoïdales). — 8. Cellules ethmoïdales.

Veut-on suivre cette muqueuse dans toute l'étendue de son trajet, on voit que :

1° *En avant*, elle tapisse la face profonde des cartilages latéraux et plus haut des os propres du nez.

2° *En haut*, elle revêt la face inférieure de la lame criblée dont elle ferme tous les trous ; de telle sorte que les divisions du nerf olfactif qui passent par ces trous ne traversent pas la membrane pituitaire, mais se distribuent dans son épaisseur.

3° *En arrière* de la lame criblée, elle tapisse le corps du sphénoïde et pénètre dans son sinus dont elle revêt toutes les parois.

(1) Toutes circonstances qui expliquent la facilité avec laquelle se produisent les épistaxis.

4° *En dedans*, elle revêt la cloison des fosses nasales et lui adhère peut-être un peu moins qu'aux parties voisines.

5° *En dehors*, son trajet est plus compliqué, elle tapisse le cornet supérieur et ferme en arrière le trou sphéno-palatin. Du cornet supérieur, elle passe dans le méat supérieur et pénètre dans les cellules ethmoïdales postérieures par un ou plusieurs orifices dont les formes sont variables.

Plus bas encore elle tapisse le cornet moyen, se réfléchit au-dessous de lui pour revêtir le méat moyen ; de ce point elle envoie *trois prolongements* : l'un s'engage dans les *cellules ethmoïdales anté-rieures*, l'autre pénètre dans le *sinus maxillaire*, et le troisième dans le *sinus frontal*.

Il faut remarquer qu'en pénétrant dans ces diverses cavités, la membrane pituitaire *rétrécit* considérablement les orifices qui, sur le squelette, font communiquer ces sinus avec la cavité nasale. Plus bas, la muqueuse tapisse le cornet inférieur, se réfléchit sur son bord inférieur pour revêtir le méat inférieur et, à ce niveau, se continue avec la muqueuse qui tapisse le *canal nasal*.

6° Sur le plancher des fosses nasales, la muqueuse pituitaire ne présente rien à signaler, sinon un cul-de-sac peu profond qui s'engage dans le *conduit palatin*.

Structure. — La pituitaire se compose : d'un derme ou chorion muqueux ; — d'une couche épithéliale ; — de glandes ; — de vaisseaux et de nerfs. Elle présente dans sa partie supérieure ou *olfactive* et sa partie inférieure ou *respiratoire* des différences de structure que nous signalerons chemin faisant.

Le *derme* est formé par du tissu conjonctif, très adhérent au périoste.

La *couche épithéliale* se compose d'un épithélium à cils vibratiles dans la portion respiratoire et d'un épithélium pavimenteux dans la portion supérieure ou olfactive : à ce niveau, les cellules épithéliales sont dépourvus de cils vibratiles ; mais, dans leurs intervalles se trouvent des cellules spéciales dites olfactives.

Les *cellules olfactives* sont ovoïdes ou fusiformes, elles présentent deux prolongements : l'un très fin, variqueux, s'enfonce dans l'épaisseur de la muqueuse et se continue probablement avec les fibres terminales des nerfs olfactifs ; l'autre, superficiel, plus large, remonte jusqu'à la surface de la muqueuse.

Glandes. — La pituitaire possède un nombre considérable de glandes : elles sont beaucoup plus nombreuses dans sa partie inférieure ou respiratoire que dans sa partie supérieure ou olfactive. Elles sont aussi très nombreuses sur la partie externe et au niveau du bord libre des cornets (1).

Ces glandes sont, les unes tubuleuses, les autres arrondies. On en rencontre aussi dans la muqueuse qui tapisse le sinus et les cellules ethmoïdales ; mais elles y sont bien moins développées; de plus, suivant Sappey, elles affectent une forme arborescente.

Les glandes sont surtout très nombreuses dans le sinus maxillaire et elles peuvent se dilater de manière à produire certains kystes du maxillaire.

VAISSEAUX ET NERFS. — Les **artères** proviennent : 1° de la *maxillaire* (2) *interne* qui fournit à la pituitaire la sphéno-palatine (3), et quelques branches de la ptérygo-palatine (4) alvéolaire et sous-orbitaire ; — 2° de l'*ophthalmique*, dont les branches ethmoïdales se répandent dans le sinus frontal et la voûte des fosses nasales.

Les **veines** sont nombreuses et très développées, Sappey les divise en *trois groupes;* l'un, antérieur, dont les rameaux sortent par les trous des os propres du nez et de l'apophyse montante pour se rendre dans la veine faciale ; l'autre, *supérieur*, se rend dans le sinus longitudinal supérieur; le troisième, *postérieur*, forme la veine sphéno-palatine.

Les *vaisseaux lymphatiques* se rendent dans des ganglions placés au-devant de l'axis.

Les **nerfs** sont : 1° un nerf de sensibilité spéciale, le *nerf olfactif* dont les filets traversent les trous de la lame criblée et se distribuent à la moitié ou aux deux tiers supérieurs de la pituitaire; 2° des *nerfs sensitifs* qui se distribuent à toute la muqueuse et qui dérivent du nerf trijumeau : ce sont le filet ethmoïdal de l'ophthalmique de Willis et des filets du ganglion de Meckel qui procèdent du nerf maxillaire supérieur.

On peut remarquer que ce sont les parties les plus épaisses de la pituitaire qui sont le plus abondamment pourvues de glandes.

(2) Cette artère volumineuse se divise en deux branches : l'une, interne, se ramifie sur la cloison; l'autre, externe, se subdivise en trois rameaux secondaires destinés à chacun des cornets.

(3) Qui se distribue à l'orifice postérieur des fosses nasales.

(4) Qui se distribuent à la muqueuse du sinus maxillaire.

EMBRYOLOGIE [1]

ANATOMIE DE DÉVELOPPEMENT

L'embryologie ou anatomie du développement étudie : 1° les modifications par lesquelles passe l'œuf fécondé pour former l'embryon : 2° l'évolution du fœtus.

Pour la clarté de la description nous diviserons l'embryologie en trois parties et nous étudierons :

1° Le **développement de l'ovule**, c'est-à-dire les modifications subies par l'ovule pour former l'embryon et ses annexes ;

2° Les **annexes du fœtus** ;

3° Le **développement des organes et appareils du fœtus.**

DÉVELOPPEMENT DE L'ŒUF.

Formation de l'embryon.

Nous avons vu qu'à chaque période mensuelle une vésicule de de Graaf se développe, se rompt et laisse échapper un ovule. Cet ovule chemine dans la trompe de Fallope en se dirigeant vers l'utérus, dans lequel il arrive vers le huitième jour ; si, chemin faisant, il rencontre des spermatozoïdes, il subit, sous leur influence, des modifications considérables d'où résultera la formation de l'embryon.

Rappelons encore que l'**ovule** entouré par le disque proligère qu'il entraîne avec lui, se trouve formé :

1° Par une membrane d'enveloppe, mince et transparente, nommée *membrane vitelline* ;

2°. Par un contenu jaunâtre et granuleux nommé *vitellus*.

3° Dans ce vitellus se trouve un noyau sphérique, nommé

(1) Les figures d'embryologie ont été empruntées à l'excellent ouvrage sur les accouchements que publient en ce moment MM. Tarnier et Chantreuil.

vésicule germinative ; cette vésicule renferme elle-même une granulation brillante qui est la *tache germinative.*

Que l'ovule soit ou non fécondé, il subit dans son passage à travers la trompe des modifications qui, vraisemblablement, le préparent à la fécondation ; ainsi : 1° la *vésicule germinative*

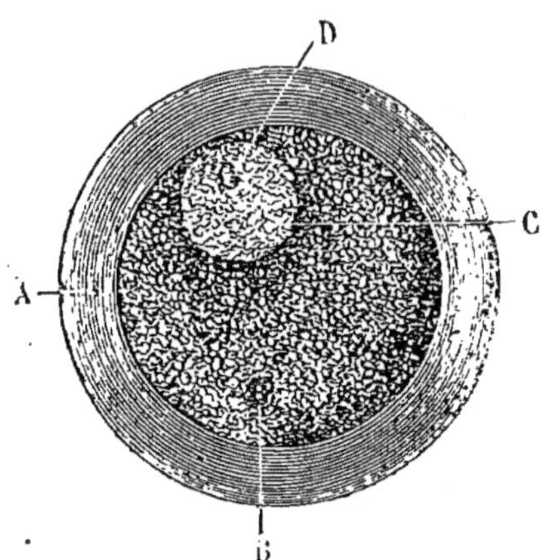

Fig. 178. — Œuf humain.

A. Membrane vitelline ou zone transparente.

B. Vitellus.

C. Vésicule germinative.

D. Tache germinative.

disparaît ; — 2° l'ovule s'entoure d'une *couche albumineuse.* Peu épaisse chez les mammifères, cette couche albumineuse a pour but de fixer les spermatozoïdes et de les maintenir en contact avec l'ovule (1).

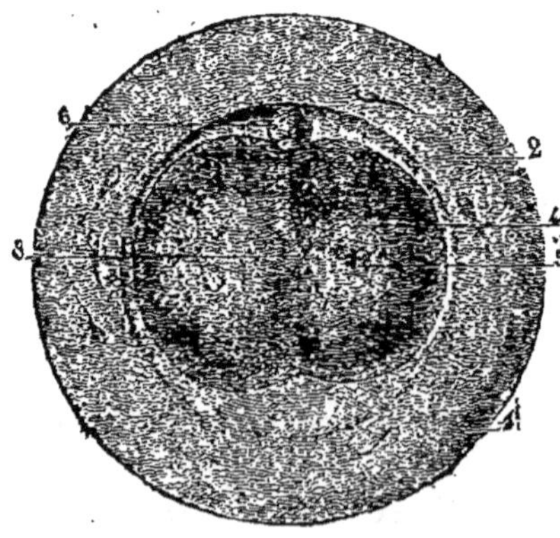

Fig. 179. — Segmentation du vitellu (d'après Coste)

Division en deux lobules vitellins.

1. Couche d'albumine qui entoure la membrane vitelline.

2. Membrane vitelline.

3. Vitellus en voie de segmentation.

4. Noyau vitellin.

5. Nucléoles.

6. Globule polaire.

(1) Chez les oiseaux, cette couche albumineuse est très considérable ; elle forme le blanc de l'œuf et elle est destinée à nourrir l'oiseau avant sa sortie de la coque.

Les modifications de l'œuf fécondé consistent :

1° Dans la *segmentation du vitellus.*

2° Dans la transformation du vitellus en *blastoderme* et dans l'apparition de la *tache embryonnaire.*

1° Segmentation du vitellus. — Le vitellus est cette substance jaune qui remplit toute la cavité de l'ovule. Lorsque l'ovule est fécondé, ce vitellus se segmente de manière à se transformer en une foule de cellules.

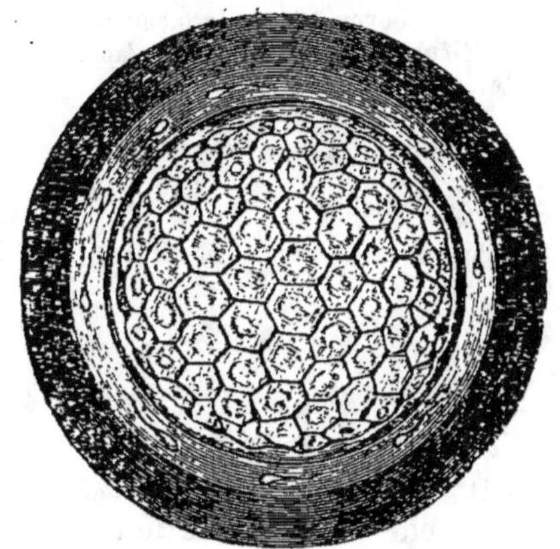

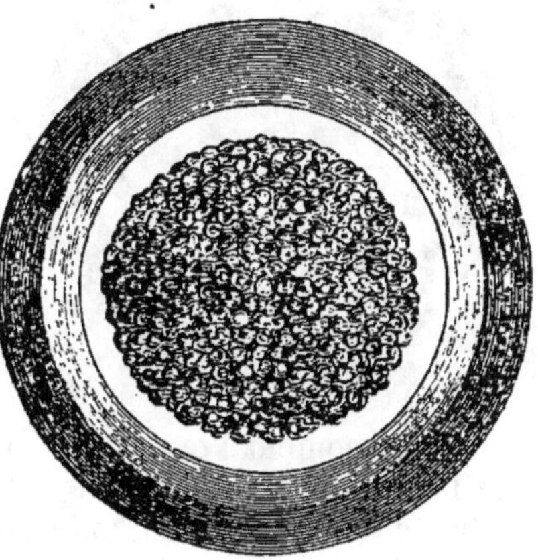

Fig. 180.—Segmentation ayant donné lieu à un grand nombre de sphères vitellines, aplaties par pression réciproque (d'après Coste).

Fig. 181. — Corps mûriforme rétracté (d'après Coste). — La segmentation répétée donne au vitellus l'aspect d'une mûre.

Cette segmentation débute par l'*apparition d'un noyau* transparent pourvu d'un nucléole, le vitellus se resserre autour de ce noyau qui semble être pour lui un centre d'attraction ; bientôt le noyau se divise en *deux parties* et chacun de ces noyaux secondaires devenant à son tour un centre d'attraction, le vitellus se trouve partagé en *deux masses.* Chacun de ces deux noyaux se subdivise encore et ainsi de suite jusqu'à ce que le vitellus ait été transformé en une foule de petites sphères (*globules vitellins*) pourvues de noyau.

2° Formation du blastoderme. — A mesure que le vitellus

se segmente, il s'épanche dans le centre de l'œuf un liquide albumineux qui refoule les globules vitellins vers l'enveloppe de l'œuf (cette enveloppe se nomme, comme on le sait, *membrane vitelline*).

Ces globules appliqués sur la face profonde de cette enveloppe prennent une forme polygonale et constituent par leur réunion une membrane continue qui porte le nom de *blastoderme; c'est aux dépens du blastoderme que se forme l'embryon.*

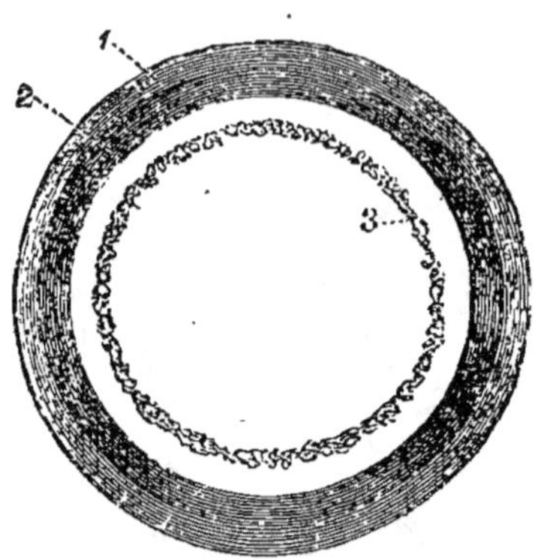

FIG. 182. — Formation de la membrane ou vésicule blastodermique (d'après Coste).

1. Couche d'albumine.

2. Membrane vitelline.

3. Membrane ou vésicule blastodermique.

En ce moment l'œuf a environ *huit jours* et son diamètre est de 1 millimètre et demi; il [est constitué : 1° par la *membrane vitelline*; 2° par le *blastoderme* (formé par la condensation du vitellus); 3° par un *liquide albumineux.*

C'est vers cette époque que l'ovule arrive dans la cavité de l'utérus et *la muqueuse* de cet organe a subi pour le recevoir des modifications remarquables : elle s'est épaissie, elle est devenue tomenteuse et s'est repliée sur elle-même; aussi l'œuf est-il aisément arrêté par une de ses circonvolutions, il ne tarde pas *à se fixer* dans l'anfractuosité où il s'est placé : car, d'une part, la membrane vitelline se hérisse de filaments, racines ou *villosités* qui s'enfoncent dans la muqueuse utérine, et d'une autre part cette muqueuse se boursoufle sur tout son pourtour de manière à lui former d'abord un bourrelet circulaire, puis une enveloppe complète (voy. *Caduque*).

Apparition de la tache embryonnaire et division du blastoderme en trois feuillets. — A peine le blastoderme est-il formé qu'*il s'épaissit* et *s'obscurcit* dans un point de son étendue qui va devenir l'embryon, d'où le nom de *tache em-*

bryonnaire ou *aire germinative* donnée à cette partie du blastoderme.

En ce moment aussi, le *blastoderme se dédouble en deux feuillets*, l'un interne et l'autre externe :

Le *feuillet externe du blastoderme* (encore nommé épiblaste, ectoderme ou feuillet animal, parce que c'est à ses dépens que se forme la peau).

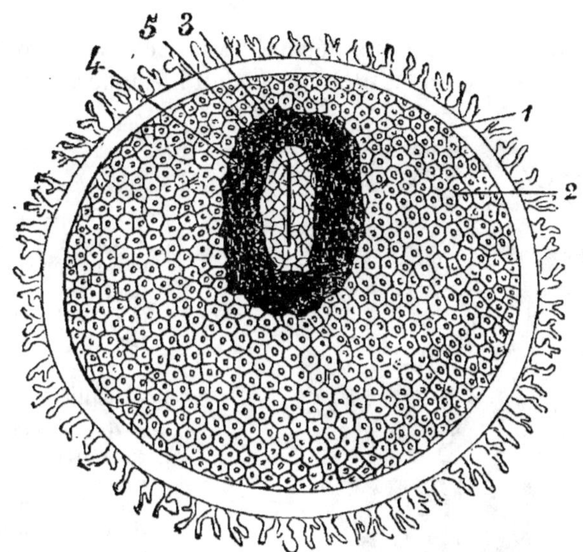

FIG. 183 (figure schématique). — Formation de la tache embryonnaire.

1. Membrane vitelline hérisée de villosités. — 2. Surface externe du blastoderme dépouillée de la membrane vitelline. — 3. Tache embryonnaire. — 4. Aire transparente. — 5. Ligne primitive.

Le *feuillet interne du blastoderme* (encore nommé endoblaste, entoderme ou feuillet muqueux, parce qu'il forme la muqueuse intestinale).

Enfin entre ces deux feuillets se montre bientôt un *blastème*, habituellement nommé *feuillet moyen* (vasculaire ou mésoblaste) et qui préside à la formation de presque tout le fœtus.

En ce moment donc l'œuf se compose :

1e De sa *membrane vitelline* hérissée de villosités, elle n'est plus nommée que *chorion*.

2° Du *feuillet externe du blastoderme* (épiblaste).

3° Du *feuillet moyen du blastoderme* (mésoblaste).

4° Du *feuillet interne du blastoderme* (endoblaste).

5° Enfin de l'*aire embryonnaire* qui, formée aux dépens d'une partie limitée du blastoderme, a déjà subi certaines modifications.

Parmi ces modifications de la tache embryonnaire, nous ne citerons pour le moment que celles qu'il faut connaître pour comprendre le développement des annexes du fœtus.

Vers le douzième jour du développement, on peut déjà distinguer dans l'œuf deux parties distinctes : 1° l'embryon; 2° ses annexes.

L'**embryon** est formé aux dépens de la tache embryonnaire; (qui est logée dans le feuillet moyen du blastoderme); celle-ci

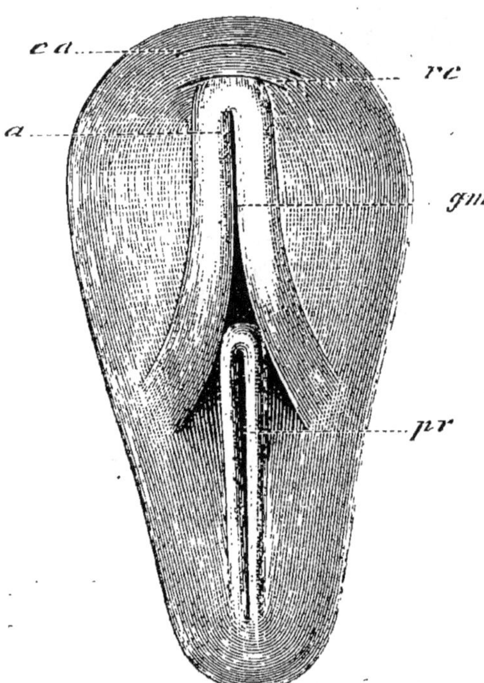

Fig. 184. — Aire embryonnaire dix - huit heures après l'incubation, chez le poulet (d'après Foster et Balfour).

pr. Gouttière primitive.

gm. Gouttière médullaire embrassant entre les bords divergents de son extrémité inférieure la gouttière primitive.

a. Bord de la gouttière médullaire.

rc. Repli céphalique à son début.

ca. Capuchon amniotique à son origine.

s'allonge, elle présente à son centre un sillon nommé *gouttière primitive*, bientôt remplacé par la *gouttière médullaire* aux dépens de laquelle se formera le canal médullaire.

En même temps, la tache embryonnaire subit deux ordres de modifications :

1° Elle s'épaissit aux deux extrémités de son grand axe; l'épaississement de la partie supérieure qui constitue le *renflement céphalique*, est beaucoup plus considérable que celui de l'extrémité inférieure ou *caudale*.

2° Elle *s'incurve de toutes parts vers le centre de l'œuf;* ses deux extrémités, céphalique et caudale, s'inclinent l'une vers l'autre, de manière à diminuer l'axe longitudinal de l'embryon et ses parties latérales, nommées *lames ventrales*, s'avancent transversalement à la rencontre l'une de l'autre; l'embryon ressemble alors à une *nacelle* (1).

Cette incurvation de l'embryon entraîne des changements notables dans la disposition des feuillets externe et interne du blastoderme.

Le *feuillet externe* du blastoderme se replie sur tout le pourtour de l'embryon (2) en formant des reliefs ou culs-de-sac surtout très accentués au niveau des extrémités céphalique et caudale, où ils sont nommés *capuchon céphalique et caudal;* ces reliefs marchent à la rencontre l'un de l'autre et finissent par se fusionner dans un point qui correspond au milieu du dos de l'embryon; il résulte de cette fusion que le feuillet externe du blastoderme forme deux feuillets entre le dos de l'embryon et le chorion.

L'un de ces feuillets est adossé au chorion et se confond avec lui, c'est le *chorion blastodermique;* l'autre feuillet est libre, séparé du dos de l'embryon par une cavité renfermant un liquide, c'est l'*amnios* et le *liquide amniotique* qui entoure complètement l'embryon, sauf au niveau de l'ombilic, où il se réfléchit sur le pourtour des organes qui traversent cet ombilic et se continue avec l'embryon.

Le *feuillet interne du blastoderme,* qui tapisse la face antérieure de l'embryon, se trouve enclavé par lui au fur et à mesure que cet embryon s'incurve, de telle sorte qu'après un certain temps ce feuillet interne du blastoderme se trouve divisé en *deux parties* très inégales, l'une, *intra-embryonnaire* très petite, est enfermée dans le corps de l'embryon, elle formera l'intestin; l'autre, *extra-embryonnaire*, de beaucoup la plus considérable, est placée en dehors de ce corps, c'est la *vésicule ombilicale*. La partie rétrécie par laquelle elles communiquent entre elles, constitue l'*ombilic*.

____

(1) Et le point vers lequel convergent ses lames ventrales constituera l'ombilic.
(2) On peut se figurer le dos de l'embryon s'écartant du chorion et entraînant avec lui le feuillet externe du blastoderme.

ANNEXES DU FŒTUS.

On donne le nom d'annexes du fœtus à tous ces tissus ou organes qui, placés en dehors de l'embryon, concourent à son développement et le rattachent à l'organisme maternel.

Ces annexes comprennent :

1° Le **chorion** (transformation de la membrane vitelline);

2° L'**amnios**, formé aux dépens du feuillet externe du blastoderme.

3° La **vésicule ombilicale**, constituée par la portion extra-fœtale du feuillet interne du blastoderme.

4° La **vésicule allantoïde**, organe nouveau.

5° Le **placenta et le cordon ombilical**, organes vasculaires présidant aux échanges sanguins qui s'effectuent entre le fœtus et la matrice.

6° La **caduque** ou muqueuse utérine profondément modifiée par la présence de l'œuf et qui est expulsée avec lui au moment de l'accouchement.

1° Chorion.

Son étude sera mieux placée après la description de la vésicule allantoïde.

AMNIOS.

L'amnios commence à se former vers la fin de la deuxième semaine par le *soulèvement du feuillet externe du blastoderme sur tout le pourtour de l'embryon* (1).

A son origine l'amnios forme une poche peu étendue séparée du dos de l'embryon par un peu de liquide : à ce moment la plus grande partie de l'œuf est occupée par d'autres cavités (vésicule ombilicale, allantoïde, etc.); mais peu à peu l'amnios se développe tandis que les autres organes s'atrophient, et vers la fin de la grossesse il est représenté par une poche mince et transparente remplie d'un liquide au milieu duquel flotte le fœtus.

La *surface externe* de l'amnios est en rapport avec le chorion, elle tapisse la face fœtale du placenta et se réfléchit sur

____

(1) On admet aujourd'hui que le feuillet moyen du blastoderme entre pour une certaine part dans sa formation.

tout le pourtour du cordon, en lui formant une gaîne qui l'accompagne jusqu'à l'ombilic du fœtus ; en ce point il se continue avec la peau.

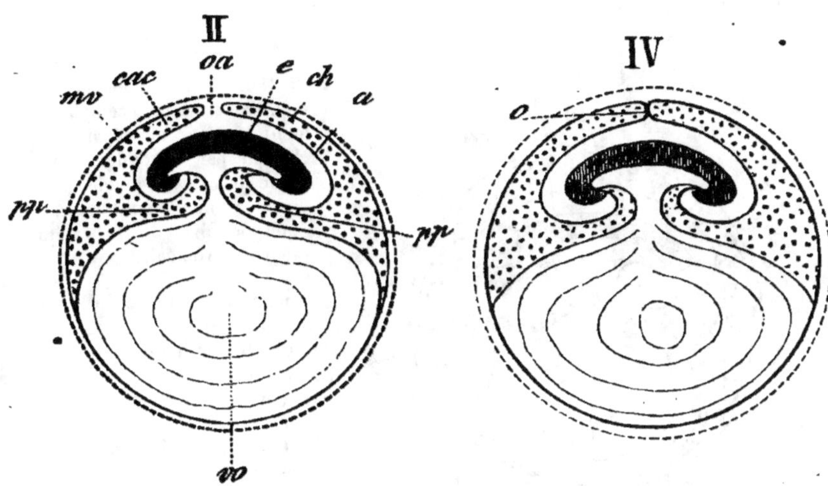

Fig. 185. — Figures schématiques destinées à montrer le développement de l'amnios.

II. Cette figure représente la coupe longitudinale de l'embryon.

e. Embryon. — a. Amnios. — oa. Ombilic amniotique. — cac. Cavité amnio-choriale. — pp. Cavité pleuro-péritonéale. — ch. Chorion. — mv. Membrane vitelline. — vo. Vésicule ombilicale.

IV. Cette figure, qui est la figure II à un stade plus avancé, est destinée à montrer l'occlusion de l'ombilic amniotique en o.

La *face interne* de l'amnios est en rapport avec le liquide amniotique.

Structure. — L'amnios se compose de deux tuniques, l'une externe et l'autre interne.

La *tunique externe* est formée de tissu conjonctif, on y trouve aussi quelques fibres musculaires lisses (Vulpian).

La *tunique interne* se compose de cellules épithéliales pavimenteuses.

L'amnios ne possède ni vaisseaux ni nerfs (1).

(1) Les recherches récentes de Peyrot et de Campenon semblent démontrer que, chez certains animaux, l'amnios possède des vaisseaux.

Le *liquide amniotique* est clair, transparent comme la sérosité; vers la fin de la grossesse il devient blanchâtre par son mélange à de la matière sébacée et à des détritus épithéliaux (1).

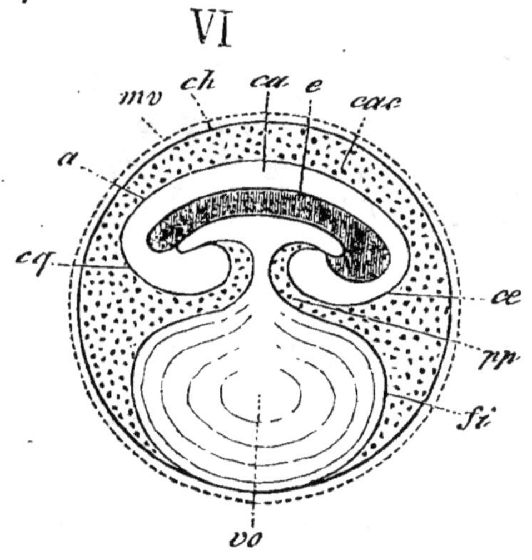

Fig. 186. — Le schémas VI montre l'amnios complètement formé et séparé du chorion par le cœlome externe ou cavité amnio-choriale, prolongement extra-embryonnaire de la cavité pleuro-péritonéale.

e. Coupe longitudinale de l'embryon.
ca. Cavité amniotique.
a. Amnios.
cac. Cavité amnio-choriale (cœlome externe).
ce. Capuchon céphalique de l'amnios.
cq. Capuchon caudal de l'amnios.
pp. Cavité pleuro-péritonéale.

f. i. Feuillet interne. — vo. Cavité ombilicale. — ch. Chorion. — mv. Membrane vitelline.

Ce liquide est légèrement alcalin, salé.

Sa *quantité* est très variable; au moment de l'accouchement elle est, en moyenne, de 500 grammes; mais parfois il n'en existe que quelques grammes et, dans d'autres cas, on en trouve plus de 1 kilogramme; c'est là un état pathologique très nuisible au développement du fœtus.

Usages. — Le liquide amniotique est sécrété par les vaisseaux des enveloppes de l'œuf: il est destiné à protéger le fœtus contre la pression des parois utérines, et à assurer la circulation du cordon; au moment de l'accouchement, il adoucit l'effet des contractions utérines sur le corps du fœtus et lorsque, la poche des eaux (c'est-à-dire l'amnios) étant rompue, il s'écoule à l'extérieur, il lubrifie les parties que doit traverser le fœtus et facilite son glissement.

(1) Lorsque le fœtus est mort depuis longtemps, le liquide amniotique prend une coloration rouge; il doit cette coloration à la sérosité sanguinolente qui s'est échappée des phlyctènes développées à la surface du corps (Chantreuil).

VÉSICULE OMBILICALE.

La vésicule ombilicale se forme dès que l'embryon commence à s'incurver sur lui-même. Elle est, en effet, constituée par cette portion du feuillet interne du blastoderme placée en dehors de l'embryon.

Au moment de sa formation, la vésicule ombilicale communique largement avec la cavité (intestin commençant) de l'embryon ; mais à mesure que l'incurvation de l'embryon augmente, cette communication de la vésicule ombilicale avec l'intestin futur diminue, et elle n'est plus représentée que par un collet nommé *omphalo-mésentérique* (1).

La vésicule ombilicale est formée de *deux tuniques :* l'une, externe, fibro-vasculaire ; l'autre, interne, épithéliale.

Dans ses parois se ramifient des **vaisseaux** dits **omphalo-mésentériques** ; ils communiquent avec les vaisseaux de l'embryon, et lui apportent les matériaux qu'ils puisent dans l'œuf ; aussi, chez les mammifères, la *vésicule ombilicale n'a-t-elle qu'un rôle transitoire :* elle disparaît vers la cinquième semaine (époque à laquelle l'embryon puise dans l'organisme maternel les éléments de sa nutrition), tandis que, chez les oiseaux, elle a beaucoup plus d'importance, puisque jusqu'à leur naissance ils se développent aux dépens du blanc de l'œuf.

A mesure que l'allantoïde se développe, la vésicule ombilicale s'atrophie, et vers le quatrième et cinquième mois elle n'est plus représentée que par une petite poche aplatie placée entre l'amnios et le chorion, près du placenta.

VÉSICULE ALLANTOÏDE.

La vésicule allantoïde apparaît vers le quinzième jour du développement de l'œuf ; elle se forme aux dépens de cette partie du feuillet interne du blastoderme qui, enfermée dans l'embryon, va constituer l'intestin.

La vésicule allantoïde se montre vers l'extrémité caudale de

(1) On admet aujourd'hui qu'au niveau de l'embryon, la vésicule ombilicale n'est pas formée seulement par le feuillet interne du blastoderme, mais aussi par une lamelle fibro-vasculaire dite lame fibro-intestinale et qui dépend du feuillet moyen du blastoderme. Cette lame finit par entourer complètement la vésicule.

l'embryon sous l'aspect d'un *petit bourgeon vasculaire* qui paraît être un simple appendice de la cavité pelvi-intestinale.

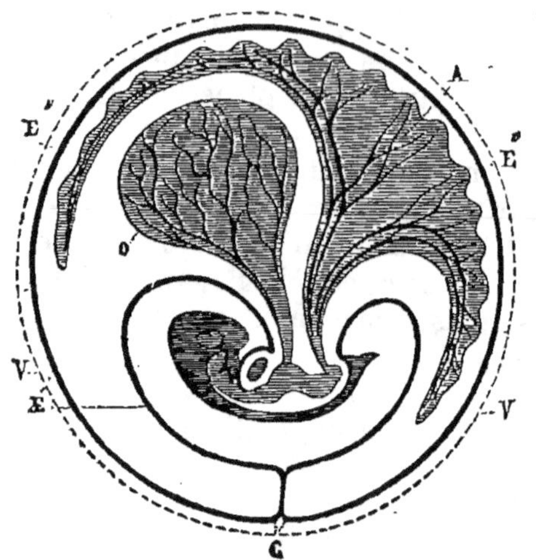

Fig. 187.— Destinée à montrer les progrès de l'allantoïde qui s'étend en forme de parapluie, de façon à envelopper plus tard le fœtus, la vésicule ombilicale et l'amnios.

A. Allantoïde.
C. Ombilic amniotique.
E'. Amnios.
E''. Chorion blastodermique.
O. Vésicule ombilicale.
V. Membrane vitelline presque complètement atrophiée.

Ce bourgeon grandit, et sort de la cavité de l'embryon, en passant en arrière du conduit omphalo-mésentérique ; devenue extra-embryonnaire, la vésicule allantoïde prend un développement

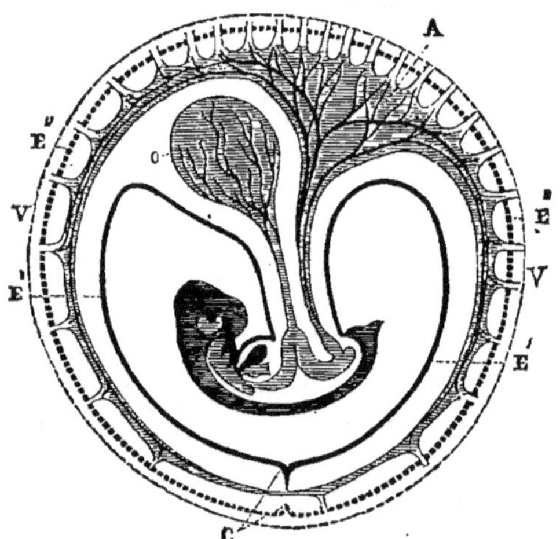

Fig. 188. — Même figure que la précédente, seulement l'allantoïde est plus développée et a envahi toute la capacité de l'œuf.

A. Allantoïde.
C. Point où les capuchons amniotiques sont confondus pour ne plus former qu'une seule membrane.
E'. Amnios.
E'', Chorion blastodermique.
O. Vésicule ombilicale.
V. Membrane vitelline.

rapide qui correspond à l'atrophie de la vésicule ombilicale. Elle se trouve alors divisée par l'étranglement de l'embryon en deux parties : l'une, *intra-embryonnaire*, va former la vessie et l'ouraque (l'ouraque est un canal étendu de la vessie à l'ombilic et qui s'oblitère avant la naissance); la portion *extra-embryonnaire* de l'allantoïde s'accroît rapidement, *atteint la membrane vitelline*, *s'étale sur toute sa surface interne* et porte sur cette membrane les vaisseaux qui rampent dans son épaisseur.

La vésicule allantoïde est, en effet, pourvue de vaisseaux. Ces vaisseaux allantoïdiens se prolongent de la vésicule au chorion (membrane vitelline), et c'est *à partir de ce jour que les villosités du chorion deviennent vasculaires.*

Lorsqu'elle a rempli ce rôle d'agent conducteur de vaisseaux et que, grâce à elle, la circulation du fœtus est en rapport avec la circulation de la mère, *la vésicule allantoïde s'atrophie*, et ses vaisseaux se réunissent pour former les **vaisseaux ombilicaux,** au nombre de trois, deux artères et une veine.

CHORION.

Le chorion est l'enveloppe fœtale la plus externe de l'œuf.

Dans son développement complet, il est intermédiaire à l'amnios qui est placé en dedans de lui et à la membrane caduque qui est placée en dehors.

L'évolution du chorion présente plusieurs étapes :

1° Au *début*, il est formé par la *membrane vitelline.*

2° *Plus tard*, il est constitué à la fois par cette *membrane et par le feuillet externe du blastoderme* qui se fusionne avec la membrane vitelline.

3° *Plus tard encore*, à ces deux membranes viennent se joindre les *feuillets adossés de la vésicule allantoïde.*

D'après Coste, le chorion ne serait pas formé par la réunion de ces divers feuillets, mais bien par leur succession, les premiers s'atrophiant pour faire place aux suivants; il existerait, par conséquent, d'après cet auteur, trois chorions successifs :

1° Un chorion formé par la membrane vitelline;

2° Un second chorion formé par le feuillet externe du blastoderme;

3° Un troisième chorion, définitif ou permanent, formé par les deux feuillets de la vésicule allantoïde.

La *surface externe du chorion* se hérisse très rapidement de prolongements filiformes ou **villosités** qui s'enfoncent, *à la façon* *des racines*, dans l'épaisseur de la muqueuse utérine. Vers la cinquième semaine, ces villosités sont toutes vasculaires ; mais, vers le troisième mois, elles disparaissent sur toute la surface du chorion, sauf en un point qui correspond au ventre de l'em-

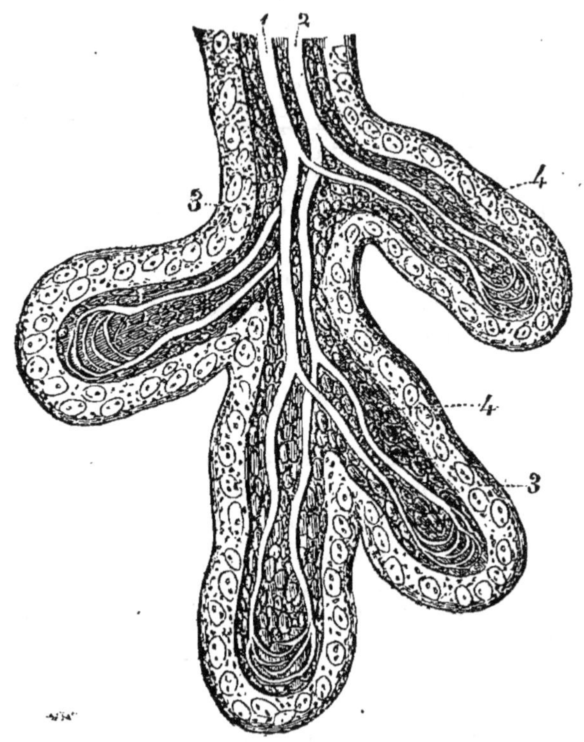

FIG. 189. — Portion d'une villosité choriale (d'après Liégeois).

1, 2. — Artère et veine réunies entre elles par des anastomoses en arcades. — 3. Tissu chorial formant la paroi de la villosité. — 4. Tissu contenu dans la villosité.

bryon. En ce point les villosités s'hypertrophient pour former le *placenta*, de telle sorte que, vers le milieu de la grossesse, le chorion se compose de *deux parties* distinctes : l'une, très vasculaire, forme le *placenta fœtal* ou chorion touffu; l'autre, dépourvue de vaisseaux et de villosités, forme le *chorion lisse.*

PLACENTA.

Le placenta est une masse charnue, très vasculaire, servant de trait d'union entre le fœtus et la mère.

Nous connaissons déjà la manière dont il se forme ; nous avons vu que : 1° vers le douzième jour la membrane vitelline se couvre de villosités qui s'enfoncent dans la muqueuse utérine, mais ces villosités ne sont pas encore vasculaires ; — 2° la vésicule allantoïde vient se mettre en contact avec la membrane vitelline, s'étale sur toute sa sur-

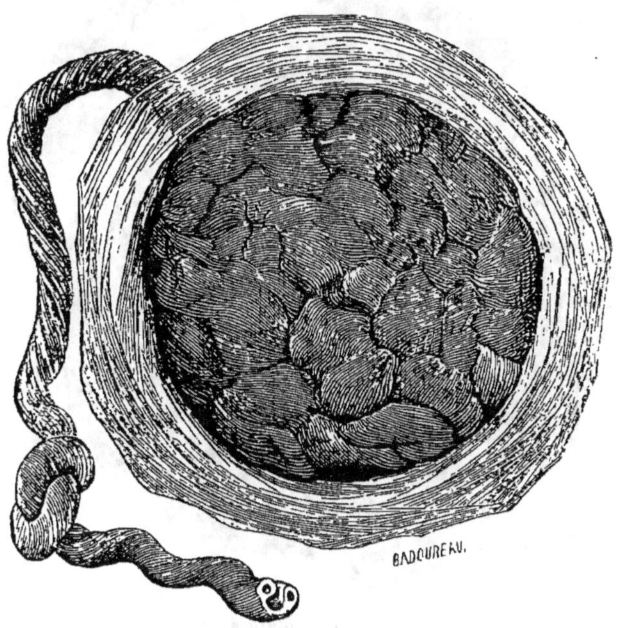

Fig. 190. — Face utérine du placenta.

face interne et lui apporte les vaisseaux du fœtus qui pénètrent dans toutes ces villosités ; alors seulement elles deviennent vasculaires ; — 3° ces villosités disparaissent de toute la surface du chorion, *sauf en un point* où elles s'hypertrophient ; ce sont ces villosités hypertro- phiées unies à la muqueuse utérine hypertrophiée dans laquelle elles ont pénétré qui constituent le placenta (1).

(1) Dans les grossesses gémellaires, il existe deux placentas.

Le placenta, éliminé après l'accouchement (*arrière-faix, dé-livre*), a la forme d'un disque aplati, il mesure 18 centimètres de long sur 14 de large ; il est plus épais à son centre (2 centimètres) que sur ses bords. Son *volume* est en rapport avec celui de l'enfant ; son *poids* est d'environ 500 grammes.

Le placenta est ordinairement *inséré sur le fond de la ma-trice*, près de l'ouverture d'une des trompes (1).

Le placenta présente à considérer deux faces et une circonférence.

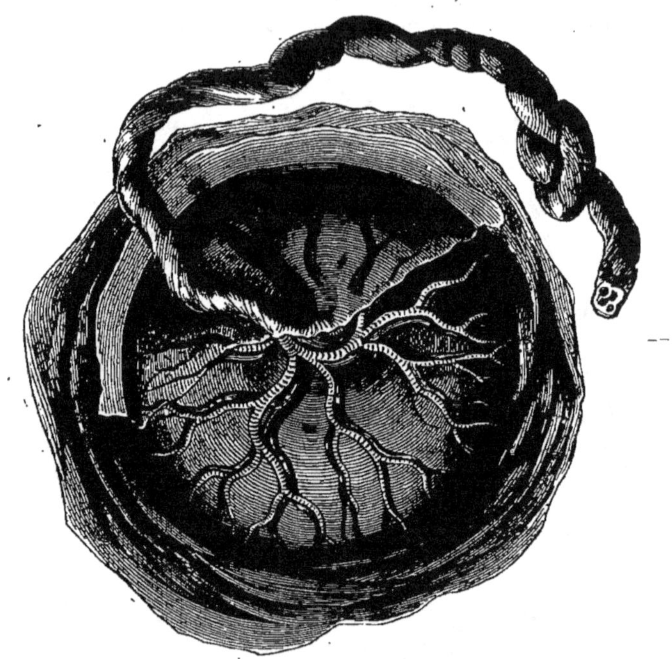

FIG. 191. — Face fœtale du placenta.

La *face externe* ou *utérine* est convexe, tomenteuse, irrégulière ; elle est parcourue par des sillons qui la divisent en lobes ou *cotylédons*.

La *face interne* ou fœtale est lisse, tapissée par le chorion.

(1) Dans certains cas l'insertion du placenta a lieu au voisinage du col, il en résulte des hémorrhagies répétées et l'avortement ; cela tient à ce que la matrice et le placenta n'ayant point un développement uniforme, celui-ci se détache de la paroi utérine.

et l'amnios ; elle est parcourue par les vaisseaux ombilicaux qui se réunissent à son centre pour former le *cordon ombilical* (auquel est attaché le placenta).

Sa *circonférence* se confond avec le chorion et la membrane caduque.

Structure. — On distingue dans le placenta deux parties en rapport, l'une avec le fœtus (*placenta fœtal*), l'autre avec la matrice (*placenta maternel*).

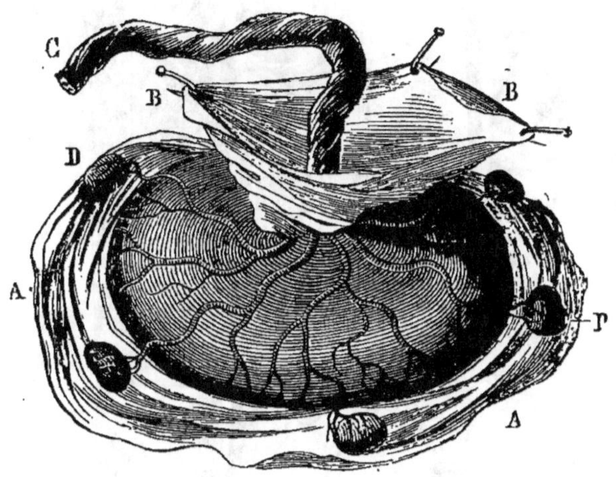

Fig. 192. — Placenta avec cinq cotylédons isolés.

A. Chorion. — B. Amnios. — C. Cordon. — D. Cotylédons isolés.

Le *placenta fœtal* est formé par les villosités du chorion qui s'hypertrophient et se ramifient de manière à former des touffes vasculaires nommées *cotylédons*. Ces touffes s'enfoncent dans l'épaisseur de la muqueuse utérine hypertrophiée.

Chaque villosité se compose 1° d'un axe fondamental composé d'un *tissu conjonctif* mou et gélatiniforme ; 2° d'une *anse vasculaire* formée par une artère et une veine qui, au niveau du cul-de-sac terminal de la villosité, s'anastomosent en formant des anses ; 3° par un *revêtement de cellules épithéliales* (1).

____

(1) Ces cellules n'ont pas absolument les caractères des cellules épithéliales, aussi convient-il de les nommer simplement *cellules de revêtement* (Ercolani).

Placenta maternel. — Sa structure se rapproche de celle du *tissu caverneux ;* il se compose essentiellement d'*espaces sanguins*, sortes de lacunes formées par la dilatation des capillaires de la muqueuse utérine.

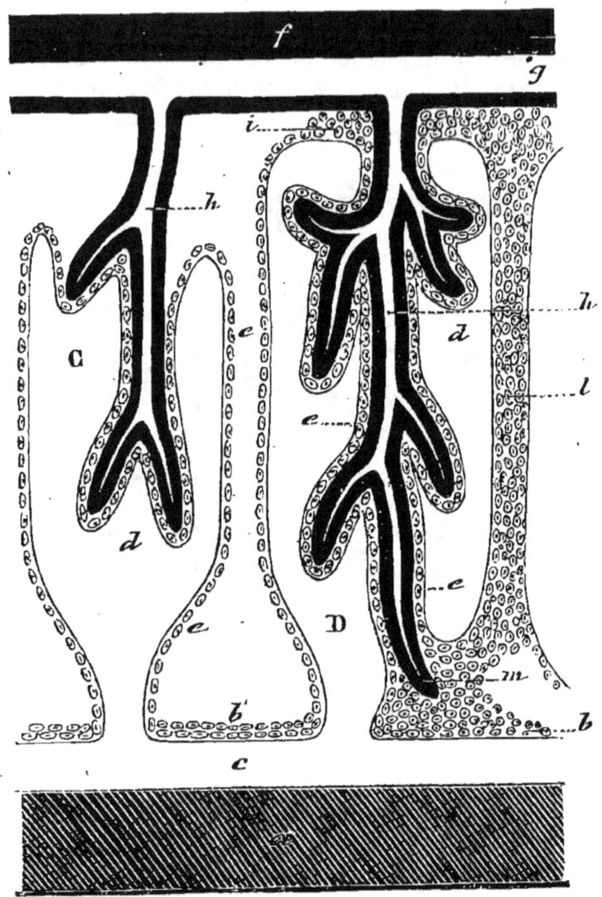

FIG. 193. — Schéma d'un placenta humain (d'après Ercolani).

C. Villosité en voie de développement. — *a.* Parois de l'utérus gravide. — *b.* Surface utérine du placenta. — *c.* Vaisseaux utérins. — *d.* Espace sanguin maternel entourant la villosité, s'étendant jusqu'à la face fœtale du placenta. — *e. e.* Cellules épithéliales d'origine maternelle formant la sérotine, tapissant d'une part les espaces sanguins maternels et formant d'autre part les parois de la villosité. — D. Villosité complètement développée. — *h.* Vaisseaux sanguins fœtaux se rendant dans la villosité. — *f.* Chorion. — *g.* Vaisseau du chorion.

Les villosités du placenta fœtal plongent dans ces lacunes et c'est *à travers leurs parois* que s'effectuent les échanges sanguins nécessaires à la nutrition du fœtus; car il faut remarquer que nulle part il n'existe une communication directe entre les vaisseaux du fœtus et ceux de la mère. Au moment de la délivrance, une partie du placenta maternel se détache avec le placenta fœtal; c'est lui qui donne à la surface externe du placenta son aspect tomenteux.

Usages. — Le placenta préside aux échanges sanguins qui s'effectuent entre la mère et le fœtus, et il assure la nutrition et le développement de ce fœtus.

Il existe une indépendance complète entre le système vasculaire du fœtus et celui de la mère; c'est par *endosmose* que le plasma sanguin, chargé d'oxygène, passe du système artériel de la mère dans les radicules de la veine ombilicale du fœtus pour servir à sa nutrition, et c'est par *exosmose* que le sang chargé d'acide carbonique du fœtus et devenu impropre à sa nutrition, passe des divisions terminales des artères ombilicales du fœtus dans le système veineux de la mère.

CORDON OMBILICAL.

Le cordon ombilical est un lien vasculaire qui rattache le fœtus au placenta (1) :

Son *évolution* parcourt diverses phases :

1° Au début, alors que l'embryon s'incurve sur lui-même pour étrangler la vésicule ombilicale, le cordon est représenté par la partie étranglée de cette vésicule qui constitue le *conduit vitello-intestinal* et par les *quatre vaisseaux omphalo-mésentériques* qui lui sont annexés.

2° Plus tard, à ce conduit vient se joindre le *pédicule de la vésicule allantoïde avec quatre vaisseaux ombilicaux.*

Ainsi donc à cette époque le cordon est formé par quatre artères, quatre veines, par le conduit vitello-intestinal et le pédicule de la vésicule allantoïde, le tout entouré par le chorion. Mais bientôt le conduit vitello-intestinal et les vaisseaux omphalo-mésentériques s'atrophient, il en est de même du pédicule de l'allantoïde et de l'une des veines ombilicales et, en même temps, se montre une sorte de gelée qui réunit les trois vaisseaux restants.

Lorsque le cordon est complètement formé, il se compose :

____

(1) Il s'étend de l'ombilic du fœtus jusqu'au centre du placenta.

1° des *deux artères ombilicales et de la veine ombilicale ;* 2° de la *gélatine de Wharton* qui agglutine ces vaisseaux et 3° d'une *enveloppe formée par l'amnios.*

Le cordon s'accroît jusqu'à la fin de la grossesse ; à cette époque, sa *longueur,* assez variable, est de 50 centimètres environ et sa grosseur comparable à celle du petit doigt. Il est *contourné en spirale,* sa surface est lisse, polie, bleuâtre ; il flotte dans le liquide amniotique (1).

Son *extrémité fœtale* semble s'insérer sur l'ombilic, mais son enveloppe amniotique seule se continue avec le pourtour de cet orifice, car les vaisseaux pénètrent dans le fœtus.

Son *extrémité placentaire* s'insère sur le milieu de la face fœtale du placenta (2).

Structure. — Le cordon se compose :

1° D'une *gaîne* formée par l'amnios.

2° Des *vaisseaux ombilicaux,* au nombre de trois, deux artères et une veine. Les *artères ombilicales,* plus petites que la *veine,* présentent, sur leur trajet, des dilatations ou *nœuds* dont le nombre et la disposition sont très variables ; il existe sur leur paroi interne des plis semi-lunaires formés par toute l'épaisseur de la paroi artérielle, ce qui les distingue des valvules (Berger).

3° De la *gélatine de Wharton,* composée de tissu conjonctif muqueux et d'une grande quantité de substance amorphe (3).

CADUQUE.

Pendant la grossesse, la muqueuse utérine éprouve des modifications très importantes et change de nom pour prendre celui de caduque.

Au moment de la menstruation, que l'ovule ait été ou non fécondé, la muqueuse utérine s'épaissit, se vascularise, se plisse, de telle sorte que vers le huitième ou le dixième jour, lorsque l'ovule fécondé arrive dans la cavité utérine, il est arrêté au voisinage de l'orifice de la trompe par une des anfractuosités de la muqueuse, et c'est là qu'il se fixe et se développe.

(1) Dont il est séparé par l'enveloppe que lui forme l'amnios ; quelquefois il s'enroule autour du cou ou des muscles du fœtus.

(2) Parfois l'insertion a lieu au voisinage de sa circonférence, *placenta en raquette.*

(3) On y trouve encore un vestige de la vésicule ombilicale.

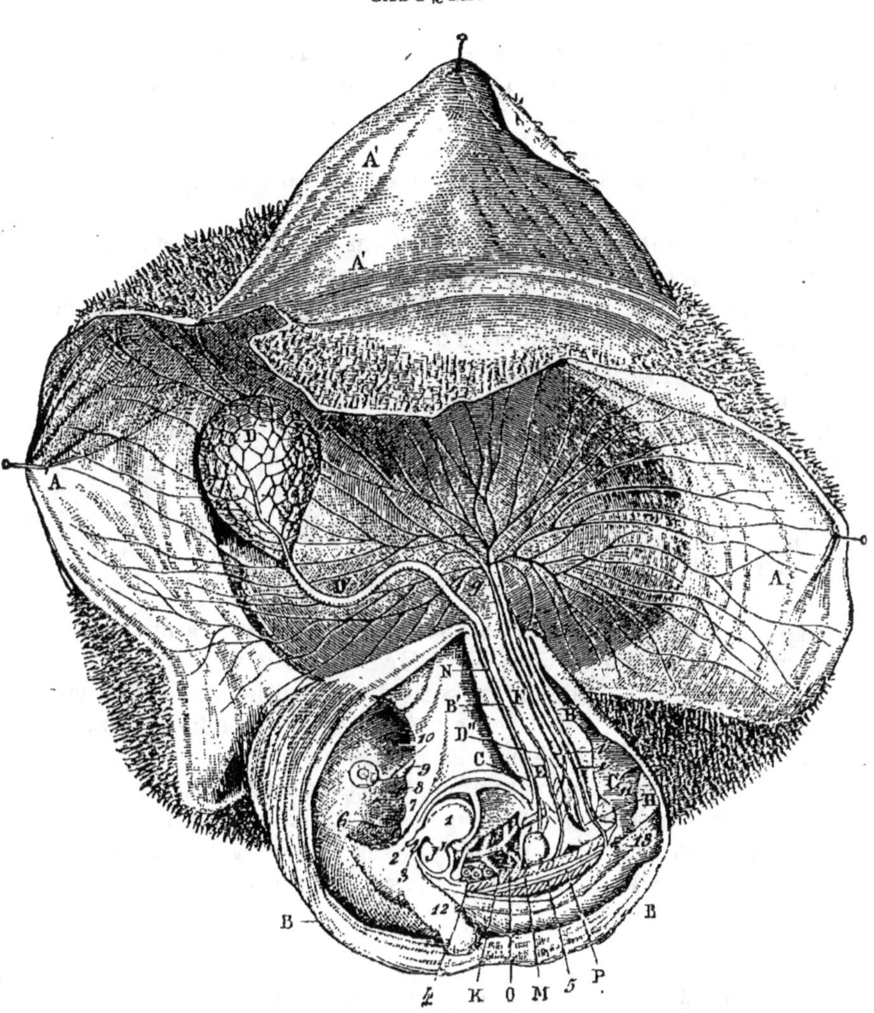

FIG. 194. — Œuf humain de trente à cinquante-six jours environ, grandi et préparé de manière à laisser voir les principales relations qui existent entre l'embryon et ses annexes. Les parois de l'abdomen et de la poitrine ont été coupées pour mettre les viscères à nu. Le cordon ombilical a été ouvert afin de laisser voir comment les annexes du fœtus viennent se mettre en relations avec ce dernier.

AA. Chorion composé de deux couches adossées et confondues, mais qui ont été dédoublées dans une certaine étendue A'A'. — BB. Amnios ouvert pour montrer comment il se continue avec le cordon ombilical, autour duquel il se réfléchit en lui formant une gaîne qui, sous forme de canal, B'B', vient se continuer directement avec l'ombilic ou les parois abdominales de l'embryon. — D. Vési-

Sur tout son pourtour la muqueuse utérine s'hypertrophie, elle s'élève autour de lui, l'entoure d'un *bourrelet circulaire* et lui forme une sorte de nid : l'hypertrophie de la muqueuse continuant, elle a bientôt *complètement recouvert l'œuf;* il suit de là que l'on peut distinguer dans la muqueuse utérine nommée caduque *trois parties :*

1° La *caduque utérine*, comprenant toute cette partie de la muqueuse qui n'est pas en rapport immédiat avec l'œuf.

2° La *caduque ovulaire* (ou réfléchie) formée par cette partie de la muqueuse qui recouvre l'ovule.

3° La *caduque placentaire* (inter-utéro-placentaire, sérotine) formée par cette partie de la muqueuse interposée entre l'œuf et les parois utérines, c'est elle qui deviendra le placenta maternel.

Nous allons étudier successivement chacune de ces caduques.

1° La **caduque utérine ou vraie**, c'est-à-dire la muqueuse utérine, se développe d'une manière très notable pendant les deux premiers mois de la grossesse; son épithélium à cils vibratiles s'exfolie et il est remplacé par un épithélium pavimenteux; ses glandes tubuleuses s'allongent, ses artères et ses veines deviennent plus volumineuses et plus flexueuses.

Mais vers le quatrième mois, cette caduque s'atrophie, son épithélium s'exfolie, ses glandes et ses vaisseaux diminuent de volume et, vers la fin de la grossesse, elle a presque complètement disparu.

cule ombilicale. — D'. Pédicule de la vésicule ombilicale. — D". Point de communication de ce pédicule avec l'intestin. — E. Ouraque qui, se continuant avec le chorion par une de ses extrémités, vient par l'autre se continuer avec le rectum par le point H. — F. Anse de l'intestin qui fait saillie jusque dans le cordon. — i, i. Artères ombilicales. — j'. Point de l'oreillette droite d'où émane la veine ombilicale.— K. Veine cave inférieure.— M. Face inférieure du foie. — N. Veine omphalo-mésentérique. — O. Point où la veine omphalo-mésentérique va se rendre dans la veine ombilicale. —1. Cœur.— 2. Crosse de l'aorte. — 3. Artère pulmonaire. — 4. Poumon du côté droit. — 5. Corps de Wolff. — 6. Fente branchiale qui se convertit en oreille externe. — 7. Mâchoire inférieure. — 8. Mandibule supérieure du côté droit. — 9. Narine du côté droit. — 10. Canal nasal formant encore une demi-gouttière qui s'étend depuis l'œil jusqu'à la narine. — 11. Extrémité caudale ou corps saillant en forme de queue. — 12. Membre supérieur. — 13. Membre inférieur,

2° Caduque ovulaire. — Elle présente la même évolution que la caduque utérine. Vers le quatrième mois elle se fusionne avec elle et la suit dans son atrophie.

3° Caduque placentaire (inter-utéro-placentaire). — Pendant les deux ou trois premiers mois, elle s'hypertrophie comme les autres caduques ; mais tandis qu'à cette époque les deux autres caduques s'atrophient, la caduque placentaire continue son accroissement (ainsi du reste que les villosités choriales qui s'engagent dans son épaisseur) et forme le placenta maternel.

Chute de la caduque. — La muqueuse qui tapisse le col de l'utérus reste complètement étrangère aux modifications que présente la muqueuse du corps de cet organe ; ainsi reste-t-elle en place au moment de l'accouchement, tandis que la caduque se détache et tombe avec les annexes du fœtus.

Robin attribue cette exfoliation de la caduque à la formation d'une nouvelle muqueuse au-dessous d'elle.

FORMATION ET DÉVELOPPEMENT DU FŒTUS.

Nous avons vu que le blastoderme présente dans un point de son étendue une tache circulaire, obscure, qui est le premier vestige de l'embryon, d'où le nom de *tache* ou *aire embryonnaire* qu'on lui a donné; bientôt la partie centrale de cette tache

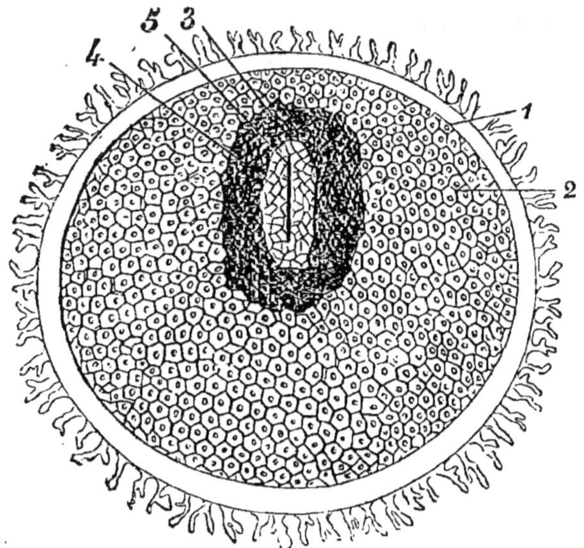

FIG. 195 (Figure schématique). — Formation de la tache embryonnaire.

1. Membrane vitelline hérissée de villosités. — 2. Face externe du blastoderme dépouillée de la membrane vitelline. — 3. Tache embryonnaire. — 4. Aire transparente. — 5. Ligne primitive.

s'éclaircit et l'aire embryonnaire se compose de deux portions, l'une centrale et transparente, c'est l'*aire transparente*, l'autre, périphérique ou circulaire, c'est l'*aire obscure*. Bientôt aussi la partie interne de l'aire opaque, voisine de l'aire transparente, prend un aspect marbré, et c'est en ce point que se formeront les vaisseaux, d'où le nom d'*aire vasculaire* qu'on lui a donné.

Peu après, la tache embryonnaire devient ovale et, à l'exemple de Tarnier, Chantreuil et Sappey, nous considérerons cette tache et par suite l'embryon comme ayant une *direction verticale;* sa grosse extrémité (céphalique) est dirigée en haut, sa petite extrémité (*caudale*) est dirigée en bas, sa face postérieure ou dorsale est tournée vers la membrane vitelline, sa face antérieure ou abdominale regarde le centre de l'œuf.

Ligne primitive. — Gouttière médullaire.

Dès que l'aire transparente est devenue ovale, elle présente, suivant son grand axe, une ligne verticale, étroite et sombre,

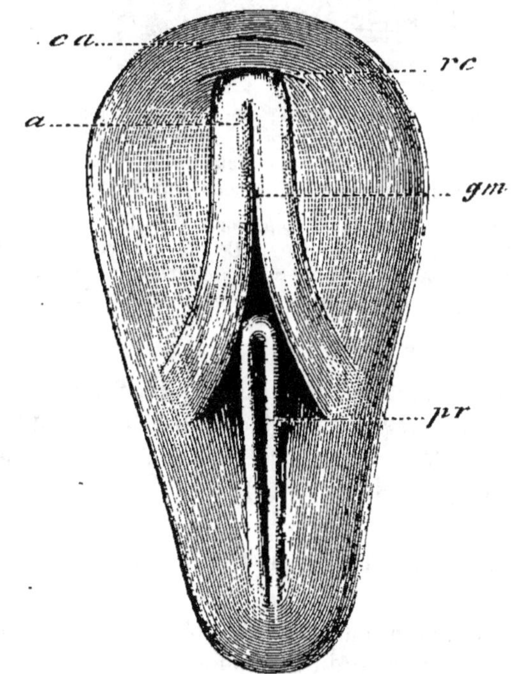

FIG. 196. — Aire embryonnaire dix - huit heures après l'incubation, chez le poulet (d'après Foster et Balfour).

pr. Gouttière primitive.

gm. Gouttière médullaire embrassant entre les bords divergents de son extrémité inférieure la gouttière primitive.

a. Bord de la gouttière médullaire.

rc. Repli céphalique à son début.

ca. Capuchon amniotique à son origine.

nommée *ligne primitive;* au-dessus de cette ligne se forme un sillon longitudinal (*gouttière médullaire*) qui s'élargit inférieurement de façon à embrasser la partie supérieure de la ligne primitive. Au fur et à mesure que la gouttière médullaire se développe, la ligne primitive disparaît.

Cette gouttière médullaire (qui deviendra le canal de la moelle) est formée par une dépression du feuillet externe du blastoderme ; les parois de cette gouttière se nomment *lames médullaires* et les portions du feuillet externe du blastoderme étrangères à cette gouttière se nomment *lames épidermiques* ou *cornées;* enfin on donne le nom de *crêtes dorsales* aux angles formés par la réunion des lames médullaires avec les lames épidermiques.

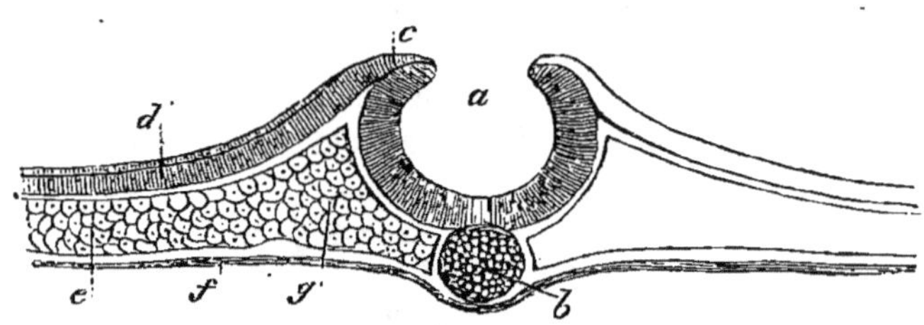

Fig. 197. — Coupe transversale d'un embryon de poulet dans une région où il n'existe pas encore de protovertèbres. Les lames protovertébrales sont encore confondues avec les lames latérales. La gouttière médullaire n'est pas encore fermée (seconde moitié du second jour de l'incubation, d'après Kölliker).

a. Gouttière médullaire. — *b.* Corde dorsale. — *c.* Crête dorsale.— *d.* Lame épidermique ou cornée. — *e.* Cellules du feuillet moyen dans la région qui deviendra la lame latérale après le clivage. — *g.* Cellules du feuillet moyen dans la région qui deviendra la lame vertébrale après le clivage. — *f.* Feuillet interne.

Tels sont les principaux phénomènes qui se passent dans le feuillet externe du blastoderme, feuillet qui va présider à la formation de l'axe cérébro-spinal, de l'épiderme et de quelques-uns des organes des sens (1).

Dédoublement du feuillet moyen. — Corde dorsale.

En même temps que la gouttière médullaire se creuse sur le feuillet externe du blastoderme, le *feuillet moyen* ou *mésoblaste* présente lui aussi des modifications importantes.

1° Sa *partie moyenne* qui correspond à la gouttière médullaire est très amincie, elle n'est plus représentée que par quelques cellules qui, dans leur ensemble forment un cordon arrondi, auquel on a donné le nom de *notocorde* ou *corde dorsale.*

____

(1) Avons-nous besoin de rappeler que le blastoderme se compose de trois feuillets : l'un externe ou épiblaste; le second, moyen ou mésoblaste; le troisième, interne ou hypoblaste.

2° De chaque côté du notocorde, le feuillet moyen est plus épais, il prend le nom de *lames vertébrales*.

3° Après un certain trajet, chaque lame vertébrale se dédouble en deux lames secondaires, l'une externe porte le nom de *lame musculo-cutanée*, l'autre interne, celui de *lame fibro-intestinale*.

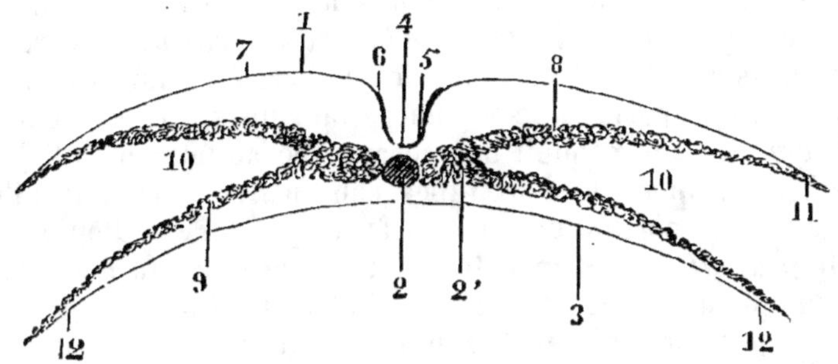

FIG. 498. — Les trois feuillets aux dépens desquels se développe l'embryon.

1. Feuillet externe. — 2. Feuillet moyen. — 3. Feuillet interne.

1. Le *feuillet externe* ou *épiblaste* présente une gouttière dorsale (4) dont les bords (5) se nomment lames médullaires ; les angles formés par ces bords avec le reste du feuillet se nomment crêtes dorsales (6). — Le reste du feuillet se nomme lame épidermique ou cornée (7).

2. *Feuillet moyen* ou *mésoblaste* ; il présente, au milieu (2), un épaississement nommé notocorde, et de chaque côté de la notocorde deux parties massives nommées masses protovertébrales (2'). — Puis il se divise en deux lames, l'une, externe (8), nommée lame musculo-cutanée, se réunit au feuillet externe pour former (11) la *somatopleure* ; l'autre, interne (9), nommée lame fibro-intestinale, se réunit au feuillet interne pour former (12) la *splanchnopleure*. L'espace circonscrit par le dédoublement du feuillet moyen (10) porte le nom de cavité pleuro-péritonéale ou cœlome.

3. *Feuillet interne*.

4. Gouttière dorsale. — 5. Lames médullaires. — 6. Crête dorsale. — 7. Lame épidermique ou cornée. — 8. Lame musculo-cutanée. — 9. Lame fibro-intestinale. — 10. Cavité pleuro-péritonéale ou cœlome. — 11. Somatopleure. — 12. Splanchnopleure.

La *lame musculo-cutanée* ne tarde pas à s'unir au feuillet externe du blastoderme pour former la **somatopleure**.

La *lame fibro-intestinale* se réunit à son tour au feuillet interne du blastoderme pour former la **splanchnopleure**.

Enfin l'espace qui sépare la somatopleure de la splanchnopleure porte le nom de *cavité pleuro-péritonéale* ou *cœlome*.

29.

Replis céphalique, caudal et latéraux.

Nous venons d'exposer les modifications qui se passent dans l'aire embryonnaire et qui représentent les premiers linéaments de l'embryon, sur son pourtour, les deux feuillets du blastoderme forment des replis qui d'après leur situation ont reçu les noms de *replis céphalique, caudal* et *latéraux;* ces replis s'avancent sur la face antérieure de l'embryon et, ainsi que nous l'avons vu, le séparent de ses annexes auxquels il n'est plus rattaché que par un conduit qui correspond au futur ombilic; ce *conduit* se compose de deux tubes concentriques emboîtés l'un dans l'autre : le conduit externe est formé par les somatopleures, c'est le *pédicule somatique;* le conduit interne est formé par les splanchnopleures, c'est le *pédicule vitello-intestinal.*

A cette période de son évolution, l'embryon se compose de cinq parties.:

A. Une **partie médiane** formée : 1º par la partie médiane du feuillet externe du blastoderme qui présente à ce niveau la gouttière médullaire ; — 2º par la partie médiane du feuillet moyen du blastoderme qui présente à ce niveau la notocorde ; — 3º par la partie médiane du feuillet interne du blastoderme.

B. Deux **parties latérales** composées chacune de deux lames ; l'une de ces lames est la somatopleure (1), l'autre est la splanchnopleure (2).

Nous allons étudier successivement :

A. Le *développement de la partie médiane de l'embryon;*
B. Le *développement des splanchnopleures;*
C. Le *développement des somatopleures.*

A. DÉVELOPPEMENT DE LA PARTIE MÉDIANE DE L'EMBRYON.

Sappey divise en deux groupes les organes qui se forment aux dépens de la portion axiale de l'embryon : les uns, en effet, se

(1) Formé par la fusion de la lame externe du feuillet moyen du blastoderme avec le feuillet externe de ce blastoderme.

(2) Formé par la fusion de la lame interne du feuillet moyen du blastoderme avec le feuillet interne de ce blastoderme.

développent aux dépens de sa partie médiane, et les autres aux dépens de ses parties latérales, d'après cet anatomiste.

Le 1ᵉʳ groupe comprend
- 1° L'axe cérébro-spinal.
- 2° La notocorde.
- 3° Le rachis.
- 4° Le crâne.
- 5° La face et le cou.

Le 2ᵉ groupe comprend
- 1° Le canal et le corps de Wolff.
- 2° La lame germinative et le canal de Müller.
- 3° Les organes génitaux internes.
- 4° Les reins et les uretères.
- 5° La vésicule allantoïde.
- 6° Les organes génitaux externes.

C'est dans cet ordre que nous allons procéder à leur étude.

1ᵉʳ GROUPE. — Organes développés aux dépens de l'axe même de l'embryon.

Ces organes sont : 1° l'axe cérébro-spinal ; — 2° la notocorde — 3° le rachis ; — 4° le crâne ; — 5° la face et le cou.

1° Axe cérébro-spinal. — La gouttière médullaire formée, comme nous l'avons vu, par une dépression médiane du feuillet externe du blastoderme, ne tarde pas à se transformer en un canal complet (*canal médullaire*) par le fait du rapprochement et de la fusion de ses bords ou crêtes dorsales.

Aussitôt après, son extrémité céphalique se renfle de façon à constituer *trois vésicules* superposées distinguées en supérieure, moyenne et inférieure ; ces trois vésicules, dont l'antérieure est fortement inclinée en avant, président au développement de l'*encéphale*.

La *vésicule antérieure* ne tarde pas à être divisée en deux parties par un sillon transversal, l'une antérieure ou *cerveau antérieur* (hémisphères cérébraux, corps calleux, corps strié, ventricules latéraux), et l'autre postérieure ou *cerveau intermédiaire* (couches optiques, plancher du troisième ventricule).

La *vésicule moyenne* constitue le *cerveau moyen* (tubercules quadrijumeaux, aqueduc de Sylvius, pédoncules cérébraux).

La *vésicule postérieure* se subdivise en *cerveau postérieur* (cervelet, protubérance annulaire) et *arrière-cerveau* (bulbe rachidien).

La *moelle* épinière se développe aux dépens des cellules qui forment les parois du canal médullaire.

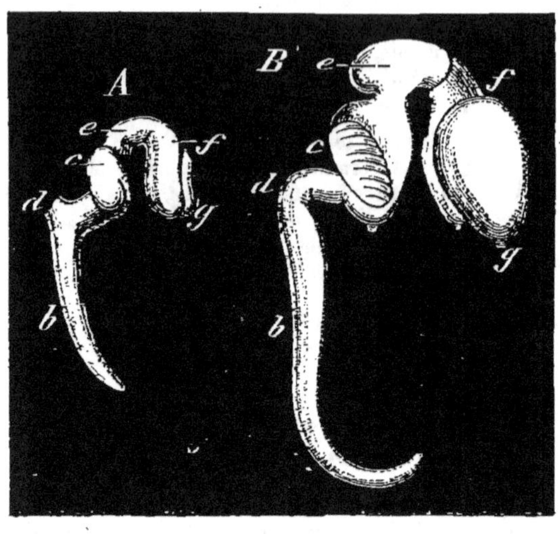

FIG. 199. — Développement de la moelle épinière et du cerveau chez l'homme d'après Tieldmann).

A. Cerveau et moelle épinière d'un embryon de sept semaines, vu de côté.
B. Les mêmes chez un embryon plus âgé.
g. Cerveau antérieur (hémisphères cérébraux, etc.),
f. Cerveau intermédiaire (couches optiques, etc.).
e. Cerveau moyen (tubercules quadrijumaux, etc.

c. Cerveau postérieur (cervelet, etc.). — *d.* Angle formé par *l'arrière-cerveau* et la moelle épinière. — De *c* à *d. Arrière-cerveau* (bulbe). — *b.* Moelle épinière.

2° **Notocorde ou corde dorsale.** — La notocorde se développe, comme nous l'avons vu, aux dépens de cette partie médiane du feuillet moyen du blastoderme qui correspond à la gouttière médullaire. Elle se présente sous l'aspect d'un long cordon embrochant le corps des vertèbres et présentant entre eux des renflements globuleux : la notocorde disparaît par le fait de l'ossification des corps vertébraux, et ces renflements globuleux constituent cette substance molle placée au centre des disques intervertébraux.

3° **Rachis.** — Les vertèbres (*désignées d'abord sous le nom de protovertèbres*) se développent aux dépens des lames vertébrales (1).

Ces lames se divisent en un nombre de segments (*protover-*

(1) Nous savons qu'on nomme lames vertébrales cette partie indivise du feuillet moyen du blastoderme qui s'étend de chaque côté de la corde dorsale jusqu'à la division de ce feuillet moyen en somatopleure et splanchnopleure.

tébres) égal à celui des vertèbres futures; les protovertèbres droites et gauches se dirigent les unes vers les autres, et dans cette marche convergente elles entourent, d'une part, le canal médullaire, et, d'une autre part, la corde dorsale; elles forment

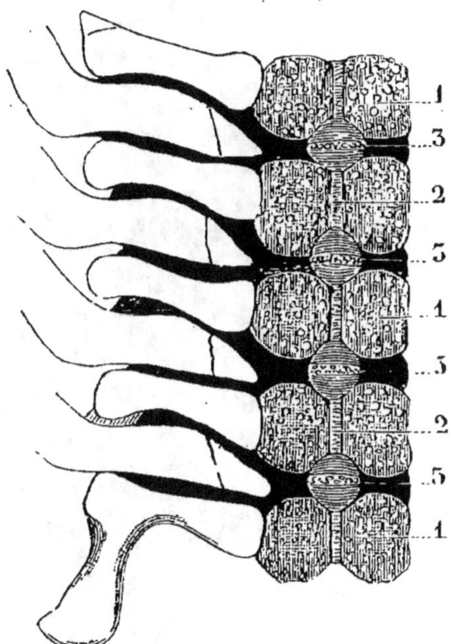

Fig. 200. — Portion du rachis d'un embryon du lapin (d'après Ch. Robin).

1. Corps vertébraux.

2. Corde dorsale.

3. Renflements globuleux, un peu elliptiques transversalement.

ainsi deux gaînes, dont l'une, postérieure, forme les méninges et les arcs vertébraux, et dont l'autre, antérieure (1), constitue le corps des vertèbres et les disques vertébraux (2).

4° Crâne. — Le crâne se développe de la même manière que le rachis; les protovertèbres crâniennes se réunissent sur la ligne médiane pour former : l'une, les enveloppes de l'encéphale et la voûte du crâne; l'autre, les os de la base du crâne (3).

---

(1) Il faut ajouter que les cellules qui forment les parties postérieure et externe des protovertèbres s'en détachent sous le nom de *lames musculaires* et président à la formation des muscles du dos.

(2) Sauf leur partie centrale qui est formée par la notocorde.

(3) On sait qu'en se basant sur son développement, on a pu considérer le crâne comme étant formé par la réunion de quatre vertèbres qui sont d'arrière en avant : la vertèbre occipitale, les deux vertèbres sphénoïdales postérieure et antérieure et la vertèbre ethmoïdale.

5° **Face et Cou.** — La face et le cou naissent aux dépens de l'extrémité céphalique de l'embryon qui, en se repliant vers l'ombilic, circonscrit une cavité nommée céphalo-intestinale.

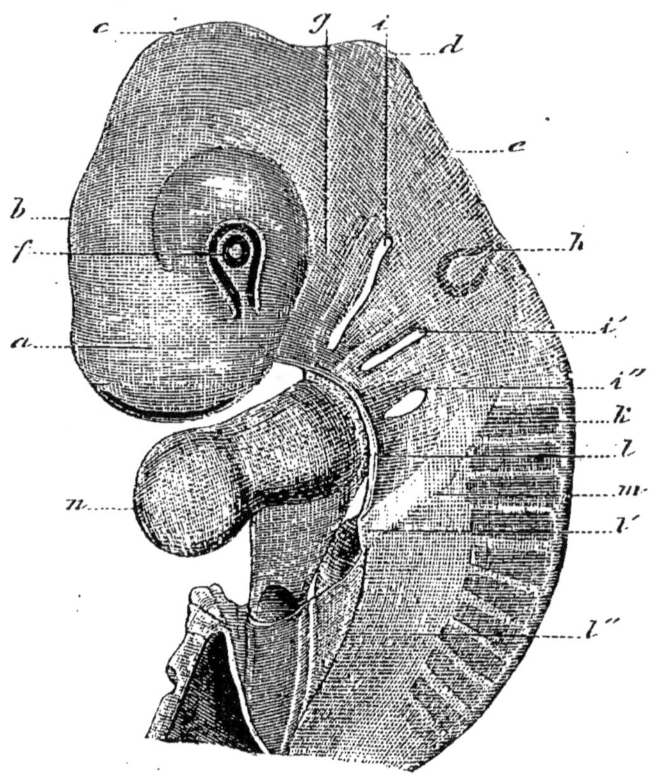

Fig. 201. — Extrémité supérieure d'un embryon de poulet de trois jours
(d'après Kölliker).

a. Cerveau antérieur. — *b*. Cerveau intermédiaire. — *c*. Cerveau moyen. — *d*. Cerveau postérieur. — *e*. Arrière-cerveau. — *f*. Œil. — *g*. Premier arc pharyngien. — *h*. Vésicule auditive. — *i, i', i'''* Fentes pharyngiennes ou branchiales. — *k*. Première protovertèbre. — *l, l'. l''*. Bord de section de la paroi antérieure de la cavité cervicale recouvrant le cœur. — *m*. Veine jugulaire. — *n*. Cœur.

Ce repli est constitué par les trois feuillets du blastoderme; mais ces trois feuillets présentent des modifications importantes: en certains points, ils se résorbent de manière à présenter des

fentes dites *fentes branchiales* (elles sont au nombre de quatre) ;
dans l'intervalle de ces fentes, le feuillet moyen s'hypertrophie
et forme des arcs dits *arcs branchiaux* (ils sont au nombre de
cinq).

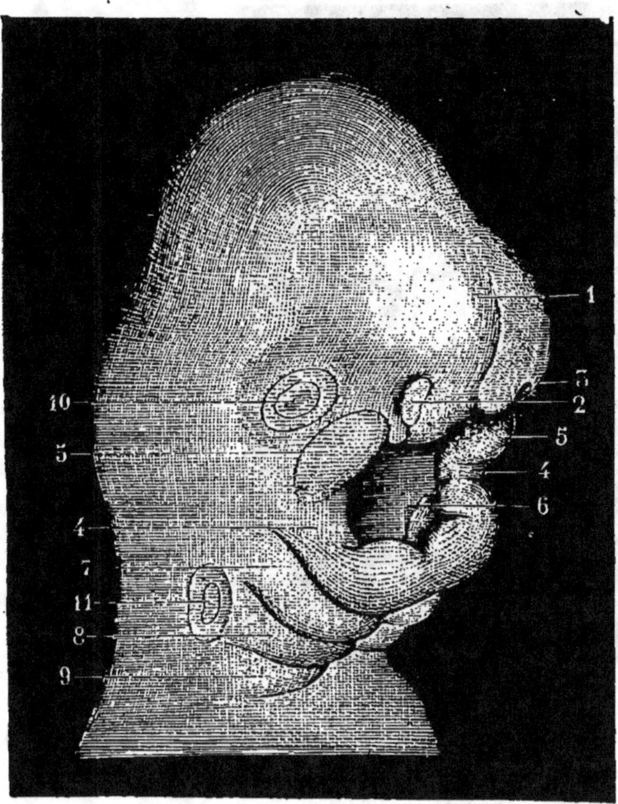

FIG. 202. — Face d'un embryon humain de vingt-cinq à vingt-huit jours
(d'après Coste).

1. Bourgeon frontal. — 2, 3. Fossettes olfactives droite et gauche. — 4. Bourgeons maxillaires inférieurs, réunis sur la ligne médiane. — 5. Bourgeons
maxillaires supérieurs. — 6. Bouche. — 7. Deuxième arc pharyngien. —
8. Troisième arc pharyngien. — 9. Quatrième arc pharyngien. — 10. Vésicule
oculaire primitive. — 11. Vésicule auditive primitive (grossissement, 15 diamètres).

Les **fentes branchiales** (ou pharyngiennes) ne présentent
rien de bien important à signaler ; elles s'oblitèrent complète-

ment, sauf la plus élevée, qui ne se ferme qu'en avant, et forme, par ses extrémités qui restent ouvertes, le *conduit auditif externe*, la *caisse du tympan* et la *trompe d'Eustache*.

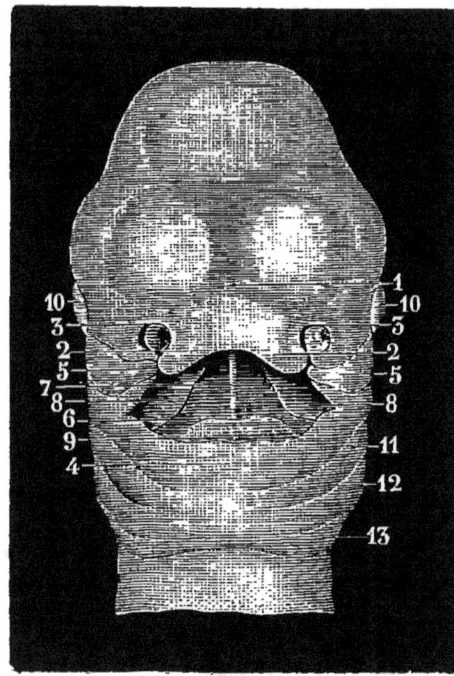

Fig. 203. — Face d'un embryon humain de trente-cinq jours (d'après Coste).

1. Bourgeon médian.

2. Bourgeon incisif.

3. Narines.

4. Lèvres et mâchoire inférieure.

5. Bourgeon maxillaire supérieur.

6. Bouche.

7. Vestige de la cloison des fosses nasales.

8. Vestige des deux moitiés de la voûte

9. Langue.

10. Yeux.

11, 12, 13. Arcs pharyngiens.

Arcs branchiaux. — Le plus élevé est le plus remarquable, car il préside au développement de la face, d'où le nom d'*arc facial* que lui a donné Milne-Edwards.

Au-dessus de l'arc facial se trouve une dépression limitée, en haut, par le bourgeon frontal ; dans cette dépression vont se former *la bouche* et *la face*. En effet : 1° le *bourgeon frontal* se subdivise en *trois bourgeons secondaires*, l'un médian et les deux autres latéraux (*bourgeons nasaux externes*) ; 2° l'*arc facial* constitue le maxillaire inférieur ; de la partie antérieure de cet arc s'élève la lèvre inférieure (elle se compose de deux moitiés latérales qui se réunissent sur la ligne médiane) ; de sa partie postérieure s'élèvent *deux bourgeons* qui vont former la *langue* ; enfin, de chaque côté de sa partie postérieure s'élève un bourgeon qui limite latéralement la cavité buccale et qui forme le *maxillaire supérieur*.

En ce moment, la partie médiane du bourgeon frontal se subdivise en deux saillies nommées *bourgeons incisifs*. Par le fait de leur développement, les bourgeons maxillaires supérieurs viennent se mettre en contact avec les bourgeons incisifs, les pressent l'un sur l'autre, et se soudent avec eux; si cette soudure ne s'effectue pas, il y a *bec-de-lièvre*.

De la face profonde des bourgeons maxillaires supérieurs partent des *lames horizontales* qui, avec les os incisifs, forment la voûte palatine; la cavité buccale est ainsi séparée de la cavité olfactive, et cette dernière se trouve à son tour subdivisée en deux cavités secondaires par une lame verticale qui descend du bourgeon frontal.

Les autres arcs pharyngiens ne présentent rien de spécial à signaler; ils forment le cou.

2ᵐᵉ GROUPE. — Organes développés aux dépens des parties latérales de la portion axiale de l'embryon.

Les organes génitaux-urinaires se développent aux dépens de cette partie du feuillet moyen étendu des proto-vertèbres au point où ce feuillet se divise en deux lames pour former les splanchnopleures et les somatopleures : cette partie du feuillet moyen porte le nom de *masse intermédiaire*, et l'épithélium qui la recouvre du côté de la cavité pleuro-péritonéale porte le nom d'*épithélium germinatif* ou *lame germinative*.

Cette masse s'épaissit; elle fait saillie dans la cavité pleuro-péritonéale (*éminence germinative*). Cette éminence ne tarde point à se subdiviser en deux reliefs : l'un externe, *pli uro-génital*; l'autre interne, *éminence sexuelle*. C'est dans l'éminence génitale et dans ses plis que se formeront : le *corps de Wolff*, le *canal de Müller*, le *rein*, le *testicule* ou l'ovaire.

Corps de Wolff. — On donne ce nom à des organes transitoires destinés à jouer le rôle des reins pendant la vie fœtale, et à concourir à la formation de certaines parties des organes génitaux-urinaires.

Ils se composent d'un *long tube*, parallèle à l'axe de l'embryon et d'une *série de canalicules*, qui s'ouvrent dans ce tube par une de leurs extrémités, tandis que leur autre extrémité est enroulée et contient un glomérule comparable à celui de Malpighi. Les corps de Wolff s'étendent de la cinquième protovertèbre à l'extrémité caudale de l'embryon, où ils s'ouvrent dans le cloaque.

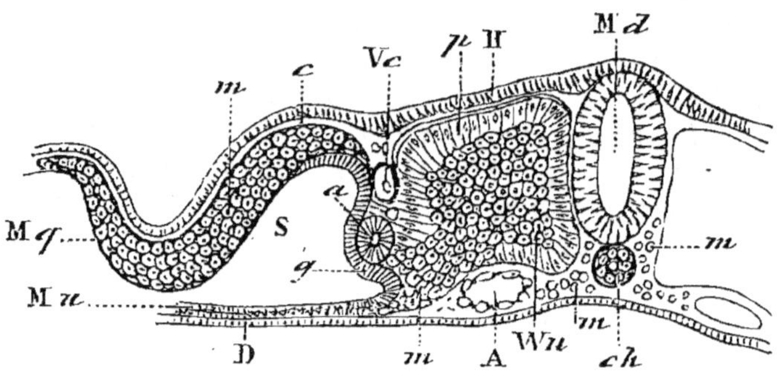

FIG. 204. — Coupe transversale d'un embryon de poulet de cinquante à soixante heures, vers le milieu du tronc (d'après Waldeyer).

H. Feuillet corné. — Vc. Veine cardinale. — c. Intervalle entre le feuillet externe et la lame musculo-cutanée, dans lequel s'insinuent les éléments de la masse protovertébrale. — g. Eminence génitale faisant saillie dans la cavité pleuro-péritonéale. — a. Conduit du corps de Wolff, qui s'est enfoncé et comme enchâssé dans la lame germinative. — S. Cavité pleuro-péritonéale. — Mq. Lame musculo-cutanée. — Mu. Lame fibro-intestinale. — D. Feuillet intestino-glandulaire. — Wu. Partie centrale de la protovertèbre. — p. Couche périphérique de la protovertèbre. — A. Aorte. — m, m, m. Eléments de la masse protovertébrale (Schenk), ou du mésoblaste (Forster et Balfour), entourant la corde dorsale (ch), tendant à entourer le canal médullaire (Md) et s'insinuant soit dans la somatopleure (entre le feuillet externe et la lame musculo-cutanée), soit dans la splanchnopleure (entre le feuillet interne et la lame fibro-intestinale.

On n'est point d'accord sur leur *mode de formation;* pour les uns, ils se formeraient par un cordon d'abord plein, puis creux; pour d'autres, ils résulteraient d'une dépression de la paroi même de la cavité pleuro-péritonéale, etc.

Transformations. — *Chez l'embryon mâle*, la partie supérieure du corps de Wolff donne naissance à *l'épididyme*, et son canal excréteur se transforme en *canal déférent;* d'après plusieurs auteurs, les canalicules séminifères se développent aux dépens des tubes flexueux du corps de Wolff. Sa partie inférieure s'atrophie et forme le *corps innominé* de Giraldès.

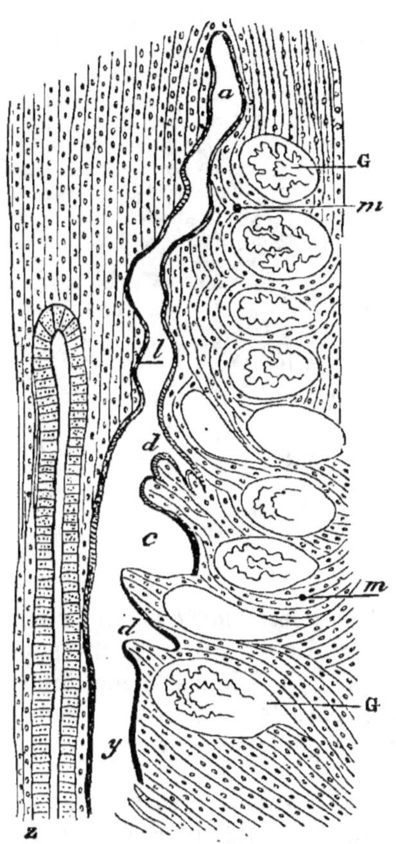

FIG. 205. — Section longitudinale du corps de Wolf et des organes voisins, sur un embryon de poulet de quatre jours (d'après Waldeyer).

y. Conduit de Wolff.

G. Glomérules.

a. Extrémité en cul-de-sac du conduit de Wolff.

c. Canal latéral gros et court émanant du conduit de Wolff.

d. Canal latéral droit émanant du conduit de Wolff.

l. Bourgeon latéral du conduit de Wolff.

m, m. Masse protovertébrale s'insinuant entre les canaux latéraux et les glomérules de Malpighi.

z. Canal de Müller.

Chez l'embryon femelle, la partie supérieure du corps de Wolff forme l'*organe de Rosenmüller*.

Canal de Müller. — Situé en dehors du corps de Wolff, et parallèlement à son conduit excréteur, il se forme aux dépens de l'épithélium germinatif et se présente sous l'aspect d'une gouttière qui se transforme plus tard en canal.

Chez l'embryon mâle, le canal de Müller ne joue qu'un rôle très secondaire; il s'atrophie, sauf son extrémité inférieure qui, eu s'unissant à celle du côté opposé, forme l'*utricule prostatique* (1).

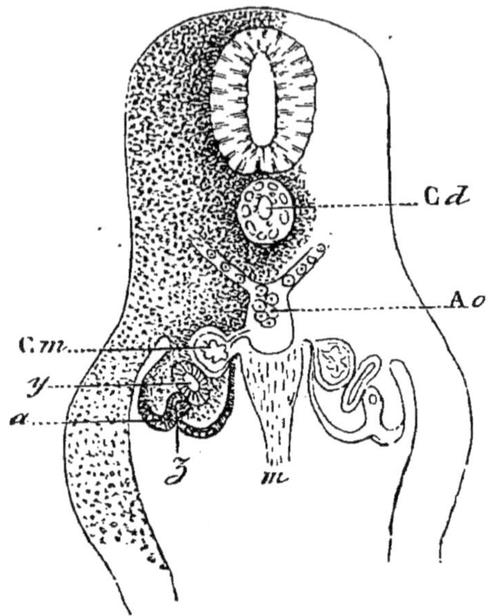

Fig. 206. — Coupe transversale d'un embryon de poulet de quatre - vingt - dix - neuf heures, au niveau de l'éminence génitale (d'après Waldeyer). — Combinaison de deux coupes. — La moitié droite correspond à la coupe la plus antérieure.

Cd. Corde dorsale.

Ao. Aorte.

Cm. Corpuscule de Malpighi.

m. Mésentère.

a. Épithélium germinatif.

z. Canal de Müller formé par la dépression de l'épithélium germinatif.

y. Corps de Wolff.

Chez l'embryon femelle, le canal de Müller joue, au contraire, un grand rôle, car sa partie supérieure forme la trompe (2), et sa partie inférieure forme l'utérus et le vagin : il existe donc, au début, deux utérus et deux vagins; ces deux organes ne tardent pas à se fusionner par la disparition de leur cloison.

Développement de l'ovaire et du testicule. — Le testicule et l'ovaire se développent aux dépens de la saillie interne (*éminence sexuelle*) que présente l'éminence génitale. Jusque vers la fin du quatrième mois, cette éminence présente la même disposition dans les deux sexes; quelques-unes de ses cellules épithéliales deviennent volumineuses et brillantes : on les nomme *ovules*

---

(1) On sait que cet utricule est une toute petite cavité placée sur la partie inférieure de la portion prostatique de l'urèthre, dans le verumontanum, entre les orifices des deux canaux éjaculateurs. Nous allons voir pourquoi certains auteurs ont comparé cet utricule à l'utérus.

(2) Qui va s'ouvrir comme l'on sait dans la cavité péritonéale. En effet, l'extrémité supérieure du canal de Müller, qui représente le pavillon de la trompe, s'ouvre dans la cavité pleuro-péritonéale.

primitifs; mais ces ovules existant dans les deux sexes, on nomme cette période *période d'indifférence sexuelle;* c'est à partir du quatrième mois que les différences se dessinent.

Ovaire. — Chez l'embryon femelle, les cellules de l'épithélium germinatif s'accroissent et vont devenir les ovules primitifs; ces ovules s'enfoncent dans la trame conjonctive sous-jacente pour former la couche ovigène, etc.

Testicule. — Chez l'embryon mâle, au contraire, l'éminence sexuelle s'efface, et c'est dans la masse protovertébrale que se montrent des traînées de cellules qui se creusent un canal et deviennent les canalicules spermatiques. — Pour d'autres auteurs, ces canalicules se formeraient aux dépens du corps de Wolff, de même que l'épididyme et le canal déférent qui procèdent, ainsi que nous l'avons vu, de cet organe.

Descente du testicule. — Gubernaculum testis. — Le testicule se forme dans l'abdomen, au niveau des corps de Wolff, au-dessous du rein. Il reste dans cette situation jusqu'au troisième mois; de sa partie inférieure se détache un cordon musculaire (*gubernaculum testis*), qui traverse le canal inguinal, pour se terminer dans les bourses. Ce cordon est entouré par un repli du péritoine.

Vers le troisième mois, le testicule commence à descendre vers les bourses, dans lesquelles il arrive vers le huitième mois. A quoi est due cette migration? On ne le sait pas d'une façon positive. — Elle a été attribuée par les uns aux *contractions* du gubernaculum testis; par d'autres, à *l'arrêt du développement* de ce gubernaculum, de telle sorte que les parties voisines continuant à s'accroître, ce cordon devient relativement très court, et par suite force le testicule à descendre.

Les fibres musculaires du gubernaculum concourent à former le *crémaster;* la tunique péritonéale qui l'entoure forme la *tunique vaginale.* Par conséquent, cette tunique communique avec le péritoine par un canal séreux nommé *vagino-péritonéal;* plus tard, ce canal s'oblitère et la tunique vaginale devient indépendante (1).

(1) Il n'est cependant pas très rare d'observer la persistance du canal vagino-péritonéal, ce qui crée une prédisposition aux hernies.

Reins. — Les reins se forment aux dépens d'un prolongement qui se détache de la partie postéro-inférieure du canal excréteur des corps de Wolff, et va se ramifier dans le tissu conjonctif voisin. Ce canal et ces ramifications deviennent *l'uretère* et les *canaux urinifères;* les vaisseaux se développent dans le tissu conjonctif voisin.

Vessie. — La vessie se forme aux dépens de cette partie de *l'allantoïde* qui se trouve enfermée dans l'embryon ; cette partie intra-embryonnaire de la vésicule allantoïde forme non seulement la vessie, mais encore l'ouraque, qui se détache de son sommet pour se porter jusqu'à l'ombilic. Par sa base, la vessie communique avec le cloaque; mais, plus tard, elle en est séparée, en même temps que l'ouraque est oblitérée.

Cloaque. — On donne ce nom au cul-de-sac qui termine l'intestin inférieur et auquel aboutissent les organes génito-urinaires. Le cloaque ne tarde pas à être séparé du rectum par un prolongement de la vessie nommé *sinus uro-génital*, prolongement qui donne naissance aux portions prostatique et membraneuse de l'urèthre (1).

Développement de l'anus et des organes génitaux externes. — L'intestin inférieur se termine par un cul-de-sac,

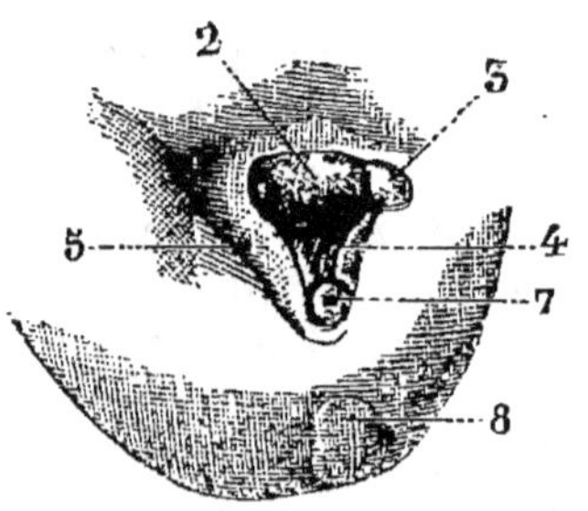

FIG. 207. — Développement des organes génitaux externes (d'après Ecker).

Embryon de 0^{m},027

2. Tubercule génital.
3. Gland.
4. Sillon génital.
5. Plis génitaux externes (grande lèvres ou plis scrotaux).
7. Anus.
8. Extrémité caudale et tubercule coccygien.

cul-de-sac *ano-génital;* bientôt les téguments se dépriment dans le point qui répond à ce cul-de-sac, et cette dépression, qui con-

(1) En même temps le canal de Müller, qui s'ouvrait dans cette portion de la vessie, est entraîné avec elle ; il est donc interposé entre cet organe et le rectum; il forme, chez la femme, l'utérus et le vagin, et, chez l'homme, l'utricule prostatique. Voilà pourquoi certain anatomistes ont donné à l'utricule prostatique le nom d'utérus mâle.

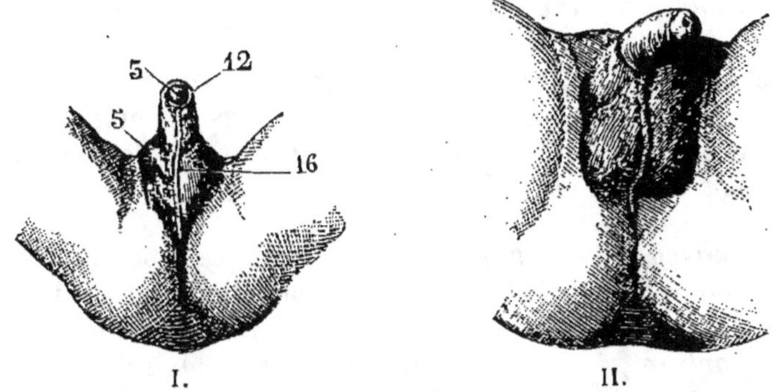

FIG. 208. — Développement des organes génitaux externes. Type masculin (d'après Ecker).

I. Embryon du milieu du quatrième mois,

3. Gland. — 5. Plis génitaux externes (plis scrotaux). — 12. Prépuce du gland. — 16. Raphé scrotal.

II. Embryon de la fin du quatrième mois.

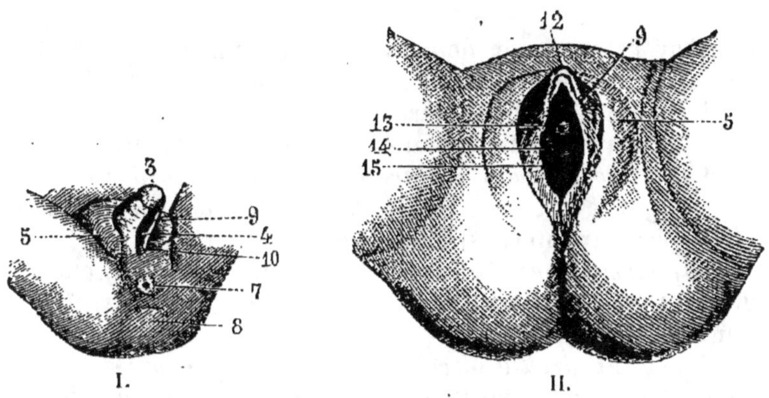

FIG. 209. — Développement des organes génitaux externes. Type féminin (d'après Ecker),

I. Embryon de 0^m,031.

3. Gland du clitoris. — 4. Sillon génital. — 5. Plis génitaux externes (grandes lèvres). — 7. Anus. — 8. Extrémité caudale et tubercule coccygien. — 9. Petites lèvres. — 10. Sinus uro-génital.

II. Embryon du commencement du sixième mois.

5. Plis génitaux externes (grandes lèvres). — 9. Petites lèvres. — 12. Prépuce du clitoris. — 13. Ouverture de l'urèthre. — 14. Ouverture du vagin. — 15. Hymen.

stitue l'*anus,* ne tarde pas à se mettre en communication avec l'intestin.

Au devant de l'orifice ano-génital se développe un tubercule, dit *génital;* il est entouré par *deux replis,* dont il est séparé par un *sillon.* Cette disposition est la même dans les deux sexes, mais bientôt les différences s'accentuent.

Type masculin. — Chez l'embryon mâle, ce tubercule se développe pour former la *verge;* au-dessous d'elle se trouve une gouttière bientôt transformée en *canal* par la soudure de ses bords (*portion pénienne de l'urèthre*). Les deux replis se soudent à leur tour et forment les *bourses* dans lesquelles descendent les *testicules* (1).

Type féminin. — Le tubercule génital forme le *clitoris;* les *grandes* et les *petites lèvres* se développent aux dépens des replis qui circonscrivent ce tubercule.

<h2 style="text-align:center">B. — Développement des splanchnopleures.</h2>

Nous avons vu qu'on donne le nom de splanchnopleure à la lame formée par la fusion de la lame fibro-intestinale (1) avec le feuillet interne du blastoderme.

Il existe deux splanchnopleures : l'une droite, l'autre gauche.

C'est *aux dépens des splanchnopleures que se développent tous les organes contenus dans le thorax et l'abdomen* (sauf les organes génitaux internes), c'est-à-dire :

A. *L'appareil digestif* et ses annexes (foie, pancréas, etc.).

B. *L'appareil respiratoire* et ses annexes (corps thyroïde et thymus).

C. *L'appareil circulatoire* (cœur et gros vaisseaux).

Nous allons étudier successivement le développement de ces trois grands appareils.

---

(1) Le défaut de soudure de la gouttière pénienne constitue l'*hypospadias;* de même les deux moitiés du scrotum (bourses) peuvent rester indépendantes dans une certaine étendue, cette fente a souvent été prise pour la vulve, et dans ces cas on a cru, à tort, à un *hermaphrodisme.*

(2) La lame fibro-intestinale représente le dédoublement interne du feuillet moyen du blastoderme.

A. Développement de l'appareil digestif.

L'appareil digestif se forme aux dépens des splanchnopleures.

Nous avons vu que les splanchnopleures étaient formées par deux couches, la lame fibro-intestinale et le feuillet interne du blastoderme ; or, une troisième couche (née comme la lame fibro-intestinale du feuillet moyen) vient, sous le nom de *lame intestinale*, s'interposer aux deux couches précédentes.

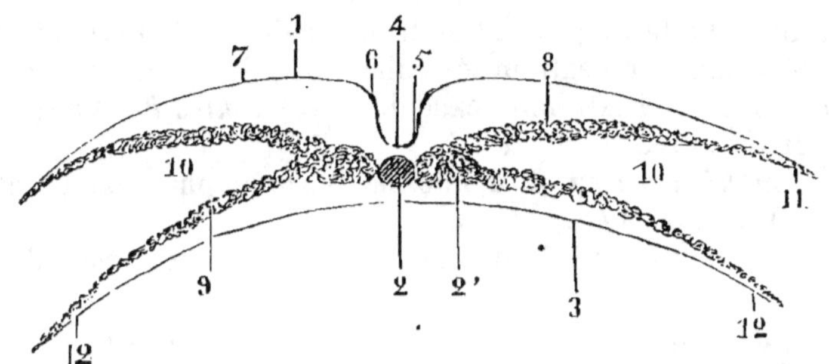

FIG. 210. — Les trois feuillets aux dépens desquels se développe l'embryon.

1, Feuillet externe. — 2. Feuillet moyen. — 3. Feuillet interne.

1. Le *feuillet externe* ou *épiblaste* présente une gouttière dorsale (4) dont les bords (5) se nomment lames médullaires ; les angles formés par ces bords avec le reste du feuillet se nomment crêtes dorsales (6). — Le reste du feuillet externe se nomme lame épidermique ou cornée (7).

2. *Feuillet moyen* ou *mésoblaste* ; il présente, au milieu (2), un épaississement nommé notocorde, et de chaque côté une partie épaisse nommée masse protovertébrale (2). — Puis il se divise en deux lames, l'une externe (8), nommée lame musculo-cutanée, se réunit au feuillet externe pour former (11) la *somatopleure* ; l'autre, interne (9), nommée lame fibro-intestinale, se réunit au feuillet interne pour former (12) la *splanchnopleure*. L'espace circonscrit par le dédoublement du feuillet moyen (10) porte le nom de cavité pleuro-péritonéale ou cœlome.

3. *Feuillet interne.*

4. Gouttière dorsale. — 5. Lames médullaires. — 6. Crête dorsale. — 7. Lame épidermique ou cornée. — 8. Lame musculo-cutanée. — 9. Lame fibro-intestinale. — 10. Cavité pleuro-péritonéale ou cœlome. — 11. Somatopleure. — 12. Splanchnopleure.

Chaque splanchnopleure se compose donc de trois couches :

1º La *couche externe* ou *fibro-intestinale* formera l'épithélium qui tapisse la surface interne des séreuses du tronc.

2º La *couche moyenne* ou *lame intestinale* formera les parois des appareils (digestif, respiratoire, circulatoire).

II. — 30

3° La *couche interne* (feuillet interne du blastoderme), encore couche *intestino-glandulaire*, constituera l'épithélium cylindrique qui tapisse les muqueuses digestive et respiratoire.

Tube digestif. — Les deux splanchnopleures sont d'abord très écartées l'une de l'autre ; le tube digestif est alors représenté par une gouttière allongée, ouverte en avant, mais les splanchnopleures ne tardent pas à converger l'une vers l'autre pour se souder sur la ligne médiane : ainsi se trouve constitué un tube allongé qu'on nomme *intestin primitif*.

On divise l'intestin primitif en trois portions : 1° l'*intestin supérieur* fermé par l'extrémité céphalique ; — 2° l'*intestin inférieur* fermé par l'extrémité caudale ; — 3° l'*intestin moyen*, intermédiaire aux deux autres.

1° L'*intestin supérieur* donne naissance au pharynx, à l'œsophage et à la trachée.

2° L'*intestin inférieur* ne forme que la partie terminale du rectum.

3° L'*intestin moyen* donne naissance à l'estomac, à l'intestin grêle et au gros intestin.

Pour former l'*estomac*, la partie la plus élevée de cet intestin moyen se dilate et s'incurve, prend en un mot la forme et la direction qu'aura l'estomac.

La portion de l'intestin moyen qui fait suite à l'estomac reste appliquée sur le rachis et forme le *duodénum*. — Plus loin, au contraire, l'intestin s'éloigne du rachis et forme une anse à convexité dirigée en avant ; cette anse est rattachée au rachis par un prolongement né des protovertèbres et qui formera le *mésentère*.

Quant à l'anse intestinale elle s'avance dans le cordon jusque vers le troisième mois, puis elle rentre dans la cavité abdominale, la partie supérieure de l'anse forme l'*intestin grêle* et sa partie inférieure forme le *gros intestin*.

Annexes du tube digestif. — Foie. — Le foie se montre sous l'aspect de deux diverticules ; ces bourgeons se détachent de cette portion de l'intestin supérieur qui forme le duodénum, et ils embrassent les veines omphalo-mésentériques dans l'angle qui les sépare ; ces deux diverticules sont les premiers vestiges des lobes droit et gauche du foie, ils sont bientôt rattachés entre eux par un troisième diverticule qui formera le *lobe moyen*.

Autour de ces diverticules se montrent bientôt des cylindres pleins (formés par une agglomération de cellules) qui sont les vestiges des *lobules du foie;* ces cylindres pleins sont séparés les uns des autres par des amas de cellules qui se transformeront en tissu *conjonctif, vaisseaux et nerfs;* enfin les trois diverticules se hérissent de prolongements creux qui s'engagent entre les cylindres pleins et fournissent les *canaux biliaires;* un de ces prolongements, plus développé que les autres, deviendra la *vésicule biliaire.*

Pancréas. — Les *éléments glandulaires* du pancréas se forment dans le *mésogastre* (mésentère de l'estomac), ils consistent en cellules qui prennent rapidement une disposition tubuleuse ; les *conduits pancréatiques* qui s'insinuent entre ces tubes proviennent d'un prolongement qui se détache du duodénum au niveau du point où le canal cholédoque s'abouche dans sa cavité.

Rate. — La rate se forme également dans le mésogastre par des transformations successives qui aboutissent d'abord à la formation d'une charpente conjonctive représentant les *trabécules de la rate,* puis dans l'apparition, au milieu de ces trabécules, des divers éléments cellulaires de la rate.

B. — Développement de l'appareil respiratoire.

L'appareil respiratoire se développe aux dépens de l'intestin supérieur ; dans les premières phases de son évolution il communique donc largement avec l'appareil digestif.

Poumons, bronches, plèvre. — L'intestin supérieur a, sur une coupe, la forme d'un triangle à base postérieure ; des angles latéraux de ce triangle partent deux diverticules qui leur sont appendus comme de petits sacs ; ces deux petits sacs se développent et constituent les *deux bronches* principales ; de leurs parois se détachent des diverticules secondaires qui se divisent et se subdivisent pour former les *divisions bronchiques;* ces divisions se terminent par des culs-de-sac qui seront les *vésicules pulmonaires.*

Trachée. — La partie moyenne de l'intestin supérieur qui n'a pas concouru à la formation des bronches et des poumons, va produire la trachée et l'œsophage. Ces deux conduits communiquent avec la cavité buccale et ne tardent pas à être séparés l'un de l'autre par un étranglement médian.

Larynx. — Le larynx est formé essentiellement par la partie supérieure de la trachée, il est complété par des prolongements qui se détachent des arcs pharyngiens.

ANNEXES DE L'APPAREIL RESPIRATOIRE. — **Corps thyroïde**. — Ce corps se présente sous l'aspect d'une vésicule placée au-devant de l'intestin supérieur et communiquant avec lui par un canal étroit; plus tard ce canal de communication s'oblitère, la vésicule s'entoure d'une coque conjonctive qui envoie dans son épaisseur des prolongements ou trabécules; ceux-ci la divisent en aréoles, dans lesquelles ne tardent pas à se montrer les follicules clos dont l'ensemble constitue cette glande vasculaire sanguine.

Thymus. — Le développement du thymus est encore peu connu : d'après Simon, il se présente sous l'aspect d'un tube parallèle aux gros vaisseaux du cou et entouré de tissu conjonctif; sur les côtés de ce tube se produisent des séries de renflements qui se transforment en follicules.

C. — DÉVELOPPEMENT DE L'APPAREIL CIRCULATOIRE.

Trois organes servent successivement à l'hématose :
1° Chez l'embryon, c'est la *vésicule ombilicale*.
2° Chez le fœtus, c'est le *placenta*.
3° Après la naissance, ce sont les *poumons*.
Il existe donc *trois types de circulation*, types bien distincts les uns des autres; nous les décrirons successivement après avoir étudié le développement du cœur et des vaisseaux.

Développement du cœur.

Le cœur se développe dans l'épaisseur du repli céphalique, ou plutôt dans la splanchnopleure résultant du dédoublement de ce repli.

D'abord situé précisément au-dessous des vésicules céré-

brales, à mesure que la face se développe, il descend de manière à occuper le cou, puis le thorax.

Ainsi que l'a démontré Dareste, le cœur se développe par
deux moitiés symétriques qui ne tardent pas à se fusionner sur
la ligne médiane ; il a alors la forme d'un *tube rectiligne* dont
l'extrémité supérieure va former les premiers arcs aortiques et
dont l'extrémité inférieure se continue avec la veine omphalo-
mésentérique.

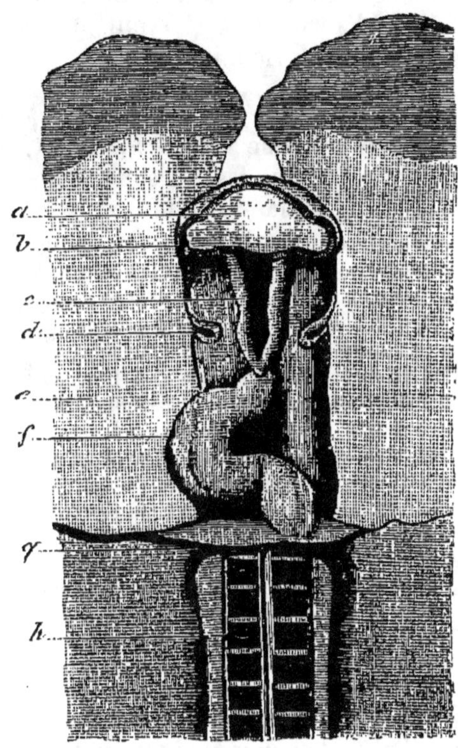

Fig. 214. — Figure mon-
trant la forme en S du
cœur et la naissance des
arcs aortiques. Extré-
mité supérieure d'un em-
bryon de 4ᵐᵐ,55 de lon-
gueur vue par devant
(d'après Kölliker).

a. Cerveau antérieur.

b. Vésicule oculaire primitive.

c. Arc aortique.

d. Origine du capuchon amniotique céphalique.

e. Cavité cardiaque ou cervicale.

f. Cœur.

g. Entrée de la cavité céphalo-intestinale ou in-
testin supérieur.

h. Protovertèbre.

Bientôt le tube cardiaque s'*incurve en forme d'S* retournée,
de telle sorte que son extrémité supérieure ou aortique regarde
à droite, tandis que son extrémité inférieure ou veineuse regarde à gauche ; en même temps il présente *deux étrangle-
ments* qui le divisent en trois parties : 1° une partie supérieure
ou *bulbe aortique* ; — 2° une partie moyenne ou *cavité ventriculaire* ; — 3° une partie inférieure ou *cavité auriculaire*. L'é-
                                                    -30.

tranglement qui sépare le bulbe aortique de la cavité ventriculaire a reçu le nom de *détroit de Haller*. — Le rétrécissement qui sépare l'une de l'autre les cavités ventriculaire et auriculaire a reçu le nom de *canal auriculaire*.

Au fur et à mesure que le tube se développe, les rapports de ces trois parties se modifient ; la partie veineuse ou auriculaire, qui va former les oreillettes, passe en arrière du bulbe aortique qu'elle déborde à droite ou à gauche, de telle sorte que ce bulbe se case au-devant d'elle dans la position qu'occuperont plus tard l'aorte et l'artère pulmonaire, en même temps la cavité ventriculaire devient inférieure.

Formation des cloisons. — C'est vers la quatrième ou la cinquième semaine que se montrent, dans les trois cavités qui forment le cœur, les cloisons médianes qui divisent cet organe en cavités gauche et droite.

La cloison ventriculaire est complète et sépare nettement le ventricule gauche du ventricule droit ; au contraire, la cloison auriculaire reste incomplète pendant toute la durée de la vie fœtale (*trou de Botal*). — Le bulbe aortique se trouve, lui aussi, subdivisé en deux portions par une cloison médiane, et c'est ainsi que l'artère pulmonaire est séparée de l'aorte.

Développement des artères.

Avant que le cœur ne soit encore cloisonné, son extrémité supérieure ou bulbe aortique donne naissance à deux vaisseaux (*premier arc aortique*) qui s'incurvent en arrière et en bas pour se réunir en un seul tronc (*aorte thoracique*) ; à son tour, ce tronc se divise pour former les *artères vertébrales* (1).

La première paire d'*arcs aortiques* occupe la face interne du premier arc pharyngien ; bientôt on voit se former, au-dessous d'elle, de nouveaux arcs au nombre de *cinq paires*. Ces arcs ressemblent à des anastomoses transversales étendues de la portion ascendante du vaisseau à sa portion descendante, et ils sont situés derrière les arcs pharyngiens correspondants.

Les arcs aortiques éprouvent des transformations successives que Kölliker détermine ainsi :

Le premier et le deuxième disparaissent de chaque côté, sans

______
(1) Celles-ci descendent jusqu'au sacrum.

» laisser de trace. — Le troisième donne naissance, à droite ou
» à gauche, aux carotides. — Le quatrième forme, à droite, le
» tronc brachio-céphalique et la sous-clavière droite; à gauche,
» la crosse de l'aorte et la sous-clavière gauche. — Le cinquième

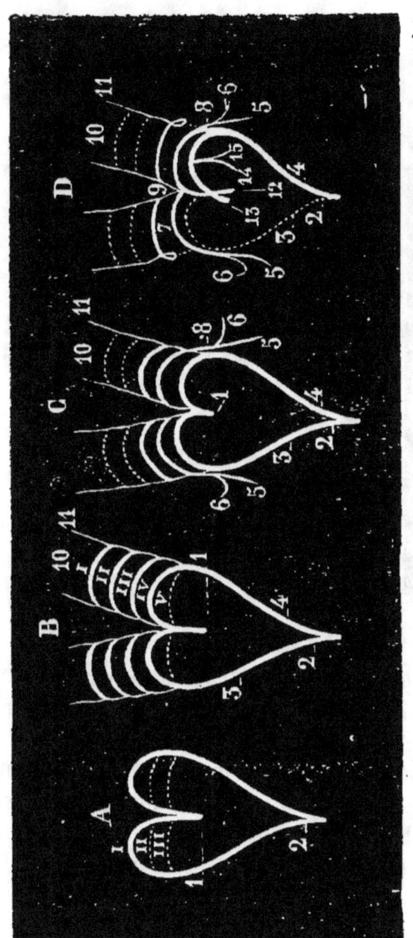

FIG. 212. — Figure schématique représentant la formation des arcs aortiques et des grosses artères (d'après Kölliker). Le cœur n'est pas représenté dans ce schéma.

I, II, III, IV, V. Premier, deuxième, troisième, quatrième et cinquième arcs aortiques.

A. Tronc artériel commun d'où naissent les deux premiers arcs aortiques ; la place où se formeront les suivants est indiquée par des lignes ponctuées. — B. Tronc artériel commun avec les quatre premières paires d'arcs aortiques et trace du cinquième. — C. Tronc artériel commun avec les trois dernières paires d'arcs aortiques et la trace des deux premières oblitérées à cette époque. — D. Artères persistantes ; les parties disparues sont indiquées par des lignes ponctuées. — 1. Tronc artériel commun. — 2. Aorte thoracique. — 3. Branche droite du tronc artériel commun, destinée à disparaître. — 4. Branche gauche persistante. — 5. Artère axillaire. — 6. Artère vertébrale. — 7, 8. Artère sous-clavière. — 9. Carotide primitive. — 10. Carotide interne. — 11. Carotide externe. — 12. Aorte. — 13. Artère pulmonaire. — 14, 15. Branches pulmonaires droite et gauche de l'artère pulmonaire (d'après Kölliker).

» disparaît à droite et il constitue à gauche l'artère pulmonaire,
» le canal artériel qui porte à l'aorte la majeure partie du sang
» du ventricule droit, la partie supérieure de l'aorte descendante
» qui se continue à plein canal avec la crosse de l'aorte sont
» fournis par le quatrième arc aortique gauche. »

Artères périphériques. — Ces artères, de même que le cœur, se forment sur place ; d'abord pleines elles se creusent d'un canal par la résorption des cellules qui occupent leur centre.

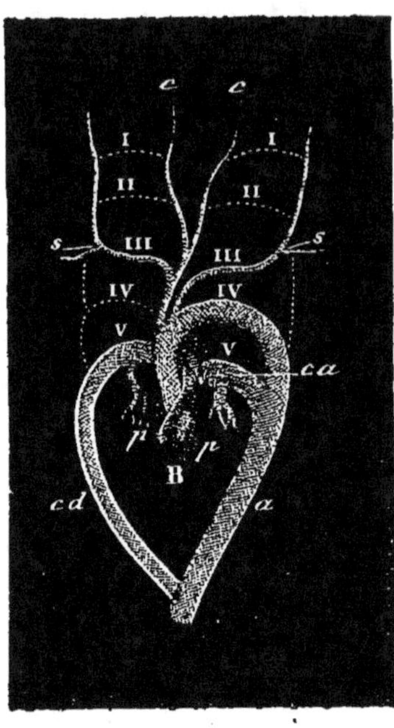

FIG. 243. — Transformation des arcs aortiques (d'après von Baër) en troncs artériels permanents chez les mammifères I, II, III, IV, V, de chaque côté : les cinq paires d'arcs aortiques. I, les plus anciens ; V, les plus nouveaux ou derniers formés.

B. Bulbe de l'aorte.

c, c. Les deux carotides, encore unies, se séparent plus tard.

s, s. Les deux sous-clavières, la droite partant du tronc innominé.

a. L'aorte.

p, p. Les artères pulmonaire.

ca. Canal artériel gauche ou canal artériel de Botal.

cd. Canal artériel droit

Ces artères sont : 1° Les *deux artères vertébrales* qui, formées par la bifurcation de l'aorte thoracique, descendent jusqu'au niveau du sacrum en fournissant :

2° Les *artères omphalo-mésentériques ;* ces artères se rendent à l'aire vasculaire et, après l'étranglement du blastoderme, se ramifient dans la vésicule ombilicale.

3° Plus tard, les deux artères vertébrales se fusionnent de manière à former *l'aorte abdominale ;* de même, les artères omphalo-mésentériques disparaissent et il n'en reste qu'une qui, après avoir fourni à l'intestin l'artère *mésentérique supérieure,* va se ramifier sur la vésicule ombilicale.

4° Les *artères de l'allantoïde* (qui deviendront plus tard les artères ombilicales) représentent d'abord la terminaison des deux artères vertébrales, et quand ces deux artères se sont réunies pour former l'aorte abdominale, elles se détachent de l'aorte ; en ce moment les deux artères iliaques sont tellement grêles qu'elles ressemblent à de petits rameaux émanés des ar-

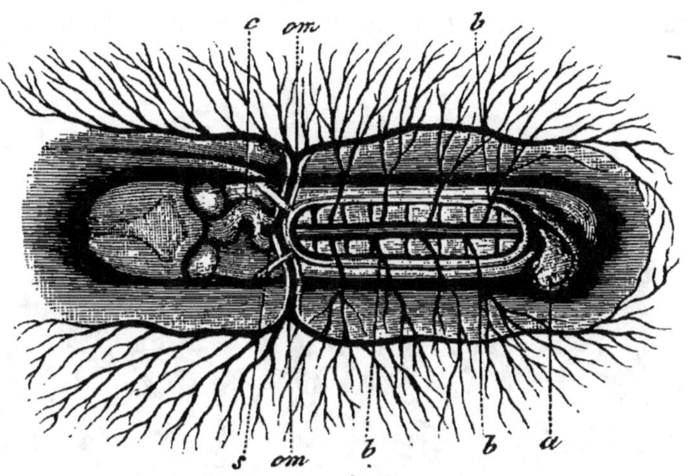

Fig. 214. — Figure représentant la première circulation de l'embryon ou circulation de la vésicule ombilicale.

a. Allantoïde au moment de sa naissance. — *b, b, b*. Artères omphalo-mésentériques provenant des deux aortes descendantes.— *om, om*.Troncs droit et gauche des veines omphalo-mésentériques. — *s*. Sinus du cœur où convergent ces deux troncs veineux. — *c*. Cœur.

tères ombilicales; plus tard ce seront les artères ombilicales qui deviendront très petites relativement aux artères iliaques.

Développement des veines.

Nous avons vu que la nutrition de l'embryon était placée sous la dépendance successive de la vésicule ombilicale et de la vésicule allantoïde; de même, les premiers linéaments du système veineux se trouvent représentés chez lui : 1° par les *veines omphalo-mésentériques* qui proviennent de la vésicule ombilicale; — 2° par les *veines ombilicales* qui proviennent de l'allantoïde (1).

(1) On remarquera ce vice de langage qui donne le nom de vaisseaux ombilicaux aux vaisseaux qui proviennent de la vésicule allantoïde ; ils seraient bien mieux nommés vaisseaux allantoïdiens.

Veines omphalo-mésentériques. — Le champ vasculaire
de la vésicule ombilicale ne comprend qu'une partie de l'étendue de cette vésicule ; il est limité par un sinus vasculaire
nommé *sinus terminal* ou *coronaire ;* ce sinus a la forme d'un

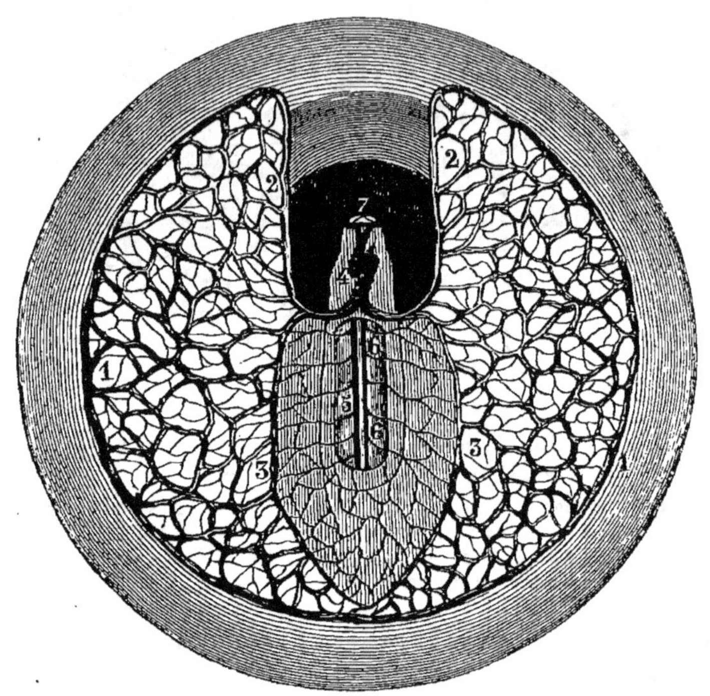

Fig. 215. — Figure représentant l'aire vasculaire (première circulation) chez un
embryon de lapin, vu par le côté ventral (d'après Bischoff).

1. Sinus terminal. — 2. Veine omphalo-mésentérique. — 3. Sa branche inférieure. — 4. Cœur déja incurvé en S. — 5. Aortes primitives ou artères
vertébrales inférieures. — 6. Artères omphalo-mésentériques. — 7. Vésicules
oculaires primitives.

fer à cheval, car il est interrompu au niveau de l'extrémité céphalique de l'embryon ; en ce point, il s'incurve, descend vers
l'embryon et prend, de chaque côté, le nom de *veine omphalo-*
mésentérique.

Là où elle aborde l'embryon, la veine omphalo-mésentérique
reçoit une *branche ascendante* et, dès lors, les deux veines
omphalo-mésentériques convergent l'une vers l'autre pour

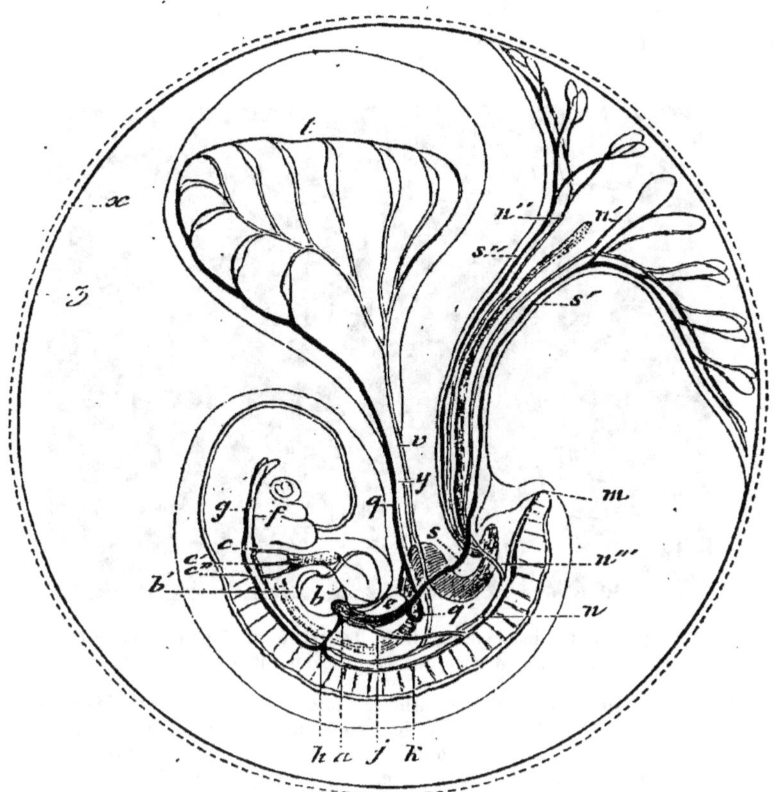

FIG. 216. — Figure théorique représentant la circulation générale de l'embryon
dans le premier mois du développement (d'après Coste).

a. Confluent où se rendent en commun toutes les veines qui apportent le sang au
cœur. — *b.* Oreillette droite du cœur à son origine; *b'*, oreillette gauche. —
c, c', c''. Artères branchiales ou arcs aortiques, émanant du bulbe de l'aorte.
— *f.* Tronc artériel représentant l'aorte descendante droite et les branches qui
en partent.— *g.* Tronc veineux représentant les azygos supérieures (veines caves
supérieures des auteurs).— *h.* Confluent commun des azygos supérieure et inférieure.— *j.* Veine cave inférieure — *k.* Azygos inférieure. — *m.* Point d'anastomose des azygos inférieures avec l'aorte descendante. — *n.* Aorte descendante. — *n', n'', n'''.* Artères ombilicales (allantoïdiennes) provenant de l'aorte
descendante. — *q.* Veine omphalo-mésentérique s'anastomosant avec l'artère
du même nom. — *q.* Artère omphalo-mésentérique qui persistera sous le nom de
veine porte abdominale. — *v.* Artère omphalo-mésentérique se distribuant sur
les parois de la vésicule ombilicale. — *s.* Veine ombilicale (allantoïdienne) se
rendant du placenta au cœur en traversant le foie. — *s', s''.* Ramifications de la
veine ombilicale. — *t.* Vésicule ombilicale. — *y.* Son pédicule. — *z.* Chorion.
— *x.* Feuillet externe du blastoderme.

former par leur réunion un tronc unique qui s'ouvre dans la
partie inférieure du cœur.

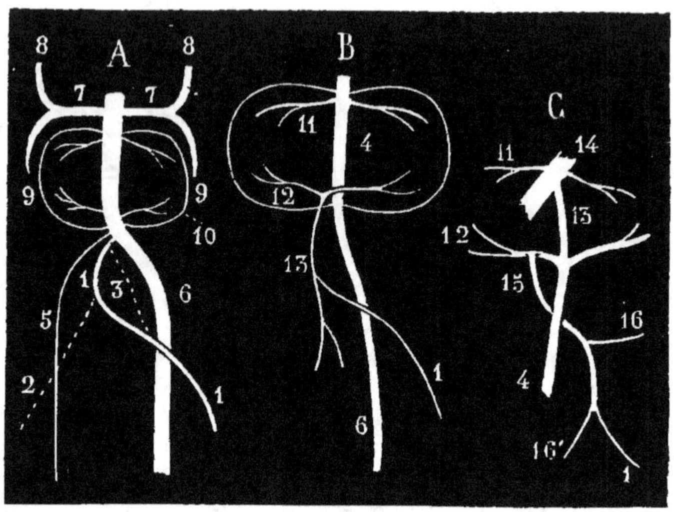

Fig. 217. — Figure schématique montrant les transformations des veines omphalo-
mésentériques et des veines ombilicales (d'après Kölliker).

A. Stade correspondant à la formation du foie. — 1. Veine omphalo-mésentérique persistante. — 2, 3. Traces des portions des veines omphalo-mésentériques disparues. — 5. Veine ombilicale droite en voie de disparition. —
6. Veine ombilicale gauche persistante. — 7. Canaux de Cuvier. — 8. Veines
cardinales supérieures. — 9. Veines cardinales inférieures. — 10. Foie. —
B. Stade correspondant à l'établissement de la circulation placentaire. — 1. Veine
omphalo-mésentérique persistante. — 4. Portion de la veine ombilicale qui
deviendra plus tard le canal veineux d'Aranzi. — 6. Veine ombilicale. —
11. Veines hépatiques efférentes. — 12. Veines hépatiques afférentes. —
13. Veine mésentérique.
C. Stade correspondant à la circulation placentaire complète. — 1. Veine omphalo-mésentérique provenant de la vésicule ombilicale. — 4. Veine ombilicale.
— 11. Veines hépatique, efférentes. — 12. Veine hépatique afférente droite. —
13. Canal veineux d'Aranzi. — 14. Veine cave inférieure. — 15. Veine porte.
— 16. Veine splénique. — 16'. Veine mésentérique supérieure.

Plus tard, les deux veines omphalo-mésentériques se fusionnent dans toute leur étendue, de telle sorte qu'il n'en existe plus
qu'une seule. Il en est de même de leurs deux branches qui représentent la *veine mésentérique.*

Les **veines ombilicales** proviennent de la vésicule allantoïde,
elles conduisent au fœtus d'abord le sang contenu dans cette

vésicule et, plus tard, lorsque la vésicule s'est mise en contact avec le placenta, l'une des veines ombilicales s'efface, il n'en reste plus qu'une qui conduit au fœtus le sang du placenta.

Veine porte. — Le foie se développe autour de la veine ombilicale, il ne tarde pas à se creuser de canaux veineux dont les uns procèdent de la veine ombilicale dans le point où elle répond à l'extrémité antérieure du foie (*branches hépatiques afférentes*) et dont les autres se jettent dans cette même veine dans le point où elle abandonne le foie (*branches hépatiques efférentes*). La portion de la veine ombilicale comprise entre le point de départ des veines hépatiques afférentes et le point d'arrivée des veines hépatiques efférentes constitue le *canal veineux d'Aranzi*.

Ajoutons que la veine omphalo-mésentérique, après avoir reçu la veine mésentérique, se jette dans la veine ombilicale.

Cela dit, il est facile de comprendre la formation de la veine porte :

1° Le *tronc de la veine porte* est formé par cette partie de la veine omphalo-mésentérique comprise entre le point où elle reçoit la veine mésentérique et celui où elle se jette dans la veine ombilicale.

2° Les *branches de la veine porte* sont formées par les *branches hépatiques afférentes* qui procèdent de la veine ombilicale.

3° Les *veines sus-hépatiques* sont formées par les *branches hépatiques efférentes* qui se jettent dans la veine ombilicale.

Au moment de la naissance, la veine ombilicale ainsi que le canal veineux d'Aranzi s'*oblitèrent* et se transforment en cordons fibreux.

Veines cardinales. — Outre le système veineux dont nous venons de parler, l'embryon possède d'autres veines qui sont au nombre de quatre principales et qui portent le nom de *veines cardinales*.

Il existe deux veines cardinales supérieures et deux veines cardinales inférieures.

Les deux veines cardinales d'un même côté se fusionnent en un seul tronc (*canal de Cuvier*), qui se rend d'abord dans la veine omphalo-mésentérique et plus tard dans l'oreillette.

Veine cave supérieure. — Les veines cardinales supérieures sont divisées en deux moitiés par une anastomose transversale. La partie de ces veines placée au-dessus de l'anastomose constitue les *veines jugulaires ;* celle qui est placée au-dessous forme les *veines caves supérieures*.

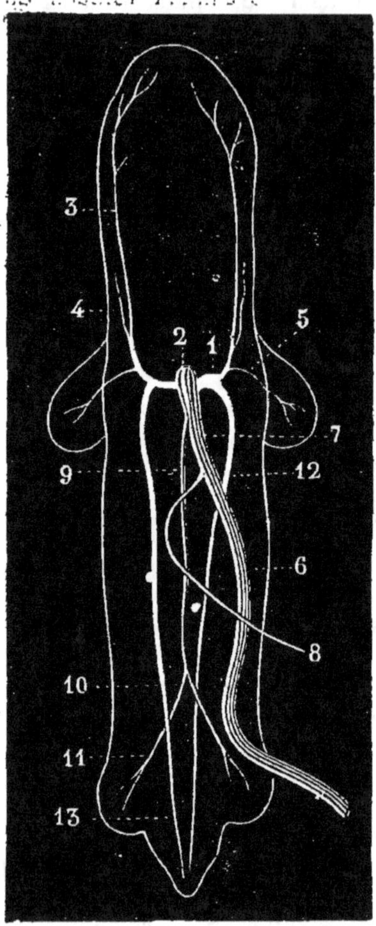

Fig. 248. — Figure schématique montrant la disposition des gros troncs veineux, au moment où commence la circulation placentaire (d'après Kölliker).

1. Canal de Cuvier.
2. Tronc veineux commun primitif.
3. Veine cardinale supérieure ou jugulaire primitive.
4. Jugulaire interne.
5. Sous-clavière.
6. Veine ombilicale.
7. La même veine au niveau du foie (les veines hépatiques afférentes et efférentes ne sont pas figurées).
8. Veine omphalo-mésentérique.
9. Veine cave inférieure.
10. Anastomoses entre la veine cave inférieure et les veines cardinales inférieures à l'endroit où celles-ci reçoivent les veines crurales.
11. Veines crurales.
12, 13. Veines cardinales inférieures.

Veine cave inférieure et veine azygos. — La veine cave inférieure apparaît sous forme d'un tronc placé entre les corps de Wolff, en arrière du foie ; elle s'unit, en bas, aux deux veines cardinales inférieures par deux anastomoses transversales, en haut elle se fusionne avec la veine ombilicale un peu au-dessus

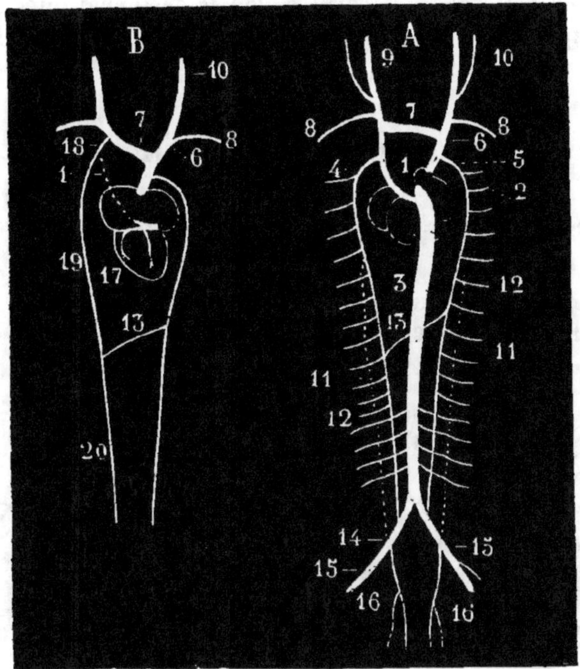

Fig. 219. — Figure schématique représentant la formation du système veineux de
la veine cave supérieure et de la veine cave inférieure (d'après Kölliker).

A. Vue postérieure du cœur et du système veineux à l'époque où il existe deux
veines caves supérieures.

1. Veine cave supérieure gauche. — 2. Veine cave supérieure droite. —
3. Veine cave inférieure. — 4. Veine cardinale inférieure gauche. —
5. Veine cardinale inférieure droite. — 6. Jugulaire droite. — 7. Anastomose entre les deux jugulaires (veine innominée gauche). — 8, 8. Veines
sous-clavières. — 9. Jugulaire interne. — 10. Jugulaire externe. —
11. Partie moyenne oblitérée des veines cardinales inférieures. — 12. Veines
vertébrales postérieures nouvellement formées. — 13. Anastomose entre
les deux veines cardinales inférieures droite et gauche (tronc de la demi-
azygos). — 14. Veines iliaques (anastomose primitive entre la veine cave
inférieure et les veines cardinales inférieures). — 15, 15. Veines crurales. —
16, 16. Veines hypogastriques (terminaisons primitives des veines cardinales
inférieures).

B. Cœur et tronc veineux persistants. — Vue postérieure.

1. Veine cave supérieure gauche oblitérée. — 6. Veine innominée droite. —
7. Veine innominée gauche. — 8. Sous-clavière. — 10. Jugulaire commune.
— 13. Tronc de la demi-azygos. -- 17. Sinus coronaire recevant la grande
veine coronaire. — 18. Intercostale supérieure. — 19. Demi-azygos supérieure.
— 20. Demi-azygos.

du point où cette veine reçoit les veines sus-hépatiques (1). Les *veines azygos* sont formées par les deux veines cardinales inférieures.

CIRCULATION FŒTALE

Première circulation ou circulation de la vésicule ombilicale.

La première circulation est très éphémère comme la vésicule ombilicale à laquelle elle est liée.

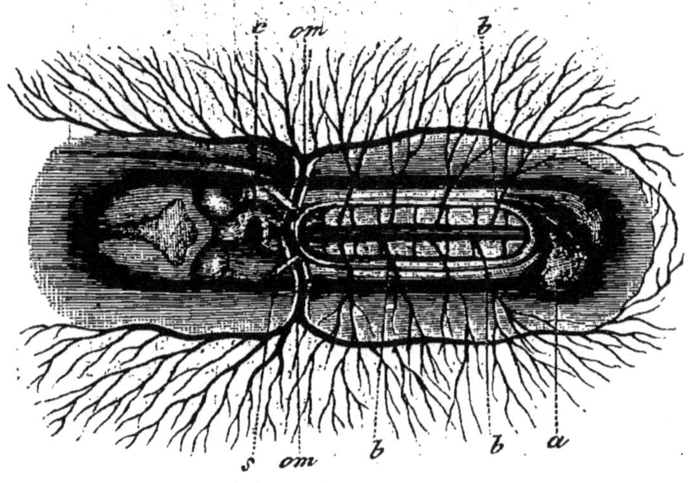

Fig. 220. — Figure représentant la première circulation de l'embryon ou circulation de la vésicule ombilicale.

a. Allantoïde au moment de sa naissance. — *b, b, b.* Artères omphalo-mésentériques provenant des deux aortes descendantes. — *om, om.* Troncs droit et gauche des veines omphalo-mésentériques. — *s.* Sinus du cœur où convergent ces troncs veineux. — *c.* Cœur.

Elle commence vers le quinzième jour et disparaît vers la cinquième semaine, où elle est remplacée par la circulation placentaire.

Dans cette première période, le cœur, *punctum saliens*, qui

(1) A partir de ce point la veine ombilicale prend le nom de veine cave inférieure.

a la forme d'un tube recourbé en S, donne naissance par son extrémité supérieure aux arcs aortiques. Ces arcs se recourbent de
chaque côté de la colonne vertébrale et donnent naissance aux
artères *omphalo-mésentériques*, qui se distribuent dans la portion vasculaire de la vésicule ombilicale pour se déverser dans
le sinus terminal. De ce sinus partent les veines omphalo-mésentériques qui se rendent à l'extrémité inférieure du cœur.

Quant aux vaisseaux qui se ramifiaient dans l'épaisseur même
de l'embryon, ils sont très peu marqués; aussi la *première circulation de l'embryon est-elle presque complètement extra-
fœtale.*

Cette première circulation a pour but de puiser dans la vésicule ombilicale les matériaux nutritifs qu'elle possède et de les
apporter à l'embryon. La vésicule ombilicale représente donc
un premier placenta.

Deuxième circulation ou circulation placentaire.

La première circulation disparaît avec la vésicule ombilicale,
les vaisseaux omphalo-mésentériques s'effacent en même temps
que cette vésicule; la portion intra-fœtale de la veine omphalo-
mésentérique gauche persiste seule, elle reçoit la veine mésentérique qui lui apporte le sang de l'intestin et elle formera plus
tard le tronc de la veine porte.

*La deuxième circulation est placée sous la dépendance de la
vésicule allantoïde et du placenta.* Ainsi que nous l'avons vu,
la vésicule allantoïde se développe à mesure que la vésicule
ombilicale s'atrophie, elle ne tarde pas à arriver au contact avec
la membrane vitelline et par conséquent communiquer avec le
placenta. Dès lors, les communications vasculaires se trouvant
établies entre le fœtus et la mère, le fœtus se développe aux dépens du sang maternel.

Nous avons vu que si, au début, la vésicule allantoïde possède
quatre vaisseaux (deux artères et deux veines), une des veines
s'atrophie bientôt et il ne reste plus que deux artères et une
veine; ces trois vaisseaux forment le *cordon ombilical.*

Les deux artères ombilicales (1) communiquent avec les
artères iliaques.

—————————

(1) Elles jouent chez le fœtus le même rôle que l'artère pulmonaire après la
naissance; de même que l'artère pulmonaire porte aux poumons le sang veineux,

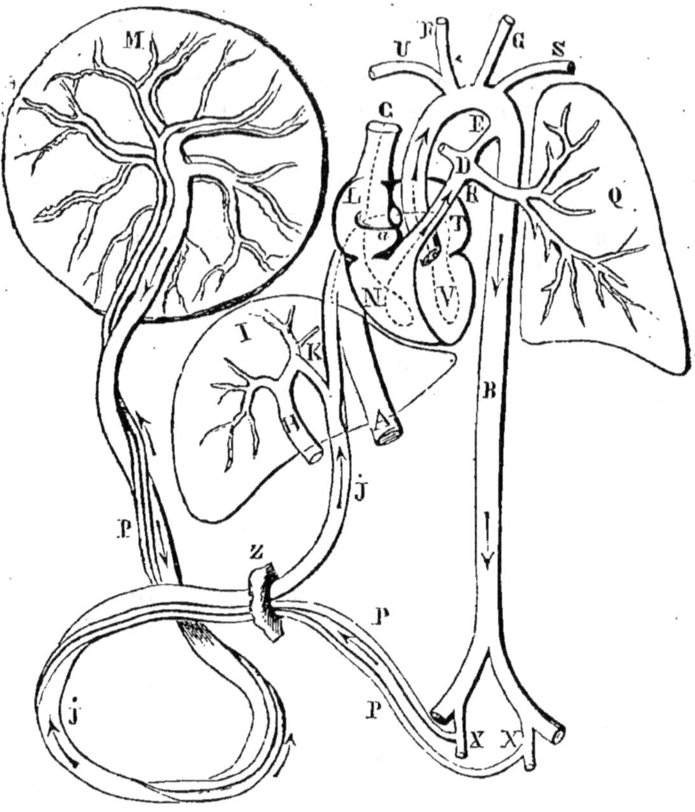

Fig. 221. — Figure schématique de la circulation fœtale.

A. Veine cave inférieure. — B. Aorte. — C. Veine cave supérieure. — D. Artère pulmonaire. — E. Canal artériel. — F. Carotide droite. — G. Carotide gauche. — H. Veine porte. — I. Foie. — J. Veine ombilicale. — K. Canal veineux. — L. Oreillette droite. — M. Placenta. — N. Ventricule droit. — O. Trou de Botal. — P, P. Artères ombilicales. — Q. Poumon gauche. — R. Branche gauche de l'artère pulmonaire. — S. Artère sous-clavière gauche. — T. Oreillette gauche. — U. Artère sous-clavière droite. — V. Ventricule. — X, X. Artères hypogastriques. — Z. Ombilic. — *a*. Gouttière conduisant le sang de la veine cave inférieure dans l'oreillette gauche.

de même les artères ombilicales portent au placenta du sang veineux. Quant à la veine ombilicale, elle joue, dans la circulation fœtale, le rôle qui est affecté aux veines pulmonaires dans la circulation définitive; c'est-à-dire que, de même que les veines pulmonaires portent au cœur du sang qui s'est artérialisé dans les poumons, de même la veine ombilicale porte au fœtus du sang qui s'est artérialisé dans le placenta.

C'est vers la fin du second mois que s'établit chez le fœtus la circulation placentaire. A cette époque ou un peu plus tard, le cœur, comme nous l'avons vu, se cloisonne et bientôt il ne diffère du cœur de l'enfant que : 1° par la présence du *trou de Botal* qui fait communiquer les deux oreillettes, et 2° par la présence du *canal artériel* qui fait communiquer l'artère pulmonaire avec la crosse de l'aorte.

Cela étant, le sang artérialisé que la *veine ombilicale* conduit du placenta au fœtus se divise en deux parties : l'une se répand dans le foie par les branches hépatiques afférentes et, après s'y être distribué, revient dans la veine ombilicale par les branches hépatiques efférentes. L'autre, par l'intermédiaire du canal veineux, se jette directement dans la veine cave inférieure.

La *veine cave inférieure* conduit donc à l'oreillette droite : 1° le sang qui a irrigué le foie ; 2° le sang artériel qui lui a été directement amené par le canal veineux d'Aranzi ; 3° le sang de la partie inférieure du fœtus.

Arrivé dans l'oreillette droite, la plus grande partie du sang apporté par la veine cave inférieure passe, par le trou de Botal, dans l'oreillette gauche, de là dans le ventricule gauche et par suite dans l'aorte.

L'aorte conduit ce sang dans l'extrémité supérieure du fœtus, mais surtout dans son extrémité inférieure (1), et comme les artères iliaques donnent naissance aux *artères ombilicales* qui sont très développées, la *plus grande partie du sang véhiculé par la partie inférieure de l'aorte arrive au placenta* où il se régénère par endosmose (2), et ainsi régénéré il reprend la voie de de la veine ombilicale qui le conduit au fœtus.

Disons enfin qu'une faible partie du sang apporté dans l'oreillette droite par la veine cave inférieure passe dans le ventricule droit, en même temps que le sang veineux de l'extrémité supérieure du fœtus apporté dans l'oreillette droite par la veine cave supérieure. Le *sang contenu dans le ventricule droit* est lancé dans l'artère pulmonaire, et comme cette artère communique avec l'aorte par le *canal artériel*, elle y déverse presque tout

---

(1) Nous ferons remarquer que le sang apporté par l'aorte à l'extrémité inférieure du fœtus est mélangé à du sang veineux que le canal artériel a déversé dans l'aorte.

(2) C'est-à-dire par un échange avec les vaisseaux maternels qui se ramifient dans le placenta.

son contenu ; il n'en arrive qu'une très faible quantité dans les poumons qui sont rudimentaires (3).

On voit donc que nulle part le fœtus ne reçoit du sang artériel pur, les régions les mieux partagées sous ce rapport sont le foie et l'extrémité supérieure du fœtus.

Troisième circulation

Après la naissance, les poumons vont remplacer le placenta, et c'est dans leur épaisseur que le sang va se régénérer au contact de l'air.

L'enfant ne communiquant plus avec le placenta, les vaisseaux ombilicaux s'oblitèrent, le canal artériel s'oblitère aussi vers le deuxième ou le troisième jour ; plus tard, et seulement au bout de quelques semaines, le trou de Botal se ferme à son tour et dès lors la circulation définitive est établie telle que nous la connaissons.

C. — Développement des somatopleures

Nous avons vu qu'on donne le nom de somatopleure à la lame formée par la fusion de la lame musculo-cutanée (2) avec le feuillet externe du blastoderme.

Il existe deux somatopleures, l'une droite, l'autre gauche.

C'est aux dépens des somatopleures que se développent les parois du thorax et de l'abdomen et les membres. A l'exemple de Sappey, nous y rattacherons l'étude de la formation des organes des sens, bien que leur développement dépende, en partie, de la portion médiane de l'embryon.

A. Développement des parois du thorax et de l'abdomen.

Les deux somatopleures s'incurvent l'une vers l'autre et ne tardent pas à se fusionner sur la ligne médiane. Chaque soma-

---

(3) Vous pouvez remarquer que le sang veineux ne doit pas être envoyé dans les poumons, mais bien dans la partie inférieure de l'aorte qui, grâce aux artères ombilicales, le conduira dans le placenta.

(2) La lame musculo-cutanée représente le dédoublement externe du feuillet moyen du blastoderme.

topleure peut être considérée comme formée par trois lames :
1º *en dehors*, par le feuillet externe du blastoderme ; 2º *en de-dans*, par la lame musculo-cutanée ; 3º *entre ces deux lames*, par un prolongement de la masse protovertébrale. Or, chacun de ces trois feuillets concourt à la formation de certains éléments des parois thoracique et abdominale.

1º Le *feuillet externe* ne forme que l'*épiderme cutané* de ces parois.

2º La *lame musculo-cutanée* forme seulement l'*épithélium* de la plèvre pariétale et du péritoine pariétal.

3º Le *prolongement de la masse protovertébrale*, interposé entre les deux feuillets que nous venons de nommer, constitue à lui seul tous les *éléments des parois thoracique et abdominale* (derme, vaisseaux, muscles, os, etc.), sauf, comme nous l'avons vu, l'épiderme et l'épithélium.

B. Développement des membres

Les membres ne commencent à se montrer que lorsque la tête et le tronc sont déjà avancés dans leur évolution.

Les somatopleures présentent de chaque côté, suivant leur lon-gueur, un épaississement nommé *éminence de Wolff :* de cette éminence naissent les membres.

Ils se montrent sous l'aspect de petits bourgeons qui s'ac-croissent rapidement ; dès qu'ils ont acquis une certaine longueur, *leur extrémité libre s'aplatit en forme de palettes* ou de na-geoires, c'est ce qui formera les pieds et les mains, tandis que leur portion cylindrique formera le bras et l'avant-bras pour les bourgeons supérieurs, la cuisse et la jambe pour les bourgeons inférieurs. Il faut noter que les membres ne se développent pas dans le sens qu'ils présenteront plus tard ; aussi éprouvent-ils avant la naissance une torsion sur leur axe qui leur donne leur direction définitive.

Les *doigts et les orteils* se présentent sous l'aspect de petits reliefs séparés par des échancrures.

Quant à l'*ossification*, on peut dire d'une façon générale qu'elle marche du tronc vers les extrémités ; mais les points d'ossifica-tion des divers os des membres se montrent à des époques diffé-rentes dont l'étude appartient à l'ostéologie.

31.

C. Développement des organes des sens

Le sens de la vue est celui qui se développe le premier, puis viennent par ordre successif les sens de l'ouïe, du goût et du tact.

SENS DE LA VUE. — Le globe de l'œil se forme avant les parties qui l'entourent; ses diverses parties constituantes dérivent :

1° Les unes du *feuillet externe* : ce sont la rétine, le nerf optique et le cristallin.

2° Les autres du *feuillet moyen :* ce sont le corps vitré, la choroïde et l'iris, la sclérotique et la cornée.

La **rétine** se détache de la vésicule cérébrale antérieure sous l'aspect d'un bourgeon nommé *vésicule optique :* cette vésicule s'accroît, se divise et ses deux moitiés se fusionnent de manière à former une capsule à concavité antérieure. Le pédicule de cette vésicule constitue le nerf optique.

Le **cristallin** né au-devant de la rétine prend peu à peu l'aspect d'une vésicule close qui déprime la vésicule optique.

Les membranes de l'œil qui se forment aux dépens du feuillet moyen (corps vitré, choroïde, iris, etc.), sont le résultat de modifications nombreuses éprouvées par ce feuillet; il se dédouble : l'une de ses lames est externe à la rétine et forme la sclérotique, l'autre s'enfonce dans l'épaisseur de l'œil à travers une fente dite choroïdienne, et va constituer les parties internes de l'œil.

Les **paupières** se présentent vers le troisième mois sous l'aspect de deux petits replis cutanés qui s'avancent au-devant du globe de l'œil, se soudent entre eux et ne se séparent qu'à la fin de la vie fœtale (1);

Le développement des *muscles du globe de l'œil* et celui de la *glande lacrymale* ne présente rien de spécial à signaler.

SENS DE L'OUÏE. — 1° **L'oreille interne** se présente sous l'aspect d'une dépression latérale de la vésicule cérébrale; cette dépression devient bientôt une vésicule, dite *vésicule auditive ;* tel est le point de départ du *labyrinthe membraneux.*

Cette vésicule s'aplatit, devient triangulaire et se modifie bientôt dans les diverses parties de son étendue pour former

---

(1) Chez quelques animaux, comme les chiens, les paupières sont fermées au moment de la naissance et ne s'ouvrent qu'au bout de plusieurs jours.

d'un côté le limaçon, d'un autre côté les canaux demi-circulaires et au milieu le vestibule (utricule et saccule).

Sur le pourtour de ce labyrinthe membraneux, se développe le tissu osseux qui formera le labyrinthe osseux.

Le nerf auditif et le ganglion spiral naissent sur place.

2° **L'oreille moyenne** (*caisse du tympan, trompe d'Eustache*) est, ainsi que nous l'avons vu, formée par la première fente pharyngienne, et c'est le premier arc pharyngien qui constitue les osselets.

3° **L'oreille externe** provient, elle aussi, de *la première fente pharyngienne*, elle est séparée de l'oreille moyenne par une cloison (membrane du tympan) qui, à son origine, est à peu près horizontale.

Sens de l'olfaction. — De même que les sens de la vision et de l'audition, le sens de l'olfaction se présente d'abord sous l'aspect d'une vésicule qui se détache des hémisphères cérébraux. Plus tard, les bourgeons maxillaires supérieurs, en s'appliquant sur les bourgeons nasaux externe et interne, déterminent la formation de deux fentes verticales : l'une externe constituera le *canal nasal ;* l'autre, interne, fera partie des *fosses nasales.*

La fusion des bourgeons maxillaires supérieurs avec les os incisifs crée la *voûte palatine* et sépare ainsi la cavité buccale de la cavité nasale. Plus tard, les fosses nasales s'agrandissent, et on voit se creuser sur leur pourtour les cavités qui deviendront les *sinus maxillaires*, les *cornets*, les *sinus ethmoïdaux*, etc.

Sens du gout. — Nous avons déjà vu que la langue était formée par deux bourgeons qui, nés de la partie postérieure du bourgeon maxillaire inférieur, s'élèvent et se fusionnent sur la ligne médiane.

Sens du tact. — *L'épiderme et ses dépendances* (poils, ongles) sont formés par le feuillet externe du blastoderme, le *derme* et les *vaisseaux et nerfs* de la peau dépendent du feuillet moyen. Enfin les *glandes de la peau* (glandes sébacées et glandes sudoripares) dérivent à la fois de ces deux feuillets.

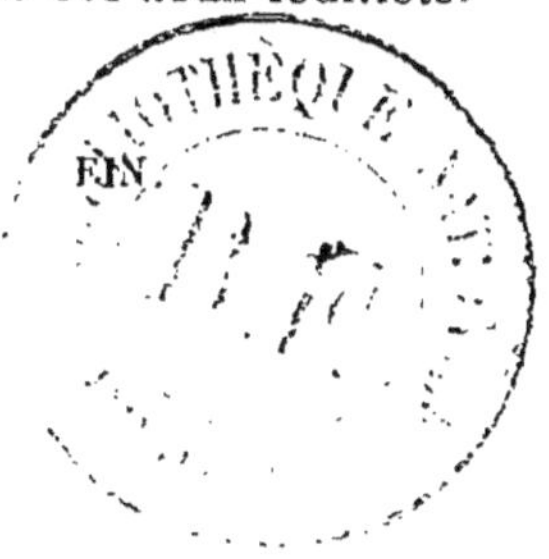

FIN

TABLE DES MATIÈRES

DU TOME SECOND

DEUXIÈME PARTIE

SPLANCHNOLOGIE

SYSTÈME NERVEUX DE LA VIE ORGANIQUE

GRAND SYMPATHIQUE

CHAPITRE PREMIER

APPAREIL DIGESTIF

CHAPITRE II

APPAREIL RESPIRATOIRE

CHAPITRE III
APPAREIL GÉNITO-URINAIRE

CHAPITRE IV
ORGANES GÉNITAUX

CHAPITRE V

GLANDES VASCULAIRES SANGUINES ET ORGANES LYMPHOIDES

CHAPITRE VI

DES ORGANES DES SENS

EMBRYOLOGIE

FIN DE LA TABLE DES MATIÈRES

TABLE ALPHABÉTIQUE

DES MATIÈRES

CONTENUES DANS LES DEUX VOLUMES

X

Z

FIN DE LA TABLE ALPHABÉTIQUE

PARIS. — IMPRIMERIE EMILE MARTINET, RUE MIGNON, 2.

www.ingramcontent.com/pod-product-compliance
Lightning Source LLC
LaVergne TN
LVHW020238060726
842525LV00001B/78